AF347464

# TRAITÉ

# DES POISONS.

# A M. PARISET,

Membre de l'Institut (Académie des Sciences),
Secrétaire perpétuel de l'Académie royale de Médecine,
Officier de la Légion d'honneur, etc., etc.

Vous avez écrit mon nom à la première page d'un livre qui vivra toujours. Placer ici le vôtre en me rappelant cette haute faveur, c'est une vanité sans doute, mais c'est la vanité du cœur : on me la pardonnera.

Ch. Flandin

# PRÉFACE.

Je voudrais que ce livre ne fût aperçu que de ceux qui ont à faire une étude sérieuse des poisons, soit dans l'intérêt de la médecine légale, soit dans l'intérêt de la physiologie et de la thérapeutique. Il serait peut-être reçu avec quelque bienveillance et jugé sans prévention. Je ne puis me flatter qu'il en arrive ainsi. Jusqu'ici mes travaux, faits en commun avec M. Danger, ont eu le privilége de diviser la presse en deux moitiés : l'une qui les a vantés outre mesure, sans doute ; l'autre qui les a attaqués peut-être avec quelque rigueur. Je ne suppose pas que ce livre mette tout le monde d'accord. La presse n'est pas l'esprit de concorde ; est-elle toujours l'esprit de vérité? Je fais d'avance ma soumission, et déclare que, si la polémique se renouvelle, j'y assisterai sans y prendre part. D'après le titre de ce livre, on voit, par le peu que j'ai fait, tout ce qui me reste à faire. Les jours nous sont comptés si courts, qu'il ne faut ni mal les employer, ni les perdre. Un livre doit se défendre seul, ou il ne mérite pas de vivre. C'est en vain que la main presse le liége qui surnage, la main doit se lasser et le liége reprendre sa place.

Dans ce premier volume, il n'est encore traité que d'un seul poison, de l'arsenic ; mais pour quiconque saisira le plan que je me suis fait, toute la Toxicologie est dans cette première application des principes généraux à l'étude d'un poison en particulier. Le reste n'est plus, pour ainsi dire, que de la chimie et de la physiologie, sciences élémentaires pour les médecins, et que je ne dois pas avoir la pensée de leur enseigner mieux qu'ils ne les ont apprises ailleurs.

Toutefois je sais à quoi m'engagent ces premiers pas dans la carrière : j'aperçois le but, mais saurai-je y atteindre ? Mon courage eût été plus raffermi, mes forces plus assurées, si j'eusse continué de marcher soutenu par le collaborateur, l'ami que j'avais au départ. Mais chacun a son destin qui l'entraîne. M. Danger, chargé d'une famille, a dû s'y sacrifier plus qu'à moi, plus qu'à la science. Mon isolement ne désarmera pas ceux qui se sont faits mes adversaires ; mais j'en appelle au jugement de l'Académie des Sciences et de l'Académie de Médecine, j'en appelle au public, et me place sans crainte sous un si haut patronage.

# INTRODUCTION.

## I.

La Toxicologie vient d'entrer dans une ère
nouvelle. Jusqu'ici l'on n'avait cherché, ou l'on
n'avait su découvrir les poisons que dans l'estomac et dans les intestins. La chimie fait plus
aujourd'hui. Elle les retrouve jusque dans les
organes où ils ont été portés par l'absorption.
Un progrès si important doit servir la médecine
légale, la physiologie et la thérapeutique : la
médecine légale, en faisant atteindre le crime
longtemps après la mort de la victime ; la physiologie et la thérapeutique, en éclairant d'un
jour nouveau les phénomènes si mystérieux de
la vie, en révélant le mode d'action de certaines
substances qui, par cela même qu'elles sont des
poisons, deviennent des médicaments. A priori,
l'on n'eût pas dit que cette terrible science des
poisons, *la première branche de la chimie qui ait
été cultivée par les peuples barbares,* suivant l'ex-

pression d'un historien (1), aurait pu avoir des fins utiles. L'homme tire le bien du mal; c'est la vraie mission de son intelligence.

Les poisons ont été connus dans tous les temps et chez tous les peuples. On pourrait presque dire que les hommes les ont préparés ou s'en sont servis avec d'autant plus d'art qu'ils ont vécu dans une civilisation moins avancée.

Les grandes nations ne se forment que lentement. Il n'en est pas une seule qui n'ait été ou qui ne soit une agglomération de petites peuplades naguère isolées, indépendantes, et qui se sont fait la guerre les unes aux autres: lisez Hérodote, Diodore, César, Tacite, et voyez ce qui se passe de nos jours encore en Amérique. Dans l'origine, ces petites peuplades n'ont eu que de faibles armes. Elles ont suppléé à la force par la ruse. Elles ont trouvé l'art d'empoisonner leurs flèches. La ruse, comme la force, est un moyen d'agression et de conquête. On s'est protégé, défendu avec le poison comme avec le fer. Les premiers chefs des peuples ont été les premiers guerriers et les premiers empoisonneurs. La tradition s'est perpétuée, le sa-

(1) SISMONDI

voir s'est transmis de famille en famille, comme
se transmet la puissance. Aujourd'hui peut-être
encore, si la poudre à canon n'était pas inventée,
la dernière raison des rois serait le poison.

 Ouvrez Homère, le premier des historiens,
s'il n'était le premier des poëtes. Ulysse va demander à Ilus, roi d'Éphyre, du poison pour
armer ses flèches. Par respect pour les dieux,
peut-être aussi pour ne pas livrer ses secrets,
Ilus refuse; mais Ulysse est protégé par son intelligence, c'est-à-dire par Minerve : il reçoit de
Jupiter ce qu'il n'a pu obtenir d'un allié. Combien alors il est redoutable à ses ennemis!

 « Ah! dit à Télémaque Minerve, sous les traits
de Mentès, si Ulysse reparaissait sur le seuil de
ce palais, le casque en tête, son bouclier dans
une main, deux javelots dans l'autre, tel que je
le vis, moi, lorsque revenant d'Éphyre où régnait Ilus, il rapporta le poison mortel que lui
donna mon père pour enduire ses flèches, tous
ces indignes prétendants à la main de Pénélope
rentreraient dans le néant, et trouveraient leurs
fiançailles pleines d'amertume (1). »

 Trempées dans le fiel de l'hydre de Lerne.

---

(1) *Odyssée*, chant I, vers 252 et suivants.

les flèches d'Hercule devinrent plus formidables.
L'oracle déclara que, sans elles, jamais Troie ne
serait prise par les Grecs. Frappé mortellement
de l'une de ces flèches, le centaure Nessus n'eût
qu'à rougir sa tunique de sang, pour la rendre
fatale à qui la revêtirait. Héritier de ces flèches
terribles, Philoctète, pour en avoir eu le pied
seulement effleuré, fut atteint d'une plaie incurable et devint un objet d'horreur à ses compagnons : il fut abandonné par eux dans une île
déserte. Les récits de la fable recèlent un sens
qu'il ne faut pas laisser perdre.

Lors de l'expédition des Argonautes, le premier essai de grande navigation dont la tradition soit venue jusqu'à nous, c'est la fille du roi
de Colchos, Médée, qui facilite à Jason la conquête du trésor qu'il est venu chercher; dans le
langage des poètes, une toison d'or gardée par
un dragon. Médée remet à Jason *des herbes en-
chantées*, c'est-à-dire des poisons, pour assoupir
le monstre; et, le trésor enlevé, elle part avec
le ravisseur, entraînant dans sa fuite son frère
Absyrthe (1).

---

(1)    Creditus Jaso, accepit cantatas protinùs herbas
          Edicitque usum.... OVID., *Metam*. lib. VII, v. 98.

      Quod ubi Medea rescivit, ad Jasonem ire antevertit,

Poursuivie par son père, elle sème sur la route le corps du jeune enfant coupé en morceaux, supposant qu'occupé à réunir de si précieux débris pour leur donner la sépulture, Aète perdra sa trace (1). Abordant en Crète avec Jason, elle empoisonne le roi de cette île, qui refuse de leur donner asile (2). Arrivée à Iolcos, en Thessalie, dans la patrie des Argonautes, elle ranime Éson que Pélias a fait empoisonner avec du sang de taureau (3). Puis, pour faciliter

cumque per noctem ad pellem deduxit et draconem custodem *veneficiis* agressa soporavit : inde, sumpto vellere, cum Jasone in navem Argo se contulit : eam vero Absyrthus frater consequebatur. Apollodori *Biblioth.*, lib. I p. 266, C. Junii Hygini, etc. *Lugduni*, 1608.

Médée fit mourir par le *poison* le dragon qui veillait autour de la toison d'or. Diodore de Sicile, liv. IV, t. II, p. 104; trad. de l'abbé Terrasson, 1777.

(1) Cæterum Æetes, cognita Medeæ audacia, ad navim persequendam accingitur, quem ubi Medea in proximâ venisse videt, fratrem jugulat, ac ejus membra articulatim dividit eaque in profundum jacit. Æetes autem, filiæ membris colligendis occupatus, filiam prosequi desiit. Apoll. *Biblioth.*, loc. cit.

(2) Indè evecti in Cretam, apellere prohibentur a Talo. Talus ter in die circum insulam currens, eam tuebatur. Qui circa jam Argo navim prætereuntem spectans lapidibus impetebat.... Medea veneficiis circumventus, occubuit. Apoll. *Biblioth.*, loc. cit. p. 266 verso

(3) Diodore de Sicile, liv. IV, t. II, p. 108; trad. cité

à Jason, son époux, la conquête du trône et le venger de Pélias, elle a recours à un stratagème qu'il faut laisser raconter à un historien; car ici la fable a moins dit que l'histoire :

« Tandis que les amis de Jason hésitaient sur le parti à prendre, Médée leur offrit de faire mourir le roi par adresse, et de leur livrer ensuite le palais, sans qu'ils fussent obligés de s'exposer à aucun danger. Lorsque, étonnés de sa proposition, ils voulurent savoir son dessein, elle leur dit qu'elle avait sur elle plusieurs poisons inventés par Hécate, sa mère, ou par Circé, sa sœur, et dont les effets étaient infaillibles.... Elle leur enseigna ensuite la manière dont ils devaient venir attaquer le roi, et elle convint que le signal, pendant le jour, serait de la fumée, et, pendant la nuit, du feu qu'elle placerait au haut du palais, afin que ceux des Argonautes qui seraient en sentinelle près de la mer fussent avertis dans un instant. Elle prépara donc une statue creuse qui représentait Diane, et dans laquelle elle cacha toute sorte de poisons. S'étant frotté les cheveux avec de certaines drogues, elle les fit paraître blancs, et elle se rendit le visage et tout le corps si ridés, que ceux qui la voyaient l'auraient véritablement prise pour une vieille.

» Elle entra dans la ville, à la pointe du jour, portant avec elle cette statue de Diane qu'elle avait habillée d'une manière propre à inspirer de la terreur.... Elle se fit introduire dans le palais du roi, et sut persuader à Pélias et à ses filles que Diane ayant parcouru différents pays de la terre, sur un char tiré par des dragons volants, avait choisi le plus pieux de tous les monarques, pour s'établir chez lui et pour y être honorée d'un culte éternel. Elle ajouta qu'elle avait reçu ordre de la déesse d'ôter la vieillesse à Pélias par la force de ses remèdes; qu'ainsi elle allait lui renouveler tout le corps, et lui procurer une vie aussi heureuse que longue (1).

» Ce discours ayant extrêmement surpris le roi, Médée lui annonça qu'elle allait en faire l'expérience sur elle-même, pourvu qu'une de ses filles lui allât chercher de l'eau claire et pure. Cet ordre ayant été exécuté, elle se retira dans une chambre à part. Là, s'étant lavé tout le corps, elle détruisit entièrement l'effet des dro-

_______________

(1) Paléphate a rapporté le pouvoir attribué à Médée de rajeunir la vieillesse, à un art qu'elle cultiva la première, l'art de teindre les cheveux. PALÆPH., *De non credendis fabulosis narrationibus*, lib. I; de Medeâ. — C. Julii Hygini, Palæphati, etc., p. 123. *Lugduni*, 1608.

gues dont elle s'était frottée. Ayant donc re-
couvré son premier état, et s'étant montrée au
roi, elle le frappa d'admiration et d'étonnement,
ainsi que tous ceux qui la virent, et personne ne
douta que ce ne fût par un miracle visible que,
malgré l'âge qu'elle avait paru avoir, elle eût
repris ainsi toute la fleur et tout le brillant de la
jeunesse. Ensuite, elle fit apparaître en l'air, par
la vertu de ces compositions, des figures de dragons, qui, disait-elle, avaient apporté des pays
hyperboréens la déesse jusque chez le roi Pélias.
Toutes les actions de Médée paraissant ainsi
fort au-dessus des forces humaines, Pélias lui
rendit de grands honneurs, et ajouta foi à tous
ses discours....

» La nuit venue, et Pélias s'étant endormi,
Médée persuada à ses filles qu'il fallait, pour le
rajeunir, faire bouillir le corps de leur père
dans une chaudière. Quoique les filles du roi se
disposassent déjà à faire ainsi, Médée voulut
néanmoins confirmer leur crédulité par une seconde expérience. Il y avait dans la maison un
vieux bélier : elle leur dit qu'après qu'elle l'aurait fait cuire, il deviendrait un jeune agneau.
Ces filles ayant consenti à cette épreuve, Médée
coupa le bélier par morceaux et le fit cuire.

Leur ayant ensuite fasciné les yeux par d'autres
secrets, elle tira de la chaudière la figure trompeuse d'un agneau. Ce prodige les remplit
d'étonnement, et elles n'hésitèrent plus de se
fier à la promesse qu'on leur avait faite. Elles
firent mourir Pélias sous leurs coups.... Mais
Médée différa de couper et de faire bouillir le
corps, sous prétexte qu'il fallait d'abord invoquer
la lune. Aussitôt elle fit monter les filles de
Pélias avec des flambeaux sur le plus haut toit
du palais, et elle se mit à réciter, en langue colchique, une longue prière pour donner aux Argonautes le temps de venir exécuter leur entre-
prise. Les Argonautes qui étaient en sentinelle,
ayant aperçu du feu, comprirent que le roi était
mort, et coururent tous ensemble vers la ville.
Ils franchirent aussitôt les murs du palais, l'épée
à la main, et ils tuèrent la garde qui voulait leur
résister. Jason s'empara du trône et maria les
filles de Pélias à ses compagnons (1).

_______________

(1) Diodore de Sicile, liv. IV, t. II, p. 110 et suiv.;
trad. citée. L'artifice de Médée peut paraître grossier;
mais qu'on se souvienne que beaucoup plus tard, et au
milieu de la spirituelle Athènes, il fut imité par Pisistrate.
Aujourd'hui encore, on voit quelque chose de semblable
dans les États de Naples. Que ne peut la superstition!

Médée et Jason régnaient en Thessalie quand, à la suite de nouveaux voyages, Jason, épris de la fille du roi de Corinthe, résolut de l'épouser, en répudiant Médée. En vain la fille d'Aète et d'Hécate eut recours à des charmes magiques, elle ne put regagner le cœur de Jason. Pleine de vengeance, elle envoya à sa rivale une robe empoisonnée, comme celle du centaure Nessus, puis elle tua ses propres enfants, la postérité de Jason (1). Dans le beau langage de la poésie antique, voici quels effets produisit la robe empoisonnée :

« A peine Jason s'est-il retiré, qu'elle (Glaucé, fille de Créon) se pare de cette robe élégante et magnifique, et entrelace dans ses cheveux la couronne enrichie d'or, essayant devant un miroir les formes les plus gracieuses et souriant à sa propre image.... Tout à coup (ô spectacle plein d'horreur!), son visage change de couleur; elle recule, pâle et tremblante; elle veut regagner son trône; à peine, en chancelant, y peut-

---

(1) Tum illa quos Jason deos jurasset obtestata, uxori quidem *peplum venenis infectum* misit, quem simul ac illa sibi induit, cum adjutore patre, valido igne correpta conflagravit. Medea insuper filios suos trucidavit. Apoll. *Biblioth.*, lib. I, p. 267; oper. cit

elle atteindre…. Sa bouche est blanchie d'écume; ses yeux se renversent; le sang se retire de ses veines; elle jette un cri effroyable et douloureux…. Tout le palais retentit des pas précipités des esclaves; elle reste sans voix et les yeux immobiles. Le temps fuit, et déjà un coursier agile aurait pu franchir un stade, lorsqu'enfin l'infortunée s'éveille en poussant de longs gémissements. La douleur l'enveloppe et la déchire. Le bandeau doré qui entoure sa tête répand, par un affreux prodige, des torrents de feu qui la consument; et cette robe magnifique, présent fatal, s'attache à sa chair et la dévore (1). »

Devenue, dans son exil, l'épouse de Thésée, roi d'Athènes, Médée vengea de nouveau, par le poison, l'affront d'une infidélité; mais cette fois sa main la servit mal : Thésée ne périt point. D'après la tradition, elle avait eu recours à l'aconit, rapporté de Scythie, et déjà connu d'Hécate, sa mère :

> Hujus in exitium miscet Medea quod olim
> Attulerat secum Scythis aconiton ab oris (2).

---

(1) EURIPIDE, *Médée*, act. VI, sc. 1; trad. du père Brunoy. — *Théâtre des Grecs*, t. VI, p. 69.

(2) OVID., *Metam.* lib. VII, v. 406.

De Thésée, Médée eut un fils, nommé Médus, qui, dit-on, donna son nom à la Médie. Nous retrouverons plus loin les héritiers d'un pareil nom (1).

Fille d'Aète et d'Hécate, et sœur de Médée, Circé eut le savoir de sa famille. « Nul, dit Diodore, ne connut mieux qu'elle la nature diffé-

---

(1) DIODORE, liv. IV, t. II, p. 123; trad. citée. — STRABON, liv. VII, p. 526 de l'édit. grecque de 1620; t. IV, p. 316 de l'édit. française de l'an XIII (1805).

Le roi et la reine de Colchos avaient eu eux-mêmes une connaissance approfondie des poisons.

Homère désigne Aète par l'épithète ὀλοόφρονος, que les traducteurs ont rendue par les mots *savant*, *cruel* ou *malfaisant*. D'après les scoliastes, cette expression implique que les connaissances d'Aète étaient *universelles* et *héréditaires*. (Voir *Odyssée*, chant X, v. 137; édit. Samuel Clarke, p. 269. *Londini*, 1740.)

Voici ce qu'a écrit Diodore de Sicile sur la reine de Colchos, mère de Médée :

« La femme d'Aète, Hécate, était fort savante dans la composition des poisons, et ce fut elle qui trouva l'aconit. Elle éprouvait la force de chacun d'eux, en les mettant dans les viandes qu'elle servait aux étrangers. Ayant acquis une grande expérience dans cet art funeste, elle empoisonna d'abord son père et s'empara du royaume; ensuite elle fit construire un temple en l'honneur de Diane, et elle ordonna qu'on sacrifierait à cette déesse tous les étrangers qui aborderaient dans ses États. » DIODORE DE SICILE, liv. IV, t. II, p. 99; trad. citée.

rente des plantes et leurs propriétés merveilleuses; nul ne porta plus loin l'art de préparer
les poisons; elle y fit de nouvelles découvertes
par son génie (1). »

Mariée au roi des Scythes ou Sarmates, Circé
empoisonna son mari pour régner à sa place.
Mais ses cruautés lassèrent ses sujets : dans une
révolte, il l'expulsèrent de la Scythie. Suivie de
quelques femmes, la reine déchue erra longtemps sur les mers; mais enfin elle s'arrêta en
Italie, dans une contrée qui conserve encore son
nom.

Elle eut pour domaine l'île d'Ea ou d'Ænaria,
aujourd'hui Ischia.

« Nous abordons dans l'île d'Ea, dit Ulysse (2) :
là règne une divinité puissante et redoutable, à
la brillante chevelure, à la voix pleine de mé-
lodie; elle est sœur d'Aète, au génie malfaisant (3).

» Je m'arrête sur une hauteur d'où se découvre à mes yeux un vaste horizon. Je crois

_______________

(1) DIODORE, liv. IV, t. II, p. 99; trad. citée.

(2) HOMÈRE, *Odyssée*, chant X, v. 135; trad. de Le
brun.

(3) Homère fait Circé sœur d'Aète. Les historiens disent
qu'elle était sa fille.

voir dans le lointain une fumée qui sort du sein
de la terre, à travers les buissons et les bois qui
enveloppent le palais de Circé.

« A cette vue, je balance irrésolu..., je rassemble mes compagnons. O mes amis, leur
dis-je, ô vous, qui avez partagé mes longues in-
fortunes, d'autres malheurs nous menacent encore! De cette hauteur où je suis monté, je n'ai
vu qu'une île et une mer immense; l'île semble
se perdre dans les ondes.... Mes compagnons
sont saisis de terreur...; moi, je suis mes desseins, je partage ma troupe en deux moitiés....
Vingt soldats marchent avec Euryloque. Ils par-
tent.... Dans un large vallon, ils trouvent le palais de Circé, superbe édifice, où le marbre
brille partout. Autour sont des loups, des lions,
que la déesse a métamorphosés par des charmes
puissants; leur regard n'est point menaçant. Ils
s'approchent; ils se dressent sur leurs pieds, et,
de leurs longues queues, ils flattent mes compagnons.

» Euryloque et sa troupe, tremblants, demi-
morts de frayeur, s'arrêtent aux portes du palais. Ils entendent une voix céleste, les chants
les plus harmonieux, et le sifflement de la navette qui court entre les filets d'une toile sans fin.

» Polytes, un de mes principaux guerriers
celui qui m'est le plus cher : O mes amis, s'é-
crie-t-il, j'entends une voix divine, j'entends le
bruit d'une navette qui vole sur la toile... : ou
femme, ou déesse, appelons. Tous poussent un
cri. La nymphe parait et les invite à entrer. Les
imprudents la suivent : Euryloque seul refuse
de les accompagner. La déesse les fait asseoir,
et, de lait, de farine, de miel et de vin, elle leur
compose un breuvage dans lequel elle mêle des
sucs mystérieux qui font oublier la patrie. Elle
leur présente la coupe empoisonnée, ils boivent.
Soudain elle les frappe d'une baguette et les
renferme sous une voûte obscure. Ils ont du
pourceau la tête et le corps, et la voix et les
soies ; mais le sentiment leur reste. Ils pleurent,
ils crient. Circé leur jette des glands, des noix,
des fruits de cornouiller ; enfin, tout ce que
mangent les animaux dont ils ont revêtu la
forme.

» Euryloque accourt au vaisseau pour nous
annoncer le sort funeste de nos compagnons.
Dans la douleur qui l'oppresse, il ne peut prononcer un seul mot ; nous le pressons de questions. Enfin, il nous révèle le malheur dont il
a été temoin....

» Il dit : soudain je prends mon épée, mon arc et mes javelots, je pars.... J'arrive au palais redouté. Le trouble était dans mon âme et dans mes pensées. Je m'arrête à la porte, j'appelle. La déesse entend ma voix, elle ouvre, et m'invite à entrer. Je la suis.... Bientôt elle apprête son breuvage, y mêle ses poisons et me présente la coupe. Je bois, le breuvage est sans force.... »

Ulysse, en effet, a reçu de Mercure une herbe, une plante propre à le préserver des effets du breuvage de Circé. « Les dieux, dit le poëte, l'appellent moly; sa racine est noire et sa fleur blanche comme le lait. Les mortels l'arrachent difficilement à la terre; mais tout est facile aux dieux (1). »

Ne nous arrêtons pas encore à ce contrepoison, nous aurons occasion d'y revenir plus tard; reprenons le récit d'Homère, et cherchons à démêler la réalité d'avec la fiction.

Personne ne contestera, je le suppose, l'existence de Circé : ce nom est encore écrit sur un promontoire des côtes d'Italie, comme dans les livres des historiens.

_______________

(1) Odyssée, chant X, v. 304.

A quel art cette femme, cette reine, dut-elle son merveilleux pouvoir? A divers prestiges et à sa beauté, sans doute, mais aussi à son savoir héréditaire. J'ai fait plus haut un rapprochement entre les peuples de l'ancien monde et les peuples de l'Amérique, nouveaux en civilisation. Toutes les nations, ai-je dit, ont eu les mêmes commencements. Allons demander à l'Amérique actuelle ce qu'ont été ces populations barbares dont l'histoire se perd dans la nuit des temps, ou dont les traditions ne sont arrivées jusqu'à nous que mêlées de fables.

Dans quelques parties de l'Amérique, on croit encore à la magie et on la pratique. Quels en sont les premiers mystères? la préparation des poisons. Au Brésil, entre le Rio-Negro et le Simoes, il existe de petites hordes indépendantes, qui vivent du produit de leur chasse. Ce peuple de chasseurs prépare pour ses flèches un poison appelé *morara* ou *mourali*. C'est un mélange de plantes, de fourmis venimeuses et de crochets de serpents labarri et counacouchi, broyés ensemble avec un soin et des précautions extrêmes. Pour ceux qui la pratiquent, cette opération n'est pas indifférente; elle est considérée comme une œuvre de ténèbres et de mys-

tères. Le malin esprit y préside. Les femmes,
les enfants ne peuvent y assister. Toute la famille doit abandonner le toit souillé sous lequel
elle a été une fois pratiquée (1).

Mais les anciens nous ont presque expliqué
sur quelles croyances était fondée la magie des
Médée et des Circé. Pour les anciens, ceux qui
maniaient les poisons, qui les respiraient, qui,
par habitude, s'en faisaient un aliment, n'étaient
pas moins redoutables que leurs drogues. Il fallait se garantir de leur présence, de leur contact, de leurs regards (2).

Des chefs indiens conspirant la perte d'Alexandre lui envoyèrent, dit-on, une jeune fille d'une
beauté remarquable, qu'ils avaient, de longue
date, nourrie et abreuvée de poisons. A son

---

(1) WATERTON, *Excursions dans l'Amérique méridio-
nale*, p. 72 et suiv.; ouvr. trad. de l'anglais. *Rouen*,
1833.

(2) La tradition du mauvais œil ou de la *jettature*
(*jacere sortes*, jeter un sort) existe encore en Italie, en
Grèce et dans l'Orient. On s'en garantit, comme s'en ga-
rantissaient les anciens, d'après Pline, en portant au cou,
au doigt, un amulette, de simples bulles ou jouets d'enfants. Les petites médailles, beaucoup plus dignes de respect d'ailleurs, que l'on met encore au cou des enfants, ne
sont qu'un reste de cette superstition.

aspect, à l'aspect de ses yeux *étincelants comme ceux des serpents*, selon l'expression historique, un Macédonien devina la perfidie de l'ennemi : « Défiez-vous d'elle, dit-il au roi, c'est la mort qu'elle vous apporte; *Cave ab hâc, exitium tibi paratur.* » Et l'on ajoute, en effet, que ceux qui eurent commerce avec cette jeune fille périrent empoisonnés (1).

Un fait analogue reparait jusque dans les temps modernes. Ladislas, roi de Naples, assiégeait Florence. Il fit dire aux habitants de la ville que, s'ils lui livraient la plus belle des Florentines, il lèverait le siége. Les Florentins lui en-

______________

(1) Gaspare a Reies Franco, *Elysius jucundarum quæstionum campus;* Quæst. LXIII, p. 483. *Bruxellæ*, 1661. Citer ce fait, ce n'est pas l'accepter sans examen. Je n'ai pour but ici que de montrer quelles sont les croyances de l'antiquité. Voici, du reste, ce qu'a écrit Mercurialis, à ce sujet :

« Il n'est pas déraisonnable de croire qu'une personne puisse en empoisonner d'autres, sans être affectée elle-même par le poison, de même qu'on voit des gens communiquer la peste sans l'avoir; de même qu'il est démontré, par l'expérience, que des femmes ont communiqué le mal français (la maladie vénérienne), bien qu'elles en fussent elles-mêmes exemptes. » Mercurialis, *de Morb. venen. et ven.,* lib. I. cap. IX, p. 41. *Francofurti*, 1584.

voyèrent une jeune vierge de la plus grande beauté, fille d'un médecin qui, avant de se séparer d'elle, lui attacha au cou un mouchoir de prix qu'il noua si fortement, que nul n'aurait pu le détacher. « Transporté de joie à sa vue, dit l'historien, le roi lui fit franchir tout cérémonial. Mais à peine au comble de ses vœux, il était mort. Le mouchoir était empoisonné. L'effet du poison avait été d'autant plus sûr, que l'ardeur de l'amour, en ouvrant les pores du prince, avait ouvert mille portes à la mort. La jeune fille eut le même sort (1). »

Au rapport de Varron, d'Agatharcide et de Pline, certains peuples, tels que les Psylles, possédaient en eux ( dans leurs corps) un poison fatal aux serpents, et dont la seule odeur engourdissait ces reptiles. Ils pouvaient, sans en rien redouter, sucer les plaies les plus venimeuses : ils étaient à l'abri de toute espèce de venin (2).

---

(1) Causes célèbres : *Histoire du connétable de Bourbon*, t. XI, p. 62.

(2) Horum corpori ingenitum fuit virus exitiale serpentibus, ut cujus odore sopirent eas. PLINE, *Hist. nat.*, t. III, p. 14 ; édit. Desaint. 1771. — MERCURIALIS, *de Morbis venen. et ven.*, lib. I, cap. VI, p. 25 ; édit. citée

Les Marses, qui descendaient d'un fils de
Circé, Marsus, jouissaient du même privilége.
Ils se nourrissaient de serpents, et on les appelait, à cause de cela, Ophiogènes, ou race de
serpents. Comme variétés de ces peuples, on a
eu les Aspidotrophes et les Thériotrophes, c'est-
à-dire les mangeurs d'aspics et de bêtes sauvages.

« Il est certain, dit Pline, que la seule présence
de ces différentes espèces d'hommes peut guérir, de même que la présence de ceux qui ont
été mordus par des serpents ou par un chien enragé, peut aggraver le mal (1). »

Qu'on se rappelle l'histoire des bergers de
Brie qui furent pendus et brûlés par arrêt du
parlement de Paris, en 1691. « Ces bergers, dit
Voltaire, avaient été assez sots pour se croire
sorciers, et assez méchants pour mêler des
poisons réels à leurs sorcelleries imaginaires.
L'arrêt qui les condamna était ainsi conçu :

-----

(1) Horum omnium generum in sua repugnantia inter-
ventum quoque mederi constat : sicuti aggravari vulnera
introitu eorum qui unquàm fuerint serpentium canisve
dente læsi. PLINE, *Hist. nat.*, liv. XXVIII, ch. III, t. IX,
p. 551; édition citée. — *Voyez* aussi le chap. II du même
livre.

« La Cour déclare les accusés dûment atteints
et convaincus de superstitions, d'impiétés, sacriléges, profanations, empoisonnements. »

« Il est vrai, ajoute ironiquement l'écrivain phi-
losophe, que certaines paroles et certaines cé-
rémonies suffisent pour faire périr un troupeau
de moutons, pourvu qu'on y ajoute de l'arsenic (1). »

Mais, dira-t-on peut-être, expliquer la magie de Circé n'est pas donner l'explication des
effets fabuleux produits sur les compagnons
d'Ulysse. On ne supposera pas que je sois tenté
de prendre à la lettre les fictions du poëte, et
que, pour les justifier, j'invoque ici le témoignage
de Mégasthène, de Ctésias et de Pline, pour
lesquels il a existé des hommes à tête de chien,
et d'autres qui n'avaient point de tête et dont
les yeux étaient placés sur les épaules, etc. (2).

_________________

(1) VOLTAIRE, *Dictionnaire philosophique*, art. ENCHAN-
TEMENTS. *Voyez* pour de plus grands détails, à ce sujet, les
Causes célèbres; l'ouvrage de dom Augustin Calmet, in-
titulé : *Traité sur les apparitions des esprits et sur les vam-
pires ou les revenants* ; *Paris*, 1751 ; les Ordonnances de
Charles VIII, en 1490; de Charles IX, en 1560; de
Louis XIV, en 1682.

(2) PLINE, liv. VII, chap. II, t. III, p. 23 et 25; édit.
citée. — STRABON, liv. XV, p. 71, édit. grecque de
1620; t. V, p. 70, édit. in-4° de l'an XIII (1805).

Je n'irai pas si loin. Strabon nous avertit qu'Homère a pris ses fables dans l'histoire et qu'elles ont un fond de vérité (1). Voyons ce qu'on peut leur conserver.

Il est des plantes, personne ne l'ignore, qui produisent sur l'homme des effets tels, qu'il rêve étant éveillé, qu'il se croit transformé en pierre, en arbre, en animal. Au nombre de ces plantes, sont la jusquiame, la mandragore, le pavot, le chanvre, le stramonium, la belladone, la bryone et d'autres encore.

Je ne veux tirer aucune conjecture du nom grec de la jusquiame, qui veut dire fève de pourceau (ὑὸς, *porci;* κυάμος, *faba*), non plus que du nom vulgaire donné à la mandragore, *herbe de Circé.* Mais qui ne sait que ces plantes, véritables poisons, produisent, à faibles doses, un dérangement de l'esprit, de véritables aliénations momentanées?

Qui ne connaît les effets de l'opium et ceux du hachisch, préparations si usitées encore dans l'Orient, la première parmi les Turcs, la seconde parmi les Égyptiens? L'époque n'est pas

_______________

(1) Strabon, liv. I, p. 20, édit. grecque; t. I, p. 40, édit. de l'an XIII.

encore bien loin de nous, où, dans la Perse, dans la Syrie, le cheik d'une secte devenue célèbre sous le nom de l'*ordre des Assassins*, usait de ces préparations pour asservir ses sujets, et leur inspirer une obéissance aveugle à ses volontés.

Au centre de son territoire, à Alamout et à Masziat, ce prince, ce seigneur de la montagne, comme on l'appelait, possédait des jardins délicieux, habités par des jeunes filles de la plus grande beauté, véritables houris de ce paradis musulman. Parmi les jeunes gens du pays, on choisissait les plus robustes et les plus résolus, et le maître les invitait à ses festins. Là, après avoir excité leurs sens et leurs esprits tout à la fois, par de voluptueuses images, ou de séduisantes descriptions du paradis promis aux élus de Mahomet, on les enivrait d'un breuvage assoupissant, et, durant leur sommeil, on les transportait dans les jardins du cheik. On les déposait sur un lit de verdure, sous des treilles de feuillage, dans les réduits secrets d'un kiosque décoré avec tout le luxe de l'Asie, où, présentes à leur délire, les jeunes filles attendaient leur réveil. Déjà peut-être, dans les songes de l'ivresse, ils avaient rêvé d'un monde fantastique offert à leur imagination. Leurs yeux ouverts, quelle n'était pas leur surprise! Ces jeunes filles formaient autour d'eux des danses gracieuses, elles excitaient leurs désirs, puis cédaient à leurs transports. Plongés par les voluptés ou par d'autres breuvages dans une profonde torpeur, les jeunes gens étaient rapportés près du maître et interrogés par lui.

Dans leur erreur, ils racontaient, devant d'autres victimes de la même fraude, les merveilles dont ils avaient été témoins, et le chef alors de s'écrier : O vases d'élection! ô mes fils! notre saint prophète vous a fait goûter les plaisirs réservés à ses élus, à ceux qui, sacrifiant leur vie à la propagation de la foi, ont pour leurs supérieurs une obéissance illimitée! Ces jeunes gens se dévouaient alors au grand maître, et embrassaient avec fanatisme la cause et l'intérêt de la secte sanguinaire.

« Quand on supposerait quelque exagération dans les récits des voyageurs, dit Sylvestre de Sacy, quand même, au lieu de croire à l'existence de ces jardins enchantés, attestée cependant par plusieurs témoignages (1), on réduirait

_______________

(1) Marco Polo, *De Regionibus orientalibus.* — De

toutes les merveilles de ce séjour magique à un
fantôme, produit de l'imagination exaltée de ces
jeunes gens enivrés par le hachisch, il n'en
serait pas moins vrai que l'on retrouve là l'usage
d'une liqueur destinée à engourdir les sens, et
dans laquelle on ne saurait méconnaître celle
dont l'emploi, ou plutôt l'abus, est répandu
aujourd'hui dans une grande partie de l'Asie et
de l'Afrique.... *Sans doute, les Ismaélites, dont
la doctrine avait plusieurs points de ressemblance
avec les dogmes indiens, avaient reçu plus tôt cette
connaissance et la conservaient comme un secret
précieux et un des principaux ressorts de leur
puissance* (1). »

Dans une secte qui avait pris pour devise :
*Rien n'est vrai, et tout est permis* (2), le poignard
était l'arme commune, celle du simple compagnon ; mais, pour leur propre usage, les chefs
ou grands maîtres avaient le poison. Le sultan

---

HAMMER, *Histoire de l'ordre des Assassins*, trad. de
l'allemand, par J.-J. Hellert et P.-A. de La Nourrais.
*Paris,* 1833.

(1) DE SACY, *Mémoire sur la dynastie des Assassins et
sur l'origine de leur nom,* lu à la séance publique de
l'Institut du 7 juillet 1809.— DE HAMMER, page 355 : ou
vrage cité.

(2) DE HAMMER, page 87 ; ouvrage cité.

Melekschâh fut empoisonné par le premier chef des Ismaélites, Sabah-Hassan ; Mohammed II, par Dschelaleddin son fils, et Dschelaleddin lui-même par Alaeddin, Mohammed III, héritier impatient du trône de son père (1).

C'est du mot *hachisch*, Sylvestre de Sacy l'a montré, que dérive le mot *assassin*, les Arabes désignant sous le nom de *hachischin*, les hommes employés par les chefs ismaéliens à l'exécution de leurs horribles vengeances.

Après ces rapprochements, j'en appellerai enfin à ces paroles de Paul Zacchias :

« Il est des poisons qui altèrent les humeurs et produisent des effets étranges ; tels sont les herbes et autres matières dont se servent habituellement les Lamies et les Striges pour se transformer en bêtes, ou plutôt pour se donner à eux-mêmes la croyance d'être ainsi métamorphosés, et dont Virgile a dit :

» Ces herbes, ces poisons choisis pour moi dans le Pont, je les tiens de Mœris ; elles abondent dans la contrée. Souvent j'en fais usage pour me changer en loup (2). »

---

(1) DE HAMMER, pages 99 et 240 ; ouvrage cité.

(2) Immò... venena appellantur ex eo solùm quòd

Être transformé en pourceau, à la manière des compagnons d'Ulysse, c'est donc, par l'ivresse, avoir perdu la raison, et jusqu'au sentiment de sa personnalité; être sous l'empire d'une hallucination ou d'une aliénation mentale passagère, sorte de délire déjà tant de fois constaté, qu'il porte un nom en médecine, et s'appelle *lycanthropie*, ou, plus généralement, *zoanthropie*. Dans les maisons d'aliénés, il est des individus qui se croient transformés en chiens, et qui aboient; il en est qui se voient homme d'un côté et cheval de l'autre, comme les centaures de la fable. On a cité l'observation d'un malheureux malade qui se disait lapin. Entendait-il un coup de fusil, il rampait, tout tremblant, sous son lit, en s'écriant : Voilà la chasse; c'est fait de moi, pauvre lapin. Que de

---

maximam vim habeant in alterandis humanis corporibus, ad miros quosdam effectus producendos, ut herbæ, atque alia quædam, quibus Lamiæ aut Striges uti solent, ut sese in figuras brutorum transforment, vel potiùs ut sibi videantur transformari, de quibus Virgilius, *Eclog.* VIII :

> Has herbas atque hæc Ponto mihi lecta venena
> Ipse dedit Mœris, nascuntur plurima Ponto.
> His ego sæpe lupum fieri....

Pauli Zacchiæ *Quæstiones medico-legales*, lib. II, tit. II, Quæst. I, n° 24, p. 59. 1651.

récits d'hallucinés ont paru à l'antiquité des faits réels!

La tradition poétique attribue à Circé de plus graves méfaits: les empoisonnements de Glaucus et de Sylla, et celui de Picus, roi d'Italie, le fameux dompteur de coursiers :

> Picus, equùm domitor, quem capta cupidine conjux,
> Aureâ percussum virgâ, versumque venenis,
> Fecit avem Circe, sparsitque coloribus alas (1).

Mais je ne m'y arrêterai pas; j'ai hâte d'arriver à l'histoire pure et dégagée de toute fiction.

Les Égyptiens sont un des peuples les plus anciens de la terre. Ils sont venus d'Éthiopie et ont porté leurs colonies en Europe et en Asie.

En Éthiopie comme en Égypte, le pouvoir a été aux mains de prêtres et de rois (2). Longtemps l'autorité du temple a prévalu sur celle du trône. En Éthiopie, disent Diodore et Strabon, les prêtres envoyaient aux rois l'ordre de mourir, et l'ordre était exécuté (3). Comment ces

----

(1) VIRGIL., *Eneid.* lib. VII, v. 193. — OVID., *Metam.* lib. XIV, v. 55 et 320.

(2) Melchisédech est prêtre et roi tout ensemble. *Voyez* la Genèse, chap. XIV, verset 18.

(3) DIODORE, liv. III, t. I, p 329 et 344; trad. citée. STRABON, liv. VIII, p. 823, édit. grecque de 1620; t. V, p. 442, édit. de l'an XIII.

rois esclaves se donnaient-ils la mort? » « C'était la coutume des Éthiopiens, dit Jambule, de se coucher, pour mourir, sur une espèce d'herbe qui procurait un doux sommeil dont on ne s'éveillait plus (1). »

En Égypte, l'autorité des prêtres n'était pas moins redoutée. On sait que leurs livres avaient tout réglé, jusqu'aux moindres devoirs des rois. Après leur mort, les rois étaient jugés publiquement par le grand prêtre, et, selon leurs actes, déclarés dignes ou indignes de la sépulture (2).

« Or, les rois d'Éthiopie et d'Égypte, dit Diodore, portaient à la main le même sceptre, et, sur la tête, un bonnet long, terminé par une espèce de houppe, entouré de ces serpents qu'on nomme aspics, pour marquer que ceux qui osent tendre des embûches aux rois meurent par des morsures venimeuses (3). »

----

(1) L'ouvrage de Jambule est perdu. Il est ici cité par Diodore de Sicile, liv. II, t. I, p. 322; trad. indiquée.

(2) Diodore de Sicile, liv. I, sect. II, t. I, p. 150; trad. citée. — Bossuet, *Histoire universelle*, t. III, p. 113; édit. in-18. *Paris*, Debure, 1825.

(3) Diodore, liv. III, t. I, p. 341; trad. citée. On verra plus loin que les premiers poisons connus et employés sont les poisons tirés des animaux venimeux.

Quelles étaient les fonctions de la congrégation des prêtres, appelée *Toth* (1)? Elle veillait à la garde des mystères, elle était déposi-
taire des secrets de la science. La science portait
alors le nom d'*art sacré*. On n'y était initié que
sous les serments les plus terribles (2). Malheur
au traître ou au révélateur! il était puni de mort.
M. Duteil, auteur d'un *Dictionnaire des Hiéro-
glyphes*, a lu sur un des papyrus conservés au
Louvre : « Ne prononcez pas le nom d'*Iao*,
*sous la peine du pêcher.* »

Quel était le sens de ces paroles? Livré tout
à la fois à l'étude des langues orientales et à la
chimie, M. Hoefer a cru l'avoir saisi (3). C'était
par le poison que l'on faisait périr les sacrilèges:
*la peine du pêcher* indique le poison même dont
se servaient les prêtres. Du pêcher, de ses
feuilles, de ses fleurs, de son fruit, n'extrait-on

-----

(1) Champollion traduisait le mot *Toth* par Congrégation.

(2) L'initié s'engageait au silence, en jurant par les
quatre éléments, par le ciel et par l'enfer, par les Parques
et les Furies, par Mercure et Anubis, par Cerbère et le
dragon Kercouroborus. HOEFER, *Histoire de la Chimie*,
t. I, p. 226.

(3) HOEFER, t. I, p. 226; ouvrage cité.

pas l'un des poisons les plus énergiques que nous connaissions, *l'acide prussique* ?

D'après Avicenne, les rois d'Égypte ont connu et pratiqué l'espèce d'empoisonnement dont il a été parlé plus haut, et qui consiste à nourrir une femme avec du poison avant de l'envoyer à un ennemi (1). C'est de l'Égypte qu'est venu, à la Grèce, l'art de préparer les poisons, disent Théophraste et Pline, d'après Homère (2):

« La fille de Jupiter (Hélène) possédait des poisons composés avec art, qu'elle tenait de l'Égyptienne Polydamna, femme de Thon. L'Égypte, en effet, est une terre féconde en poisons, dont les mélanges sont ou excellents ou funestes (3). »

Les voyageurs qui ont visité la haute Égypte,

---

(1) Hàc eàdem vafricie Ægyptiorum reges usos fuisse, *lib. de viribus Cordis*, idem Avicenna retulit : Nec hanc fallendi venenandique artem Mithridatem, Ponti regem, ignorasse testis est Rhodiginus, etc. GASPARE A REIES FRANCO, *Elysius jucundarum quæstionum campus ;* Quæstio LXIII, p. 483. *Bruxellæ*, 1661.

(2) THÉOPHRASTE, *Histoire des Plantes*, liv. IX, ch. XV, p. 1116. *Amsterdam*, 1644. — PLINE, liv. XXV, chap. II, t. VIII, p. 329; édit. citée.

(3) *Odyssée*, chant IV, v. 227 et suiv.

ceux qui ont porté leurs pas jusqu'à Thèbes et à Syène, ceux surtout qui ont exploré la grotte si curieuse de Samoun, n'ont pu s'empêcher de s'étonner des quantités prodigieuses d'animaux de toutes espèces, conservés par l'art dans ces vastes catacombes. Comment s'est-on emparé de ces animaux? Les a-t-on pris morts ou vivants? S'ils avaient été pris morts, la putréfaction en eût altéré les parties, et rien de plus entier que tous ces corps qui appartiennent à des sujets de tout âge et de toute grosseur. Dans l'immense collection, j'allais presque dire dans ce singulier musée, il existe jusqu'à des nichées d'oiseaux, de reptiles et de crocodiles conservés avec leurs œufs. Pour cette œuvre, dont on n'a point connu le but (est-ce hygiène, est-ce religion, est-ce l'un et l'autre?), les Égyptiens n'auraient-ils pas fait usage d'un art déjà porté fort loin par eux, l'art de manier les poisons? D'après Kolben, les Hottentots vont à la chasse des bêtes féroces avec des flèches trempées dans le venin du serpent à chaperon, ou *cobra de capelo* des Portugais (1). En Amérique encore aujourd'hui,

_______________

(1) PIERRE KOLBEN, *Description du cap de Bonne-Espérance*, p. 532. Nuremberg, 1719. — MEAD t. I, p. 83; édit. française

les habitants des rives de l'Orénoque font la chasse aux singes et aux oiseaux, avec des flèches enduites d'un poison (*el curare destemplado*) qui ne tue pas ces animaux, mais qui les engourdit et leur ôte le mouvement. Le chasseur les prend sur le coup et les rapporte vivants. L'histoire naturelle pourrait encore avoir de pareils secrets.

Moïse était né en Égypte. D'après les Écritures mêmes, c'était un homme instruit dans la science des Égyptiens, un adepte, un prêtre initié dans leurs mystères. Il a enseigné, purifié les doctrines établies de son temps; il a emmené tout un peuple dans un pays nouveau, que lui montrait le doigt de Dieu. Mais avec lui ont dû sortir d'Égypte, et des idolâtries, et des superstitions, et des mystères que sa parole inspirée n'a pas toujours expliqués. Les prodiges opérés par la verge d'Aaron, et répétés par les enchanteurs de l'Égypte, ne sont qu'un reste, ou, si l'on veut, que le commencement de ces supercheries et de ces prestidigitations qu'on retrouve chez tous les peuples à leur origine. Aussi, après en avoir reconnu l'abus, prescrit-il d'y renoncer, sous des peines sévères.

« Lorsque vous serez entrés dans le pays que

le Seigneur votre Dieu vous donnera, dit-il au peuple, prenez bien garde de ne pas vouloir imiter les abominations de ces peuples auxquels vous succéderez;

« Et qu'il ne se trouve personne parmi vous qui prétende purifier son fils ou sa fille, *en les faisant passer par le feu*, ou qui consulte les devins, ou qui observe les songes ou les augures, ou qui use de maléfices;

» De sortiléges et d'enchantements, ou qui consulte ceux qui ont l'esprit de Python et qui se mêlent de deviner, ou qui interroge les morts pour apprendre d'eux la vérité;

» Car le Seigneur votre Dieu a en abomination toutes ces choses, et il exterminera tous ces peuples, à votre entrée, à cause de ces sortes de crimes qu'ils ont commis [...] »

Je ne sais si, dans ces paroles, il faut retrouver ce que déjà nous avons vu dans les fables du paganisme; mais ce dont je ne puis presque pas douter, c'est que, dans l'emploi des *eaux amères* dont se servent les prêtres juifs pour punir l'adultère, il faut reconnaître les poisons mêmes dont se sont servis antérieurement les

_______________

1) *Deutéronome*, chap. XVIII, versets 9 et suiv.

prètres d'Égypte pour punir les sacrilèges, et
qu'il y a là comme un fil traditionnel de l'u-
sage que l'on a fait des poisons parmi les chefs
de gouvernement.

Les peuples de l'Assyrie, de l'Inde et de la
Chine le disputent d'antiquité avec les Égyptiens. Interrogeons rapidement la tradition de
ces peuples. Il est à regretter qu'ici les mo-
numents historiques manquent, que l'on soit
obligé de tirer des inductions, d'écrits, de lois
ou de coutumes qui ne donnent pas des enseignements directs sur l'objet de recherches
trop spéciales; mais n'en est-il pas toujours
ainsi quand on remonte jusqu'aux sources du
passé?

Il existe, en Chine, un livre intitulé le *Si-
Yuen*, livre si ancien, qu'on le fait remonter jusqu'à l'origine même de la monarchie du grand
empire, aux rois Yao et Chun. Rien ne serait
plus digne d'intérêt pour nous que ce monument
d'une si haute antiquité; mais les missionnaires
ne nous l'ont traduit que par fragments, en nous
prévenant, relativement à ce qu'il contient sur
les poisons, qu'il ne serait pas prudent de le
faire connaître tout entier à l'Europe. Il n'est
pas d'*artifice* et de *ruse*, nous disent ces inter-

prètes (il faut répéter leurs expressions), qu'on n'ait mis en œuvre pour se garantir contre le savoir des empoisonneurs. A une époque si reculée, on n'a point hésité à faire une étude des poisons sur les condamnés à mort. Par qui cette étude a-t-elle été faite? Par les rois, sans doute.

Le livre, du reste, n'est pas dans les mains du peuple. Il est conservé par le prince, et n'est consulté que pour les applications de la loi. Le missionnaire traducteur n'a point eu l'édition originale dans les mains; il n'en a connu que ce qui est laissé dans le domaine commun ou abandonné aux lettrés. La science, enveloppée de mystères, peut aussi bien rester un ressort du pouvoir despotique qu'une sauvegarde contre le crime. S'il n'est qu'un recueil scientifique d'observations relatives à la médecine légale, et propres à éclairer la magistrature judiciaire, le livre des Chinois devrait être envié des gouvernements éclairés, qui aujourd'hui même n'ont rien de semblable (1).

_______________

(1) *Mémoires concernant l'histoire, les sciences, les arts, les mœurs, les usages des Chinois*, t. IV, p. 231-435. *Paris*, 1779.

Sur les peuples de l'Inde et de l'Assyrie, y compris la Médie et la Perse, il nous reste des coutumes et des lois qui ont un sens précis, donné par les historiens eux-mêmes.

Dans l'Inde, au rapport d'Aristobule, il existait une loi portant la peine de mort contre celui qui avait fait connaître un poison, sans en indiquer l'antidote. Avait-on, au contraire, découvert l'un et l'autre, on était récompensé par les rois (1).

« Les Orites, peuples voisins de l'Indus, dit Strabon, étaient dans l'usage de frotter de poisons mortels leurs flèches, faites d'un bois durci au feu. C'est d'un pareil trait que Ptolémée fut atteint, et il serait mort des suites de sa blessure, s'il n'eût été secouru par Alexandre. Ce prince crut voir en songe un homme qui lui montra une racine avec sa tige et ses feuilles, et qui lui conseilla de la piler et de l'appliquer sur la blessure de Ptolémée. Dès qu'il fut éveillé, se rappelant la figure de la plante, il la chercha, la trouva en grande quantité et s'en servit pour toute son armée. Les Barbares, étonnés d'un

_______

(1) STRABON, liv. XV, p. 694, édit. grecque de 1620; t. V, p. 27, édit. de l'an XIII.

pareil remède, se soumirent volontairement à
Alexandre [1].

Les Cathéens, autres peuples voisins de l'Hy-
daspe, avaient une loi qui forçait les femmes
veuves à se brûler sur le bûcher de leurs maris.
« Cette loi, dit Strabon, avait été rendue pour
arrêter les empoisonnements commis par les
femmes qui prenaient de jeunes amants, et
abandonnaient leurs maris [2]. » Avec Strabon,
Diodore de Sicile attribue cette coutume au
même peuple des Cathéens; mais il remarque
qu'on n'exigeait point ce sacrifice des épouses
enceintes ou qui avaient des enfants du défunt,
ce qui a été confirmé par des voyageurs du
XVIe siècle.

La même loi subsiste encore chez les Catry
ou Katry, qui représentent les anciens Ca-

<hr>

[1] STRABON, liv. XV, p. 703, édit. grecque t. V.
p. 101 et suiv., édit. de l'an XIII. Strabon n'adopte pas
la fable du songe. Il est plus naturel de penser, dit il,
qu'Alexandre fut instruit de la vertu du végétal par quelqu'un du pays, et que les flatteurs du prince imaginèrent
le reste.

[2] STRABON, liv. XV, p. 699, édit. grecque, t. V.
p. 39, édit. de l'an XIII.

théens, ainsi que dans quelques autres tribus indiennes (1).

Une coutume plus monstrueuse s'est enracinée dans l'île de Madagascar ; on la connaît sous le nom d'*épreuve du Tanghen*. Aujourd'hui même, cette épreuve est encore *l'unique moyen de gouvernement* du roi des Malgaches (2). Le Tanghen est un poison tiré du règne végétal, et préparé avec l'extrait du *Tanguinia venenifera*, qui croît en abondance à Madagascar. Il suffit d'être suspect au prince ou à ses agents, pour être accusé de sacrilége ou de tout autre crime, et, en conséquence, être soumis à l'épreuve du Tanghen. Selon les effets qu'il produit, le poison décide du jugement à porter sur l'accusé. Le Tanghen est-il rejeté, l'accusé n'est point coupable; est-il digéré ou absorbé, justice est faite : la victime expire dans les plus affreux tourments.

Durant l'épreuve, le bourreau interpelle le poison et l'excite à manifester la vérité. « Tan- » ghen, s'écrie-t-il, épargne l'innocent et tour-

---

(1) STRABON, liv. XV. — RENNELL, *Description de l'Indoustan*, t. II, p. 137.

(2) *Annuaire des Voyages et de la Géographie*, publié par M. Frédéric Lacroix ; année 1844, p. 211.

» mente le coupable; tu sais tout, tu vois l'in-
» térieur de l'accusé. » Hélas! telle est la violence du suc vénéneux, que, rejeté ou non par
le vomissement, il entraîne presque infailliblement la mort. Dans l'espace de ces douze dernières années, on estime que, dans les pays de
l'est et du sud seulement de Madagascar, il a
été sacrifié, par cette horrible loi du Tanghen,
plus de 150000 individus, et l'île entière n'a
pas 3000000 d'habitants.

Les rois de Pergame, qui commencèrent à
régner en l'an 283 avant notre ère, et dont les
États se perdent, après un siècle et demi, dans
l'empire romain, les rois de Pergame, plus
connus sous le nom d'Attales, ont fait une étude
approfondie des poisons. Comme les Chinois,
ils en ont étudié les effets sur les criminels, et
ils se sont appliqués surtout à la recherche des
contre-poisons (1). Dans quel but? Était-ce dans
l'intérêt de l'art médical, plutôt que dans l'intérêt de leur puissance? Les rois ne s'abaissent
pas, que dis-je? ne s'élèvent pas jusqu'à se faire
les médecins de leurs peuples.

---

(1) Galien, de Antidotis, livre I. page 2. Lipsiæ.
1827.

12 

« On a vu plus haut de quelle source descendent les Mèdes. La tradition du poison ne se perdra pas parmi ces peuples. En arrivant jusqu'à leur dernier roi, Astyage, l'aïeul maternel de Cyrus, on retrouve à sa cour une coutume que Xénophon dit fort ancienne. L'échanson qui présentait la coupe au roi devait boire le premier, en versant dans sa main une portion du breuvage. L'usage si fréquent que l'on faisait du poison chez les Mèdes avait dicté aux princes cette sage précaution (1).

« En Perse, dit l'auteur de la *Cyropédie*, les enfants, dès leur bas âge, apprenaient à connaître les propriétés des plantes, afin de s'en servir ou de s'en abstenir, suivant qu'elles sont salutaires ou nuisibles. Il semble aujourd'hui (depuis le mélange des Mèdes avec les Perses, sous Cyrus) qu'ils n'apprennent à les distinguer que pour être en état de faire le plus de mal possible : aussi n'est-il point de pays où les empoisonnements soient plus fréquents (2). »

Pour quitter les premiers temps de l'histoire,

(1) Xénophon, *Cyropédie*, liv. I, ch. III, t. II, p. 12; édit. Lefèvre, *Paris*, 1842.

(2) *Ibid.*, liv. VIII, chap. VIII, p. 290.

on ne cessera pas encore de voir le poison servir à soumettre les peuples et à détruire des
armées.

Athénée rapporte qu'un certain Archélaüs,
roi de Pont, était dans la coutume de faire périr
ses sujets par le poison, et que, pour se garantir
de la cruauté de leur tyran, ces malheureux
étaient dans l'usage de manger de la rue qu'ils
regardaient comme un contre-poison (1).

Mithridate, combattant les Romains, empoisonnait les fontaines qui se trouvaient sur le
passage de leurs armées (2).

La petite ville de Cyrrha, en Grèce, fut obligée de se rendre, parce que les assiégeants en
avaient empoisonné les sources avec de l'ellébore (3).

Annibal avait à combatre des Africains ré-
voltés. Il connaissait la passion de ce peuple
pour le vin. Il méla à cette boisson de la mandragore, et, après un léger combat, la nuit, il
feignit de faire retraite devant l'ennemi. Les

---

(1) ATHÉNÉE, *Deipnosoph.*, liv. III. — MERCURIALIS,
lib. I, cap. XVIII, p. 91 ; édit. citée.
(2) PAUL ZACCHIAS, p. 55 ; ouvr. cité.
(3) VICAT, *Histoire des plantes vénéneuses de la Suisse*,
p. 69. Verdun, 1776.

Africains pénétrèrent dans son camp et le pil-
lèrent ; mais, y trouvant le vin empoisonné que
le général y avait laissé, ils le burent et ne tardèrent pas à en ressentir les effets. Ceux qui ne
moururent pas restèrent couchés sur le sol,
ivres morts. Annibal, revenu sur ses pas, les
égorgea tous (1).

A côté de ce fait, l'histoire ancienne en fournit un autre presque semblable, qu'il faut en
rapprocher, bien que, cette fois, il n'y ait point
eu de poison mêlé à la liqueur enivrante employée pour anéantir une armée trop redoutable.

Cyrus marchait contre les Massagètes, peuples de la Scythie. Arrivé près de leurs fron-
tières, il envoya à leur reine Tomyris un héraut
pour lui demander sa main. « Ce n'est pas moi,
mais bien mes États que vient chercher Cyrus,
répondit la fière Tomyris ; allez, et portez ceci
à votre maître :

« Nous allons nous retirer à trois journées
de marche dans l'intérieur ; lui, qu'il passe le
fleuve et entre sur nos terres ; sinon qu'il se

---

(1) THÉOPHRASTE, *Histoire des Plantes*, liv. VI, p. 584,
2ᵉ col. *Amsterdam*, 1644.

retire à la même distance, nous irons le chercher. »

On délibéra dans le camp de Cyrus sur le
parti à prendre. Tous les chefs opinaient pour
rester et attendre l'armée de Tomyris; mais
Crésus de Lydie : « Passez le fleuve, dit-il, et
marchez en avant.... Les Massagètes sont tout
à fait étrangers à l'abondance dont jouissent les
Perses et ne connaissent aucune des douceurs
de la vie. Voici ce qu'il est convenable de faire
avec de tels hommes : il faut tuer un grand
nombre de bœufs et de moutons. et en préparer
un repas qui sera étalé dans notre camp. Vous
ferez joindre à ces mets du vin en profusion,
versé dans des cratères, du pain et des gâteaux.
Ces dispositions faites, on ne laissera à la garde
du camp que la partie des troupes la plus inutile et le moins en état de combattre; le reste
de l'armée rétrogradera vers le fleuve. Ou je me
trompe, ou les Massagètes, qui trouveront cette
grande abondance de viande et de vin, s'en
gorgeront avec avidité et nous donneront ainsi
toute facilité de remporter une grande victoire.

On exécuta ce que Crésus avait proposé. On
feignit de livrer bataille, et les Massagètes restèrent maîtres du camp de leur ennemi. Ne

soupçonnant rien, ils se ruèrent bientôt sur le repas préparé et s'abandonnèrent à toute leur intempérance. L'ivresse et le sommeil succédèrent à l'orgie. Les Perses, revenant alors, massacrèrent l'armée de Tomyris et emmenèrent son fils prisonnier.

La reine, à cette nouvelle, fit dire à Cyrus par un héraut : « C'est par un poison, et non par ton courage, que tu as vaincu. Livre-nous un autre combat : les dieux seront pour moi : compte sur ma vengeance. » Les deux ennemis engagèrent toutes leurs forces, et jamais, dit Hérodote, bataille ne fut plus meurtrière. Cyrus y fut tué. Tomyris se fit apporter le corps de son ennemi, remplit une outre de sang, et y plongeant la tête du roi des Perses : « Bois, dit-elle, rassasie-toi à ton tour de cette liqueur dont tu fus si avide. »

Xénophon fait mourir Cyrus dans son lit, au milieu des plus grandes prospérités. Mais la *Cyropédie* n'est, comme on le sait, qu'un roman, et il faut sans doute préférer le récit d'Hérodote. Strabon, du reste, a rapporté la même histoire, mais en suivant Ctésias. D'après Ctésias, les peuples attaqués par Cyrus étaient les Sacéens. Cyrus, vainqueur, institua, en souvenir

de sa victoire, une fête appelée *le jour des Sacéens*, qu'on a célébrée longtemps dans ses États.
C'était une sorte de bacchanale dans laquelle
les Perses, habillés à la manière des Scythes, se
livraient à toutes sortes d'orgies (1).

En guerre contre les Danois, les Écossais em-
poisonnèrent les vins et la bière de leurs ennemis avec le suc d'une solanée. Ils eurent facilement raison alors de soldats ivres ou déjà
engourdis par le sommeil 2.

« On connaît, dit Plenck, la perfidie d'Em-
manuel, empereur de Byzance : il fit mêler du
gypse en poudre à la farine de froment qui devait servir à alimenter l'armée de Conrad III;
il en détruisit ainsi une grande partie, et rendit
vaine l'expédition que ce prince préparait contre
lui (3). »

Sous le règne de Frédéric II, les Turcs em-

1) Hérodote, t. I, liv. I, p. 201 et suiv. — Strabon,
liv. XI, p. 512, édit. grecque; t. IV, p. 258, édit. de
l'an xiii. — Rollin, t. II, p. 244, a préféré la version
de Xénophon, comme étant plus conforme à l'Écriture
sainte.

(2. Buchan, *Histoire d'Écosse*, liv. VII. — Schenckius,
p. 810. Cet auteur renvoie à Joachin Camerarius, au
teur de l'*Hortus medicus et philosophicus*.

(3) Plenck, *Toxicologia*, p. 218. Vienne, 1801.

poisonnèrent le poivre qu'ils envoyaient du Levant dans les ports de l'Europe (1).

Ne serait-ce pas ici le lieu de rappeler que, de nos jours, les Anglais ont forcé l'empereur de Chine à recevoir dans ses ports l'opium qu'ils vendent à ses sujets? Je ne sais; mais je conclus en rappelant et les prémisses que j'ai posées, et ces tristes paroles de Machiavel : *que, pour conserver ses conquêtes, un prince doit se montrer moitié homme, moitié bête féroce, et, par la ruse ou la force, savoir à propos se défaire d'un ennemi et de quiconque lui porte ombrage* (2). Toutefois, un prince, Frédéric de Prusse, a écrit, pour l'avenir, l'*Anti-Machiavel*.

Dans l'époque que je viens d'embrasser et qui répondra, si l'on veut, moins à des temps historiques qu'à des temps de barbarie, il n'y a, relativement à l'empoisonnement, ni médecine légale, ni physiologie, ni thérapeutique. A la vérité, après le meurtre de la fille de Créon, Médée est traduite devant un tribunal; mais on manque de preuves pour la condamner, et on l'absout.

---

(1) Matthieu Paris, *Hist. major*, p. 600; edente Watts London, 1684.

(2) Machiavel, *le Prince*, chap. VI, VII et XVIII.

Pour prévenir ou combattre l'effet des poisons, un art secret se flatte de posséder des remèdes ou des contre-poisons; mais, malgré ses prétentions, cet art n'a rien de réel. Le moly dont parle Homère, et avec lequel Ulysse arrête ou prévient les effets du breuvage de Circé, a donné lieu à bien des recherches érudites ; mais, tout en indiquant plusieurs plantes qui ont paru avoir des traits de ressemblance avec celle qu'a décrite le poëte, les botanistes n'ont pas trouvé l'herbe aux propriétés merveilleuses que Mercure a révélée aux hommes. Homère, sans doute, a le plus souvent la véracité d'un historien ; mais la poésie a aussi ses fictions, et elle est un reflet des idées de chaque époque. Quels témoignages historiques a-t-on de l'existence du moly? Il n'en est parlé ni par Hérodote, ni par Hippocrate : Hérodote qui sait, pour ainsi dire, tout ce qu'on a su avant lui; Hippocrate, qui a recueilli, pour la postérité la plus reculée, les trésors longuement amassés d'un art bienfaisant, et qui n'aurait pas laissé perdre un remède, un antidote, véritable présent fait par les Dieux.

Or, qu'on le remarque, Hippocrate garde un silence presque absolu sur les poisons ; c'est avec une sorte de pudeur qu'il en prononce le nom dans son admirable *Serment* : « Je ne remettrai de poison à personne; je tairai ce qui ne doit jamais être divulgué.... » S'il eût connu un contre-poison, il n'eût pas manqué de nous le conserver. Platon qui, au second livre de sa *République*, rappelle une loi déjà ancienne, par laquelle il était défendu de se servir des poisons et d'en enseigner l'usage, Platon n'a pas connu non plus de contre-poisons.

Pline, d'après Homère, a nommé le moly et mille autres plantes non moins excellentes qui guérissent de tous les maux, et surtout de la blessure des serpents (1); mais Pline, malgré l'époque dans laquelle il a vécu, est un critique peu sévère, et il a toutes les superstitions de la médecine populaire.

Galien qui, comme médecin, marquera les limites et la transition entre l'époque précédente et celle qui doit suivre, Galien lui-même a trop de foi dans les antipharmaques : il en compose contre toutes les maladies et contre tous les poisons; il lui suffit parfois d'avoir associé les drogues les plus étranges, et d'avoir donné son nom à de tels produits (*Galené*) pour

---

(1) PLINE, liv. XXV, passim.

croire qu'il a prémuni le genre humain contre toute la science des empoisonneurs. Mais, de ces recettes plus bizarres que savantes, que nous a conservé le temps? La thériaque et le mithridate, qui ne sont pas des contre-poisons.

A l'exemple d'Hippocrate. Pline et Galien, du reste, se défendent de la pensée d'écrire sur les poisons (1). Ils nomment l'un et l'autre *ceux qui ont touché trop curieusement à ces matières*, dit Pline: ce sont Horus Mendésius, Orphée, Héliodore le poëte, Aratus et d'autres encore *dont les noms sont célèbres;* mais, ajoutent-ils, les livres de ces auteurs se sont perdus. Il faut croire qu'on les a détruits par la crainte qu'ils inspiraient. L'un de ces livres, celui d'Héliodore, commençait par cette protestation que Galien nous a conservée :

> Non mihi, per sacram venerandæ Palladis artem,
> Non per Luciferum solem mortalibus æquum,
> Non per te divi cui subsunt, Jupiter, omnes,
> Muneribus quisquam, nec vi, nec gratiâ amoris,
> Adduxit me aliis lethalia prodere versu.
> Sed palmas sacras splendentia ad æthera tendo,
> Nullius atque mali mens est sibi conscia nostra.

La science touche à la morale des peuples.

_______

(1) GALIEN, *de Antidotis*, liv. II, p. 144; édit. citée

elle la leur eût enseignée, si l'homme n'avait dû
la puiser à une autre source. Le Serment d'Hippocrate, la double protestation de Pline et de
Galien, le prouveraient au besoin. Les médecins et les naturalistes avaient laissé à d'autres
l'étude des poisons, parce qu'alors elle ne
pouvait conduire qu'au crime. Les princes et les
puissants s'en étaient fait une arme, un moyen
de domination : à quelle fin alors une toxicologie légale? Elle eût été comme une étude pré-
maturée, une sorte d'atteinte ou de menace
portée aux droits usurpés par le plus fort, si ce
n'est par le plus perfide. En s'isolant de la puissance, la science, dès l'origine, eut sans doute
le pressentiment des destinées qui l'attendaient
et des services qu'elle pouvait rendre.

## II.

Les temps marchent; les sociétés s'organisent
sur de plus fortes bases; la loi règne ou paraît
régner à côté du souverain : les poisons, sans
doute, vont cesser d'être une arme de guerre,
une arme perfide au service de la puissance. Ne
croyons pas à un progrès si rapide : la civilisation tend à repousser la barbarie vers ses limites :

mais le passé déborde parfois sur le présent, et
ne cesse de menacer l'avenir.

Franchissons des siècles; arrivons jusqu'aux
temps d'Auguste, époque où, livrée à de nouveaux maîtres, Rome a tout à redouter de leur
pouvoir. Rappelons, en passant, la mort de
César : cet attentat politique doit marquer pour
nous l'aurore de la médecine légale. Jusque-là,
les médecins n'ont guère reçu la mission de constater un crime devant la loi. Après le meurtre
de César, Antistius est appelé pour examiner ses
blessures; il en compte vingt-trois, et déclare
qu'une seule a été mortelle, parce qu'elle a touché
le cœur.

En remontant plus haut, il est cependant
peut-être encore, dans l'histoire de Rome, un
événement qui a donné lieu à une sorte d'enquête médico-légale. L'an 423 de Rome, sous la
république, des patriciennes furent accusées de
tenir une école de poisons. Les premiers parmi
les citoyens mouraient comme frappés de la
même maladie. On crut à la peste; une servante
révéla le complot; on saisit vingt des coupables:
elles alléguèrent qu'elles préparaient des remèdes. Deux d'entre elles, Cornélia et Serpia,
furent condamnées à faire l'épreuve de leurs

drogues; elles moururent. Leurs complices, au nombre de cent soixante-dix, furent envoyées au supplice (1).

Mais cette histoire a été révoquée en doute; elle doit être reléguée, dit Voltaire, à l'endroit où l'on conservait le vaisseau qu'une vestale avait tiré sur le rivage, avec sa ceinture (2); Tite-Live lui-même ne l'a rapportée qu'avec défiance, pour ne pas rejeter le témoignage des auteurs, a-t-il dit : *Ne cui authorum fidem abrogaverim.* Ne faisons donc pas remonter jusque-là l'origine ou l'idée première de la médecine légale. L'épreuve ordonnée serait peu digne, d'ailleurs, de marquer les commencements de cette science. Cependant, tout incroyable qu'il ait paru à Voltaire, ce fait d'une association d'empoisonneurs se répétera dans l'histoire de l'Italie au XVII<sup>e</sup> siecle.

Sous Auguste, le monde sembla vouloir se reposer de ses longues discordes. Mais ce règne pourtant ne fut pas exempt de crimes. Auguste

---

1 Tite-Live, Déc. I<sup>re</sup>, liv. VIII. p. 186; édit. de Bâle. 1535.

2 Voltaire, *Dictionnaire philosophique*, art. Empoisonnement.

prit part aux proscriptions du triumvirat, et,
par conséquent, à la mort de Cicéron, son pro
tecteur. Il ne fut pas étranger, d'après Suétone
et Tacite, au meurtre d'Hirtius, et à l'empoison
nement de Pansa, deux généraux qu'il fallait
enlever à leurs soldats pour se gagner l'armée.
Auguste fut un *rusé tyran*, dit Montesquieu; et
il n'est jamais arrivé qu'un tyran ait manqué
d'instruments de sa tyrannie (1). Les héritiers
d'Auguste, qu'il s'était choisis lui-même, furent
Livie et Tibère : « Livie, mère fatale à la république, marâtre plus fatale encore à la maison
des Césars, » dit Tacite (2); Tibère, le plus monstrueux des tyrans, et auquel succédèrent Caligula et Néron. Il faut s'arrêter à la vie de ces
princes empoisonneurs; car c'est du foyer de
leurs crimes que nous verrons réellement naître
la médecine et la toxicologie légales.

Livie hâta la fin d'Auguste. Elle empoisonna

(1) Tacite, *Annales*, liv. I, § X, t. I, p. 29; édit. Ha
chette. 1833. Trad. de M. Burnouf. — Suétone, *Au
guste*, II. — Lettre de Brutus à Cicéron. — Montesquieu,
*Grandeur et Décadence des Romains*, chap. XIII et XIV.
p. 132 et 140; édit. Lefèvre.

(2) Livia gravis in rempublicam mater; gravior domui
Cæsarum noverca.... Tacite, *Annales*. liv. I, § X, t. I
p. 30; édit. citée.

dit-on, des figues sur l'arbre même où Auguste
aimait à les cueillir de sa main (1). Pour préparer à Tibère, son fils, le chemin du trône.
aucun crime ne lui coûta. Elle fit périr, par le
poison, à la fleur de l'àge, Marcellus, l'amour
du peuple romain, Caïus et Lucius, césars, les
fils d'Agrippa, adoptés par Auguste, et qui
étaient à elle-même son propre sang. Posthumus,
le dernier des enfants d'Agrippa, qui n'était né
qu'après la mort de son père, eut le sort de ses
frères ; mais Tibère partagea ce crime de sa
mère, de même qu'il fut complice avec elle
de l'empoisonnement de Fabius Maximus, qui
n'avait d'autre tort envers ses maîtres que
d'avoir assisté, comme témoin, dans l'île de
Planasie, à une réconciliation réelle ou feinte
entre le vieux monarque et le dernier de ses
descendants directs, l'infortuné Posthumus (2).

Maître du monde, Tibère devait achever
l'œuvre de sa mère et faire disparaître les derniers membres de la famille d'Auguste : Drusus,
qui fut empoisonné par Séjean ; Germanicus

---

(1) SUÉTONE, *Auguste*, 98-100. — DION, LVI, 3o. —
TACITE, *Annales*, liv. I, § V, t. I, p 16 et 397 ; édition
citée. Trad. de M. Burnouf.

(2) TACITE, *Annales*. liv. I, § V, t. I, p. 17; édit. citée.

dont la mort fut l'œuvre de Pison et de Plancine.` Il est ici un rapprochement à faire pour lier entre elles des époques éloignées, mais qui ont encore des traits de ressemblance. Durant la maladie de Germanicus, maladie causée par le poison, mille présages sinistres éclatèrent autour de lui comme pour aggraver le mal et venir en aide à l'empoisonneur. « On trouvait dans le palais et autour des murs, dit Tacite, des lambeaux de cadavres arrachés aux tombeaux, des formules d'enchantements et d'imprécations, le nom de Germanicus gravé sur des lames de plomb, des cendres humaines à demi brûlées et trempées d'un sang noir, et d'autres symboles magiques auxquels on attribue de dévouer les âmes aux divinités infernales.... Ces atrocités, ajoute l'historien, inspiraient à Germanicus non moins de colère que de crainte : Le poison était-il donc trop lent? s'écriait-il, »...., et il chassa Pison de sa présence. Mais l'agent de Tibère ne s'éloigna qu'avec une lenteur calculée, pour épier le moment d'une mort trop certaine (1).

_______________

(1) Tacite, *Annales*, liv. II, §§ LXIX et LXX, t. I, p. 241, 243 et 490; édit. citée. Trad. de M. Burnouf.

Germanicus mort, le peuple s'étonne et murmure; il nomme tout haut les meurtriers. Martine, l'instrument du crime, s'enfuit à Brindes, où elle se donne la mort avec un reste du poison qu'elle a caché dans un nœud de ses cheveux (1). Trop sûr de la protection de son maître, Pison brave les clameurs; « il immole des victimes, dit Tacite, et court dans le temple, mêlant ses transports immodérés à la joie encore plus insolente de Plancine, qui, en deuil d'une sœur qu'elle avait perdue, reprit, ce jour-là même, des habits de fête (2). »

C'était trop : le peuple accuse Pison et Plancine; Tibère lui-même est obligé de porter leur procès devant le sénat. On sait le reste : la veille du jour où il devait présenter sa défense, Pison fut trouvé mort près de son lit, son épée à terre, à côté de lui. Les uns croient qu'il se donna la mort; les autres disent qu'il fut assassiné par ordre de Tibère qui craignait de terribles révélations. Quant à Plancine, elle échappa, proté-

----

(1) Tacite, *Annales*, liv. III, § VII, t. I, p. 283 : édit. citée.

(2) *Ibid.*, livre II, § LXXV, tome I, page 249 : édition citée.

gée par Livie, ce qui ne fit que fortifier de trop
justes soupçons.

Avant de livrer au bûcher le corps de Germanicus, on l'exposa nu sur la place d'Antioche.
afin que le peuple pût s'assurer si la mort était
l'effet du poison. « En portait-il les traces? dit
Tacite. Cela parut douteux : la pitié pour Germanicus, les préventions contraires ou favorables à Pison donnèrent lieu à des conjectures
tout opposées (1). »

Au rapport de Tacite, on n'aperçut non plus,
sur le corps de Martine, aucune trace manifeste de poison (2).

Ne perdons pas ces témoignages du véridique
et savant historien. Voilà les premiers essais de
la médecine légale relatifs à l'empoisonnement :
l'exposition du cadavre de la victime devant le

----

(1) Prætulerit ne veneficii signa, parùm constitit ; nam
ut quis misericordiâ in Germanicum et præsumptâ suspicione, aut favore in Pisonem pronior, diversi interpretabantur. TACITE, *Annales*, liv. II, § LXXIII, t. I, p. 246 :
édit. citée.

(2) Nam vulgatum erat missam, ut dixi, à Cn. Sentio
famosam veneficiis Martinam, subitâ morte Brundisii extinctam, venenumque nodo crinium ejus occultatum,
nec ulla in corpore signa sumpti exitii reperta. TACITE,
*Annales*, liv. III, § VII, t. I, p. 282 : édit. citée.

peuple, un appel fait à tous sur les signes propres à révéler le crime. La médecine n'a pas commencé autrement : dans les temps antérieurs à Hippocrate, on exposait les malades dans les temples, sur les chemins, dans les rues, pour demander à chacun un remède à leurs maux.

Suétone et Pline rapportent qu'en recueillant les cendres de Germanicus, on trouva son cœur intact, ce qui parut une preuve incontestable de mort par le poison (1). Les accusateurs de Pison se servirent contre lui de cet argument ; mais ses défenseurs répondirent que le feu n'entamait pas non plus le cœur des personnes mortes de consomption, maladie que l'on disait avoir été celle de Germanicus. On verra plus loin sur quelles théories médicales on se fondait pour soutenir, de part et d'autre, des opinions si erronées.

Les règnes de Tibère, de Caligula, de Claude et de Néron sont remplis d'empoisonnements. Je ne pourrais les rapporter tous : il faut choisir ceux qui nous montrent et la nature des poisons employés, et les efforts tentés par la science

______

(1) Suétone, *Caligula*, I. — Pline, t. XI, p. 71. — Tacite, *Annales*, t. I, p. 193 ; édit. citée.

pour atteindre et dévoiler le crime. Je rappellerai les empoisonnements de Claude et de Britannicus, œuvres d'Agrippine, de Néron et de
la fameuse Locuste.

Claude était un objet d'effroi pour Agrippine,
en même temps qu'un obstacle aux projets ambitieux d'une mère, qui croyait partager l'empire qu'elle donnait à son fils. Époux désho-
noré, Claude avait dit que sa destinée était de
supporter les désordres de ses femmes et de les
punir ensuite. C'était avoir prononcé son arrêt de
mort. Agrippine, d'abord, immola à ses ressen-
timents personnels Domitia Lépida, qu'elle accusa d'avoir essayé contre l'hymen de Néron des
enchantements sacriléges, et d'entretenir en
Calabre des légions d'esclaves dont l'indisci-
pline troublait la paix de l'Italie (1). Puis, ses
desseins arrêtés, toute surveillance écartée, elle
devint pour Claude une épouse plus tendre.

Le choix du poison l'embarrassait : trop
prompt, il trahirait une main criminelle; trop
lent, Claude, avant de mourir, pourrait tout
deviner, et revenir à l'amour de Britannicus.

_______

1) TACITE, *Annales*, liv. XII. §§ LXIV et suivants.
t. II, p. 377 ; édit. citée.

son fils : il fallait un poison bien choisi, qui troublât la raison sans trop hâter la mort; il fut trouvé par le génie de Locuste, et donné par la main de l'eunuque Halotus, dont la fonction était de servir les mets et de les goûter. Le poison fut mis dans un ragoût de champignons, mets favori de l'empereur. La stupidité de Claude, l'ivresse peut-être, firent le reste. On dit qu'un médecin, appelé par Agrippine, aida à ses projets; mais sans doute qu'il n'en était pas besoin, et que la main de Locuste devait suffire (1). Livie avait fait rendre à Auguste les honneurs divins; Agrippine couvrit son crime en imitant cette digne émule; ce qui fit dire à Néron ce mot d'une ironie qui peint l'homme tout entier : « Les champignons sont un mets des dieux. »

Britannicus était le véritable héritier de Claude; Néron ne lui appartenait que par l'adoption. Mais les artifices d'Agrippine avaient fait changer l'ordre de succession à l'empire, et Néron régnait. Avoir dans un frère un rival du pouvoir, c'était assez pour le haïr; mais

_______________

1) Tacite, *Annales*, liv. XII, §§ LXV et suiv., t. II, p. 379; édit. citée.

d'autres circonstances excitant cette haine, Néron résolut la perte de Britannicus. Il n'osait frapper ouvertement ; il fit préparer du poison. Une première tentative échoua ; un breuvage fourni par Locuste manqua son effet. Néron, impatient, menaça de rendre l'empoisonneuse au bourreau ; elle promit un venin qui tuerait aussi vite que le fer : il fut distillé auprès de la chambre de César, et composé de poisons d'une violence éprouvée (1).

« C'était l'usage, dit Tacite, que les fils des princes mangeassent assis avec les autres nobles de leur âge, sous les yeux de leurs parents, à une table séparée et plus frugale. Britannicus était à l'une de ces tables. Comme il ne mangeait et ne buvait rien qui n'eût été goûté par un esclave de confiance, et qu'on ne voulait ni manquer à cette coutume, ni déceler le crime par deux morts à la fois, voici la ruse qu'on imagina. Un breuvage encore innocent, et goûté par l'esclave, fut servi à Britannicus ; mais la liqueur était brûlante et il ne put la boire. Avec l'eau dont on la rafraîchit, on y versa le poi-

---

(1) TACITE, *Annales*, liv. XIII, § XV, t. III, p. 31 ; édit. citée. — RACINE, *Britannicus*, act. IV, sc. IV.

son, qui envahit si rapidement tous ses membres, qu'il lui ravit en même temps la parole et
la vie.

» Les assistants frémissent; les moins pru-
dents s'enfuient; ceux dont la vue pénètre plus
avant demeurent immobiles, les yeux attachés
sur Néron. Lui, toujours penché sur son lit,
feignant de ne rien voir, dit qu'il en était ainsi
dans la maladie des comices [l'épilepsie (1)] dont
Britannicus était attaqué depuis son enfance;
que peu à peu la vue et le sentiment lui revien-
draient (2). »

Cependant, la nuit même qui vit périr Britannicus vit allumer son bûcher. L'apprêt des
funérailles était fait d'avance: elles furent fort
modestes. Néron en justifia, par un édit, la
précipitation : « C'était la coutume de nos an-
cêtres, disait-il, de soustraire aux yeux les funérailles du jeune âge, sans en prolonger l'a-

----

(1) La maladie des comices était ainsi nommée de la
coutume où l'on était à Rome d'abandonner l'assemblée
des comices, quand quelqu'un y tombait, frappé de ce
mal, qu'on appelait encore, par terreur ou par superstition, *haut-mal* et *mal sacre*.

(2) TACITE, *Annales*, liv. XIII, § XVI, t. III, p. 31;
edit. citée.

mertume par une pompe et des éloges funè-
bres (1). »

En précipitant les funérailles de Britannicus,
Néron avait-il voulu se soustraire à l'épreuve
faite sur le corps de Germanicus? avait-il redouté qu'en plein jour il ne se manifestât des
signes trop évidents de son crime? Cela n'est pas
invraisemblable.

Au signe énoncé plus haut, l'incombustibilité
du cœur, le temps ou l'observation en avaient
ajouté d'autres plus réels, et plus redoutables
pour l'empoisonneur : la lividité, la puanteur, la
prompte décomposition du cadavre, signes qui
ne pouvaient guère manquer à une accusation
d'empoisonnement (2).

Si l'on en croit Dion, le corps de Britannicus,
non-seulement fut porté la nuit sur le bûcher,
mais il fut enduit de plâtre pour le soustraire à
tout examen et pour cacher les *taches livides* de
la peau. L'historien ajoute que les torrents de
pluie qui tombèrent pendant qu'on traversait
le Forum délayèrent cet enduit, et rendirent le

_______________________

(1) TACITE, *Annales*, liv. XIII, § XVII, t. III, p. 33;
édit. citée.

(2) GALIEN, *de Simpl. medic. fac.*, cap. XVIII.

crime visible à tous les yeux (1). Mais Juste-Lipse remarque avec raison que le fait est peu probable. Je n'ai pas besoin d'ajouter que, le fait supposé réel, il n'eût rien prouvé du tout.

Locuste est la Médée ou la Circé de son époque, avec cette différence qu'au lieu d'être une reine, c'est une criminelle déjà condamnée au supplice, et qui empoisonne pour le compte d'autrui. Néron la soustrait à la mort et la protége; il la comble de biens et la loge dans son palais; il fait plus, il travaille avec elle, et lui recommande de faire des élèves dans son art. N'ira-t-il pas jusqu'à lui demander des poisons contre sa mère? « Artisan de meurtres, dit Tacite, Locuste fut longtemps pour les maîtres de l'empire un instrument de pouvoir : *Artifex talium, Locusta diu inter instrumenta regni habita* (2). »

Quels sont les poisons de cette Médée nouvelle? car ici nous avons passé les temps de la fable, et nous sommes entrés dans ceux de l'histoire.

(1) Dion, LXI. 7. — Tacite, *Annales*, t. III, p. 392; notes de l'édition citée.

(2) Tacite, *Annales*, liv. XII, § LXVI, t. II, p. 378; édit. citée; p. 555, note du volume

On ne cesse de répéter que les anciens ont possédé des poisons qui nous sont inconnus, des poisons qui tuaient instantanément comme la foudre, des poisons qui ne produisaient leurs effets que lentement, dans un temps déterminé, calculé d'avance. Laissons aux romans leur exagération, le reste s'expliquera.

Pour quiconque aura remonté jusqu'aux sources des traditions, il résultera nettement que les premiers poisons employés ont été empruntés au règne animal : ce sont les venins de serpents, les humeurs virulentes, le sang putréfié (1). En-

---

(1) Les sauvages et les Chinois font encore usage de ces poisons. M. Boussingault, dans ses voyages en Amérique, a vu des peuplades préparer des venins en faisant rôtir de crapauds dont on recueille le jus. On lit dans un roman chinois, traduit par M. Stanislas Julien, qu'un mari, prêt à quitter sa femme, l'enferme en lui donnant pour gardien un chien enragé. La femme ne peut manquer de chercher à s'échapper, elle doit être mordue, et le mari sera ainsi débarrassé d'une épouse qui le trahit. — Aujourd'hui, comme chez nous, c'est l'arsenic qui est le poison vulgaire des habitants du Céleste Empire. Voici ce qu'écrivait, en 1845, un délégué du commerce auprès de notre ambassadeur, M. Lagrené :

L'arsenic est parfaitement connu ici sous différentes formes : on l'emploie, en agriculture, pour faire périr les vers et les mollusques qui rongent les jeunes pousses du

suite, et presque en même temps, pour ainsi
dire, les anciens ont connu et même préparé
divers poisons tirés du règne végétal. Ainsi l'on
a vu plus haut, par un rapprochement qui ne
m'appartient pas, que les Égyptiens ont connu,
sinon l'acide prussique, du moins quelque poison équivalent. Les eaux amères ou de jalousie,
tant redoutées, tiennent à la même famille. Prenez le poëme de Nicandre, le plus ancien ouvrage qui traite de ces matières; de combien
de poisons minéraux l'auteur fait-il mention?
de deux espèces seulement : les composés de
mercure et les composés de plomb. Nicandre
ne nomme pas l'arsenic; aurait-il pu l'oublier?

Les Grecs, les premiers auteurs parmi les Latins, n'ont connu que le sandarach (σανδαράχη,

---

riz. Le Céleste Empire a aussi, comme nous, ses Brinvilliers. Il y a quatre jours, on a procédé, sur la grève de
Canton, située au bord du Tchonkiang, au supplice d'une
jeune Chinoise de dix-huit à vingt ans, qui avait empoisonné, avec de l'arsenic, son père, sa belle-mère et sa
belle-sœur. Cette malheureuse a été découpée vive par
morceaux; on a commencé par les seins, le nez, les paupières, les oreilles, etc. Inutile de vous dire que je me
suis privé de la vue de cette solennité judiciaire; mais j'en
ai eu de bien hideux détails. »

*sandaracha*, et l'*auripigmentum*, c'est-à-dire les deux sulfures d'arsenic, le rouge et le jaune. Ce sont les seuls composés de ce métal dont il soit fait mention, avec précision du moins, par Dioscoride, qui vivait au temps d'Auguste. Il faut arriver jusqu'au IVe siècle de l'ère chrétienne pour trouver dans Ætius, Oribase et Paul d'Égine, quelques indications qui se rapportent à l'oxyde d'arsenic ou à l'acide arsénieux, que l'un de ces auteurs appelle arsenic brûlé (1).

Or Locuste, qui vit sous Néron, appartient au premier siècle de l'ère chrétienne; elle n'a donc point connu, du moins très-vraisemblablement, ce qu'on ne trouve pas dans les écrits de ceux qui l'ont précédée, ou qui ont vécu de son temps, dans le poème de Nicandre, dans le grand ouvrage de Dioscoride. Elle a pu, elle a dû connaître divers composés de mercure et de plomb; mais, parmi ces composés, le sublimé corrosif seul est un poison très-énergique. Le

------

(1) Voici les paroles d'Ætius : Arsenicum ustoriam vim habet, tum ustum, tum non ustum. Manifestum est autem quod ustum tenuiorum partium evadit. *Ærii Tetrabibl.*, p. 80. *Basileæ*, 1542.

poison donné à Claude et le premier que prend Britannicus sont peut-être des composés minéraux : les effets qu'ils produisent sur les intestins semblent se rapporter à cette classe d'agents toxiques. Mais le poison qui frappe comme le glaive, celui qui jette instantanément Britannicus dans des convulsions qui simulent les convulsions de l'épilepsie, c'est indubitablement un poison végétal : dirai-je simple, dirai-je composé? qu'importe? La science en fournirait aujourd'hui plusieurs qui produiraient des effets identiques.

Un art que dut posséder Locuste, car il remonte plus haut, c'est l'art d'associer ou de mêler les matières toxiques, art imité par les premiers médecins, et surtout par Galien, dans la composition des antidotes ou des mithridates, sortes de médicaments si recherchés, sous les empereurs de Rome, que chacun voulait avoir le sien, et que l'art de les préparer était devenu une sorte d'industrie fort lucrative.

Qu'on se rappelle les paroles d'Homère que j'ai citées plus haut : « Le pouvoir des poisons était réputé tenir à leur mélange. *L'Égypte,* dit le poète, *possédait des remèdes qui, savam-*

*ment mêlés, étaient bienfaisants ou funestes* (1).
Tels, d'une part, le népenthès d'Égypte et
le poust de l'Inde qu'on a dit être le hachisch
actuel des Orientaux; tels, de l'autre, les breuvages de Circé et sans doute les poisons de Locuste.

Tacite qui, certes, n'a point arrêté son attention sur la nature des poisons qu'emploie Locuste, nous dit qu'elle mettait du génie à les
préparer, qu'elle les *composait* de poisons antérieurement connus.

Cet art des mélanges que nous avons voulu
laisser perdre, même dans la préparation de
nos médicaments, suffit à nous expliquer la trop
funeste habileté des anciens dans le maniement
des poisons, sans qu'il soit besoin de recourir
à l'idée peu vraisemblable, qu'ils ont possédé
des substances terribles que la chimie de nos
jours ne connaît plus. La nature est restée la
même, la chimie n'a rien perdu, le savoir-faire
du crime seul a dû varier. La chimie pourrait

1) *Odyssée*, chant IV, v. 227 :

[quatre vers grecs illisibles]

renouveler des prodiges semblables à ceux de la robe de Nessus et du voile de Médée, et les sauvages de l'Amérique ont encore des flèches aussi terribles que celles d'Hercule.

C'est en Italie surtout qu'a dû se conserver la science occulte des empoisonneurs. Après quatorze siècles, la famille des Borgia y rappellera celle des Domitien.

L'avénement au pontificat de Rodrigue Borgia, qui prit le nom d'Alexandre VI, fut regardé dans le monde chrétien comme une calamité (1). On n'ignorait ni son ambition, ni sa vie souillée par le concubinage et par l'inceste, et la dévotion qu'il avait affectée, depuis qu'il était dans l'Église, ne pouvait en imposer à personne. Rodrigue était Espagnol, il était fils de Godefroi Lenzolio et de Jovanna Borgia, sœur du pape

_______

(1) Guichardin, *Histoire d'Italie*, liv. I, chap. I. — Gordon, *Vie du pape Alexandre VI et de son fils César Borgia*, t. I, p. 27; trad. française. 1751. « En apprenant l'élection d'Alexandre VI, le roi de Naples, dit Guichardin, sut dissimuler son chagrin en public; mais il ne put le cacher à la reine son épouse; il lui dit, en versant des larmes, lui qui savait les retenir, même à la mort de ses enfants, que le nouveau pape serait le fléau de l'Italie et du monde chrétien. Pronostic vraiment digne de la prudence de Ferdinand. »

Alphonse Borgia ou Calixte IV. Appelé à Rome par cet oncle, il prit, pour lui complaire, le nom de sa famille maternelle qu'il devait si odieusement illustrer.

Au jour de son élection, le 22 août 1492 (1), Alexandre VI avait, d'une concubine appelée Vanozza, sa propre fille, cinq enfants : c'étaient François, duc de Gandie ; César, duc de Valentinois ; Geoffroy, duc de Squillace ; un quatrième fils qui n'a laissé aucun nom dans l'histoire, et Lucrèce Borgia, cette femme trop célèbre dont on a dit qu'elle fut tout à la fois la maîtresse de son père et de ses deux frères, César et François :

> Hîc jacet in tumulo Lucretia nomine, sed re
> Thais, Alexandri filia, sponsa, nurus (2).

On doit s'étonner du choix que fit le sacré collége dans la personne de Borgia. Mais les pontificats d'Eugène IV et d'Innocent VIII avaient comme habitué l'Église à un grand relâ-

------

(1) Je fais involontairement ici un rapprochement : c'est dans la même année 1492, et dans le même mois d'août, que Colomb partit pour l'Amérique, d'où il rapporta la syphilis.

(2) Gordon, *Vie du pape Alexandre II et de son fils César Borgia*, t. I, p. 6, et t. II. p. 40 ; trad. citée. — Les vers latins sont de Pontanus.

chement de mœurs. Borgia, du reste, fut celui qui acheta le plus cher les voix des cardinaux. Il leur livra jusqu'à sa vaisselle d'argent, disent les historiens (1); mais en se promettant déjà, sans doute, de reprendre bien au delà de ce qu'il donnait. Son fils César devait l'aider dans cette œuvre.

A l'époque où Rodrigue Borgia reçut les clefs de saint Pierre, l'Italie était en pleine paix; elle jouissait d'un repos assez chèrement acheté par les querelles des guelfes et des gibelins. Par suite de ces guerres intestines, elle était partagée en petits États, en fiefs dont les seigneurs ou barons, appelés, dans le territoire de Rome, vicaires de l'Église, avaient reçu l'investiture, soit des empereurs, soit des papes, selon que la force ou la victoire avait appartenu à l'un des deux partis (2).

____________

(1) Gordon, t. I, p. 25; trad. citée

(2) On sait que les factions des guelfes et des gibelins remontent jusqu'au XIIe siècle, au temps de Frédéric-Barberousse; qu'elles divisèrent surtout l'Italie, lors des guerres entre les papes Grégoire IX, Innocent IV et l'empereur Frédéric II. On se battait pour décider à qui des deux maîtres, temporel ou spirituel, appartiendrait la souveraineté. Les guelfes tenaient pour les papes, et les gibelins pour les empereurs.

Dans un État si divisé, cette paix était due à la
politique de Laurent de Médicis, surnommé le
Grand, et à la sagesse de Ferdinand d'Aragon.
roi de Naples. L'intelligence qui régnait entre
ces deux princes avait imposé le respect à des
voisins plus faibles, et avait maintenu un juste
équilibre parmi tant de petites républiques.
Mais, à la mort de Laurent, arrivée dans l'année
même de l'avénement de Borgia. tout devait
changer.

Les petits comme les grands souverains ne
cherchent qu'à s'agrandir. Ludovic Sforce gou-
vernait Milan pour Galéas, son neveu, dont il
était le tuteur. Galéas avait épousé la petite-
fille de Ferdinand, roi de Naples, la fille d'Alphonse, duc de Calabre. En 1492, ce prince
avait déjà vingt et un ans, et pourtant, s'il régnait de nom sur Milan, son oncle Ludovic
n'avait cessé de gouverner à sa place. Ferdinand
et Alphonse ne voyaient qu'avec peine cette usur-
pation, contre laquelle la femme de Jean Galéas
ne cessait d'en appeler à leur protection, devi-
nant déjà que son époux allait bientôt périr empoisonné.

Ludovic, menacé, et qui voyait contre lui
Naples, Florence et Venise, alors alliées, Ludo-

vie chercha lui-même des alliances. Il s'adressa d'abord au pape ; mais, ne pouvant compter sur un souverain dont la politique était toujours de se tourner du côté du plus fort, il porta plus haut ses pensées, pour le malheur de l'Italie. Il se rappela les droits qu'avait le roi de France sur le royaume de Naples, possédé naguère, et pendant près de deux siècles, par la maison d'Anjou; il offrit à Charles VIII un passage à travers ses États pour reconquérir un pays opulent, et fatigué, disait-il, de la domination des rois d'Aragon.

Ambitieux, jeune, glorieux des conquêtes qu'avaient faites pour lui ses pères, qui, au royaume de France, avaient ajouté la Provence, la Bourgogne, la Normandie et la Guyenne, sans parler de la Bretagne qu'il venait d'acquérir par son mariage avec Anne, l'héritière de ce duché, Charles VIII écouta Sforce, quitta la France, et alla se jeter dans l'Italie avec une armée. On ne sait que trop les désastres causés par tant d'ambitions déchaînées. Isolé, tout entier à ses propres intérêts, tantôt ennemi, tantôt allié de ses voisins, le pape ne songea qu'à profiter de ces luttes intestines pour étendre ses États, enrichir sa famille. « Déjà, dit Guichardin, depuis que, séparés du pouvoir temporel, les papes s'étaient assuré une souveraineté absolue et paisible, ils n'avaient que trop oublié l'origine de leur institution, et, au lieu de rester des pontifes, ils étaient devenus des rois (1). »

Partout vainqueur, le roi Charles VIII était arrivé jusqu'à Rome. Le pape n'avait point cru à une marche si rapide. Dans la pensée même que la ligue des puissances unies pour résister à Charles serait la plus forte, il avait contracté des alliances avec la maison d'Aragon, et lui avait promis tout son appui. Mais la subite apparition de Charles dans les États romains devait bientôt changer de telles dispositions. Alexandre VI se soumit au plus fort. Il reçut le roi de France et lui promit une sincère amitié. Charles VIII, du reste, auprès du pape, avait eu les pensées d'un roi *très-chrétien*. Il n'était pas venu, disait-il, contre l'Italie; il n'en voulait qu'à Naples, dont il demandait au pape l'investiture, pour marcher de là, par Venise, jusqu'à la conquête de la Turquie et de la Terre Sainte.

______

(1) GUICHARDIN, *Histoire d'Italie*, liv. IV, chap. V, p. 193, 1ʳᵉ col.; édit. du *Panthéon littéraire*.

Or le pape avait dans les mains un moyen de lui assurer cette conquête, objet de tous ses vœux, et pour laquelle les princes chrétiens s'étaient croisés jusqu'à cinq fois.

A la garde d'Alexandre VI avait été confié, moyennant une rente annuelle de 40 000 ducats, le frère puîné du sultan Bajazet, le malheureux D'jem, plus connu sous le nom de Zizim, qui, naguère, à la mort de Mahomet II, avait disputé l'empire à son aîné. Un prétendant, quel qu'il soit, est un levier de révolte dans les mains d'un ennemi. Charles VIII demanda D'jem à Alexandre. Le pape s'était porté garant, près de Bajazet, de la vie d'un rival, et pour prix de son sang, il devait tôt ou tard recevoir 300 000 ducats. En cédant le prince à Charles VIII, Alexandre ne voulut pas perdre cette prime d'un meurtre. Il remit D'jem au roi; mais il le lui remit empoisonné.

Le frère de Bajazet avait à peine quitté Rome, qu'il fut saisi de la dyssenterie, effet trop évident du poison. Il mourut à Gaëte, suivant Paul Jove, en arrivant à Naples, suivant Gordon (1),

_______________

(1) Paul Jove, liv. II, p. 61. — Gordon, t. I, p. 186.

et le pape ne tarda pas à toucher le salaire de son crime (1).

L'expédition de Charles VIII terminée, et la paix signée pour un temps entre les puissances

(1) On peut voir, dans les historiens du temps, la lettre par laquelle le sultan demandait au pape la vie de son frère. En voici quelques extraits :

« Le sultan Bajazet, fils du sultan Mahomet II, par la grâce de Dieu, empereur d'Asie et d'Europe, au père et au maître de tous les chrétiens, Alexandre VI, pontife de Rome, et pape par la Providence céleste; après le salut que nous lui devons, ayant appris que le roi de France, qui marchait contre Votre Grandeur, manifestait le désir d'avoir entre les mains notre frère D'jem, qui est en votre puissance, chose qui non-seulement serait contre notre volonté, mais dont encore il s'ensuivrait un grand dommage pour Votre Grandeur et pour toute la chrétienté; en y réfléchissant avec votre envoyé Georges, nous avons trouvé une chose excellente pour le repos, pour l'utilité, pour l'honneur de votre puissance, et en même temps pour notre personnelle satisfaction : il serait bon que notredit frère D'jem qui, en sa qualité d'homme, est sujet à la mort, et qui est entre les mains de Votre Grandeur, trépassât le plutôt possible, attendu que ce trépas, qui, dans sa position, serait un bonheur, deviendrait très-utile à votre puissance, très-commode à votre repos, en même temps que très-agréable à moi, qui suis votre ami: que si cette proposition, comme je l'espère, était accueillie par Votre Grandeur, en son désir de nous être agréable, mieux vaudrait, pour le bien de Votre Grandeur et pour notre propre

rivales, le champ resta ouvert à l'ambition, aux
vengeances, à toutes les mauvaises passions de
Borgia et des siens.

Parmi les feudataires de l'État ecclésiastique,

---

» satisfaction, que ce fût plus tôt que plus tard, et par le
» mode le plus sûr qu'il vous plairait d'employer, que le-
» dit D'jem passât des angoisses de ce monde en un monde
» meilleur et plus tranquille, dans lequel il trouvera enfin
» le repos ; que, si Votre Grandeur adopte ce projet, et
» qu'elle nous envoie le corps de notre frère, nous nous
» engageons, nous susdit sultan Bajazet, à remettre à Votre
» Grandeur, en quelque lieu et en quelques mains qu'il lui
» plaise, la somme de trois cent mille ducats, avec laquelle
» somme elle pourrait acheter quelque beau domaine à ses
» enfants ; et, pour lui faciliter cet achat, nous consenti-
» rions, en attendant l'événement, à remettre ces trois
» cent mille ducats dans une main tierce, afin que Votre
» Grandeur fût bien certaine de les recevoir, à jour fixe,
» et contre la remise du corps de notre frère.... Et afin
» qu'il ne reste à votre puissance aucun doute sur l'ac-
» complissement des choses que je lui promets, j'ai juré
» et affirmé, en présence de votre envoyé Bucciarda, par
» le vrai Dieu que nous adorons, et sur nos évangiles,
» qu'elles seraient observées de point en point, depuis le
» premier jusqu'au dernier. Et maintenant, pour plus
» nouvelle et plus complète sécurité de Votre Grandeur, et
» afin que votre âme ne conserve aucun doute, et soit de
» nouveau intimement et profondément convaincue, moi,
» susdit sultan Bajazet, je jure par le vrai Dieu qui a créé
» le ciel et la terre, ainsi que toutes les choses qui sont en
» eux, je jure, dis-je, par le seul Dieu que nous croyons

plusieurs avaient pris part à la guerre et s'é-
taient déclarés contre le pape; parmi les cardinaux qui jadis l'avaient élu, plusieurs avaient
accusé Alexandre VI de simonie, et avaient demandé au roi Charles de le déposer : c'étaient
autant de chefs d'accusation qui devaient servir
de prétexte à tous les crimes.

Les premiers frappés, parce qu'ils étaient les
plus puissants, furent les Orsini et les Colonna.
Le pape, avant de les combattre, avait pris
soin, pour les affaiblir, de les susciter les uns
contre les autres. Les Orsini, néanmoins, batti-

---

» et que nous adorons, d'observer religieusement tout
» ce qui a été dit ci-dessus, et de ne rien faire ni entre-
» prendre, à l'avenir, contre Votre Grandeur. »

On a ajouté, dit Gordon, l'attestation suivante comme
une preuve de la réalité de la lettre ci-dessus :

» Je soussigné, notaire public par l'autorité apostolique
» et impériale, certifie que ces lettres originales, écrites
» en latin et sur du long papier de Turquie, avec le sceau
» du Grand Seigneur, ayant été envoyées dans une boîte
» noire, j'ai traduit le tout mot à mot en italien, et j'ai
» signé de ma propre main. En foi de quoi j'y ai mis
» mon propre sceau.

» A Florence, le 25 novembre 1491, dans le couvent
» de la Croix de l'ordre des Mineurs. GORDON, t. I,
p. 181 à 184; ouvrage cité. — PAUL JOVE, liv. II, p. 58.

Le pape tira de D'jem un double intérêt : il vendit sa vie
au roi de France, et sa mort au sultan.

rent encore César Borgia, et firent prisonnier
le duc d'Urbin, l'un des généraux du pape.
Mais, seuls et privés de l'appui de Charles VIII,
comment soutenir longtemps une lutte inégale?
Ils traitèrent de la paix. Ils convinrent de payer
70000 florins pour les frais de la guerre, et de
restituer les principautés qu'avec les deniers du
roi de Naples, ils avaient achetées de François
Cibo, fils du pape Innocent IV. Au jour fixé
pour le payement, l'argent leur manqua, et ils
proposèrent de rendre le duc d'Urbin en déduc-
tion de 40000 ducats. Des deux côtés, les autres
prisonniers devaient être échangés sans rançon.
Le pape accepta, mais il se fit restituer par le
duc d'Urbin les 40000 ducats, et il ne rendit à
Charles Orsini, Virginio, son père, qui était au
nombre des prisonniers, qu'après lui avoir fait
prendre du poison. Le malheureux père, en re-
voyant son fils, mourut de la maladie même qui
avait terminé les jours du prince Zizim.

Baptiste Orsini, de la même famille, fut empoisonné d'une manière plus cruelle encore. Le
pape avait ordonné de saisir les biens des Orsini, et il avait fait enfermer le cardinal dans le
château Saint-Ange. Le prisonnier était visité
tous les jours par sa mère, qui lui apportait des

aliments. Dans le pillage que l'on avait fait des
biens de la famille, une perle d'un grand prix
avait manqué; elle avait échappé à la main des
sbires. Le pape fit dire à la mère du cardinal
qu'elle ne rentrerait pas au palais Saint-Ange, et
qu'on laisserait mourir de faim son fils, si elle
ne rapportait la perle, héritage de famille, qui
ne lui appartenait plus. Une mère devait céder.
Déguisée en homme, elle alla remettre elle-même
au pape l'objet de cette vile convoitise. Ce sacrifice ne sauva point son fils. Avant que la mère
fût rentrée dans la prison, le poison avait été
donné au malheureux cardinal.

Enfermés dans la place d'Ostie, les Colonna
résistèrent longtemps aux troupes du pape. Mais
Alexandre appela à son aide le général espagnol
Gonzalve de Cordoue. Le courage dut céder devant la force. Pour prix d'une glorieuse défense,
Alexandre VI fit comparaître devant lui Prosper
et Fabrice Colonna, avec leurs adhérents : il les
déclara rebelles, confisqua tous leurs biens, et
fit raser leurs maisons jusque dans leurs fondements. En cette occasion, le poison n'eût pas
suffi pour tant de meurtres : le pape, n'évoquant
qu'un seul supplice, fit étrangler tous ses ennemis à la fois.

Alexandre VI avait reconquis quelque puissance. Le moment vint pour lui de frapper ceux qui, liés de plus près avec la France, avaient ouvert les bras au roi Charles, et lui avaient demandé, lors de son passage dans Rome, de déposer un pape, honte de la chrétienté. Parmi les ennemis personnels de Borgia, étaient le cardinal Paul de la Rovère, autrefois son compétiteur, les Savelli et un grand nombre d'autres. Tous pressentirent la vengeance du maître et prirent la fuite. Alexandre VI les déclara rebelles, confisqua leurs biens, et les fit poursuivre partout.

D'un âge avancé, le cardinal de la Rovère mourut à Rome, laissant un testament par lequel il disposait de ses biens envers sa famille. Furieux, le pape envoya dans la maison du défunt, le jour même de sa mort, à minuit, pour saisir tout ce qui s'y trouvait. Par un raffinement de cruauté, il chargea de cette mission le neveu du cardinal de la Rovère, le cardinal de Capoue, intéressé dans la succession. Pour être sûr de son silence, il le fit ensuite empoisonner [1].

_______________

[1] Gordon, t. II, p. 18; ouvrage cité.

Après tant de meurtres et de confiscations,
les Borgia devaient regorger de biens. Mais la
famille était nombreuse; elle étalait un faste
inouï auquel il fallait subvenir.

François, duc de Gandie, était général de l'É-
glise; on avait érigé pour lui en duché la pro-
vince de Bénévent; on y avait ajouté Terracine,
Pontecorvo et leurs comtés : pouvait-il trop
avoir? César, cardinal et duc, faisait la guerre;
il devait acheter ses troupes à l'Allemagne et à la
Suisse; les trésors d'un roi pouvaient-ils lui suffire? Lucrèce était la bien-aimée de son père;
elle avait une garde d'honneur; elle ne pouvait
sortir sans être escortée par deux cents femmes
à cheval : était-il quelque chose qu'on ne dût
immoler à l'éclat de son nom? Le pape, comme
on le dit alors, trouva le moyen de battre monnaie avec ses crimes.

Il créa des dignités nouvelles, et il les rendit
vénales. Quand il en était besoin, le poison lui
faisait des vides que l'or des ambitieux venait
combler. Dirai-je des atrocités inouïes jusqu'a-
lors, la religion souillée, les indulgences ven-
dues, le jubilé de l'an 1500 exploité avec une
simonie propre à détruire la foi, si la foi pouvait être détruite? Non; le dégoût saisit en face

de tant d'horreurs : qu'on juge du reste par les deux faits suivants que je choisis entre mille du même genre.

En 1496, la quatrième année de son pontificat, le pape avait élevé à la dignité de dataire Jean-Baptiste Ferrara. Ce ministre était natif de Modène et évêque de Patria. Il n'est pas de simonies que cet homme n'imaginât et ne pratiquât pour enrichir ses maîtres, l'Église et lui-même. C'est à propos de telles exactions qu'on écrivit ces vers, placés depuis sur la tombe d'Alexandre VI :

> Vendit Alexander claves, altaria, Christum ;
> Vendere jure potest : emerat ille priùs (1).

Le dévouement d'un tel agent aurait dû trouver grâce près du pape et de son fils. Non ; César l'empoisonna pour lui ravir tous ses biens.

Une dispense avait été accordée par le pape à l'héritière du royaume de Portugal, qui avait fait des vœux dans un couvent. Après elle, le roi et la reine de Castille et d'Aragon, Ferdinand le Catholique et Isabelle, avaient des droits à ce riche héritage. Ils se plaignirent de la dispense envoyée de Rome. Sur ces entrefaites,

---

(1) Alexandre vendit les clefs, les antels, le Christ ; il pouvait revendre ce qu'il avait acheté.

Alexandre vint à demander, pour son fils César,
la fille de Frédéric, roi de Naples. Par l'alliance
étroite qui les unissait, Ferdinand d'Espagne et
Frédéric de Naples devaient avoir de l'empire
l'un sur l'autre. Pour le pape, n'avoir pas servi
les intérêts de Ferdinand, c'était sans doute
s'être aliéné Frédéric. Comment revenir sur le
passé? L'audace de César Borgia et l'hypocrisie
de son père trouvèrent un expédient.

Le pape nia d'avoir accordé la dispense. On
accusa hautement l'archevêque de Cozenza.
Florida, secrétaire des brefs, d'avoir fait un
faux, d'avoir usurpé les droits du pontife. L'archevêque comparut devant son juge; on répéta
devant lui l'accusation. Le malheureux resta d'a-
bord anéanti; mais, plein de son innocence, il
nia avec fermeté le crime qu'on lui imputait. On
tourna contre lui cette dénégation, on le jeta
dans un cachot. Au bout de quelques jours, le
pape plaça près de lui un agent sûr et trop fidèle.
Il se nommait Jean Merades. Dans une partie
d'échecs, ce complice des Borgia fit entendre au
prisonnier que, s'il voulait prendre sur lui l'acte
que regrettait le pape, non-seulement l'affaire
serait étouffée, mais qu'il serait récompensé d'un
tel dévouement. Le malheureux crut à cette pa-

role perfide, et confessa sa honte en présence de
témoins. Aussitôt le pape assembla le consistoire
et y traduisit le prétendu faussaire; lui-même,
en présence du gouverneur de Rome, de l'audi-
teur de la chambre apostolique, de l'avocat et
du procureur fiscal, prononça sa sentence. Il
condamna l'archevêque à la dégradation des ordres, à la perte de ses bénéfices et de ses charges,
et le fit jeter dans une basse-fosse du palais Saint-
Ange. César, pour avoir préparé la calomnie,
eut les biens de sa victime, qui ne tarda point à
périr, soit de chagrin, soit du poison déjà si fatal à tant d'autres.

Les Borgia tournèrent contre eux-mêmes leur
scélératesse. César empoisonna le petit-neveu du
pape, le cardinal Jean Borgia, protonotaire apostolique, dont il voulait avoir les biens. Il l'accusait d'avoir plus d'attachement pour son frère,
le duc de Gandie, que pour lui-même. Jaloux
de ce frère, son rival préféré près de Lucrèce,
il le fit assassiner, et aida lui-même à jeter le
cadavre dans le Tibre.

A la mort de son fils aîné, le pape fut stupé-
fait du crime; il ne méconnut pas la main qui
avait frappé. Lucrèce eut seule le pouvoir de le
consoler, en lui montrant que le mal était sans

remède. Le crime alors fut caché sous des fêtes.
Quelles fêtes encore ! Il faut renvoyer ailleurs
pour de tels récits. Les historiens, jusqu'ici, n'ont
osé raconter ces orgies que dans une langue qui
brave mieux la pudeur que ne le ferait la nôtre.

Enfin, le pape et son fils César ourdirent un
crime qui devait tourner contre eux. Ils prépa-
rèrent du poison pour neuf cardinaux, et plusieurs autres personnages opulents de Rome,
qu'ils devaient faire périr à la fois dans un
souper somptueux. Par une méprise qui semble providentielle, tous deux, avant le repas,
burent du vin préparé pour leurs victimes (1).
Alexandre VI mourut, dans des tourments affreux, dit-on ; César résista, pour aller perdre la
vie dans un combat obscur, frappé par le fer
d'un ennemi (2).

Par cette fin digne de leur vie, disent les historiens, se trouva justifiée cette loi si juste, qui
veut que le meurtrier périsse des armes mêmes
dont il s'est servi pour accomplir ses crimes :

Neque est lex justior ulla
Quam necis artifices arte perire suâ.

---

(1) GORDON, t. II, p. 213 ; ouvrage cité. — GUICHAR-
DIN, liv. VI, chap. I.

(2) GORDON, t. II, p. 293 ; ouvrage cité.

Quant à Lucrèce, elle mourut comblée d'honneurs et chantée par les poëtes. Qui le dirait? Et Roderic, et César Borgia eurent l'amitié des princes, et les louanges des historiens et des poëtes :

> Sous César autrefois, Rome, par la victoire,
> Se fit reine chez elle et maîtresse en tout lieu ;
> Mais Alexandre encor fera plus pour la gloire :
> César n'était qu'un homme, Alexandre est un dieu.

Mais au témoignage de Cicéron, Circé elle-même eut un temple et des adorateurs.

On s'est demandé quels étaient les poisons des Borgia. Les historiens en ont mentionné deux en particulier : les cantharides et le poison de composition inconnue appelé *la cantarella.* Qu'était la cantarella? Une poudre blanche ayant le goût du sucre, et qui, solide ou dissoute, agissait, soit comme un poison lent, soit comme un poison dont les effets étaient instantanés, ou, du moins, extrêmement rapides.

Les conjectures n'ont pas manqué sur la préparation de la *cantarella,* tout à la fois poudre et liquide. On a dit que c'était de l'arsenic mêlé à la salive ou à la bave d'un animal. Suivant les uns, l'animal dont on recueillait la bave avait été

préalablement empoisonné. Suivant d'autres,
on avait recueilli sa bave en le suspendant par
les pieds, et en l'irritant à coups d'aiguillon (1).

Il n'est pas besoin, pour expliquer les effets
du poison des Borgia, de recourir à de si singulières suppositions. De leur temps, on connaissait l'oxyde d'arsenic ou acide arsénieux, et
de plus, même, on savait préparer les composés
d'arsenic les plus solubles, ainsi que nous l'apprend Mercurialis, par le passage suivant: « Il y
a deux sortes d'arsenics artificiels : l'un se fait
avec de l'arsenic naturel mêlé avec parties égales
de sel; on chauffe le mélange dans un vase jusqu'à ce que les vapeurs se rassemblent, comme
un cristal, sur les parois du vase, d'où vient
à cette espèce le nom d'arsenic cristallin: l'autre
se fait avec l'arsenic naturel et le soufre mêlés
et brûlés ensemble : cette espèce est appelée

-----------------------

(1) Les insulaires de Java, pour recueillir le venin
du lézard Geccho, suspendent, dit Bontius, l'animal par
la queue, l'irritent et le fouettent jusqu'à ce qu'il rende
par la gueule une liqueur qui, par suite d'une fermentation
putride au soleil, devient un poison violent, dans lequel
ils trempent leurs flèches. *Hist. nat. Indiæ orientalis*,
lib. V, cap. V. — Paw, *Recherches philosophiques sur les
Américains*, t. II, p. 206.

*réalgal* par les médecins arabes, mot que, par corruption, nous avons transformé en celui de *rizagal* (réalgar) (1). »

Le poison lent des Borgia était donc l'acide arsénieux peu soluble. Le poison le plus violent était une de ces préparations solubles d'arsenic dont les effets sont si rapides, qu'on pourrait presque dire, en raison des doses, qu'ils sont instantanés.

D'où vient le nom de *cantarella* donné au poison des Borgia, nom qui peut-être a fait croire que ce poison était une découverte nouvelle, une invention du crime? *Cantarella* est un nom populaire. En italien, ce mot veut dire chanterelle. Or, c'était pour avoir leurs biens que les Borgia faisaient tant de victimes. Ils battaient monnaie, au moyen du poison. L'expression *faire chanter*, pour faire payer ou extorquer de

---

(1) Factitium duplex est, aliud fit ex arsenico naturali et sale pari pondere mixtis, nec non in fictili combustis, donec vapores concrescant circa vas instar cristalli; unde hujusmodi arsenicum cristallinum nuncupari consuevit. Aliud factitium est, quod sit ex arsenico naturali et sulphure simul combustis et mixtis, quod genus arabes medici appellant *realgal*, nostri corrupto arabum vocabulo vocant *rizagal*. MERCURIALIS, *de Venenis et Morbis venenosis tractatus*. lib. II, p. 150. *Francofurti*, 1584.

l'argent, ne serait-elle pas une expression nouvelle de la langue populaire? On se rappelle les
paroles de Mazarin : *Le peuple cante, donc il
payera.* Cette réflexion politique du ministre italien a toujours paru trop sérieuse pour qu'on
y vît un jeu de mots; mais l'esprit même de
l'observation y peut faire supposer plus encore
qu'une pensée sérieuse.

Ce n'est pas seulement en Italie qu'on retrouve, jusqu'au XVIe siècle, le poison près des
trônes et dans la main des princes. En 1505,
deux ans après la mort d'Alexandre VI, Yvan IV
règne sur toutes les Russies. Digne successeur
de tant d'autres despotes, celui-là est peut-être
le plus grand maitre en fait d'empoisonnements.
Il s'est fait, disent les historiens (l'expression
est singulière), il s'est fait une horloge de poisons, c'est-à-dire qu'il compte les heures de ses
journées par des empoisonnements. Telle est sa
cruauté, qu'il se complait aux souffrances de ses
victimes, et qu'assistant à leur agonie, il étudie
l'art de la prolonger, ou d'en marquer à souhait
le dernier terme. Ce monstre a épousé sept
femmes et les a toutes empoisonnées. A Rome,
Calpurnius en avait fait autant, mais Calpurnius,
du moins, fut puni. Yvan, malgré ses crimes

resta souverain de toutes les Russies. L'impunité est le privilége du pouvoir.

Avec les empoisonnements d'Yvan IV reparaissent aussi les sortiléges. A la suite d'un incendie qui réduisit en cendres le palais des czars et les deux tiers de Moscou, on accusa du crime la princesse Anna Glinski. On disait que cette princesse était sorcière; qu'elle avait arraché le cœur d'un homme, l'avait plongé trois fois dans de l'eau enchantée, et qu'ensuite elle s'était promenée dans la ville, en jetant de l'eau diabolique sur la plus grande partie des maisons (1).

En Espagne, vers la même époque, Philippe II, d'odieuse mémoire, empoisonnait son frère don Juan et son ministre Escovedo. C'est à propos de ce dernier meurtre que le confesseur du roi, le frère Diego de Chaves, lui écrivait cette lettre, qu'il faut citer, pour montrer quel était alors l'esprit des princes et de ceux qui les servaient : « D'après mon opinion sur » les lois, le prince séculier qui a puissance sur » la vie de ses subordonnés ou sujets, de même » qu'il peut la leur ôter pour juste cause et par

---

(1) Leclerc, *Histoire de la Russie ancienne*; tome II, page 288.

» jugement en forme, peut aussi le faire sans
» tout cela, puisque le surplus des formes et
» toute la suite d'un procès ne sont rien comme
» loi pour lui, qui peut en dispenser. Il n'y a,
» dès lors, pas faute de la part d'un sujet qui,
» par ordre souverain, a donné la mort à un
» autre sujet. On doit croire que le prince a
» donné cet ordre pour une juste cause, ainsi
» que le droit présume toujours qu'il y en a une
» dans toutes les actions du souverain (1). »

Après ces trop nombreux exemples de souverains qui règnent avec le poison, irai-je fouiller dans toutes les races ou dynasties royales pour y relever toujours les mêmes crimes? Il faudrait, en Allemagne, remonter à la maison de Souabe, où j'aurais à rappeler la mort de Henri VI, dit le *Cruel*, de Frédéric II son fils, de Conrad IV son petit-fils, le premier empoisonné par sa femme Constance, les deux autres par Mainfroi, qui, dans son ambition de régner, se servait indifféremment du fer ou du poison; il faudrait, en Angleterre, interroger la famille des Planta-

_______________

(1) *Antonio Perez et Philippe II*, par M. Mignet, de l'Académie française, secrétaire perpétuel de l'Académie des Sciences morales et politiques; p. 42. 1845.

genêts, des Tudors et des Stuarts, et, en particulier, les règnes de Henri II, de Henri VIII et de
Jacques Ier, où l'on retrouverait les crimes commis sur la belle Rosamond Clifford, sur le
cardinal Wolsey, et sur l'infortuné sir Thomas
Overbury; il faudrait remonter jusqu'aux premiers temps de notre monarchie, à Childebert II,
empoisonné par Frédégonde ou par Brunehaut,
sa mère; et, de règne en règne, signaler la mort
de Lothaire Ier, fils de Louis le Débonnaire, empoisonné par les grands de son royaume (1);
de Lothaire, fils de Louis IV d'Outre-mer, empoisonné par sa femme Emma, fille de Lothaire II, et par Adalbéron, évêque de Laon;
de Louis V, empoisonné par Blanche, sa femme;
de Charles V dit le Sage, empoisonné par
Charles le Mauvais, roi de Navarre; mais ce
sujet m'entraînerait trop loin, et je grossirais dé-
mesurément ces pages.

Au XVIIe siècle, la succession des princes empoisonneurs fut recueillie par une femme du
peuple, nouvelle Locuste, née comme elle en

_______

(1) L'agent choisi fut le medecin du roi, nommé Sédé-
chie, Juif de nation, grand magicien et pernicieux empoisonneur, dit Mézeray.

Italie, et qui sembla tenir de la tradition les mêmes secrets. Cette femme se nommait la Tophana. Elle trafiqua de son art, d'abord à Palerme, puis à Naples, jusqu'à ce qu'enfin elle tombât aux mains de la justice; car elle n'était pas de ceux que la royauté ou la religion peuvent couvrir ou défendre.

Cependant, trop fidèle aux mœurs de son pays et de son temps, c'était sous le masque de la religion que la Tophana cachait ses crimes. L'eau trop fameuse qu'elle distribuait par charité, *moyennant aumône*, aux femmes qui voulaient changer de maris, ou à ceux qui attendaient un héritage, s'appelait *manne de saint Nicolas de Bar*, ou *petite eau de Naples manna di santo Nicolas di Bari, acqua, acquetta di Napoli*. Avec le temps, le poison a pris le nom de son inventrice : il est mieux connu aujourd'hui sous le nom d'*acqua Tophana*.

Cette abréviation a donné lieu, parmi nous, à de singulières méprises. Un professeur de toxicologie, ignorant l'existence de la Tophana, a traité de fable l'*acqua Tophana* même, et n'a vu, dans cette alliance de mots, qu'une invention ou qu'un jeu de l'imagination des romanciers.

Cette eau, qu'il serait trop facile de recom

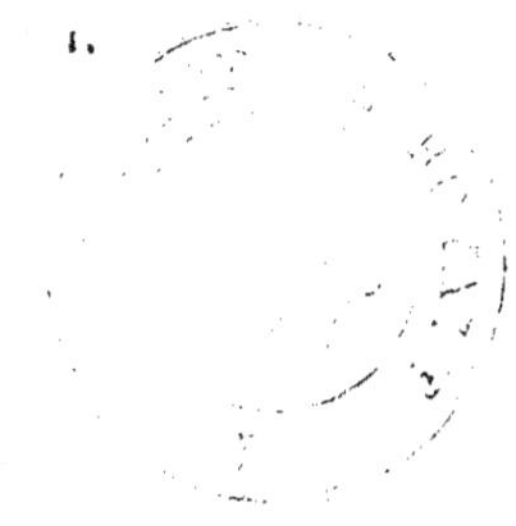

poser, était un poison terrible : il suffisait de
quatre à six gouttes pour tuer un homme, et l'on
ajoute que l'empoisonneuse en savait graduer
les proportions jusqu'à pouvoir annoncer l'époque fixe de la mort. Prises trop à la lettre, ces
paroles ont fait naître l'incrédulité à laquelle je
viens de faire allusion. Il faut rappeler à quiconque nie ce que sa science ne comprend pas,
qu'on peut, avec les poisons, produire des maladies déterminées dont les jours sont, en quelque sorte, comptés ; et c'est là, sans doute, ce
qu'ont voulu dire des historiens exacts, auxquels
l'expérience et l'observation ne pourraient, de
nos jours encore, que trop donner raison. Mais
laissons ce sujet sur lequel il ne faut pas trop
écrire.

On a beaucoup disserté sur le poison de la
Tophana. On en a dit ce qu'on avait dit de la
*cantarella*, que c'était de l'arsenic mêlé à de la
bave de porc. Le médecin du roi des Deux-
Siciles, au temps où vivait la Tophana, Garelli,
lui a donné une composition plus complexe.
L'abbé Gagliani, le docteur Duncan junior, ont
contredit Garelli. Mais je ne m'arrêterai pas à
toutes ces conjectures. Qu'on se rappelle ce que
j'ai dit de Locuste, et que ceux qui ont douté

de l'existence même de l'*acqua Tophana* sachent qu'il est un grand nombre de poisons qui, sous la forme d'un liquide *plus limpide que le cristal* (caractère de ce terrible poison), produiraient des effets non moins redoutables. Selon la remarque du docteur Duncan, ce n'est pas parce que nous savons moins, mais parce que nous savons beaucoup plus que les anciens, que l'art des empoisonnements secrets paraît être perdu : « It is not because we know less, but because we know a great deal more than our forefathers, that the art of secret poisonning seems to be lost. »

Le nombre des victimes immolées par l'industrie de la Tophana a été très-considérable. Cette femme était très-âgée lorsqu'elle fut saisie par la justice. Elle s'était retirée dans un couvent. La torture lui arracha l'aveu de ses crimes, et elle fut étranglée. Malheureusement elle laissait après elle des élèves dignes de son nom. En 1659, sous le pontificat d'Alexandre VII, on découvrit une association de femmes, dont le but était de faire mourir tous les maris détestés, ou qui avaient passé l'âge de la jeunesse. Cette association avait pour chef une vieille, nommée la Spara, héritière des secrets de la

Tophana. On saisit jusqu'à quarante complices de cette étrange affiliation, et on leur fit subir la torture. La Spara et plusieurs autres furent condamnées à la corde et pendues publiquement.

L'art des Locuste et des Tophana fut importé en France vers le milieu du XVIIe siècle. « Par une fatalité singulière, dit Voltaire, ce crime infesta la France dans le temps de la gloire et des plaisirs qui adoucissaient les mœurs, ainsi qu'il se glissa dans l'ancienne Rome aux plus beaux jours de la république (1). »

Deux Italiens, dont l'un se nommait Exili, en compagnie d'un apothicaire allemand nommé Glazer (qu'il ne faut pas confondre avec le chimiste de ce nom), s'étaient lassés de chercher la pierre philosophale, ou le moyen de faire de l'or. Ils avaient, à ce métier, perdu tout ce qu'ils possédaient. Mais leurs recherches leur avaient appris sur les poisons de redoutables secrets. Ils résolurent de refaire, par le crime, la fortune qu'ils avaient dissipée dans une œuvre sans ré-

---

(1) VOLTAIRE, *Siècle de Louis XIV*, t. XXVI, chap. XVI, p. 335; édit. Baudoin. 1825. Voltaire, dans ces paroles, fait assurément allusion au fait rapporté par Tite-Live, et dont il a ailleurs contesté l'authenticité. Ce grand esprit avait aussi ses distractions. *Voyez* plus haut, p. 54.

sultats. Il est dangereux de toucher à la fausse science.

Les trois associés voyagèrent. Ils vinrent à Paris tenter le hasard. Par le plus étrange des contrastes, les Italiens de bas étage allient trop souvent à la scélératesse une piété singulière et fanatique. Par la confession, il fut révélé au grand pénitencier que des crimes atroces, des empoisonnements, avaient été commis dans Paris. Le prêtre en donna avis au gouvernement, et bientôt les deux Italiens soupçonnés furent arrêtés. A défaut de preuves suffisantes, on les fit enfermer à la Bastille. L'un d'eux y mourut. Exili y resta prisonnier.

Vers le même temps, une lettre de cachet fit jeter dans la même prison un jeune officier du régiment de Tracy, le chevalier Gaudin de Sainte-Croix. Une intrigue amoureuse avait eu pour lui ce fâcheux dénoûment. L'officier, logé chez son colonel, le marquis de Brinvilliers, s'était épris de la marquise, encore jeune et belle. Le mari trompé ignorait le scandale sans doute; mais le père de la marquise de Brinvilliers, M. de Dreux d'Aubray, était lieutenant civil; il obtint une lettre de cachet contre Sainte-Croix.

L'officier et l'Italien Exili se rencontrèrent :
la fatalité les réunit dans la même chambre.
Trop souvent encore la prison rapproche ceux
qu'elle devrait séparer. En communauté d'in-
fortunes, Exili et Sainte-Croix furent bientôt
en communauté de pensées et de sentiments.
L'Italien initia son compagnon dans l'art qu'il
avait rapporté de son pays. Tous deux jurèrent
de se servir et de se venger. La prison ne per-
suade-t-elle pas que le crime est expié, et que
les vrais coupables sont ceux qui n'ont pas pro-
portionné le châtiment à la faute?

Au bout d'un an, Sainte-Croix fut rendu à la
liberté. On le crut averti et corrigé : il n'était
que plus amoureux et plus criminel. Il revit la
marquise de Brinvilliers et fut son amant, s'il
ne l'avait pas été jusque-là.

La surveillance du lieutenant civil était un
péril, en même temps qu'un obstacle, aux re-
lations adultères de Sainte-Croix et de la marquise; tous deux ne songèrent qu'à s'en délivrer. Le moyen était dans leurs mains: c'était
le poison. Sous les verrous, les leçons d'Exili
avaient beaucoup appris à Sainte-Croix. On est
trop peu si l'on n'est riche, et le chevalier n'a-
vait rien. Par la mort de son père, la marquise

acquérait une fortune pour elle et pour son amant ; le crime fut donc résolu. Sainte-Croix se flattait d'avoir des poisons sûrs, énergiques : les uns qui tuaient rapidement, à l'instar de la foudre ; les autres lentement, en imitant la maladie. La marquise voulut s'en assurer, et faire l'essai de celui qu'elle devait employer sur son père. Une malheureuse servante fut sa première victime.

Le lieutenant civil, M. de Dreux d'Aubray, passait ses vacances à son château d'Offemont. Ce fut ce moment que choisit sa fille pour accomplir un crime longtemps médité. Là, tout devait la protéger, la solitude du lieu, l'absence des secours, ou l'ignorance des médecins. Un soir, la marquise porta elle-même à son père un bouillon, puis elle se retira dans sa chambre, selon sa coutume. La nuit, les symptômes du mal éclatèrent. M. de Dreux d'Aubray fut pris de *vomissements si terribles, de douleurs d'estomac si insupportables,* qu'il réclama l'assistance d'un médecin. Le médecin arriva à huit heures du matin, ne vit dans la maladie qu'une indigestion et se retira. Le lendemain, M. d'Aubray était plus mal : les vomissements avaient cessé ; mais le malade se plaignait d'*une chaleur terrible, étrange.*

qui lui brûlait surtout les entrailles. On résolut de le conduire à Paris; mais il était si faible, qu'il demanda à rester, ou du moins à n'être transporté que jusqu'à Compiègne. Sa fille, qui préférait le voyage le plus long, lui persuada qu'il fallait aller à Paris, pour trouver des secours plus intelligents. Malgré les secours plus intelligents, le malade mourut le quatrième jour, et les médecins, dit-on, *ne connurent rien à la maladie*.

Aujourd'hui, quel médecin ne reconnaîtrait, dans cette maladie si rapide et si cruelle, un empoisonnement par une substance minérale, le sublimé corrosif ou l'arsenic, et n'assurerait qu'en pareil cas, la chimie saurait déceler le poison dans les restes de la victime? Mais je reviendrai sur ce point; je reprends le nécrologe de la marquise de Brinvilliers, de Sainte-Croix et de leurs agents.

Son père mort, la marquise de Brinvilliers ne se trouva pas avoir retiré de son crime tout le fruit qu'elle en attendait. Elle n'héritait que d'une assez faible portion de la fortune paternelle; et, pour un surveillant redouté qu'elle s'était enlevé, elle s'en était donné deux plus sévères peut-être, ses frères, dont l'un avait succédé à la charge de son père. et dont l'autre était conseiller au parlement. On ne s'arrête pas dans le chemin du crime. Sainte-Croix fournit de nouveau du poison, et les deux frères périrent. Cette fois, ce fut un ancien valet de Sainte-Croix. Lachaussée, qui, placé au service du lieutenant civil, empoisonna dans un repas et les deux frères et d'autres convives.

Tant de morts si rapides dans une même famille éveillèrent les soupçons; mais la médecine et la chimie de l'époque, représentées par MM. Dupré et Durant, maitres en chirurgie, et par M. Guy Simon, apothicaire, étaient encore impuissantes, en France, à déceler de pareils crimes. Les chirurgiens constatèrent pourtant. en ouvrant les cadavres, que l'estomac et les intestins étaient dans un état de désorganisation complète, ce qui leur eût paru *un signe non équivoque de poison, si la cacochymie ne produisait les mêmes effets.*

On reproche à la Brinvilliers d'avoir fait une tentative pour empoisonner la sœur qui lui restait: mais elle n'y réussit pas, car cette sœur, ainsi qu'on le verra plus loin, lui survécut. On a été jusqu'à dire que, sous le voile de la charité. la marquise, qui portait des aliments dans les hôpitaux, avait fait l'essai de ses poisons sur des malades ; mais il est inutile de charger sa mémoire de crimes aussi horribles dont on n'a pas la preuve.

Sainte-Croix, de son côté, ne laissait pas sans usage, dans ses mains, les secrets qu'il tenait d'Exili. Il s'était fait de nombreux amis, surtout dans la finance. De ce nombre était Reich de Penautier, receveur général du clergé et trésorier des états du Languedoc. Ce receveur général était ambitieux ; il aspirait à cumuler avec sa charge celle du sieur de Mennevillette, receveur, comme lui, du clergé, charge qui ne valait pas moins de 60000 livres. Un concurrent l'emporta : c'était messire Pierre Hannyvel, sieur de Saint-Laurent. Sainte-Croix, d'accord avec Reich de Penautier, fit connaissance avec ce nouvel élu, et, moyennant 10000 écus que paya le receveur général, le sieur de Saint-Laurent mourut d'une maladie qui présentait la plus grande analogie avec celle dont étaient morts MM. d'Aubray père et fils. Vers la même époque, Penautier perdit soudainement encore son beau-père, qui lui laissa des biens immenses.

Je passe sous silence d'autres morts qui comblèrent les vœux de Penautier, telles que celle de son associé Allibert, avec lequel disparurent les titres de l'association ; celle du sieur de la Magdelaine, beau-frère d'Allibert, qui succomba subitement, au moment où il intentait un procès à Penautier. Tous ces décès si rapprochés ne faisaient dire qu'une chose : c'est *que tout venait à bien au receveur général, comme aux riches.*

La fortune du pauvre s'accroissait aussi dans la même proportion ; car, d'après le train de sa maison, et d'après ses mémoires avec Penautier, on sut plus tard que les tarifs de Sainte-Croix avaient haussé avec les succès de ses empoisonnements.

Cependant le crime aussi devait avoir ses revers. L'apothicaire Glazer périt en composant ses drogues, et Sainte-Croix, obligé sans doute de se substituer à son agent, eut bientôt le même sort que lui.

La justice avertie descendit, enfin, dans ces antres de ténèbres d'où la mort sortait chaque jour pour aller répandre le poison sur Paris. On trouva dans l'officine de Glazer, et dans la chambre qui servait de laboratoire à Sainte-Croix, des fourneaux renversés, des vases brisés, les restes d'un masque dont ces alchimistes

émérites et ignorants se couvraient le visage
pour opérer leurs sublimations hasardées. On
mit les scellés partout; on commença l'instruction d'un procès. Déjà, les valets de Sainte-Croix
avaient pris la fuite ou protestaient; la marquise
de Brinvilliers réclamait, par procureur, une
cassette, et se sauvait en Belgique : la justice
était mise ainsi sur la trace des coupables. On
saisit Lachaussée, l'un des valets; on fit poursuivre la Brinvilliers; et, pendant ce temps, on
procéda à l'enquête relative au mobilier du
chevalier de Sainte-Croix. Cet inventaire et le
rapport du chimiste apothicaire sur les différents objets qui y sont mentionnés, méritent
d'être conservés comme des documents précieux
pour l'histoire de la médecine légale.

Voici des extraits de l'un et de l'autre :

PREMIÈRE PIÈCE. — *Procès-verbal des objets
trouvés dans le cabinet de Sainte - Croix.* —
« Dans le cabinet de Sainte-Croix, s'est trouvée
une petite cassette de 1 pied en carré, à l'ouverture de laquelle s'est offerte une demi-
feuille de papier, intitulée *mon testament*, écrite
d'un côté et contenant ces mots :

« Je supplie très-humblement ceux ou celles
entre les mains de qui tombera cette cassette, de

me faire la grâce de vouloir la rendre, en mains propres, à madame la marquise de Brinvilliers, demeurant rue Neuve-Saint-Paul, attendu que tout ce qu'elle contient la regarde et appartient à elle seule, et que, d'ailleurs, il n'y a rien d'aucune utilité à personne au monde, son intérêt à part; et, en cas qu'elle fût plutôt morte que moi, de la brûler et tout ce qu'il y a dedans, sans rien ouvrir ni innover. Et afin que l'on n'en prétende cause d'ignorance, je jure sur le Dieu que j'adore, et par tout ce qu'il y a de plus sacré, qu'on n'impose rien qui ne soit véritable. Si d'aventure on contrevient à mes intentions, toutes justes et raisonnables en ce chef, j'en charge, en ce monde et en l'autre, leur conscience pour la décharge de la mienne, protestant que c'est ma dernière volonté.

» Fait à Paris, ce 25 mai, après midi, 1672.

*Signé* DE SAINTE-CROIX.

» Et au-dessous sont écrits ces mots :

« Il y a un seul paquet adressé à M. Penautier, qu'il faut rendre. »

» S'est trouvé un paquet cacheté de huit cachets marqués de différentes armes, sur lequel est écrit : « Papiers pour être brûlés, en cas de

» mort, n'étant d'aucune conséquence à per-
» sonne. Je supplie très-humblement ceux entre
» les mains de qui ils tomberont de les brûler.
» J'en charge même leur conscience : le tout
» sans ouvrir le paquet. » Dans ce paquet il
s'est trouvé deux paquets de drogues de sublimé.

» *Item*, un autre paquet cacheté de six cachets de plusieurs armes, sur lequel était pareille inscription, dans lequel s'est trouvé d'autre
sublimé du poids d'une demi-livre.

» *Item*, un autre paquet cacheté de six cachets de plusieurs armes, sur lequel était pareille inscription, dans lequel se sont trouvés
trois paquets contenant, l'un une demi-once de
sublimé, l'autre deux onces et un quarteron de
vitriol romain, et le troisième du vitriol calciné
et préparé.

» Dans la cassette fut trouvée une grande
fiole carrée, d'une chopine, pleine d'eau claire,
laquelle observée par M. Moreau, médecin,
celui-ci a dit n'en pouvoir désigner la qualité,
jusqu'à ce que l'épreuve en ait été faite.

» *Item*, une autre fiole d'un demi-setier d'eau
claire, au fond de laquelle il y a un sédiment
blanchâtre. Moreau a dit la même chose que de
la précédente.

» Un petit pot de faïence, dans lequel étaient deux ou trois gros d'opium préparé.

» *Item*, un papier ployé, dans lequel il y avait deux drachmes de sublimé corrosif en poudre;

» Plus, une petite boîte, dans laquelle s'est trouvée une manière de pierre, appelée *pierre infernale;*

» Plus, un papier dans lequel était une once d'opium ;

» Plus, un morceau de régule d'antimoine pesant trois onces;

» Plus, un paquet de poudre, sur lequel était écrit : « Pour arrêter la perte du sang des femmes. » Moreau a dit que c'était de la fleur de coing et du bouton de coing séché.

» *Item*, fut trouvé un paquet cacheté de six cachets, sur lequel est écrit : « Papiers pour » être brûlés, en cas de mort, » dans lequel il s'est trouvé trente-quatre lettres, que l'on a dit être écrites par la dame de Brinvilliers.

» *Item*, un autre paquet cacheté de six cachets, sur lequel est écrite pareille inscription que dessus, dans lequel il s'est trouvé vingt-sept morceaux de papier, sur chacun desquels est écrit : « Plusieurs secrets curieux. »

» *Item*, un autre paquet contenant encor.

six cachets, sur lequel était écrite pareille in
scription que dessus, dans lequel il s'est trouvé
soixante-quinze livres, adressées à différentes
personnes. »

DEUXIÈME PIÈCE. — *Rapport de Guy Simon,
marchand apothicaire.* — « Ce poison artificieux
se dérobe aux recherches que l'on en veut faire;
il est si déguisé, qu'on ne peut le reconnaître;
si subtil, qu'il trompe l'art; si pénétrant, qu'il
échappe à la capacité des médecins. Sur ce poison les expériences sont fausses, les règles fau-
tives, les aphorismes ridicules.

» Les expériences les plus sûres et les plus
communes se font par les éléments ou sur les
animaux.

» Dans l'eau, la pesanteur du poison ordinaire le jette au fond; elle est supérieure, il
obéit, se précipite et prend le dessous.

» L'épreuve du feu n'est pas moins sûre : le
feu évapore, dissipe, consume ce qu'il y a d'innocent et de pur; il ne laisse qu'une matière
âcre et piquante, qui seule résiste à son impression.

» Les effets que le poison produit sur les animaux sont encore plus sensibles : il porte sa
malignité dans toutes les parties où il se distri-

bue, et il vicie tout ce qu'il touche; il brûle et
rôtit d'un feu étrange et violent toutes les entrailles.

» Le poison de Sainte-Croix a passé par
toutes les épreuves et se joue de toutes les expériences : ce poison nage sur l'eau, il est supérieur, et c'est lui qui fait obéir cet élément; il
se sauve de l'expérience du feu, où il ne laisse
qu'une matière douce et innocente. Dans les
animaux, il se cache avec tant d'art et d'adresse,
qu'on ne peut le reconnaître. Toutes les parties
de l'animal sont saines et vivantes : dans le
même temps qu'il y fait couler une source de
mort, ce poison artificieux y laisse l'image et
les marques de la vie.

» On a fait toutes sortes d'épreuves : la première, en versant quelques gouttes d'une liqueur trouvée dans l'une des fioles dans l'huile
de tartre et dans l'eau marine, et il ne s'est rien
précipité au fond des vaisseaux dans lesquels la
liqueur a été versée; la seconde, en mettant la
même liqueur dans un vaisseau sablé, et il n'a
été trouvé au fond du vaisseau aucune matière
acide, ni âcre à la langue, et presque point de
sel fixe; la troisième, sur un poulet d'Inde,
un pigeon, un chien et autres animaux, les

quels animaux étant morts quelque temps après, et le lendemain ayant été ouverts, on n'a rien trouvé qu'un peu de sang caillé au ventricule du cœur.

» Autre épreuve d'une poudre blanche donnée à un chat, dans une fressure de mouton, ayant été faite, le chat vomit pendant une demi-heure, et, ayant été trouvé mort le lendemain, fut ouvert, sans que l'on ait rencontré aucune partie altérée par le poison.

» Une seconde épreuve de la même poudre ayant été faite sur un pigeon, il en mourut quelque temps après, et fut ouvert, et ne fut rien trouvé de particulier, sinon qu'un peu d'eau rousse dans l'estomac.... »

Lachaussée fut condamné au supplice et à la question préalable, pour qu'il eût à déclarer ses complices : il avoua tout ce qui était relatif à l'empoisonnement des frères de la marquise de Brinvilliers dont il avait été l'agent. Il fut roué en place de Grève, le 24 mars 1673.

L'arrêt qui avait condamné Lachaussée condamnait aussi par contumace la Brinvilliers à avoir la tête tranchée. On apprit qu'elle était à Liége. Une lettre du roi Louis XIV fut adressée au conseil de la ville, pour réclamer son extradition. La marquise avait trouvé des amis ; elle était cachée dans un couvent. Il fallut les subterfuges de la police pour la découvrir. Mais enfin elle tomba aux mains de la justice et fut ramenée à Paris. Son procès recommença, et elle fut condamnée à avoir la tête tranchée. et à être brûlée en place de Grève.

La marquise, comme tous les grands scélérats de ce temps, avait cru pouvoir expier ses crimes par la confession. De même que Sainte-Croix, son complice, elle avait écrit un acte de conscience par lequel elle s'accusait

D'avoir été incendiaire ;

D'avoir cessé d'être fille à sept ans ;

D'avoir empoisonné son père ;

D'avoir empoisonné ses deux frères ;

D'avoir tenté d'empoisonner sa sœur, religieuse aux Carmélites, etc., etc. [1].

Après sa condamnation, la Brinvilliers re-

_________

1 On se rappelle la correspondance de madame de Sévigné : « Madame de Brinvilliers est en prison. On a trouvé sa confession ; elle nous apprend qu'à sept ans elle avait cessé d'être fille ; qu'elle avait continué sur le même ton ; qu'elle avait empoisonné son père, ses frères, l'un de ses enfants et elle-même...

doubla de piété; elle passa tout un jour avec
un prêtre, l'abbé Prot, docteur en Sorbonne,
qui a laissé une relation manuscrite des derniers
instants de sa pénitente (1).

Qui le croirait? après le supplice de la Brinvilliers, le peuple la déclara sainte, et il recher-
cha dans les cendres du bûcher quelques débris d'elle-même dont il fit des reliques (2).
Mais après ce que l'on a vu, de nos jours, dans
un procès du même genre et qui restera non
moins fameux, peut-être qu'il n'y a plus à s'é-
tonner de cet égarement populaire. Le peuple
est passionné, mobile autant que les eaux de la
mer.

Le corps de la Brinvilliers fut brûlé en place
de Grève, le 17 juillet 1676 (3). Ce supplice ne

---

d'un contre-poison. Médée n'en avait pas tant fait.... »
(Lettre du mercredi 29 avril 1776.)

« On ne parle ici que des discours, et des faits, et des
gestes de la Brinvilliers. A-t-on jamais vu craindre d'oublier dans la confession d'avoir tué son père? Les pecca-
dilles qu'elle craint d'oublier sont admirables. » (Lettre
du 1er mai 1776.)

(1) N° 459 de la Bibliothèque royale.

(2) *Voyez* la Lettre de madame de Sévigné du 22 juillet 1776.

(3) « Enfin c'en est fait, la Brinvilliers est en l'air; son

parut pas avoir mis fin aux empoisonnements qui infestèrent alors Paris. En 1680, on créa *la chambre ardente* ou *chambre de poisons*, établie à l'arsenal, près de la Bastille. C'est là que comparurent la Voisin, la Vigoureux, un prêtre nommé le Sage, etc., soupçonnés d'avoir vendu de la poudre de succession, qui n'était autre que le sublimé corrosif de la Brinvilliers, et d'avoir ajouté à ce trafic criminel des sortiléges et des enchantements, comme si partout on devait masquer le crime par d'odieuses superstitions.

La Voisin, la Vigoureux, le prêtre le Sage, et plus de quarante autres accusés, furent jugés et condamnés par la chambre ardente. Mais quelle est la juridiction exceptionnelle qui n'a

pauvre petit corps a été jeté, après l'exécution, dans un fort grand feu, et les cendres au vent.... Elle fut jugée dès hier; ce matin on lui a lu son arrêt, qui était de faire amende honorable à Notre-Dame et d'avoir la tête coupée, son corps brûlé, les cendres au vent. On l'a présentée à la question, elle a dit qu'il n'en était pas besoin, et qu'elle dirait tout; et, en effet, jusqu'à cinq heures du soir, elle a conté sa vie encore plus épouvantable qu'on ne le pensait. Elle a empoisonné dix fois de suite son père, elle ne pouvait en venir à bout, ses frères et plusieurs autres; et toujours l'amour et les confidences mêlés partout. (Lettre de madame de Sévigné du vendredi 17 juillet 1676.)

pas eu ses excès.' Devant cette chambre, furent traduits, comme accusés de sortiléges ou de déplorables superstitions, de hauts personnages, des maréchaux de France, des femmes recommandables par leurs vertus : le maréchal de Luxembourg, François-Henri de Montmorency-Boutteville, la duchesse de Bouillon, la comtesse de Soissons, mère du prince Eugène.

Voici quelle était l'accusation portée contre le maréchal. On le *soupçonnait* d'avoir eu des conférences avec les prêtres le Sage et Davaux, prévenus de *sortiléges propres à faire mourir les gens*. Le Sage déclarait, en effet, que le maréchal s'était donné au diable, et avait été complice avec lui du meurtre d'une femme Dupin et d'une autre fille, sa maîtresse, pour leur faire rendre des papiers importants qu'elles avaient dérobés. Le Sage ajoutait que le pacte fait avec le diable avait encore pour objet de marier le fils du maréchal avec la fille du marquis de Louvois, secrétaire d'État.

Interrogé sur ce point, l'accusé répondit : « Quand Mathieu de Montmorency épousa la veuve de Louis le Gros, il ne s'adressa point au diable, mais aux États généraux, qui déclarèrent que, pour acquérir au roi mineur l'ap-

pui des Montmorency, il fallait faire ce mariage (1). »

Selon la remarque de Voltaire, cette réponse,
pleine de fierté, n'était pas d'un coupable : il
n'y eut pas de jugement rendu contre le maréchal, et l'on sait par quelles victoires il imposa,
dans la suite, silence à ses ennemis.

La comtesse de Soissons trouva un appui dans
Louis XIV lui-même. Le roi, d'après les écri-
vains du temps, eut la condescendance de dire
à cette princesse que, si elle se sentait coupable, il lui conseillait de fuir. Elle répondit qu'elle
était très-innocente, mais qu'elle n'aimait pas à
être interrogée par la justice. Elle se retira à
Bruxelles, et le prince son fils se chargea, plus
tard, de couvrir sa mémoire contre une accusation déplorable, aujourd'hui bien oubliée.

Quant à la duchesse de Bouillon, elle parut
devant ses juges, dit un historien, entourée de
tant d'amis, qu'elle n'aurait eu rien à craindre,
quand même elle aurait été coupable. La duchesse, au reste, bien que décrétée de prise de
corps, n'était accusée que d'une curiosité ridi-

_______________

(1) Voltaire, *Siècle de Louis XIV*, t. XXXVI, ch. XXXVI,
p. 343 ; édit. citée.

cule, trop ordinaire chez les femmes, mais qui n'est pas du ressort de la justice, dit Voltaire. Elle avait assisté aux séances dans lesquelles le Sage, la Voisin et la Vigoureux se flattaient de faire voir le diable, de prédire l'avenir, et de fournir des secrets pour se faire aimer.... Interrogée par le président la Reynie, si elle avait vu le diable, la duchesse lui répondit : « Qu'elle le voyait dans ce moment, qu'il était fort laid et fort vilain, et qu'il était déguisé en conseiller d'État. » Le président ne crut pas devoir pousser plus loin l'interrogatoire.

Les crimes de la Brinvilliers et les procès de la chambre ardente eurent, relativement aux accusations d'empoisonnement, une sorte d'effet rétroactif. On se rappela la mort si soudaine et si cruelle de Madame, Henriette d'Angleterre, et mille bruits coururent que cette mort avait été l'effet du poison. On accusa le chevalier de Lorraine, qui, disait-on, avait eu à se venger d'un exil; on accusa Monsieur, on accusa Louis XIV. De si horribles accusations n'ont pas trouvé foi dans l'histoire.

En 1689, à la mort de la reine d'Espagne, fille de Madame, Henriette d'Angleterre, on dit aussi que le poison avait terminé sa vie, et l'on

accusa le roi Charles II son époux. Mais c'est
là l'effet de la terreur qu'inspirent les crimes
mystérieux, tels que les empoisonnements : on
croit qu'ils ont été précédés par des crimes semblables, qu'ils recèlent en eux le germe ou la
menace de crimes non moins horribles.

Il n'en est rien sans doute, et, depuis la Brinvilliers, il n'est plus dans l'histoire de grands
noms d'empoisonneurs. Hélas ! je me trompe
peut-être ; le temps seul a manqué à leur renommée. Dans le XIXᵉ siècle et jusqu'à nous, il
est une Marguerite Zwanziger qui, en Bavière,
dans l'espace de neuf mois, de 1808 à 1809,
a tenté d'empoisonner soixante-dix personnes
dont plusieurs moururent. Il est une Marguerite
Gottfried qui, dans la ville de Brême, durant
une carrière criminelle de cinquante ans, jusqu'en l'année 1828, fit périr quarante personnes
par le poison, et en administra à un plus grand
nombre encore : il est un Castaing qui ne fut
condamné que pour un seul empoisonnement,
mais auquel, le lendemain du jugement, la voix
populaire en reprochait jusqu'à quatorze. Tout
récemment encore, n'ai-je pas assisté, dans la
Vendée, à un procès dans lequel une femme, encore jeune, était accusée de quatre empoisonne-

ments sur lesquels elle en avouait trois. Cette femme, d'après une remarque qui ne m'appartient pas, avait tous les traits de la Brinvilliers (1).

Après cette longue répétition de crimes, on est tenté de se dire : l'empoisonnement est-il donc comme une de ces maladies de l'humanité qui, sans cesser d'être jamais, apparaissent de loin en loin, semblables aux épidémies qu'un germe perfide engendre et que la contagion propage ? Si cette comparaison n'est pas sans justesse, qu'elle serve à nous montrer de quelle importance est la toxicologie légale, et quels soins nous devons apporter à la perfectionner et à l'étendre.

J'ai marqué, à l'assassinat de César et à l'empoisonnement de Germanicus, le commencement des épreuves médico-légales. La superstition devance la science. On a vu plus haut, d'après Pline et Suétone, que le corps de Ger-

______

(1) On sait que les traits de la Brinvilliers ont été conservés par le peintre Lebrun qui, par hasard, se trouva sur son passage lorsqu'elle marchait à l'échafaud. Le tableau est au Louvre. À côté de la tête de la Brinvilliers, l'artiste de génie a placé une tête de tigre, soit pour rappeler ainsi son sujet, soit pour indiquer à la pensée le rapprochement ou la comparaison.

manieus resta intact sur le bûcher. C'est là le
premier signe de l'empoisonnement, signe non
infaillible, puisqu'on objecta alors que le cœur
de ceux qui mouraient de consomption n'était
pas non plus consumé par le feu. Avicenne,
après Galien, nous expliquera ce phénomène (1).
Il nous dira que le poison agit à l'instar du froid;
qu'en s'attaquant au cœur, il le durcit et le con-
gèle au point de le rendre incombustible (2).

Quel est l'empire d'une erreur accréditée! Ce
signe se transmettra d'âge en âge avec les théories galéniques, et c'est à peine si, au XVII° siècle,
Zacchias, le savant Zacchias, osera le rejeter. Je
veux citer en quels termes cet auteur s'en explique, afin de montrer à l'avance jusqu'à quelle
époque ont vécu les premières théories médicales sur l'action des poisons. Voici la traduction
littérale des paroles du célèbre archiatre du
pape Innocent X : « Je crois ce signe trompeur
et ne répondant pas à l'expérience, bien que je

_______________

(1) Les livres de Galien sur les poisons sont perdus :
mais ils ont été vus par Rhazès, médecin arabe, contemporain d'Avicenne. « Rhazes testatur se librum Galæni de
venenis vidisse, » dit Mercurialis, lib. I, cap. II, p. 17.
*Francofurti,* 1584.

(2) MERCURIALIS, *ibid.*

sache qu'un homme très-savant, Fortunius Nat-
tius, ait une opinion contraire.... Quant à moi,
je ne saurais concéder que le cœur de ceux qui
sont morts du poison ne puisse, en aucune manière, être entamé par le feu; mais je concevrais
pourtant qu'il puisse résister à la combustion
plus que les autres parties du corps : car, outre
que ce viscère est d'une matière plus dure, *une
grande sécheresse introduite par le poison doit
avoir soustrait les esprits (c'est-à-dire les matières
combustibles), au point que l'organe soit moins
apte à brûler; ou, d'une autre manière, cet effet
peut advenir dans le cas des poisons froids, en
raison de la réfrigération intense qu'ils communiquent au cœur* (1). »

---

(1) Sed hoc postremium (quod ex Plinio habent Suetonius
*in Calig.*, I; Guibert, *Quæst. jurid.*, c. XVI, n° 54; Caball.,
*De omni gen. Hom.*, n° 626, lib. II, cap. XXXVII) puto et
fallax esse, et experientiæ non respondens, quanquam scio
doctissimum virum Fortunium Nattium contrariam habuisse
opinionem; neque enim verisimile putat, Plinium falsum
in eâ re scripsisse, cujus frequentes experientiæ fieri pote-
rant, cùm tunc cadavera omnia comburerentur; quòd si
id verum est, causa erat quærenda, cur hoc eveniat. Ego
saltem id non concederem, cor eorum qui veneno sublati
sunt, nullo modo cremari posse; sed bene magis resistere
igneæ vi, quàm cætera omnia membra : nam præterquam
quod viscus est substantiæ durissimæ, multa à veneno in

Ne croit-on pas encore aujourd'hui, parmi le peuple, que le scorpion et la salamandre mis sur les charbons ardents n'y brûlent pas? Nicandre, Columelle, Pline et Sévère ont avancé ce fait, et ils l'ont expliqué même en disant que ces animaux sécrètent un poison *froid*, qui a la propriété d'éteindre le feu (1).

Au signe précédent, dirai-je l'imagination des poëtes, dirai-je l'observation des médecins, en ajouta d'autres dont parlent Pline et Sénèque, savoir: que les cadavres des individus empoisonnés se putréfient rapidement; que les oiseaux de proie ne s'en nourrissent pas; que les vers ne s'y engendrent jamais: mais fussent-ils réels, ces signes ne seraient pas propres à l'empoisonnement.

A propos de la prompte décomposition des cadavres empoisonnés, il faut dire pourtant que les expériences de Fontana sur le venin des vi-

troducta est siccitas spiritus absumendo, ob quam minus aptum est comburi; vel dicamus, hoc fortasse habuisse locum in frigidis venenis ob intensam frigiditatem cordi impertitam. PAULI ZACCHIÆ *Quæstiones medico-legales*, lib. II, cap. II, n° 31, p. 75. 1651.

(1) MERCURIALIS, p. 69; édition citée. — AMB. PARÉ. *OEuvres complètes*, liv. XXI, chap. XXVII, page 495. *Lyon*, 1641.

pères, et que diverses expériences modernes sur l'inoculation des humeurs morbides, ou du sang putréfié, ratifieraient la remarque des anciens, si on la restreignait aux effets des poisons tirés du règne animal, ou des poisons dits *septiques*.

Quelques auteurs ont pensé que les poisons minéraux produisaient un effet contraire, qu'ils retardaient la fermentation putride; mais c'est là plutôt une hypothèse à priori, qu'un résultat de l'observation directe. La quantité de sublimé corrosif ou d'acide arsénieux qui suffit à détruire la vie, est mille fois trop faible pour arrêter les progrès de la putréfaction.

En général, les animaux carnassiers ne repoussent pas la chair des cadavres empoisonnés, et les vers s'y engendrent comme au sein de toute matière organique qui se putréfie.

Les autres signes tirés de l'aspect du cadavre, et auquel les anciens ont attribué une grande valeur, la lividité et les taches de la peau, la chute des ongles et celle des cheveux, l'infiltration, la tuméfaction de certaines parties et spécialement celle de la langue, comme on le remarqua sur le corps de Claude; le renversement en arrière du globe oculaire, convulsion qui attestait, suivant Aristote, le transport ou le refoulement des esprits au cerveau par un poison froid; tous ces signes, dis-je, n'ont aucune valeur et ne méritent pas de nous arrêter.

Les anciens ont signalé les signes cadavériques propres à quelques poisons particuliers, aux cantharides, au lièvre marin. Le temps n'a presque rien ajouté à ce qu'ils ont écrit sur les effets des cantharides; le lièvre marin est aujourd'hui un poison oublié.

Dans l'appréciation des signes ou symptômes de l'empoisonnement pendant la vie, les médecins de l'antiquité ont aussi mêlé les superstitions aux observations exactes. Ils ont cru à la possibilité de reconnaître un empoisonnement secret par les talismans, tels que la corne, certains métaux, les pierres précieuses. La corne, disaient-ils, attire les venins et se couvre de leurs vapeurs; au contact d'une personne empoisonnée, le chrysocale prend toutes sortes de couleurs, et l'émeraude perd son éclat. Mais passons rapidement sur ces prestiges opposés à d'autres prestiges, et prenons garde qu'on ne nous reproche, un jour, d'avoir cru aux effluves du magnétisme et aux miracles de la lucidité des somnambules.

Galien a signalé des signes propres aux poisons, en général, et à tel poison en particulier. Il se flattait de savoir distinguer un empoisonnement d'avec toute autre maladie. Comme signe propre à l'empoisonnement par le lièvre marin, il a noté la difficulté de respirer, la toux, le crachement de sang : mais je dois ajouter qu'avec le vulgaire, Galien croyait voir un signe de cet empoisonnement, dans l'horreur qu'inspiraient au malade la vue et l'odeur du lièvre marin, et de tout autre poisson.

Non moins affirmatif que Galien, Cardan, au XVI<sup>e</sup> siècle, donnait comme signes certains de l'empoisonnement, les sueurs froides avec un sentiment de chaleur profonde, les douleurs intestinales, la dyssenterie accompagnée de difficulté à respirer, les vomissements auxquels succèdent la lividité des ongles, la tuméfaction de la langue et la chaleur d'urine (1).

Cardan, toutefois, ajoutait une restriction, savoir que : « dans les corps les plus sains, la peste pouvait éclater ainsi soudainement en symptômes terribles et mortels, *comme si la*

_______________

(1) ZACCHIAS, lib. II, cap. II, n° 5, p. 70. — CARDAN, *de Venenis*, lib. II, cap. II.

*cause du mal était un poison administré au mo-
ment même.* »

Au XVIIe siècle, Zacchias, dont l'ouvrage représente la médecine de son temps, Zacchias disait avec une netteté et une sagacité remarquables, qu'il n'était aucun signe qui fût propre à tel
poison plutôt qu'à telle maladie; mais qu'il n'é-
tait pas peut-être de maladie, fût-ce celle qui
est engendrée par un venin intérieur, qui pré-
sentât simultanément, et dans le même ordre,
tous les symptômes et tous les signes propres à
un empoisonnement par un agent toxique déterminé (1).

Si déjà, plus de cent cinquante ans passés,
Zacchias pouvait parler ainsi, il faut beaucoup
attendre de la médecine actuelle qui a fondé
toute sa gloire sur l'étude approfondie du diagnostic différentiel des maladies.

Quelle était la physiologie des anciens sur
l'empoisonnement? Cette question nous importe
pour l'histoire des théories qui ont présidé aux
progrès de la science. Les anciens, d'après Galien, disaient que les poisons étaient des *mélanges non naturels, si contraires à la nature, qu'ils*

_____________

(1) Zacchias, lib. II, cap. II, n° 5, p. 70.

*ne pouvaient être vaincus par elle; tandis qu'ils étaient propres à la vaincre et à la corrompre elle-même (1).*

Ils ajoutaient que ces mélanges agissaient ainsi, non-seulement par des propriétés contraires à celles de la nature, mais par des propriétés qui leur étaient spéciales. Cela voulait dire, dans les théories que s'étaient faites les anciens sur la nature vivante, que les poisons agissaient tout à la fois comme matière ayant, en plus ou en moins, les propriétés communes, le *chaud*, le *froid*, le *sec* et l'*humide*, et des

---

(1) Venenum ergo multi auctores diversimodè definierunt; plerique tamen conveniunt in hoc quòd sit mixtum *quoddam non naturale, naturæ ita contrarium, ut ab eâ domari possit, sed è contrà ipsam domare ac corrumpere aptum sit.* Talem definitionem vel similem ex Galæni, Avicennæ et aliorum sententiâ attulit Cardan, *de Venenis,* lib. I, cap. I; *Contrad. med.* Tract., lib. II, cap. V, contr. 10. Non dissimilem quoque afferunt et qui sequuntur auctores, Nicolas Florentin, Valerius, Joubert, de Gorris, Mercurialis, Rudius. ZACCHIAS, lib. II, cap. II, p. 58, q. 21.

Venenum est quod aptum est nobis vehementer nocere, occultâ agendi ratione, etiamsi caussa esset nota. CARDAN, *de Venenis,* lib. I, cap. I et IV.

Venenum est quod corrumpit complexionem humanam, non contrarietate solùm, sed proprietate quæ est in ipso. AVICENNE

qualités différentes, c'est-à-dire inconnues ou insaisissables.

Dans les doctrines de Galien, *la chaleur naturelle* était l'essence ou la condition de la vie. Le cœur était la source ou le foyer de cette chaleur. Les poisons avaient des propriétés contraires à l'essence même de la vie, qui résidait dans un équilibre parfait entre le *chaud*, le *froid*, le *sec* et l'*humide : froids,* ils éteignaient le feu intérieur, partage des esprits animaux; *chauds,* ils consumaient l'animal en exaltant sa chaleur naturelle, et la portant au delà de son type normal; *secs,* tels que la chaux, le gypse, ils détruisaient l'humide, non moins essentiel à la vie que la chaleur intérieure ou innée: *humides* enfin, ils produisaient une dissolution des parties; mais l'humide, disait-on, n'avait guère été donné en excès aux substances non naturelles : certains poisons, tels que ceux que l'on appelle *septiques,* auraient paru pouvoir se ranger dans cette classe, si on ne les eût regardés plutôt encore comme des poisons froids.

Comment, d'ailleurs, agissaient ces matières extrà-naturelles? Il était des effets si étranges, je l'ai dit, qu'on les rapportait à des propriétés spéciales, autres que le froid, le chaud, le sec et l'humide. Mais, le plus souvent, c'était le froid qui envahissait les esprits vitaux; qui les repoussait ou les refoulait jusqu'au cœur; d'où ils ne pouvaient plus être transmis qu'affaiblis ou presque épuisés, aux parties qu'ils devaient animer.

En raison de l'action locale des poisons, si ces parties intermédiaires étaient atteintes les premières, ou cette atteinte était faible, ou elle n'était que passagère; et le cœur, en définitive, comme centre où se rendaient, et comme centre d'où partaient les courants, recevait tout le choc, c'est-à-dire tout le mal. Cet organe, quelques-uns du moins le supposaient, attirait les esprits par une sorte d'aspiration, ou de force propre au vide (*vi vacui*), et les renvoyait aux membres par un souffle moteur, ou la force opposée à celle du vide. « Le cœur, disait Aristote, est au reste du corps ce que le pilote est au navire : il règle tout, et tout se subordonne à lui. » Avant de connaître la circulation, les anciens l'avaient donc, en quelque sorte, devinée par nécessité; car ce mouvement des esprits, qu'est-ce autre chose qu'une circulation sans matière pondérable?

La thérapeutique des empoisonnements dérivait, comme une conséquence, de ces idées hypothétiques, seule physiologie de l'époque. On avait donc des médications rationnelles fondées sur la théorie générale du chaud, du froid, du sec et de l'humide, et des médications empiriques, c'est-à-dire celles des antidotes, qu'on opposait, comme au hasard, aux qualités ou propriétés latentes de telle ou telle espèce de poisons.

On a deviné quelles devaient être les médications rationnelles ou physiologiques des anciens. Nous les retrouverons plus tard parmi nous, avec de simples changements de noms. Au chaud, au froid, au sec, à l'humide, on opposait leurs contraires, comme aux maladies par inflammation nous opposons aujourd'hui ce que nous appelons des antiphlogistiques ; comme aux affections sthéniques ou asthéniques, nous opposons les remèdes dits hyposthénisants ou hypersthénisants.

Galien, du reste, l'auteur de la théorie, ne négligeait pas de favoriser l'évacuation directe des poisons par les émétiques et les purgatifs. Il cherchait également à les éliminer par les voies d'excrétion, la transpiration cutanée et la mixtion urinaire. C'est faute d'avoir connu la thérapeutique des anciens, qu'on a cru, de nos jours, avoir appliqué, pour la première fois, la médication diurétique à la cure des empoisonnements (1).

Quant aux remèdes empiriques, ou aux antidotes préconisés contre les poisons, ils ont été, pour ainsi dire, aussi nombreux que les poisons même. Durant un temps, on en composa jusque dans les officines de parfumerie. Pour cette fabrication, on ne prenait bien souvent d'autre guide que le caprice. La thériaque, le mithridate ont joui d'un long crédit. Peut-être n'ont-ils pas encore perdu tout leur prestige. Mais les bézoards, si renommés jadis, sont dédaignés, depuis l'expérience si connue qu'en a faite Ambroise Paré, sous les yeux du roi Charles IX.

Les empoisonnements ont été trop souvent dissimulés sous les prestiges de la magie, pour qu'on n'ait pas songé à les combattre par toute sorte d'amulettes. Albert le Grand prétendait qu'il suffisait de porter au doigt une émeraude, une topaze, un diamant, pour se guérir, ou

_______________

(1) C. Celsi *Medicina*, lib. V, cap. XXVII, § III, p. 350, édition de 1746. Je renvoie spécialement à cet auteur.

même pour se préserver de tout empoisonne-ment. Mais ces anneaux menteurs ne rappellent que trop ceux que l'on vend encore aujourd'hui sous le nom de Saint-Hubert, et qui n'ont jamais ni préservé, ni guéri personne de la rage.

A côté de la science, dont les conquêtes sont si lentes, il est un art occulte qui, dès ses dé-buts, semble avoir été porté à ses dernières limites : c'est l'art d'empoisonner. Tel est le gé-nie du mal, qu'il n'est peut-être pas un moyen de détruire par le poison, qui n'ait été deviné depuis longtemps par le crime.

Je vais, avec toute la discrétion que m'im-pose le sujet, en donner ici quelques exemples.

J'ai dit et l'on sait quelle est la violence du poison dans lequel les sauvages trempent leurs flèches. Sur l'acier poli, le poison est inappa-rent, et se conserve presque indéfiniment. Trois siècles avant Jésus-Christ, Agathocle, tyran de Syracuse, fut empoisonné par son fils au moyen d'un cure-dents. L'effet fut, pour ainsi dire, im-médiat (1).

_______________

(1) GMELIN, *Allgemeine Geschichte der thierischen und mineralischen Gifte*, p. 24. Erfurt, 1806. — BOERHAAVE, *Prax. medic.*, p. 143. London, 1738. —

Parysatis, cette reine si cruelle, la sœur de
Xerxès et la femme de Darius Ochus, empoisonna Statira, l'épouse de son fils Artaxerxès,
en lui servant la moitié d'un oiseau qu'elle avait
coupé avec un couteau enduit de poison d'un
seul côté. Elle put, sans crainte, manger elle-
même l'autre moitié non infectée. Elle inventa
cet artifice, d'après Ctésias, parce que Statira,
objet de sa haine, était toujours en défiance
contre le poison (1).

On a vu plus haut que Livie empoisonna,
pour Auguste, des figues encore attachées à
l'arbre. La théorie d'un pareil empoisonnement
eût paru devoir être accessible seulement à la
science moderne. Une femme, il y a dix-huit
siècles, l'avait devinée.

Les anciens Perses et les Turcs savaient empoisonner l'étrier, la selle, la bride d'un cheval,
les bottes d'un cavalier. Les nègres de nos colonies possèdent encore, dit-on, de pareils
secrets.

Don Juan fut empoisonné par Philippe II,
son frère, au moyen de semblables artifices.

---

(1) MERCURIALIS, lib. I, cap. XVII, p. 89; edit. citée.

Jean Galéas, dont il a été parlé plus haut, fut empoisonné par le contact de ses vêtements.

Le cardinal Pierre de Berulle, fondateur de l'ordre des Carmélites et de la congrégation de l'Oratoire, fut empoisonné dans une hostie, en disant la messe. On a chargé du crime la mémoire de Richelieu.

Henri VII fut également empoisonné dans la communion, par une hostie, et le cardinal de Comeyn, chancelier d'Écosse, en buvant le vin consacré.

On retrouvera plus loin l'empoisonnement du pape Clément VII, par une torche qu'on portait devant lui, pour lui faire honneur. Le poison, dans ce cas, était sans doute l'arsenic.

Je ne rappellerai que par un mot les empoisonnements de Calpurnius : *Digito uxores interficiebat.*

Il est si souvent question, dans les historiens, d'empoisonnements produits par des fleurs, un sachet, une lettre, un livre, des gants parfumés, qu'il me paraît inutile d'en citer ici des exemples. Les noms de Jeanne d'Albret et de Catherine de Médicis suffiront à rappeler de pareils souvenirs.

Le pape Urbain VIII faillit d'être empoisonné

par Thomas Orsolini et Dominique Branza, moine augustin, au moyen d'une poudre versée sur une plaie. Avant d'être consommé, le crime fut heureusement découvert.

Langius croit qu'un chirurgien fit périr la femme de Berethod de Flerscheim, par des ventouses scarifiées dont on ne put arrêter le sang. Il se demande si ce chirurgien connut l'art du baigneur, qui fit mourir un duc de Bavière, en répandant, sur des scarifications de ventouses, une poudre propre à empêcher la coagulation du sang (1).

Cet art était-il réel? se demande Mercurialis, que déjà Galien s'écriait, avec indignation, qu'il faudrait conduire au supplice, les yeux bandés, celui qui aurait découvert une herbe propre à *fluidifier* le sang, afin qu'il ne pût faire connaître à personne un poison si effrayant (2).

(1) SCHENCKIUS, *Obs. medic. varior.* lib. VII, *de Venenis*, obs. V, p. 811. *Lugdum,* 1644.

(2) MERCURIALIS, lib. I, cap. III, p. 15. — Si notre scepticisme se refusait à croire à l'existence de semblables poisons, il faudrait nous rappeler ce qu'ont écrit les naturalistes sur les effets du venin des serpents :

L'hemorrois, dit Valmont de Bomare, est un serpent

Le plus odieux et le plus perfide des empoisonnements est celui qu'on impute à une femme
nommée Catharina Piori. Sous le voile de l'amitié, cette femme, le jour de Noël, donna en
étrennes à un enfant, encore dans les bras de
sa mère, une pièce d'argent très-brillante. Selon
les habitudes de cet âge, l'enfant ne tarda pas à
porter la monnaie à sa bouche. Le lendemain,
il n'existait plus; l'empoisonneuse vengée avait
pris la fuite (1).

Contre des crimes si atroces et si effrayants,
quels sont les secours apportés par la science

---

d'Afrique dont la morsure produit un effet bien singulier :
c'est de faire sortir le sang tout pur des poumons.

« L'hémorroüs fait sortir le sang des artères, dans toutes
les parties du corps, et y cause une hémorragie mortelle,
dit Boerrhaave. (Disc. prélim. sur la syphilis, p. vi. 1753.

« Un hémorroüs blessa de sa dent cruelle le jeune et
magnanime Tullus, un des admirateurs de Caton. De même
que le safran, pressé dans un sac de cuir, s'échappe par
tous les pores, ainsi de tous les membres de Tullus s'é-
chappe, au lieu de sang, un venin vermeil. Ses larmes sont
du sang; de toutes les issues qui s'ouvrent aux humeurs
coule un sang abondant; sa bouche, ses narines en sont
pleines, sa sueur en est rougie, ses membres le versent à
pleines veines : tout son corps n'est qu'une plaie. » Lucain.
*Pharsale*, ch. IX, v. 813.

(1) Schenckius, p. 811. ouvr. cité

à la société menacée? Par l'histoire d'une maladie, n'était-il donc pas possible de remonter à sa cause? On a vu les efforts faits, dans ce but, par les médecins jusqu'au temps de Zacchias, c'est-à-dire jusqu'à la fin du XVII<sup>e</sup> siècle. Mais, à cette époque, l'histoire, par ses actes, nous marque mieux encore à quel point en était arrivée la toxicologie légale. Après les Rapports des docteurs en chirurgie Dupré et Durant, et de l'apothicaire Guy Simon, dans le procès de la Brinvilliers, le XVII<sup>e</sup> siècle se ferme par la création des *chambres de poisons* ou *chambres ardentes*. Or, selon la parole de M. Dupin dans un procès célèbre (1) : « Parle-t-on des expertises qui auraient été faites pour faire le » procès à la Brinvilliers? Sait-on quels sont les » noms des chimistes employés à constater les » nombreux empoisonnements qui lui étaient » reprochés? » Non; M. le procureur général avait raison; on n'en était alors qu'à la torture.

« O spectacle effrayant! on apporte des » torches, des chaînes, des leviers et tous ces

_______________

(1) Procès Lafarge ; *voir* le *Moniteur* du 14 décembre 1840.

» instruments inventés pour la douleur. Un
» bourreau vient se mêler aux fonctions de la
» magistrature, et termine par la violence un
» interrogatoire commencé par la liberté (1). »

La vraie science et les bonnes lois ont été
longtemps à se faire.

## III.

Jusqu'au XVIIIe siècle, époque à laquelle je
viens de m'arrêter, la chimie n'a été que d'un
faible secours à la médecine légale. Incertaine
de sa route, cette science s'ignore elle-même
encore; elle ignore surtout les services qu'elle
peut rendre à la justice criminelle. Cependant,
dès la plus haute antiquité, la chimie a été mêlée
à la médecine. Les prêtres égyptiens ont étudié
l'une et l'autre; les médecins ou philosophes
grecs ont créé la théorie des atomes; Geber, au
VIIIe siècle, Geber, le collecteur de toutes les
connaissances chimiques de son époque, et qui
a eu pour successeurs les médecins chimistes
Rhazès, Avicenne, Mesué et Averrhoës. Geber

---

(1. SERVAN, Discours prononcé au parlement de Grenoble.

a écrit sur la *médecine universelle*: il a eu sa panacée, son élixir rouge, qui n'est qu'une dissolution d'or, remède à tous les maux, et moyen
infaillible de rajeunir et de prolonger indéfiniment la vie. Je passe sous silence Roger Bacon,
Albert le Grand, Arnaud de Villeneuve, Raymond Lulle, et Bazile Valentin, l'auteur du *Char*
*triomphal de l'antimoine*. Ces hommes célèbres
ont été tout à la fois chimistes ou alchimistes,
et médecins.

Au XVIᵉ siècle, Paracelse ne proclama-t-il
pas que, hors de la chimie, il n'était point de
médecine? n'attribua-t-il pas toutes ses cures
merveilleuses à son savoir et à ses découvertes
en chimie? n'eut-il pas ses théories médicales
dans lesquelles il fit jouer au *sel*, au *soufre*, au
*mercure sidérique*, un rôle magique et surnaturel?
Vanhelmont et Silvius de le Boë, ses sectateurs,
portèrent plus loin encore l'intempérance de
leurs explications chimiques. Pour Silvius principalement, tout, dans l'organisme vivant,
n'était qu'effervescence, fermentation, distillation, dégagement, précipitation. La fièvre était
une effervescence du sang, du chyle et des autres humeurs; les convulsions, une explosion
du sel et du soufre mêlés aux esprits animaux.

En face de tant d'envahissements, entendons la voix de Boerrhaave : « N'imposez pas la chimie à la médecine comme une maîtresse impérieuse! s'écrie-t-il ; laissez-la plutôt à ses ordres comme une suivante. » Ces paroles étaient empreintes de hauteur sans doute ; mais les trop hautes prétentions d'une chimie vaine les avaient justifiées. Avec le temps tout changera : la médecine pourra sans fierté demander à la vraie chimie des services que, du reste, celle-ci lui offrira sans abaissement.

Dans la première moitié du xviiie siècle, déjà s'agrandissait le cercle des connaissances humaines. La philosophie, la chimie, la médecine marchaient vers des voies nouvelles. La philosophie avait eu ses Descartes, ses Bacon, ses Leibnitz ; la chimie avait eu un Becher à qui succédait un Sthal ; la médecine, après avoir recueilli les découvertes anatomiques et physiologiques des Vésale, des Fallope, des Eustache, des Servet, des Harvey, des Malpighi, semblait briller d'un éclat inaccoutumé dans le génie d'un Boerrhaave et d'un Frédéric Hoffmann.

Dans ce mouvement universel des idées, que devait-on substituer aux doctrines vieillies de Galien sur l'action des poisons? Il faut l'indiquer

rapidement avant d'arriver aux résultats plus
réels encore de la chimie moderne.

Boerrhaave a séparé la médecine d'avec la
chimie; la chimie ne saisit que des corps; la
médecine a plus de tendance à tout rapporter
à des esprits. Boerrhaave, ne tenant plus compte
des propriétés des corps relatives au chaud, au
froid, au sec, à l'humide, ne voit dans les poisons que des esprits subtils, qui portent atteinte
au principe vital, à l'archée, à l'intelligence
suprême qui règle et enchaîne tous les actes ou
mouvements physiologiques.

« Il paraît bien probable, dit le célèbre professeur de Leyde, que les esprits qui portent en
eux le poison s'introduisent dans les nerfs et se
mêlent au liquide existant dans leurs cavités....
Quels changements font naître les venins dans
ce liquide? Est-ce une coagulation, est-ce une
irritation? je l'ignore: ce qui est constant, c'est
que ce principe subtil qui fait le poison, pénètre tout le système nerveux; car notre corps
est régi et peut beaucoup souffrir par les choses
mêmes qui ne tombent pas sous nos sens. La
peste, à son début, tue sans produire de lésion
sensible....

« Je le répète, il est donc bien évident que

les esprits des animaux, tant vénéneux que pes-
tilentiels, agissent d'abord sur les esprits seuls ;
d'où rien ne paraît changé dans le corps; mais
quand le système mobile du cerveau est une
fois affecté, alors tout le corps peut être changé,
de manière que la contagion s'étende et se propage (1). »

Il serait superflu d'accumuler les citations. La
doctrine des médecins qu'on a appelés *vitalistes*
est tout entière dans ces paroles. Les nerfs sont
atteints, disent-ils ; mais comment? Boerrhaave
est trop prudent pour se prononcer. Est-ce une

---

(1) « Hisce positis, videtur valdè probabile quod illi spiritus qui hoc subtile irradiens venenum in se gerunt, in-
grediantur in nervos ipsos imprimis dissectos, et misccan-
tur liquido existenti in cavitatibus eorum.... Quamnam
etiam in illo mutationem faciant, sive coagulationis, sive
irritationis, nescio ; illud verò constat quòd illud subtilissi-
mum cui occurrit venenum, faciat communicationem cum
toto systemate nervoso ; corpus nostrum enim regitur et
multum pati potest ab iis quæ insensibilia sunt ; pestis, in
primo gradu, necat sine mutatione sensibili....

» Patet ergò hos spiritus animalium, tam venenatos,
quam pestiferos, primò agere in solos spiritus, undè nihil
in corpore mutatum apparet ; sed quandò systema mobile
cerebri semel affectum est, tunc totum corpus omni ratione mutari potest ut hoc contagium propagare valeat. »
Boerrhaave, Prælectiones academ., *de Morbis nervorum,*
t. I, p. 214 à 216. 1761

coagulation du liquide ou fluide nerveux, est-ce
une irritation? demande-t-il; et voici ce qu'il
répond : « Nous savons, par l'analogie, que la
coagulation peut atteindre, tant les humeurs les
plus crasses que les principes de nos esprits;
mais, comme nos esprits ne sont accessibles ni
à l'admonition des sens, ni au pouvoir des mi-
croscopes, nous sommes réduits à des conjectures; ici je n'ose rien affirmer, car j'ai souvent
éprouvé des déceptions, quand j'ai essayé de
raisonner d'après l'analogie (1). »

Les successeurs de Boerrhaave n'auront pas
toujours sa réserve. Vous les entendrez dire que
les effets des venins ne sont pas une coagulation,
mais une irritation; or, qu'est-ce qu'une irritation? N'y a-t-il qu'une irritation simple, ou
mille espèces d'irritations toxiques?

Du mélange du vitalisme et des idées humorales de Galien, on créera encore une doctrine

---

(1) Videmus ergo hîc et analogiâ, quod coagulatio fieri
possit, tam ab humoribus crassioribus quam à spirituosis ;
cùm verò nostri spiritus nec sensuum adminiculo, nec mi-
croscopiis observari possint, sola conjectura hîc locum
habet; nam non audeo hîc aliquid affirmare, quia sæpè
deprehendi me deceptum fuisse, quandò racionatus sum
ex analogiâ. BOERRHAAVE, loc. cit., p. 218.

mixte. Quoi de plus simple que de dire : Les poisons agissent tout à la fois sur les nerfs et sur les humeurs ; ils irritent ou stupéfient le système cérébro-spinal ; ils altèrent tous les fluides avec lesquels ils sont en contact. On retrouvera jusqu'à nos jours ces idées ou ces vues diverses exprimées dans la définition même des poisons. Mais qu'est-ce autre chose que dire. d'un mot ou en plusieurs : Les poisons tuent, ou bien les poisons *mettent les parties solides ou fluides hors d'état de continuer la vie* (1)?

Avec les doctrines vitalistes ou humorales régnant en médecine, on retrouve encore, relativement à l'action des poisons, les théories appelées *mécaniques*.

Boerrhaave ne les exclut pas. D'après ces théories, on admet qu'il existe une harmonie préétablie entre les pores, ou bouches des vaisseaux capillaires. et les atomes plus ou moins subtils de la matière. C'est *l'erreur de lieu* des anciens, dont l'idée remonte à Érasistrate. Dans ce système, les poisons sont une cause toute matérielle d'obstruction, ils ferment les

_____

(1) Termes de la définition des poisons d'un grand nombre d'auteurs

pores ou bouches aspirantes vasculaires; ils arrêtent ainsi les mouvements de la perspiration, souillent le sang et en altèrent jusqu'à la température. On retrouvera, de nos jours, les mêmes vues et les mêmes explications dans les travaux de ceux qui ont cherché, avec le microscope, à apprécier le diamètre des vaisseaux dits capillaires, et les rapports de ces diamètres avec les différents globules du sang et des autres fluides du corps humain.

Mais les deux théories médicales qui ont eu le plus de vogue ou de retentissement, et qui divisent peut-être encore les médecins de nos jours, ce sont les doctrines du *sthénisme* ou *asthénisme* vital, et les doctrines de l'*irritation* ou *inflammation*. Marquons-en l'origine, afin de les reconnaître plus tard, quand nous aurons à en apprécier la valeur.

Ces deux doctrines, dans les développements qu'elles ont pris, au XVIIIe et au XIXe siècle (on les retrouverait chez les anciens, car quelle est l'idée neuve en médecine?), ont eu pour point de départ les beaux travaux de Haller sur l'irritabilité. Ce grand physiologiste avait montré, par l'expérience, que, selon leur nature, les tissus de l'organisme sont irritables ou contractiles à divers degrés; c'est-à-dire que, sous l'influence d'agents extérieurs ou de *stimulus*, ils sont susceptibles de certains phénomènes de réaction, annonçant, ici une sensibilité délicate; là une force de contraction sans sensibilité manifeste; ailleurs, enfin, une sorte d'élasticité sans sensibilité et sans contractilité réelles. Les nerfs sont les organes de la sensibilité par excellence; les muscles, les organes de la contractilité; les tissus blancs, tels que les aponévroses, les tendons, ne sont doués que d'une sorte d'élasticité que Haller appelle force morte.

Le cœur est le plus irritable et le plus contractile de tous les muscles; mais il y a, à cet égard, une différence tranchée entre le ventricule gauche et le ventricule droit, le premier étant plus essentiellement doué de toutes les propriétés vitales que le second. Dans l'ordre de plus grande irritabilité et contractilité, viennent successivement le diaphragme, les intestins et les muscles locomoteurs. Haller, avec plus ou moins de succès, chercha à déterminer, à spécifier, si l'on peut dire, le mode d'action de diverses substances regardées comme des *stimulus*; il étudia jusqu'à l'irritabilité, la contractilité, l'élasticité des tuniques vasculaires. Mais ici peut-être trouva-t-il des difficultés que toute sa sagacité ne put surmonter.

Quoi qu'il en soit, les médecins pathologistes partirent de cette sensibilité et de cette contractilité, variables dans leurs principes comme dans leurs effets, pour ne voir dans les maladies qu'un excès, ou, au contraire, un épuisement de ces propriétés ou forces vitales primitives ; que des effets d'intensité variable dans l'action des *stimulus* ou *modificateurs externes ;* en d'autres termes, ici que *sthénie* ou *asthénie,* là qu'*irritation* ou *inflammation,* à des degrés divers.

Selon Brown, ou mieux encore selon l'école italienne actuelle, qui a élargi le système écossais, les poisons exaltent ou éteignent la sensibilité et la contractilité ; ils *hypersthénisent* ou *hyposthénisent*, pour parler le langage adopté. Je cite des exemples : Parmi les poisons du règne animal, les cantharides sont dans la classe des agents hypersthéniques ; le venin de la vipère, au contraire, est reporté dans la classe des agents hyposthéniques. Parmi les végétaux et les minéraux, les plantes telles que l'ellébore, l'euphorbe, la sabine, sont des poisons sthéniques. Les composés métalliques, tels que l'acide arsénieux et le deutochlorure de mercure, sont des poisons asthéniques. A ceux du premier genre, il faut opposer la médication débilitante ou contro-stimulante; à ceux du second, la médication tonique ou hautement stimulante.

Dans le système de l'irritation ou de l'inflammation, auquel M. Broussais a donné la plus grande extension, pour ne pas dire la dernière exagération, la plupart, si ce n'est la totalité des poisons, sont des irritants, des corrosifs; la médication qu'il faut leur opposer est tout entière dans les antiphlogistiques.

De ces deux doctrines, l'une repose sur deux principes contraires, le *sthénisme* et l'*asthénisme*, l'excès ou le défaut de *stimulus*, l'autre n'en admet qu'un seul, l'*irritation*. Irritation ou sthénisme, il y aurait bien à la rigueur quelque ressemblance; mais, dans les applications, que de dissidences! Là où les uns voient une hyposthénie à laquelle il faut opposer les stimulants, les autres voient une irritation dont il faut neutraliser les effets par les antiphlogistiques, et surtout par la saignée. Nous retrouverons les deux systèmes en présence dans l'empoisonnement par l'acide arsénieux, par exemple, empoisonnement essentiellement débilitant, suivant l'école italienne actuelle; empoisonnement, au contraire, tout à fait irritant, corrosif, incendiaire, suivant les partisans de l'école antiphlogistique française.

Mais sortons de ces ténèbres médicales pour suivre, dans ses rapides progrès, une science qui doit nous donner mieux que des théories et des spéculations trop changeantes.

Dans la dernière moitié du XVIII<sup>e</sup> siècle, la véritable chimie naquit des efforts de Schéele et de Priestley, des admirables travaux de Lavoisier, auxquels succédèrent les Berthollet, les Dalton, les Davy, les Fourcroy, les Vauquelin, et toute cette génération de chimistes qui sont aujourd'hui la gloire et l'espérance d'une science pleine d'avenir. Qu'on se rappelle ce grand mouvement scientifique qui coïncida presque avec une révolution politique, et qui, chose remarquable! ne fut point retardé, et fut peut-être accéléré par elle.

La doctrine de Sthal régnait encore, glorieuse d'avoir renversé une erreur de quinze siècles, pour n'y substituer qu'une nouvelle erreur. Les quatre éléments d'Aristote n'étaient plus regardés comme des éléments; les éléments véritables, c'étaient les corps incombustibles ou les terres. Tout corps qui brûle contient du phlogistique, disait Stahl, et n'est pas, par conséquent, un corps simple. Plus un corps est combustible, plus, en brûlant, il dégage de chaleur, plus il contient de phlogistique. Le charbon est au premier rang sous ce rapport. Que se passe-t-il quand on brûle une terre en contact du charbon? Elle devient métal. Et quand on brûle de même un métal? Il devient terre. Quelle est, d'après Stahl, l'explication de ce double phénomène? Dans le premier cas, disait Stahl, le charbon donne son phlogistique à la terre pour en faire un métal, c'est-à-dire un corps composé; dans le second cas, le métal perd son phlogistique d'emprunt pour redevenir de la terre, c'est-à-dire un corps simple. Le contraire eût été la vérité.

Si, dans une double expérience, on eût pesé les corps avant et après la combustion, on eût vu que, pour les terres ou oxydes, en devenant métaux, ils avaient perdu quelque chose; que, pour les métaux, au contraire, en brûlant ou en devenant des terres ou des oxydes, ils avaient gagné quelque chose. Mais on avait une théorie, pouvait-elle mentir? Pour les esprits prévenus, quand il y a désaccord entre l'expérience et la théorie, c'est à la théorie qu'il faut croire, et non à l'expérience trop souvent fautive.

Cependant l'attention avait été appelée, depuis longtemps, sur ce fait important de la chimie. Au XV⁰ siècle, Eck de Sulzbach avait mis à chauffer, dans quatre vases différents, six livres d'un amalgame d'argent et de mercure, et, au bout de huit jours, il avait constaté, dans le mélange, une augmentation de poids de trois livres. A quoi tient cette augmentation de poids? s'était demandé l'expérimentateur; et il avait répondu, dans le langage du temps : « Cette augmentation de poids vient de ce qu'un *esprit* s'unit au corps du métal, et, ce qui le prouve, c'est que le cinabre artificiel (oxyde sulfuré de mercure), soumis à la distillation, dégage un esprit (1). »

« On se demande, écrit Jean Rey, au XVII⁰ siècle, pourquoi l'estain et le plomb augmentent de poids quand on les calcine? A cette demande doncques, appuyé sur les fondements jà posez, je responds et soutiens glorieusement que ce surcroît de poids vient de l'air, qui, dans le

_______________

(1) HOEFER, *Histoire de la Chimie*, t. 1, p. 447.

vase, a été epessi, appesanti, et rendu aucunement adhésif par véhémente et longuement continue chaleur du fourneau, lequel air se mesle avec la chaux et s'attache à ses plus menues parties (1). »

Vingt ans plus tard, le chimiste anglais Mayow, que cite Fourcroy, répétait la même expérience et raisonnait de la même manière.

Mais on avait oublié les expériences d'Eck de Sulzbach, de Jean Rey et de Mayow, et, avec elles, l'explication qu'ils en avaient donnée. Stahl pourtant avait écrit cette phrase : « La litharge, le minium, les cendres de plomb pèsent plus que le plomb qui les fournit, et non-seulement par la réduction on voit disparaître ce poids surnuméraire, mais encore celui d'une portion de plomb. » Mais, je le répète, c'était l'expérience ici qui avait tort, ou qui montrait une exception à la règle.

Lavoisier, c'est une gloire qu'on ne lui conteste plus, Lavoisier saisit non-seulement le phénomène et l'expliqua ; mais, en homme de génie, il en fit sortir, pour ainsi dire, la chimie

_______

(1) HOEFER, *Histoire de la Chimie*, t. II, p. 255.

tout entière, quand il prononça ces belles paroles que j'emprunte à M. Dumas ; car on attend encore l'édition *nationale* des Œuvres de
Lavoisier :

« Le phlogistique n'existe pas ;

» L'air du feu, l'air déphlogistiqué est un
corps simple ;

» C'est lui qui se combine avec les métaux
que vous calcinez ;

» C'est lui qui transforme le soufre, le phosphore, le charbon, en acides ;

» C'est lui qui constitue la partie active de
l'air ; il alimente la flamme qui nous éclaire, le
foyer qui nous alimente ;

» C'est lui qui, dans la respiration des animaux, change leur sang veineux en sang artériel, en même temps qu'il développe la chaleur
qui leur est propre ;

» Il forme partie essentielle de la croûte du
globe tout entière, de l'eau, des plantes et des
animaux ;

» Présent dans tous les phénomènes naturels,
sans cesse en mouvement, il revêt mille formes ;
mais je ne le perds jamais de vue, et puis toujours le faire reparaître, à mon gré, quelque
caché qu'il soit ;

» Dans cet être éternel, impérissable, qui peut changer de place, mais qui ne peut rien gagner ni rien perdre, que ma balance poursuit et retrouve toujours le même, il faut voir l'image de la matière en général ;

» Car toutes les espèces de matières partagent avec lui ces propriétés fondamentales et sont, comme lui, éternelles, impérissables, elles peuvent, comme lui, changer de place, mais non de poids, et la balance les suit, sans peine, à travers toutes leurs modifications les plus surprenantes (1). »

Lavoisier, en effet, venait, sinon d'inventer, du moins de perfectionner la balance, et de lui faire dire ce qu'elle n'avait dit à nul autre avant lui, si ce n'est pourtant à Wenzel, auquel on doit la première idée des équivalents chimiques.

On se disputa la découverte de l'oxygène ; mais à qui appartient-elle réellement, si ce n'est à celui qui, non-seulement saisit ce gaz en même temps que Schéele et Priestley, mais qui en devina immédiatement le rôle immense, et dans la nature inerte, et dans la nature animée ?

------

(1) DUMAS, *Leçons sur la Philosophie chimique*, recueillies par M. Bineau ; p. 188.

Ai-je besoin de dire les travaux immortels de Lavoisier? On lui doit la première analyse de l'air; on lui doit, à lui, et à l'illustre Laplace, son ami, la décomposition de l'eau; on lui doit surtout les premières analyses des matières organiques qu'il montra être formées essentiellement (1) de quelques principes simples, l'oxygène, l'hydrogène et le carbone, principes auxquels plus tard Berthollet ajouta l'azote, élément plus spécial aux matières de nature animale.

Or, n'est-ce pas là, pour ainsi dire, toute la chimie? C'est celle surtout dont il faut nous pénétrer, nous médecins toxicologistes.

La nature minérale contient un certain nombre d'éléments simples qui ne se créent pas d'eux-mêmes, qui jamais ne se perdent dans les transformations qu'ils subissent (paroles mêmes de Lavoisier); la nature organique ou vivante ne renferme qu'un très-petit nombre de ces produits, et, en dernière analyse, toute matière animale se réduit à ces quatre éléments essentiels: l'oxygène, l'hydrogène, le carbone et l'azote. De

---

(1) Je dis essentiellement, tout en reconnaissant que les matières organiques contiennent encore d'autres éléments, sans parler de la chaleur et de l'électricité, etc.

ces deux faits principes se déduisent toutes les
conséquences qu'il importe, d'abord, de bien
saisir, pour fonder sur des bases invariables
cette science nouvelle, fille de la médecine et de
la chimie, la toxicologie, qui, dans ses applications, embrasse la médecine légale, la physio
logie et la thérapeutique.

Un poison, sans en donner encore la définition exacte et rigoureuse, est une matière incompatible avec la vie, une matière dont la présence, en quantité suffisante, mais toujours
assez faible, modifie, altère ou détruit la composition normale des liquides et solides organiques.

Supposez l'introduction d'une telle matière
dans l'organisme, par quelque voie que ce soit,
un mal se manifeste, mal qu'il appartient à l'art
médical d'apprécier; une matière étrangère est
là présente, matière qu'il appartient à la chimie
de discerner et de saisir.

Je ne m'occupe pas, en ce moment, des
effets que produit le poison, j'y reviendrai trop
souvent dans ce livre. J'appelle l'attention sur
un résultat qu'il importe, avant tout, d'établir,
savoir, qu'au moment, ou à la suite de l'empoisonnement, il existe, au sein des éléments de

l'organisation, un élément ou un corps étranger, cause de la maladie ou de la mort, *corps de délit,* pour parler le langage de la loi, dans un cas d'empoisonnement criminel.

Comment, avec certitude, saisir cet élément matériel d'un crime? car, ici, les conditions ordinaires de la chimie sont peut-être changées; le corps toxique a pu subir l'influence d'agents inconnus, il a pu être modifié au sein de l'organisme vivant dont nous ne connaissons pas toutes les puissances. Il est vrai: et il ne faut pas se flatter de pouvoir reconnaître, au sein des organes de l'homme, toute espèce de poisons. Plusieurs nous échappent et nous échapperont peut-être toujours. Mais les principes qui doivent nous guider dans les recherches à faire, quelle que soit la nature du corps toxique, on peut les poser à l'avance, et déjà ils ont conduit à de précieux et grands résultats.

Qu'on me permette ici une division. Ou la matière toxique qu'il s'agit de chercher, comme corps de délit, au sein des produits de l'organisme, appartient à la nature inorganique, c'est-à-dire au règne minéral, ou elle appartient à la nature organique, c'est-à-dire aux deux règnes, soit végétal, soit animal.

Dans le premier cas, pour retrouver un élément minéral au sein des matières organiques, il est deux conditions générales ou premières à remplir :

1°. Si l'élément minéral est de nature fixe, c'est-à-dire non susceptible d'être entraîné avec les gaz qui se développent pendant la combustion, il faut brûler ces matières, à une haute température, et en traiter le charbon ou les cendres comme des produits inorganiques purs ;

2°. Si, au contraire, l'élément toxique à découvrir est plus ou moins volatil, il faut n'opérer la combustion des matières organiques qu'à un degré de chaleur inférieur à celui de la volatilité du corps, et chercher ultérieurement, par des moyens appropriés, à isoler définitivement l'élément cherché d'avec toute matière capable d'en masquer les propriétés, ou les caractères minéralogiques ou chimiques.

Quand il s'agit de retrouver, parmi des matières de nature organique, des poisons de même ordre et de même composition élémentaire, l'emploi de la chaleur est, pour ainsi dire, interdit ; car la combustion altérerait le corps cherché. Il faut donc, non plus songer à détruire la masse des produits qui enveloppent l'agent toxique, mais extraire, tout d'abord, cet agent même, ou l'un de ses principes immédiats, à l'aide de réactions qui permettent de saisir le *corps de délit*, sans atteindre les matières organiques auxquelles il est mêlé. Ici les difficultés augmentent; mais, ainsi qu'on le verra, elles ne sont pas toujours insurmontables.

Depuis Lavoisier, qu'ont fait les toxicologistes pour atteindre le but qui leur était, en quelque sorte, marqué à l'avance par les travaux de ce grand homme? Deux voies de recherches s'ouvraient devant eux : l'une, dans laquelle ils devaient rencontrer les agents de dissolution; l'autre, les agents de combustion.

Je ne m'arrêterai pas à rappeler les procédés d'analyse par les agents de dissolution; c'était là une simple application des procédés chimiques les plus connus : la toxicologie n'a pas à en revendiquer pour elle la découverte. Les procédés d'Hahnemann, de Rose, de Roloff, de Fischer, etc., procédés qui nous paraîtraient aujourd'hui bien imparfaits, rentrent dans cette catégorie.

En 1817, Rapp, le premier, eut la pensée d'employer la combustion pour rechercher les poisons métalliques au sein des matières organiques. Voici comment il opéra:

Il fit dessécher les matières animales; mit à dissoudre sur le feu, dans un matras, du nitrate de potasse parfaitement pur, et, le vase porté à la température rouge, il y projeta, par petites parties, la matière desséchée qui brûla avec déflagration. Le résidu de l'opération, mais dans un état plus ou moins parfait de combustion, était repris par les méthodes ordinaires d'analyse, pour rechercher les éléments ou les composés minéraux toxiques.

Ce procédé, dont l'honneur doit rester à Rapp, a été repris, de nos jours, par des toxicologistes qui ont cru pouvoir se l'attribuer: l'un, M. Orfila, parce qu'il a mélangé la matière organique desséchée avec le nitrate de potasse, avant d'opérer la combustion dans le vase porté à la température rouge; l'autre, M. Devergie, parce qu'il n'a employé que la potasse d'abord, et qu'il a formé, après coup, dans le vase, le nitrate alcalin par voie de double décomposition; mais, il faut bien le dire, dans ces modifications, il n'y a pas eu de procédés nouveaux, il n'y a même eu aucun perfectionnement ajouté au procédé de l'auteur allemand.

MM. Orfila et Devergie ne se sont point proposé d'opérer des combustions ou incinérations complètes des matières organiques.

Au contraire, M. Orfila n'a rien tant redouté que les combustions ou incinérations complètes; car, peu satisfait du procédé de Rapp, pour lui déjà trop parfait, il s'est hâté d'en proposer un autre qu'il a jugé *plus sensible, plus simple* et *plus expéditif :* la carbonisation par l'acide nitrique seul.

Toutefois, le procédé de combustion par l'acide nitrique n'appartient pas non plus à M. Orfila. Il avait été indiqué antérieurement par M. Thénard, mais non aussi *simple,* aussi *expéditif,* et par conséquent aussi imparfait que l'a exécuté depuis M. Orfila. M. Thénard, en effet, ne se contentait pas d'attaquer les matières organiques par l'acide nitrique bouillant, puis par l'eau; il faisait évaporer le liquide de dissolution, et brûlait le résidu des matières avec le nitre, selon la méthode de Rapp. M. Orfila est malheureux en copiant; il supprime le plus essentiel.

Quoi qu'il en soit, avec l'un ou avec l'autre des deux procédés, la combustion par le nitre ou par l'acide nitrique, M. Orfila qui, par prin-

cipe et pour ne rien perdre, n'achevait jamais
la destruction des matières organiques, et qui
soumettait tel quel à l'appareil de Marsh un liquide sale et noir, ne manquait guère de recueillir, de toute espèce de produit de carbonisation, des taches qui, pour lui, étaient ou des
taches d'arsenic criminel, ou des taches d'arsenic normal, ou des taches de *crasse* (textuel).
L'alternative eût pu effrayer un chimiste; M. Orfila passa outre, et trouva des moyens de discerner si l'arsenic était de l'arsenic normal ou
de l'arsenic criminel; si les taches étaient de
l'arsenic véritable ou de simple *crasse*.

Ces moyens, qui ne les connaît, après l'immense publicité que leur a donnée M. Orfila?
L'arsenic est de l'arsenic provenant d'un empoisonnement, quand il a suffi de l'eau pour l'extraire des matières animales qui le contenaient;
c'est de l'arsenic normal ou naturel, au contraire, quand il a fallu recourir aux acides pour
l'obtenir; car, entre l'un et l'autre, il y a cette
différence, que l'arsenic toxique est soluble dans
l'eau, tandis que l'arsenic alimentaire ou normal
est absolument insoluble dans ce liquide. Je
n'ajoute pas qu'au moment où il promulguait et
appliquait cette doctrine, M. Orfila trouvait de

l'arsenic dans le bouillon de bœuf; je serai trop obligé de revenir plus loin sur d'aussi étranges contradictions. (*Voyez* le livre *De l'arsenic*, chap. IV.)

Quand on eut montré à **M.** Orfila que le procédé par l'acide nitrique était défectueux, qu'il ne donnait que des carbonisations incomplètes, **M.** Orfila crut avoir tout réparé en disant qu'il avait renoncé à ce procédé pour reprendre le procédé de Rapp par le nitrate de potasse.

Quand on eut montré à **M.** Orfila que les caractères qu'il avait crus suffisants pour reconnaître les taches d'arsenic étaient *sans valeur,* **M.** Orfila dit qu'il ne s'était pas contenté de ces caractères devant les tribunaux, et il rappela qu'il avait aussi donné le précepte de recueillir l'arsenic, tout à la fois sous forme de taches et sous forme d'anneau.

Mais qu'importait le précepte si on ne le suivait pas? Or, voici un exemple entre plusieurs; je le reproduis brièvement d'après la *Gazette des Tribunaux,* et sur la foi d'un auteur qui ne peut être suspect de partialité envers **M.** Orfila, l'honorable **M.** Galtier.

« AFFAIRE RIGAL. — *Assises d'Albi*, 28 septembre 1839.

» *Première expertise :* MM. Limousin, Lamothe et Durand, pharmaciens à Albi, n'obtinrent pas d'arsenic, à l'appareil de Marsh, du décocté aqueux de l'estomac, du produit de l'incinération du tube intestinal, ainsi que du décocté du cadavre entier par l'azotate de potasse.

» *Contre-expertise :* Le 10 janvier 1840, MM. Orfila, Devergie et Lesueur analysèrent 80 grammes de liqueur incolore, provenant du décocté de l'estomac, qui leur avait été envoyé à Paris. L'acide sulfhydrique n'y produisit aucun précipité. Évaporé à siccité, le résidu, carbonisé par l'acide azotique, donna, à l'appareil de Marsh, une quinzaine de taches, petites, jaunâtres, légèrement ardoisées à leur centre, très-miroitantes, semblables, quant à l'aspect, aux taches arsenicales. Elles se volatilisaient facilement par la chaleur, se dissolvaient rapidement par l'acide azotique à froid ; mais le soluté étant évaporé à siccité, il fut impossible de développer la couleur rouge-brique par l'azotate d'argent. Ils examinèrent, par le même procédé, les liqueurs provenant du traitement par l'eau du produit de l'incinération du tube intestinal, ainsi que des débris du corps de la femme Rigal, qui leur avaient été aussi envoyés plus tard d'Albi. et ils ne découvrirent. dans ces matières, aucun atome d'arsenic.

» *Conclusions :* Le liquide obtenu par l'ébullition dans l'eau de l'estomac contient une très-faible proportion d'une préparation arsenicale; toutefois nous ne saurions en donner des preuves à l'abri de toute objection.

» **M. Orfila** étant appelé aux débats pour donner son opinion sur la mort de la femme Rigal, déposa ainsi : 1° La femme Rigal a succombé à un empoisonnement par l'arsenic; 2° les résultats négatifs des experts d'Albi dépendent de ce que la majorité du poison a été éliminée par les vomissements et par les urines. et de ce qu'ils n'ont pas employé le procédé le plus convenable; *car l'incinération par l'azotate de potasse donne plus de perte d'arsenic, est moins avantageux que la carbonisation par l'acide azotique ;* 3° il n'est pas extraordinaire que des atomes d'arsenic aient échappé à des hommes qui n'ont pas une grande habitude de ces sortes d'expériences, et n'ont jamais mis en usage ce procédé; 4° pour caractériser les taches arsenicales, il n'est pas nécessaire d'en constater tous les caractères ; *j'ai une conviction profonde que*

*les trois caractères que j'ai constatés sont suffisants,
et je conçois que des experts, peu habitués à ces
sortes d'analyses, soient plus exigeants* (1). »

Or, sur les trois caractères en question, on
sait comment s'est prononcée l'Académie des
Sciences. Le Rapport adressé à M. le garde des
sceaux contient cette phrase : « L'expert ne devra *jamais* dire que les taches sont arsenicales,
s'il ne leur a pas reconnu les caractères de la volatilité et du précipité rouge-brique avec le nitrate d'argent (2). »

Plus explicite encore sur la méthode dite des
taches, la Commission, composée de MM. Thénard, Dumas, Boussingault et Regnault, a fini
par écrire ces paroles :

« La Commission a proscrit complétement la
méthode des taches dans les instructions qu'elle
a données ; elle a voulu que l'expert pût remettre entre les mains de la justice, comme
pièce de conviction, l'arsenic avec tous ses caractères.

« Aux yeux de la Commission, l'appareil de

---

(1) GALTIER, *Traité de Toxicologie*, t. I, p. 462. —
*Gazette des Tribunaux*, numéros des 6, 7, 8 et 9 juin 1840.
(2) *Comptes rendus des séances de l'Académie des
Sciences*, t. XII, p. 1083.

Marsh, considéré comme moyen de produire des taches, est donc sans valeur (1). »

Sur qui tombait cet arrêt de condamnation? M. Orfila feignit de ne le point comprendre, et, en se retirant de la lice, il lança, dans une brochure répandue à profusion, ces dernières paroles qui ont été le trait du Parthe : « Le Rapport de l'Institut serait *frappé de nullité*, si les taches étaient *proscrites* (2). » Mais, depuis lors, M. Orfila n'a plus fait de Rapports devant les tribunaux.

Après avoir découvert de l'arsenic normal dans le corps de l'homme, on devait aussi y découvrir du cuivre, du plomb, un troisième métal autre que le fer, et que l'on ne savait pas nommer.

Voici les paroles textuelles du Mémoire de MM. Devergie et Hervy, auteurs de la découverte, paroles insérées dans le tome III, page 113 (1838), des *Bulletins de l'Académie royale de Médecine :* « En résumé, il est aujourd'hui con-

---

(1) *Comptes rendus des séances de l'Académie des Sciences*, t. XIII, p. 57 et 58.

(2) *Rapport sur les moyens de constater la présence de l'arsenic dans les empoisonnements par ce toxique*, p. 52; in-8°, publié chez Baillière, 1841.

stant que le cuivre, le plomb, et probablement aussi un autre métal sur l'existence duquel nous ne sommes pas suffisamment éclaircis (on a voulu dire éclairés), font partie constituante de tous les organes de l'homme et des animaux. »

M. Orfila ne tarda pas à confirmer cette découverte ; et, pour en conjurer le mauvais effet, il ne tarda pas non plus, comme il l'avait fait à propos de l'arsenic normal, à indiquer le procédé à suivre pour reconnaître le cuivre et le plomb qui faisaient partie constituante de nos tissus. Les principes vrais n'ont-ils pas des applications multiples? Sur la parole de M. Orfila, le cuivre et le plomb constitutionnels devinrent donc insolubles dans l'eau aiguisée d'acide acétique; tandis que le cuivre et le plomb d'un empoisonnement restèrent, à toujours, éminemment solubles dans ce liquide acide.

Comment la nature s'y prend-elle pour reconnaître l'arsenic, le cuivre et le plomb d'un empoisonnement, et les distinguer d'avec l'arsenic, le cuivre et le plomb qui sont introduits innocemment dans l'estomac avec nos aliments? Comment relègue-t-elle, avec tant de sagesse, et pour la plus grande gloire du toxicologiste, l'arsenic normal dans les os; tandis qu'elle laisse

le cuivre et le plomb dans tous nos organes ?
On ne nous a pas expliqué ces mystères.

Mais voici plus. Je suppose qu'en mangeant
dans un vase malpropre, un individu ait ingéré
hier, ou durant plusieurs jours successivement,
de petites quantités de cuivre ou de plomb,
quantités insuffisantes pour troubler sa santé.
Tout à coup il meurt, et, en raison même de la
spontanéité de la mort, on soupçonne un empoisonnement, et il est procédé à une expertise.
Le cuivre ou le plomb solubles seront-ils, dans
ce cas, du cuivre ou du plomb criminels?

Autre espèce : Une personne a été empoisonnée lentement, à petites doses très-fractionnées.
Il n'est resté dans le cadavre que de très-faibles
traces d'arsenic, de cuivre et de plomb, qui
n'ont été décelées qu'à la suite d'un traitement
par les acides, ou de la combustion des matières
organiques. Le poison, dans ce cas, ne sera-t-il
que du poison normal ?

Entraîné vers cette chimie facile, M. Orfila
devait s'égarer sans retour. Dans certains cas
d'expertise, après une inhumation prolongée, il
peut y avoir nécessité d'examiner la terre du
cimetière au sein de laquelle s'est décomposé le
cadavre. Si cette terre contient l'élément toxique

trouvé dans les débris humains, l'arsenic par
exemple, on a à se demander si, par suite d'un
contact prolongé, ou en raison des imbibitions
pluviales, l'arsenic de la terre n'a pas pu pénétrer le corps, l'empoisonner en quelque sorte?

Le problème, dans quelques cas, sera certainement très-complexe, très-délicat; mais non
pour M. Orfila, qui en a donné toutes les solutions, on pourrait presque dire extemporané-
ment, tant il redoutait qu'on le devançât dans
cette voie de brillantes découvertes.

Selon M. Orfila, l'arsenic que contiennent les
terres de cimetière s'y trouve toujours à l'état
de combinaisons insolubles, non-seulement dans
l'eau, mais dans les acides faibles. La putréfaction même n'apporte aucun changement dans ces
conditions normales; et l'arsenic ne peut être
désagrégé, séparé de la terre, pour passer au
cadavre. En conséquence, pour distinguer l'arsenic provenant d'un empoisonnement d'avec
celui que contient une terre de cimetière, il
n'est donc toujours qu'une opération comparative à faire : traiter, d'une part, les débris du
corps; de l'autre, les terres ambiantes par
l'eau simple. Tout arsenic obtenu par cette
dissolution sera l'arsenic d'un empoisonnement;

car si la terre même contient de l'arsenic soluble, on sera *grandement autorisé à penser que cet arsenic provient des débris humains* (paroles textuelles de M. Orfila); *à moins pourtant,* veut bien ajouter le toxicologiste, *qu'il ne soit prouvé que cette partie du terrain de cimetière a été arrosée avec une dissolution d'acide arsénieux ou de toute autre préparation arsenicale, ou bien que l'on a jeté à sa surface une poudre arsenicale soluble* (1).

Mais quoi! les terres sont trempées, pénétrées sans cesse par les eaux pluviales; ces eaux peuvent être chargées d'acides, d'alcalis libres, de sels acides ou alcalins; la putréfaction produit elle-même de l'ammoniaque et d'autres composés inconnus; et, au contact de tant d'agents de dissolution, toutes les combinaisons insolubles d'arsenic resteront inaltérées, inattaquables!

J'ai pris de la terre de cimetière dans laquelle l'expérience m'avait fait découvrir de l'arsenic à l'état insoluble; je l'ai exposée sur un toit à la pluie du ciel, après y avoir ajouté, pour

_______________

(1) *Mémoires de l'Académie royale de Médecine,* t. VIII, page 504.

5oo grammes de terre, 1 gramme seulement de savon et de cendres.

Au bout d'un mois, quand la terre s'est trouvée trempée d'eau pluviale, j'ai fait l'analyse de cette eau froide : elle contenait de l'arsenic. Que dire de plus ? M. Orfila a assimilé les eaux du ciel et les eaux qui roulent sur le sol, à celles d'un laboratoire. Il n'a pas vu, ou il n'a pas voulu voir plus loin. Quel chimiste l'imitera jamais ?

Ou je me trompe, et mon erreur est involontaire, ou voilà, dans leur ensemble, les idées, les découvertes de M. Orfila en toxicologie ; ce qu'il a appelé *son nouveau système de médecine légale, le système qu'il a introduit dans la science*. C'est assez d'avoir exposé fidèlement ce système : que chacun le juge. Plus la position de M. Orfila est élevée, plus il me semble qu'il faut lui demander un compte sévère des doctrines qu'il a appliquées devant les tribunaux, et qu'il enseigne peut-être encore dans une chaire de la Faculté de médecine.

C'est à dater de l'année 184o que nous avons commencé, M. Danger et moi, de présenter à l'Académie des Sciences une série de travaux sur les poisons. Faut-il marquer le point d'où nous sommes partis pour montrer mieux celui

où nous croyons être arrivés ? Ici quelques mots
suffiront; les développements trouveront leur
place ailleurs.

Qu'on ouvre tous les ouvrages de toxicologie,
même les ouvrages le plus récemment publiés; jamais, jusqu'ici, on ne s'était préoccupé,
pour la recherche des poisons, d'opérer sur des
dissolutions libres de tout mélange de matières
organiques; généralement même, on avait essayé de fixer quelle est, dans ces conditions de
mélange, la nature ou l'apparence des réactions
chimiques obtenues sur les composés toxiques.

Ainsi, on étudiait les changements qu'apporte
la présence du vin, du cidre, de la bière, du
thé, du café, du lait, du bouillon, de l'albumine,
de la bile, du sang même, aux réactions ordinaires des matières toxiques. Mais changez la
proportion des produits ainsi mélangés, les réactions sont changées, ou elles ne se manifestent
point. Qu'on se rappelle le précepte répété sans
cesse par les toxicologistes : « Ce n'est quelquefois qu'au bout d'un temps fort long, d'un jour
ou de plusieurs, que les précipités apparaissent. » M. Orfila, dans une circonstance grave,
saisit, au bout de huit jours, dans une dissolution de matières organiques, un précipité d'ar-

senic qui avait échappé à des experts moins patients (1).

Je ne parle pas des sources d'erreurs, je sup-

___

(1) « Un homme avait empoisonné plusieurs personnes avec du pain contenant de l'acide arsénieux. Des experts d'Angers avaient fait bouillir ce pain dans l'eau et avaient traité le décoctum par l'acide sulfhydrique gazeux. Voyant qu'ils n'obtenaient point de sulfure jaune précipité, ils avaient conclu que le pain ne renfermait point d'arsenic. Une seconde expertise, faite par deux chimistes de Paris, s'était terminée de même. Je fus alors chargé de procéder, avec Barruel, à la recherche de l'acide arsénieux. Nous attendîmes *plusieurs jours* pour laisser au précipité jaune de sulfure d'arsenic le temps de se déposer du *décoctum* aqueux, ce que n'avaient pas fait les autres experts, et nous retirâmes de l'arsenic métallique de ce sulfure. Le corps du délit arriva à Angers au moment où les débats allaient être clos ; l'accusé, déclaré coupable, fut condamné à mort.

» Le liquide obtenu en faisant bouillir l'estomac de Soufflard pendant une heure avec deux litres d'eau distillée, fut acidulé par l'acide chlorhydrique, et soumis à un courant de gaz acide sulfhydrique ; au bout de *trois mois seulement*, il s'était déposé du sulfure jaune d'arsenic, de manière à pouvoir être séparé par le filtre. » ORFILA, *Toxicologie*, t. I, p. 395 ; édit. de 1843.

« Un élève en médecine me prie de rechercher s'il n'existerait pas de l'acide arsénieux dans le bouillon qu'il me présentait : un jeune homme en avait été fortement incommodé. Je traitai immédiatement la liqueur par les réactifs ordinaires, et je n'obtins aucun précipité. J'avais

pose qu'on savait les éviter, mais si l'on jugeait d'une réaction par des couleurs mixtes, il y avait dix chances contre une de deviner mal. Qu'on se rappelle comme exemple l'arsenic *normal*, le cuivre et le plomb *constitutionnels*.

Un précepte, un principe qu'il nous a paru essentiel d'établir, c'est que, pour prononcer sur les réactions d'un corps, en toxicologie, il faut obtenir ce corps pur de toute matière organique; c'est, d'après les expressions de notre premier Mémoire lu à l'Académie des Sciences, *que la présence des matières animales est un obstacle permanent aux réactions franches et décisives de la chimie inorganique; qu'il faut détruire complétement ces matières, si l'on veut rendre aux réactions toute leur valeur, en les obtenant pures* (1).

Pour atteindre à ce résultat, nous avons,

----

mis de côté le verre à expérience dans lequel le mélange de bouillon et d'acide sulfhydrique se trouvait. J'examinai, par hasard, au bout de huit jours, ce mélange qui, après vingt-quatre heures de contact, n'avait offert aucun changement, et il renfermait alors un précipité très-marqué de sulfure d'arsenic, dont je retirai le métal. — DEVERGIE, *Médecine légale*, t. III, p. 415.

(1) DANGER et FLANDIN, *de l'Arsenic*, suivi d'une Instruction pour servir de guide aux experts, dans les cas d'empoisonnements; p. 15. *Paris*, 1841.

M. Danger et moi, proposé, pour détruire et brûler les matières organiques, un nouveau procédé qui s'applique à tous les cas : c'est la carbonisation par l'acide sulfurique.

Vin, cidre, bière, bouillon, thé, café, lait, sang, liquides ou solides de l'économie animale, quel que soit le mélange au sein duquel il faille chercher un poison métallique, le procédé conduit au but, et il y conduit rapidement et de la manière la plus sûre. Je ne veux pas exposer ici ce procédé, qu'on trouvera décrit dans le cours de cet ouvrage, avec toutes ses applications diverses ; je n'en veux donner que la théorie, en essayant de la faire comprendre à tout lecteur qui aura bien voulu me suivre jusqu'ici.

Les matières animales ou organiques sont toutes composées, ainsi qu'il a été dit, de trois ou de quatre principes ou éléments essentiels : l'oxygène, l'hydrogène, le carbone et l'azote. Il n'est presque personne qui ne sache que l'hydrogène et l'oxygène, réunis en proportion de deux atomes d'hydrogène pour un atome d'oxygène, ne fassent de l'eau ; et que l'acide sulfurique, l'un des corps de la chimie le plus avide d'eau, ne peut exister sans un atome au moins de ce liquide (acide sulfurique monohydraté,

En présence des matières organiques, végétales ou animales, et sous l'influence de la chaleur, que fera donc l'acide sulfurique? L'eau qu'il contient se vaporisera jusqu'au dernier atome, et, au fur et à mesure de cette volatilisation, un nouvel atome d'eau se formera au moyen de l'oxygène et de l'hydrogène des matières organiques, jusqu'à la complète disparition de l'un et de l'autre de ces principes. A la température qui provoquera cette décomposition, l'azote, qui est un gaz, se volatilisera, uni à de l'hydrogène sous forme d'ammoniaque, et le carbone ou charbon de la matière organique restera seul comme corps fixe; car, en portant la température jusqu'à 300 degrés et au delà, on est sûr, au contact du carbone, de décomposer l'acide sulfurique lui-même.

Supposez dans les matières organiques un composé minéral, qui ne soit pas volatil à la température de la décomposition de l'acide sulfurique (et la plupart sont dans ce cas); au terme de la carbonisation ou combustion, ce composé restera mêlé au charbon animal qui déjà est presque un corps inorganique. Rendez le minéral soluble au moyen des acides, évaporez l'excès de ces acides, vous aurez dans le charbon un oxyde, un acide, ou bien un sel, que l'eau en séparera complétement. En dernier résultat, c'est de cette dissolution que vous aurez à séparer l'élément cherché, et ce n'est plus là qu'une analyse chimique aussi simple que facile. Les applications viendront à leur place dans le cours de cet ouvrage.

Nos recherches nous avaient conduits, en premier lieu, à nier l'existence de l'arsenic à l'état normal dans le corps de l'homme; elles nous amenèrent, plus tard, à combattre aussi l'opinion qu'il s'y rencontrât, soit du cuivre, soit du plomb.

Nous provoquâmes, sur ces différents points et d'autres encore, le jugement de l'Académie des Sciences. L'Académie prononça qu'il n'y avait point d'arsenic dans le corps humain à l'état normal, et elle voulut bien donner son approbation à nos procédés de recherche, ainsi qu'aux modifications que nous avions fait subir à l'appareil de Marsh. Il lui reste à se prononcer sur l'existence ou la non-existence du cuivre et du plomb faisant partie constituante de nos tissus. Mais, à cet égard, et M. Devergie, par ses propres explications, et M. Orfila, par celles qu'ont données pour lui ses élèves,

ont déclaré qu'ils n'avaient entendu parler que
de cuivre et de plomb pouvant se rencontrer
*accidentellement* dans le corps de l'homme. Tout
le monde étant désormais d'accord, l'Académie
n'aura pas, sans doute, à intervenir. A quoi bon
rappeler à M. Devergie qu'il a dressé un tableau,
d'après lequel il a donné la proportion de cuivre et de plomb trouvée dans le corps de l'enfant nouveau-né, de l'adulte, de l'homme et de
la femme? A quoi bon lui rappeler que, d'après
ses moyennes, la quantité de cuivre et de plomb
contenue dans le tissu intestinal d'un adulte
sain serait plus considérable que celle qu'on
aurait chance d'y découvrir dans un cas d'empoisonnement? Si M. Devergie s'est désisté sur
un point, n'a-t-il pas tacitement abandonné tous
les autres?

Cependant, et M. Orfila et M. Devergie ont
paru triompher dans la presse, de ce qu'un second
Rapport de l'Académie n'eut pas condamné
leur cuivre et leur plomb *constitutionnels*, comme
un premier Rapport avait condamné leur arsenic
*normal*. Il faut leur laisser cette dernière conso-
lation : ce n'est pas la polémique ardente, c'est
le temps seul qui nous ramène à la vérité. Sur le
plomb et le cuivre accidentels, qui ne peuvent

donner lieu à aucune méprise en médecine légale, puisse une communauté d'opinions tenir désormais rapprochés tous les toxicologistes !

Je l'ai dit en commençant : la toxicologie vient d'entrer dans une ère nouvelle. Pour retrouver les plus faibles quantités de poison au sein de l'organisme, elle possède aujourd'hui des procédés simples et de la plus rigoureuse exactitude ; elle sait où il faut chercher chacun de ces poisons, et, par conséquent, n'a plus besoin, pour constater le crime, de brûler un cadavre entier, opération plus funéraire que chimique ; mais seulement d'en traiter quelques parties de 300 à 500 grammes, c'est-à-dire 10 à 16 onces. Après plusieurs années d'inhumation l'opération chimique est aussi sûre dans ses résultats, que si elle eût été demandée par le magistrat quelques jours après la mort. Pour la médecine légale, alors que la chimie aura appliqué à tous les poisons ce qu'elle sait faire déjà pour un grand nombre, que demander de plus ?

Mais tel est le lien qui unit les sciences, que les progrès faits par l'une d'elles servent souvent à l'avancement de plusieurs.

On doutait naguère de l'absorption des substances toxiques, on en rapportait les effets à des actions locales ou de contact, à des actions essentiellement vitales, c'est-à-dire pleinement inaccessibles à nos moyens d'investigation. Il me semble que la chimie a désormais montré à la physiologie que l'empoisonnement est un phénomène d'absorption, c'est-à-dire l'introduction toute matérielle, dans les fluides réparateurs, d'éléments hétérogènes, dont la présence altère ou détruit l'ordre des combinaisons essentielles à la vie. La chimie a fait plus, elle a montré que l'absorption n'était pas, ainsi qu'on l'a trop enseigné de nos jours, un simple phénomène d'imbibition physique ; mais un acte beaucoup plus complexe, et qui était sous la dépendance de conditions diverses que nous n'avons peut-être pas encore suffisamment appréciées. Telle substance pénètre profondément tous les systèmes de l'organisme ; telle autre n'en atteint qu'une partie, ou s'arrête même à des organes déterminés ; telle autre enfin suit des voies d'élimination distinctes, et pour y atteindre, ne semble même pas passer toujours par le cœur ou par le torrent de la circulation. Toutes ces singularités apparentes seront étudiées, sinon expliquées, dans le cours de cet ouvrage : ce sera la partie physiologique.

Les anciens croyaient, et sans doute nous croyons comme eux encore, à l'action spéciale des médicaments, qui, pour la plupart, sont des poisons énergiques. Que serait-ce si la chimie venait à nous expliquer cette différence, qu'on nous permette l'expression, cette *localisation* d'action? Peut-être ne faut-il pas en désespérer, et la thérapeutique doit-elle, pour éclairer son empirisme, entrer dans cette voie nouvelle de recherches. Je ne veux ici en faire la remarque qu'en passant : l'iode est la substance qui pénètre le plus rapidement l'économie, et qui s'en échappe le plus facilement par l'émonctoire rénal; l'iode est aujourd'hui l'un des plus précieux et peut-être le plus usité des médicaments. Vendu à vil prix autrefois, l'iodure de potassium vaut aujourd'hui, chez le pharmacien, de 40 à 45 francs les 500 grammes. Quand, par la chimie, les médecins sauront où va tel médicament; combien de temps il reste dans l'économie; par quelle voie il s'en échappe; ils auront peut-être les plus heureux rapprochements à faire entre ces résultats d'une observation exacte, et ceux que leur donne l'étude clinique des maladies. Je me suis prescrit, dans le cours de cet ouvrage, de ne pas manquer à

ces applications ou à ces rapprochements, qui
intéressent à un si haut degré la thérapeutique.

L'étude des poisons a eu des phases diverses.
Dans une première époque, au temps d'Hippocrate et jusqu'à Galien, on a craint d'exciter une
curiosité criminelle, et l'on s'est prescrit un silence absolu sur ces matières. Plus tard, on n'a
plus jugé qu'il fût *si coupable d'en traiter, parce
qu'il appartient à l'homme de connaître le mal
dont il a à se préserver : Minimè impium videatur
de iis tractare*, dit Mercurialis, *eò maximè quia
ad salutem hominis pertinet, ut hujusmodi natura
cognoscatur quo possit caveri*. Aujourd'hui, il
faut en approfondir l'étude, tout à la fois dans
un but d'utilité sociale, et pour aider aux progrès de la médecine. Que cette pensée explique
et justifie l'épigraphe mise en tête de ce volume :

Sontibus undè tremor . . civibus indè salus.

C'est dans ce sens qu'il faut la traduire, en
la prenant, sous ma plume, non pour un trait
d'orgueil, mais pour une simple espérance.

# PREMIÈRE PARTIE.

## DES POISONS EN GÉNÉRAL.

# PREMIÈRE PARTIE.

# DES POISONS EN GÉNÉRAL.

## CHAPITRE PREMIER.

Définition des poisons. — Législation criminelle. — Doctrines
physiologiques sur l'empoisonnement.

### I. — *Définition des poisons.*

Les toxicologistes modernes ne sont pas d'accord
sur la définition des poisons. Il faut désigner par
ce nom, ont dit, en se répétant, plusieurs d'entre
eux, *toutes les substances qui, prises intérieurement, ou appliquées de quelque manière que ce
soit sur un corps vivant, sont capables d'éteindre
les fonctions vitales, ou de mettre les parties solides ou fluides hors d'état de continuer la vie* (1).

Il y a un siècle, Mead avait dit : *Tous les corps
que l'expérience a montrés, soit par eux-mêmes,
soit au moins par leurs propriétés les plus remar-*

---

(1) MAHON, *Médecine légale*, t. II, p. 259. — SAGE, *Encyclopédie
méthodique*, art. POISONS. — BECK, *Elements of medical jurisprudence*, p. 655, sixth edition, London, 1838.

quables, tellement contraires à la vie des animaux,
que pris à petite dose, ils puissent la détruire,
sont désignés par le nom de poisons; soit qu'introduits dans l'estomac par la bouche, ils soient rejetés au dehors; soit qu'appliqués extérieurement
par une plaie, ils pénètrent l'intérieur du corps :
Quæcumque corpora experientià deprehenduntur,
aut totà suà substantià, aut insignioribus saltem
proprietatibus, ita animalium vitæ contraria, ut
ipsam parvà dosi assumpta destruere valeant, venenorum nomine designantur : sive ea in ventri-
culum per os assumpta, detrudantur, sive externè
per vulnus inflictum intra corpus aditum habue-
rint (1).

Ces deux définitions ne diffèrent que par les
termes; au fond, elles présentent le même sens.
Foderé, qui en a fait la critique, mais sans avoir
compris Mead qu'il interprète mal, a proposé d'y
substituer la suivante : « *Les poisons sont des
substances reconnues par les médecins comme propres à altérer et à éteindre, dans le plus grand
nombre des cas, les fonctions destinées à entretenir l'exercice de la vie, toutes ensemble ou séparément* (2). »

Anglada a dit, après Foderé : « *J'appelle poisons
les substances qui, appliquées sur certaines sur-*

---

(1) Mead, *Examen venenorum mechanicum in varia tentamina dis-
tributum*, t. I, p. 1; edente Lorry. Paris, 1757.

(2) Foderé, *Traité de Médecine légale et d'Hygiène publique*,
t. III, p. 449. Paris, 1813.

*faces du corps de l'homme ou des animaux, et agissant en vertu de leur nature, produisent habituellement, quoiqu'à des doses faibles, des effets qui exposent la vie à de grands dangers, ou la détruisent même, et cela sans que leur matière s'accroisse ou se propage* (1). »

On le voit, bien loin de se simplifier avec le temps, les termes de la définition se compliquent et s'embarrassent.

Cependant dès 1801, Plenck avait dit avec un remarquable laconisme : *Ens quod perexiguâ dosi, corpori humano ingestum, aut extùs applicatum, vi quâdam peculiari, morbum gravem vel mortem causat, venenum seu toxicum audit* (2).

M. Orfila, dans les éditions successives de sa Toxicologie et de sa Médecine légale, a adopté cette définition. Voici les derniers termes de sa traduction : « *On donne le nom de poison à toute substance qui, prise intérieurement ou appliquée de quelque manière que ce soit sur un corps vivant, à petite dose, détruit la santé ou anéantit entièrement la vie* (3). »

« Nous adresserons deux reproches à cette définition, dit M. Devergie :

« D'abord l'expression de *corps* s'entend de tout

---

(1) ANGLADA, *Traité de Toxicologie générale*, p. 19. Paris et Montpellier, 1835.

(2) PLENCK, *Toxicologia seu Doctrina de venenis et antidotis*, p. 5. Vienne, 1801.

(3) ORFILA, *Traité des Poisons, ou Toxicologie générale*, t. 1, page 1.

agent tant mécanique que chimique; or les poisons n'agissent jamais mécaniquement. Ensuite, les expressions *corps vivant* nous paraissent trop vagues (1).... »

La critique de M. Devergie lui imposait l'obligation de donner des poisons une définition nouvelle. Voici celle qu'il a proposée :

« *On désigne sous le nom de poison toute substance qui, prise à l'intérieur ou appliquée à l'extérieur du corps de l'homme, et à petite dose, est habituellement capable d'altérer la santé ou de détruire la vie, sans agir mécaniquement et sans se reproduire.* »

Cette dernière restriction, ajoute l'auteur, est de J. Franck (*Manuel de Toxicologie*, page 4, traduit de l'allemand; *Anvers*, 1803). Le médecin allemand l'avait introduite dans le but d'établir une distinction entre les poisons proprement dits, les agents mécaniques, les miasmes et les virus.

Cette restriction de J. Franck, adoptée par M. Devergie, obscurcit les termes d'une définition qui, avant tout, doit être simple. Dans le langage de la science, sans doute, les agents mécaniques tels que le verre, la poudre de diamant, ne sont pas des matières toxiques, et, sous ce rapport, la restriction proposée doit entrer dans les termes d'une bonne définition des poisons; mais peut-on en dire autant de ce qu'on a appelé miasmes et virus? Les effets pro-

---

(1) Devergie, *Médecine légale, théorique et pratique*, t. III, p. 7. *Paris*, 1840.

duits par ces agents de nature inconnue ne sont-ils
pas de véritables empoisonnements, et les crimes
que l'on commettrait avec du sang de taureau putréfié, selon la pratique des anciens, ou avec toute
autre matière virulente septique, ne seraient-ils pas
de véritables empoisonnements criminels sur lesquels
la justice devrait instruire? Remarquez ici la contradiction : il n'est pas un auteur ayant écrit sur les
poisons (M. Devergie ne fait pas exception), qui
n'ait compris, parmi les matières dont il avait à
traiter, et les virus animaux, et les agents septiques
gazeux, dans la classe desquels rentrent les miasmes
proprement dits, ou les virus de nature organique
que nous n'avons jamais pu saisir. Sans doute que,
pour étendre jusque-là le cercle de la toxicologie, on
finirait logiquement par y faire entrer les maladies
miasmatiques et contagieuses; mais qui ne sait que
notre langage, pas plus que notre science, n'a rien
d'absolu? La nature dans ses œuvres ne s'astreint
pas aux divisions que, sous peine de tout mêler et de
tout confondre, nous sommes obligés d'adopter dans
les nôtres.

Cette réserve prise, je dirai que, pour moi, sera
réputée poison, *toute substance inassimilable qui, en
pénétrant dans l'organisme par absorption, produit rapidement des effets funestes, la maladie ou
la mort.*

Cette définition sera facilement comprise par les
physiologistes; mais pour rentrer dans le langage
commun, peut-être dois-je en reprendre les expressions trop techniques. Le commentaire ne sera pas

superflu : il donnera une première idée des doctrines physiologiques adoptées dans cet ouvrage.

Par l'expression *substance inassimilable*, il faut
entendre toute matière impropre par sa nature à
faire essentiellement partie de nos organes ; à se
prêter aux actes qu'ils remplissent ; à subir, en un
mot, les diverses transformations d'où résulte le
mouvement de composition et de décomposition qui
entretient la vie. Toutes les substances inassimila-
bles, à beaucoup près, ne sont pas des poisons. Il
faut, et ma définition le dit, que les effets produits
par les substances soient rapidement funestes ou
mortels. Une matière toxique n'est pas simplement
un élément qui ne peut entrer comme partie constituante dans la texture de nos organes ; c'est, de plus,
un principe qui en altère les fonctions : c'est un
agent qui, physiquement ou chimiquement, met
obstacle aux actions moléculaires inconnues, conditions normales de la santé ou de la vie.

Ces principes hétérogènes éteignent-ils directement la sensibilité nerveuse? rendent-ils le sang
impropre à la révivifier ou à l'entretenir? agissent-
ils en mettant obstacle aux fonctions de calorification, aux phénomènes d'électricité que nous constatons dans les corps vivants? Peut-être, sans doute
même qu'ils produisent à la fois tous ces effets, et
c'est pourquoi leur action est si funeste. Mais le
mystère encore inconnu de cette action, et sur lequel on a tant disserté, nous fût-il révélé, quel
avantage en retirerions-nous? Cette révélation
n'impliquerait pas, pour la médecine, le pouvoir ou

les moyens de conjurer des conséquences inévitables et terribles. Il serait plus précieux pour elle, sans connaître la cause d'un mal, de savoir y porter remède. Le quinquina guérit la fièvre intermittente dont nous ignorons la nature; le vaccin préserve de la variole dont le principe ou l'origine est et sera toujours vraisemblablement un mystère.

D'après ma définition, et c'est en quoi elle diffère de toutes celles qui ont été proposées jusqu'ici, tout poison agit en pénétrant dans l'organisme par absorption : cette absorption est en quelque sorte l'empoisonnement même; c'en est du moins la condition capitale.

Ne trouvera-t-on pourtant aucune exception à cette règle, à ce principe? L'acide prussique, par exemple, ne tue-t-il pas instantanément, par simple contact?

Expliquons-nous : absorption implique pénétration dans l'organisme sans aucun doute; mais ce mot ne veut pas dire que le transport doit avoir lieu par tel ou tel ordre de vaisseaux, par le système de la grande circulation. Absorption, dans les termes de la définition que je propose, a un sens plus général; il n'entraîne que l'idée d'une pénétration dans l'organisme; et le mode d'action de l'acide prussique, qui ne tue que lorsqu'il est appliqué sur la peau dénudée d'épiderme, ou sur les membranes muqueuses ne fait pas exception à la règle posée. Ce poison tue rapidement sans doute; mais l'absorption n'est-elle pas un phénomène de capillarité, un phénomène qui, dans certains cas, s'opère en quelque sorte instanta-

nément, en raison de la diffusibilité, ou de l'extrême
volatilité des corps liquides et gazeux mis en contact
avec des tissus perméables. Le *worara*, le *curare*
sont dans le même cas que l'acide prussique. Comment ces poisons donnent-ils la mort? Ils agissent
sur le système nerveux, a-t-on dit; ils foudroient
l'animal. L'effet de ces poisons a pu être comparé
aux effets de la foudre, mais il n'est réellement pas
identique: il n'est même pas, qu'on le remarque,
aussi prompt, aussi instantané. C'est par commo-
tion que tue le fluide électrique: aussi ne s'est-on
jamais avisé d'assimiler le fluide électrique à un
poison. L'électricité n'est pas une matière, un corps
pondérable, du moins; ce n'est peut-être qu'un
mouvement vibratoire, de même que la lumière. Le
poison est une matière pondérable, qui pénètre
l'organisme, qui porte son action sur les extrémités
ou la périphérie du système nerveux, sur les extrémités ou la périphérie du système vasculaire. Or,
c'est là peut-être que se passent les phénomènes vitaux les plus essentiels. A n'en pas douter, c'est là
que s'exercent, rapides, les fonctions d'absorption,
et sans doute aussi celles de calorification. Et, d'ailleurs, tout n'est-il pas harmonie dans l'organisme
vivant? un simple érysipèle produit la fièvre et le
délire: la piqûre la plus légère amène le tétanos
et la mort. Si c'était ici le lieu, j'aimerais à
montrer que, de nos jours, l'on a peut-être trop accordé aux organes centraux, le cerveau et le cœur,
au préjudice des organes périphériques, la peau et
les membranes muqueuses. Les anciens ne pensaient

pas comme nous à ce sujet. Pour rendre ma pensée par un mot d'un emprunt peut-être ambitieux, l'organisme vivant est aussi un cercle dont le centre est partout et la circonférence nulle part.

Cependant je ne voudrais pas être exclusif. Il peut suffire, dans quelques cas, d'un contact simple sur les extrémités nerveuses pour que la sensibilité en reçoive une perturbation profonde. De quelque manière que l'on conçoive l'empoisonnement, le phénomène s'opère sur un corps vivant ; il faut dire, en dernière analyse, que la sensibilité est troublée, pervertie, anéantie. Il n'y a au fond que deux explications à donner du fait. Il faut les accepter l'une et l'autre, parce qu'elles rentrent l'une dans l'autre. D'un côté, la nutrition, l'assimilation, sont troublées par l'apport ou le mélange, dans les fluides réparateurs, de matériaux hétérogènes, incompatibles avec la vie ; de l'autre, la puissance sensitive elle-même est atteinte immédiatement par la présence ou le contact de cet agent toxique, qui produit sur un tissu vivant des effets essentiellement désorganisateurs. En quoi consiste cette double action ? C'est peut-être ce que la chimie et la physiologie ne sauront jamais dire ; car ici le résultat est sans doute trop complexe pour pouvoir être analysé. Je le disais plus haut : les phénomènes d'électricité, les fonctions de calorification, les effets d'innervation, les actions de composition et de décomposition, tout est peut-être interverti en même temps.

J'appelle, à l'appui de ma thèse, l'attention sur des expériences déjà anciennes et souvent répétées.

Mis en contact avec des nerfs seulement, les poisons les plus actifs ont, pour ainsi dire, perdu leur action; introduits dans des vaisseaux, ils ont eu les effets les plus prompts et les plus terribles. MM. Brodie et Magendie, par des amputations délicates et partielles, n'ont laissé de communication libre entre un membre et le corps de l'animal que par le système vasculaire, et le poison appliqué à l'extrémité du membre a été promptement mortel. La communication, au contraire, n'était-elle entretenue ou conservée que par les nerfs, le gros nerf poplité, par exemple; l'effet du poison restait nul. A la suite d'une morsure d'animal venimeux, qui l'ignore? la ligature, une ligature prompte, au-dessus de la blessure, est un moyen préservatif propre à faire attendre, et à rendre plus sûre la cautérisation par le feu, ou par les combarants chimiques. Plus on y réfléchira et plus on fera d'expériences, plus on s'assurera, je le crois du moins, que la condition d'un empoisonnement, ou l'empoisonnement lui-même, est un effet d'absorption.

**II.** — *Législation criminelle sur l'empoisonnement.*

La loi n'a pu ni n'a dû plier son langage à celui de la science. Pour elle, est *qualifié empoisonnement, tout attentat à la vie d'une personne par l'effet de substances qui peuvent donner la mort plus ou moins promptement, de quelque manière que ces substances aient été employées ou adminis-*

trées, *et quelles qu'en aient été les suites* (art. 301
du Code pénal).

Cet article a paru insuffisant à Marc et à MM. Dehaussy et Devergie, pour punir le crime que Marc
a appelé *le plus atroce des attentats.*

Voici ce qu'on lit dans l'ouvrage de médecine
légale de M. Devergie, revu et annoté par M. Dehaussy de Robecourt, conseiller à la Cour de cassation :

« Une personne incorpore du verre pilé à un
mets, dans le but d'empoisonner : quelque odieuse
que soit cette action, elle ne constituera pas le crime
d'empoisonnement, parce que le verre pilé n'est
pas un poison, et ne peut être considéré que comme
un agent mécanique, dont l'action est d'autant
moins nuisible qu'il aura été mieux pulvérisé; mais
ce fait pourra, suivant les circonstances, s'il a occa-
sionné une maladie ou une incapacité de travail
personnel, rentrer dans le § IV de l'art. 317.

» Un individu met de l'antimoine métallique en
poudre dans du vin; le hasard veut qu'il ne trouve
pas l'occasion de faire prendre immédiatement ce
mélange à la personne qu'il veut empoisonner; l'antimoine se transforme peu à peu en une matière
vénéneuse : ici, au contraire, il y a crime d'empoisonnement, parce que la substance a été capable de
donner la mort, au moment où elle a été administrée.

» On applique sur une plaie une matière véne-
neuse, dans le but d'empoisonner la blessure et
de causer la mort. Il n'y a pas d'empoisonnement,

si le poison n'est pas du genre de ceux qui peuvent être absorbés, parce que, dans cet état, il n'est pas capable de causer la mort, et que son action se borne à irriter la plaie.

» En résumé, on voit que le législateur a peut-être été moins sévère à l'égard du crime d'empoisonnement qu'à l'égard des autres crimes; aussi M. Marc s'est-il élevé avec raison, suivant nous, contre la rédaction et l'esprit de l'art. 301 du Code pénal (1). »

La loi exige deux choses pour constituer le crime d'empoisonnement : l'intention de donner la mort, et l'emploi fait de substances qui, par leur nature, soient capables de la donner.

Est-il exact de dire que le verre, que l'antimoine ne soient pas des substances capables de donner la mort?

Plusieurs auteurs ont rapporté des faits d'après lesquels il paraît avéré que du verre pilé a donné la mort. « Des religieuses, dit Cardan, ayant pris du verre dans leurs aliments, en éprouvèrent de fâcheux effets. Bien plus : une ou plusieurs d'entre elles en moururent (*immo, earum una aut altera perierunt*). » Zacchias, en rappelant ce fait et l'opinion de Cœsalpin, qui dit que le verre peut déchirer les entrailles et *amener la mort*, Zacchias s'est exprimé comme il suit : « De quelque manière que ce soit, si quelqu'un peut mourir par le verre, il faut tenir le verre

---

(1) Devergie, *Médecine légale théorique et pratique*, t. III, p. 2 et suivantes.

pour un poison , bien qu'il ne le soit pas [*quomodo-cunque sit, ex vitro mori quis potest, undè ad rem nostram pro veneno habendum, etiamsi non sit (1)*]. »

Scientifiquement, sans doute , le verre pilé n'est pas un poison; c'est , ainsi qu'on l'a dit, un agent mécanique d'autant moins nuisible, pris avec des aliments, qu'il aura été mieux pulvérisé. Mais ne peut-on prévoir, ou supposer le cas où le verre aurait été donné non pulvérisé, où l'on aurait profité, pour le faire avaler, soit de la gloutonnerie, soit de l'ivresse, par exemple ? N'a-t-on pas vu des individus éprouver des accidents graves et même mortels, pour avoir broyé un verre entre leurs dents et en avoir avalé les fragments ? Gmelin raconte que, dans les monts Altaï, des bestiaux périrent pour avoir léché trop avidement des roches schisteuses. On trouva chez ces animaux l'estomac, et spécialement la portion pylorique très-enflammés; des pointes de schistes, semblables à des aiguilles, étaient implantées dans la membrane muqueuse gastro-intestinale (2).

L'antimoine n'est pas non plus une substance inerte ou innocente. Dans le vin, dit M. Devergie, l'antimoine devient un poison : le métal, en effet, se transforme alors en émétique (tartrate de potasse

---

(1) Zacchias, *Quæst. medico-legales*, lib. II, tit. II, p. 66, n^s 28 et 29. — Cardan, *Contrad. medic.* tract. V, contr. 9. — Cæsalpin, lib. III, cap. XXXII.

(2) Gmelin, *Histoire générale des Poisons animaux et minéraux* (Allgemeine Geschichte der thierischen und mineralischen Gifte, p. 177. Erfurt, 1806.

et d'antimoine). Mais dans l'estomac ne peut-il se trouver du vin, des acides et des alcalis? La transformation pourra être d'autant plus prompte que, pendant l'acte de la digestion, il y a de la chaleur dégagée et des décompositions chimiques opérées. Je ne sache pas que l'on ait rapporté des observations d'empoisonnement par l'antimoine métallique. Mais les anciens administraient ce métal comme purgatif, sous la forme et le nom de *pilules perpétuelles*. Il avait donc une action, et cette action il la devait aux transformations qu'il éprouvait dans le tube digestif. L'arsenic, le cuivre, le plomb, le mercure métalliques sont par eux-mêmes des corps inertes; mais, en s'oxydant, en passant à l'état de sel dans le canal intestinal, ne peuvent-ils pas contracter des propriétés toxiques? On connaît des cas bien constatés d'empoisonnement par l'arsenic métallique à l'état pulvérulent (1). De l'antimoine porphyrisé ne serait-il pas aussi dangereux que de l'arsenic en poudre?

MM. Devergie et Dehaussy ont fait une distinction entre les substances qui, appliquées sur une plaie, sont, ou non, de nature à être absorbées. Dans le cas de non-absorption, ils ne croient pas qu'il y ait lieu à l'application de l'art. 301. Mais une substance simplement irritante et administrée comme poison, ne peut-elle pas amener la mort par

---

(1) ORFILA, *Traité de Toxicologie*, t. I, p. 304, 1843. — Voyez 1° un Rapport de MM. ORFILA, CHEVALLIER et BARRUEL, *Journal de Chimie médicale*, année 1839, t. III; 2° une observation publiée par M. BATAILLAT, même *Journal*, année 1840, p. 33.

suite de l'irritation qu'elle a causée? Dans ce cas,
comment n'y aurait-il pas attentat à la vie, puisque,
d'une part, il y a eu intention de donner la mort, et
qu'ensuite la loi ne recherche pas de quelle manière
agit le poison? Remarquez que la loi ne prononce
pas le mot de poison : elle dit *substances capables
de donner la mort, de quelque manière qu'elles
aient été employées ou administrées, et quelles
qu'en aient été les suites*.

Par ces paroles, *quelles qu'en aient été les suites*,
la loi implique même qu'il n'est pas nécessaire que
la mort ait été la conséquence de la tentative criminelle : « Toute tentative de crime, dit le Code pénal
(art. 2), qui aura été manifestée par des actes extérieurs et suivie d'un commencement d'exécution, si
elle n'a été suspendue ou n'a manqué son effet que
par des circonstances fortuites ou indépendantes
de la volonté de l'auteur, est considérée comme le
crime même. »

Pour établir le crime d'empoisonnement, le magistrat n'a que deux choses à rechercher : d'une
part, s'il y a eu intention de tuer; de l'autre, si la
substance a été capable de donner la mort, *de
quelque manière qu'elle ait été employée ou administrée, et quelles qu'en aient été les suites*.

Je ne saurais donc, quant à moi, m'associer aux
critiques que Marc et, avec lui, MM. Devergie et
Dehaussy, ont faites de l'art. 301 du Code pénal.
Pour prouver que l'empoisonneur était traité par
la loi avec moins de sévérité que l'assassin, Marc
s'est servi d'une comparaison tout à fait inexacte

« L'assassin, dit-il, dont, par un heureux hasard,
le fer rencontre un corps intermédiaire qui garantit
sa victime, n'en est pas moins puni; tandis que
l'empoisonneur, trompé par son ignorance dans le
choix des moyens, rentre dans la société, sans
même être passible de la plus légère peine afflic-
tive (1). »

L'assassin dont, par suite de circonstances indépendantes de sa volonté, le fer meurtrier n'a pas
frappé mortellement, se trouve dans des conditions
autres que l'empoisonneur qui, avec l'intention de
tuer, a fait usage d'une arme ou d'une *substance*
impropre à donner la mort. Le glaive de l'assassin
était par sa nature un instrument de mort; tandis
qu'au contraire, la substance employée par l'empoisonneur était une arme inoffensive. La loi n'est
donc pas aussi imprévoyante qu'on l'a supposé, et,
selon moi, le législateur a fait preuve de sagesse en
exigeant, pour l'application d'une peine aussi grave
que celle dont il punit l'empoisonnement, la réunion de deux circonstances : une intention coupable
et un fait qui soit de nature à porter préjudice.

Contrairement à l'opinion exprimée par Marc et
par MM. Devergie et Dehaussy, je crois donc, qu'en
ce qui concerne le crime d'empoisonnement, il n'y
a pas de lacune dans la loi, et qu'il n'y a pas lieu,
comme ces trois juristes en ont ouvert l'avis, à re-
viser l'art. 301. « Il est tant de moyens que la scélé-

---

(1) *Annales d'Hygiène et de Médecine légale*, juillet 1830. —
DEVERGIE, *Médecine légale*, t. III, p. 4.

ratesse peut inventer, et dont l'histoire offre l'exemple, disait, à propos de la rédaction de cet article, l'orateur du Gouvernement, qu'il était indispensable de recourir à des termes généraux (1). » La science peut aider à l'application de la loi, elle ne doit pas se substituer à elle.

### III. — *Doctrines physiologiques sur l'empoisonnement.*

Il n'est pour ainsi dire aucune substance inassimilable qui ne soit, ou qui ne puisse être un poison. La condition la plus générale à remplir, c'est que la substance soit soluble, ou susceptible de le devenir au contact de nos humeurs ou de nos tissus. *Corpora non agunt nisi soluta :* cet axiome ancien est applicable surtout en matière d'empoisonnement.

Parmi les matières toxiques, les unes sont mortelles à très-petites doses ; les autres ne produisent des effets redoutables ou funestes, que lorsqu'elles ont été ingérées ou absorbées en assez grande quantité.

Des premières, tels que les composés d'arsenic et de mercure, il ne peut exister aucune trace dans le corps humain, à l'état normal, ainsi que la chimie vient de le démontrer : des secondes, au contraire, et cela se conçoit, il peut accidentellement se rencontrer des atomes dans nos organes, à peu près comme on voit certaines constitutions entachées des

_______________

(1) *Motifs du Code des délits et des peines,* liv. III, tit. II, chap. I.

vices scrofuleux, syphilitique ou autres, sans que le mal se manifeste par des effets morbides extérieurs. Mais, malgré ces exceptions que comporte la physiologie, il n'en faut pas moins admettre, qu'en général, la présence des poisons dans le corps humain est incompatible avec l'état normal, et qu'une substance hétérogène étant accidentellement introduite dans l'organisme par la digestion ou par l'absorption, la nature tend incessamment à la repousser.

L'objection assez récemment et trop publiquement faite à ce principe par M. Orfila, que certaines matières toxiques, le phosphore, la potasse, la soude, font, à l'état normal, *partie intégrante des solides et des liquides de l'économie animale,* ne peut avoir aucune valeur (1).

Qui l'ignore, en effet? ce n'est pas à l'état de phosphore, de soude et de potasse caustiques, mais à l'état de sels neutres, que ces corps se montrent à nous dans l'organisme. Or, depuis quand les phosphates de chaux, les hydrochlorates de soude et de potasse sont-ils des poisons? Autant vaudrait dire que l'azote qui, avec l'oxygène, l'hydrogène et le carbone, fait partie intégrante de toute fibre animale est aussi un poison normal. Cette idée ne viendra sans doute à personne, et M. Orfila s'est laissé entraîner, un instant, par le désir de justifier une erreur ou une pensée malheureuse.

Trop crédules encore à de simples apparences,

----

(1) Voyez le journal *la Presse*, numéro du 31 juillet 1844

M. Orfila et d'autres ont eu le tort de ne voir dans la plupart des poisons que des *irritants*, c'est-à-dire des agents physiques propres à déterminer cette série de phénomènes que l'on désigne, en pathologie, sous le nom d'*inflammation*. Près de la règle pourtant, tout le monde voyait l'exception. « Il est parfaitement prouvé, dit M. Orfila, que, dans certaines circonstances, quelques-uns des poisons irritants ont donné la mort sans laisser la moindre trace d'altération dans le canal digestif (1). » Comment expliquer la mort en pareils cas? Les poisons irritants n'irritent-ils donc pas? On ne pouvait ainsi se contredire. En cumulant les explications, on disait alors que les poisons agissaient sur la sensibilité ou la contractilité du cœur, qu'ils paralysaient le système nerveux, qu'ils éteignaient les propriétés vitales. « Le résultat de mes observations, dit M. Orfila, me porte à croire que l'acide arsénieux tue en agissant sur le système nerveux et sur le cœur dont il anéantit la contractilité, et dans le tissu duquel il développe assez souvent des phénomènes de congestion appréciables après la mort (2). »

Les toxicologistes qui ont suivi M. Orfila n'ont su que le répéter sur ce point. Les doctrines systématiques, trop facilement accueillies, ont plus nui aux sciences qu'elles ne les ont servies. Remarquez le

---

(1) ORFILA, *Traité de Toxicologie*, t. II, p. 5?8; édit. de 184?. Voyez, sur ce point, CHRISTISON, *on Poisons*, p. 345; édit. de 1845. GIACOMINI, *Traité de Mat. méd.*, traduit par MM. Moyon et Bagnetta, p. 18: *Encyclopédie des Sciences médicales.*

(2) ORFILA, t. I, p. 37?; ouvrage cité.

division qui existe aujourd'hui dans les écoles : ici, si l'on proclame que tels poisons sont des irritants dont il faut combattre les effets par les antiphlogistiques, la saignée, l'eau chaude et les diurétiques ; ailleurs, on enseigne, avec non moins de confiance, que les mêmes poisons sont des hyposthénisants ou des débilitants, et qu'il faut à leurs effets opposer des toniques, l'alcool, le vin et l'opium, l'opium qu'on range dans la classe des médicaments excitants et toniques.

Les écoles rivales ont porté aussi loin que possible l'esprit d'opposition. L'école française, professant comme un principe l'unité de loi en physique et en physiologie, soutient que l'absorption n'est et ne peut être qu'un phénomène d'imbibition, et par conséquent que les poisons ne sont portés nulle part, ou qu'ils sont portés indistinctement partout par la circulation générale. L'école italienne, au contraire, veut qu'en physiologie, comme en thérapeutique, tout dérive de ce qu'elle appelle le dynamisme vital, c'est-à-dire de lois ou de forces toutes spéciales, qui n'ont rien de commun avec les lois physiques proprement dites. Pour cette école, que les poisons soient ou non absorbés, qu'ils passent ou non dans la circulation, il ne faut pas même songer à les retrouver dans les organes : ils y ont déjà subi des modifications dont l'essence échappe à la chimie : il n'y a plus que les actes dynamiques qui soient capables de les atteindre et de neutraliser leur action. D'une part, les efforts de la chimie pour les découvrir ; de l'autre, la doctrine des antidotes pour en atténuer les effets , ne sont que des prétentions vaines, non justifiées par la pratique.

Erreur et prévention des deux parts. On ne devine point la science, on ne la fonde que sur l'expérience et sur les observations : *Ars medica tota in observationibus.*

Quelque doctrine que l'on embrasse parmi celles que l'esprit de système a conservées, on ne pourra dire, à propos des poisons , que ce que le poëte railleur disait de l'opium : « Il fait dormir parce qu'il a une vertu dormitive. » Ils empoisonnent parce qu'ils ont une vertu toxique.

Éteignent-ils la chaleur innée, en refroidissant le cœur, comme le disaient les anciens ? Cette expression métaphorique valait bien peut-être celle que les modernes y ont substituée, quand ils ont dit que les poisons portaient atteinte à la sensibilité ou à la contractilité, qu'ils irritaient les tissus, produisaient la stupeur ou le narcotisme. Que nous ont appris ces expressions nouvelles ? elles n'ont peut-être servi qu'à consacrer de nouvelles erreurs. Qu'est-ce que l'irritation, qu'est-ce que la stupeur, qu'est-ce que le narcotisme ?

En cédant au désir, au besoin peut-être, qu'a notre esprit de tout concevoir, si ce n'est de tout expliquer, ne pourrait-on pas, en invoquant l'analogie, se faire une idée de l'action immédiate ou directe des poisons ? Essayons d'une théorie que, si je ne me trompe, ne contredit aujourd'hui aucun fait.

Toute vie, tout phénomène organique ne dure ou ne s'entretient que par un mouvement de composition et de décomposition incessant entre des éléments chimiques déterminés, sous la subordination de conditions elles-mêmes déterminées et relatives, soit à la pression atmosphérique, soit à la chaleur, à la lumière et à l'électricité. Selon que le corps ou l'être au sein duquel le mouvement est entretenu, possède une organisation plus complexe, le phénomène paraît se subordonner à un plus grand nombre de conditions; mais, dans son essence, il reste le même : on ne peut le concevoir différemment.

Or, qu'il me soit permis d'emprunter aux sciences chimiques une comparaison.

Quand on a mis en présence, à la température de 15 à 30 degrés, de l'eau, du sucre et un corps fermentescible, tout le monde sait le phénomène qui se manifeste; il est désigné sous le nom de *fermentation*. En présence du corps appelé *ferment*, les éléments de l'eau et du sucre sont sollicités par des attractions spéciales : ils se dissocient pour donner naissance à des composés nouveaux, à de l'alcool et à de l'acide carbonique. Le corps appelé *ferment* subit à peine une altération : il n'en faut qu'une partie et demie pour décomposer 100 parties de sucre et 400 parties d'eau. En renouvelant l'eau et le sucre, on entretiendrait en quelque sorte indéfiniment le phénomène, tant est insensible ce que perd le ferment. Une substance albumineuse, caséeuse, ou charnue, est même capable de le régénérer, et l'on dit ainsi qu'avec une nourriture convenable, le ferment engendre le ferment.

Les micrographes ont fait plus que comparer, ils

ont assimilé cet agent singulier, le *ferment*, à une graine, à un germe. Les uns ont dit l'avoir vu se couvrir de bourgeons et s'étendre comme une véritable plante; les autres, en certains cas, ont cru le voir donner naissance à des animalcules, c'està-dire à des êtres sensibles, doués de vie et de mouvement.

Sans nier ou adopter ces explications, rappelonsnous d'autres faits qui se lient au précédent.

D'une part, M. Gay-Lussac l'a démontré, la fermentation, pour s'établir, a besoin du contact de l'oxygène(1); de l'autre, elle se suspend et s'arrête, si l'on projette au sein de la matière en mouvement de transformation un acide fort, un alcali, un poison tel que l'acide arsénieux, l'acétate de cuivre, le bichlorure de mercure, l'acide prussique, etc., etc.

Quelle influence ont ces agents que nous réputons toxiques, sur un phénomène que les chimistes rapportent à une force spéciale nommée *catalyse* ou bien *action de présence?* Selon toute apparence, ils agissent par *leur action de présence*, ils troublent les attractions en vertu desquelles la fermentation se manifestait. De même, dans l'organisme, tout phénomène étant le résultat d'un mouvement ou

---

(1) L'illustre chimiste a introduit sur la cuve à mercure des grains de raisin dans une éprouvette renversée, et il a rempli l'éprouvette d'acide carbonique pur. Il a ensuite évacué le gaz sous le mercure pour le débarrasser des moindres traces d'air; ensuite, au moyen d'une tige en verre, il a foulé le raisin, et le moût s'est conservé sans manifester le moindre signe de fermentation. Quand, au contraire, il a fait arriver une bulle d'air dans l'éprouvette, la fermentation s'est établie immédiatement

d'une mutation opérés entre les éléments chimiques
en rapport, ce mouvement, cette mutation sont trou-
blés, suspendus, arrêtés par l'intervention d'agents
propres à faire naître de nouvelles affinités, et, par
suite, des combinaisons impropres à la nutrition
et à la vie. Les conséquences de ce trouble, de
cette suspension dans les actes de l'organisme, sont
la maladie ou la mort.

Toutefois, qu'on ne prenne pas le change sur ces
paroles. Je n'entends pas assimiler les actions vitales à de simples actions de fermentation. J'en ai
prévenu : ce n'est qu'une comparaison, une analogie que j'ai eu la pensée d'établir. Il doit rester
entendu que les phénomènes chimiques nécessaires
à la durée, ou à l'entretien de la vie, s'accomplissent
sous des conditions diverses et multiples dont on n'a
pas pénétré la dernière, celle peut-être qui se subordonne toutes les autres.

Qu'on me concède ceci seulement, qui paraît incontestable :

1°. Qu'il se produit dans l'organisme des actes
chimiques analogues à ceux qui s'accomplissent sous
nos yeux dans le monde physique ;

2°. Que la composition du sang, de nos humeurs
et de nos solides, résulte d'un ordre, d'une harmonie préétablie entre les agents ou les éléments divers
qui les composent ;

3°. Que ce que nous appelons la santé est le terme
ou l'expression de cette harmonie même.

Avec les données que l'on possède aujourd'hui sur
l'absorption des poisons, il ne m'en faudra pas da-

vantage pour expliquer l'action immédiate ou directe de ces agents terribles sur l'organisme; et, de
cette connaissance logiquement et nettement acquise,
tirer des inductions ou des conséquences pratiques
extrêmement fécondes.

Faisons abstraction des éléments qui manquent au
problème; oublions pour un moment qu'il est des
conditions spéciales dans lesquelles l'absorption peut
être suspendue ou empêchée; supposons l'empoisonnement produit ou se produisant : qu'advient-il
dans les actes organiques? Ce que nous avons vu
advenir dans l'acte de la fermentation. Les phénomènes ou mouvements normaux sont intervertis; les
combinaisons chimiques qu'entretenait le mouvement vital, ont cessé. Qu'importe le lieu où la
perturbation se manifeste? Dans les actes physiologiques, tout se subordonne et s'enchaîne; il suffit
d'un désordre partiel pour qu'un trouble général
éclate, pour que la vie s'éteigne jusque dans ses
sources essentielles et premières.

Selon moi, l'action des poisons n'est autre chose
que cette perturbation même. Qu'on dise que la sensibilité, que la contractilité sont augmentées, dimi-
nuées, perverties, éteintes, qu'importe? Quel est le
moyen de remédier au mal? voilà la question.

On a dit, d'une part, que les toniques; de l'autre,
que les antiphlogistiques ou les débilitants étaient
ces remèdes tant cherchés. Je ne nierai pas plus,
pour certains cas déterminés, l'utilité des toniques
que l'utilité des antiphlogistiques : la médecine est
un art qui doit employer tous les agents thérapeu-

tiques auxquels la pratique ou l'empirisme ont reconnu quelque valeur. Mais supposer que les toniques ou les débilitants atteignent le mal dans sa cause ou dans sa source, n'est-ce pas se payer de mots, et, à propos de quelques succès, qu'on a obtenus par tous les moyens ou même sans en employer aucun, préconiser de vains et peut-être de faux systèmes ? La nature guérit avec ou sans le remède et quelquefois malgré le remède.

En rapportant simplement à des actions chimiques les premiers effets d'une intoxication, peut-être comprendrait-on mieux que c'est à des agents chimiques qu'il faut, avant tout, avoir recours pour combattre un empoisonnement.

Neutraliser le corps toxique, le transformer en un composé insoluble, l'envelopper de substances réfractaires à l'absorption, l'expulser de l'économie par toutes les voies ouvertes à son issue, voilà, d'une manière générale, les indications essentielles à remplir.

Or, dans la pratique, où l'on ne se préoccupe plus des systèmes, on n'agit point différemment. Ce n'est que secondairement, selon les effets produits et eu égard à l'état général de l'organisme, que l'on doit avoir recours à tels ou tels remèdes spéciaux, les antiphlogistiques, les toniques, les excitants, les diffusibles, etc.

Dans les empoisonnements, débuter par les antiphogistiques et la saignée, ou ne croire exclusivement qu'à l'action bienfaisante de telle ou telle méthode exclusive de traitement, c'est raisonner et ne pas voir, c'est poursuivre les chimères de la pensée et non la réalité, c'est-à-dire la cause matérielle du mal ou le poison.

Mais, dût la physiologie se refuser longtemps encore à suivre la chimie dans les voies qu'elle cherche à frayer; dût l'esprit de doute et de système me rappeler les paroles de Boerrhaave citées plus haut; il est, pour la toxicologie, des principes ou des résultats secondaires dont elle peut se glorifier aujourd'hui plus qu'hier, et qu'elle peut proclamer avec quelque assurance.

Le principe essentiel que je formule d'une manière plus absolue qu'on ne l'avait fait jusqu'ici, c'est que les poisons pénètrent dans l'organisme par l'absorption; c'est que cette absorption, ma définition a essayé de le dire, est le fait capital ou la condition même de l'empoisonnement.

Les conséquences qui dérivent de ce principe et qui sont peut-être émises ici pour la première fois, sont:

1°. Qu'il n'existe point, qu'il ne peut exister de poisons à l'état normal dans le corps humain;

2°. Qu'après un empoisonnement, si la mort en a été l'effet immédiat, il existe, pour ainsi dire incontestablement, des traces du poison dans les organes;

3°. Que les poisons ne pénètrent et ne se rencontrent pas indistinctement dans tous les organes, non plus qu'ils ne sortent tous de l'économie par les mêmes voies, par la sécrétion urinaire par exemple ainsi qu'on avait été trop prédisposé à l'admettre

Si les deux premières conséquences sont d'une haute importance pour la médecine légale, la troisième ouvre peut-être un nouvel avenir à la physiologie et à la thérapeutique. Qu'on y réfléchisse en effet : si les poisons sont aussi des médicaments, si les substances toxiques ou autres exercent sur l'organisme des actions spéciales; si elles ne sont point portées indistinctement par l'absorption dans toutes les parties de l'organisme, et si elles ne s'en échappent point par les mêmes voies de sécrétion ou d'excrétion; quel parti la médecine, guidée par la chimie, ne pourra-t-elle pas tirer de ces connaissances données par l'expérience? On ne peut le nier déjà : le fer, l'antimoine, l'iode sont entraînés rapidement par les urines; tandis que le cuivre ne s'échappe point par cette voie, mais sort par la sécrétion salivaire ou par la transpiration bronchique.

Or l'iode, l'antimoine, le fer sont de puissants médicaments, et aujourd'hui plus que jamais l'expérience en a fait sanctionner l'usage pour une infinité de cas divers. Le cuivre, au contraire, que je sache, n'a été employé avec succès, à l'état de sulfate, que dans le croup, pour favoriser l'expuition pulmonaire, et, par suite, l'atténuation et l'expulsion des fausses membranes développées dans les voies aériennes (1).

_______________

(1) *Voyez*, à ce sujet, de nouvelles observations recueillies par M. le docteur Adrien Béringuier, chirurgien de l'hôpital de Rabastens (Tarn). *Annales de Toxicologie et de Thérapeutique*, par M. Roquetta. p. 151. 4ᵉ année, juillet 1846.

On le voit, l'empirisme avait devancé la chimie; mais la chimie a confirmé, expliqué, si l'on veut, ce que l'empirisme avait si heureusement deviné. L'expérience et le temps donneront plus et mieux encore sans doute.

L'anatomie pathologique que nous ne pouvons interroger qu'avec nos sens et des instruments de physique, nous a dit presque tout ce qu'elle pouvait dire; il faut porter plus loin l'investigation et demander aux réactifs chimiques ce que le microscope ne peut nous révéler.

MM. Andral et Gavarret ont montré des chemins à suivre (1); il en est d'autres qu'il faut essayer d'ouvrir. Les difficultés à vaincre, les luttes à établir avec ceux qui toujours veulent murer la science dans le passé, ne doivent pas nous décourager : ce que les générations présentes n'achèvent pas, il est beau pour elles de l'avoir entrepris. Si les temps s'accomplissent, la pensée ne meurt point, et l'une des gloires du présent, c'est de préparer les voies de l'avenir.

---

(1) *Voyez* les belles Recherches de ces auteurs sur la composition du sang dans l'état de santé et de maladie. (*Annales de Chimie et de Physique,* 3e série, t. V, p. 304.)

# CHAPITRE II.

Classification des poisons. — Conditions qui modifient leur action. — Effets généraux qu'ils produisent.

## I. — *Classification des poisons.*

L'esprit humain est impatient dans sa marche. Avant d'avoir étudié suffisamment les poisons, avant d'avoir pu apprécier les effets si variés et si complexes qu'ils produisent sur l'organisme, on a cherché à les classer systématiquement. Selon les temps ou selon les doctrines en vogue dans les écoles, on a vu tour à tour dans les poisons, des *refroidissants*, des *desséchants*, des *astringents*, des *irritants*, des *corrosifs*, des *putréfiants*, des *sédatifs*, des *hyposthénisants* ou *hypersthénisants*, etc.

Pour ne pas remonter au delà de ce siècle, Plenck, dont l'ouvrage date de 1801, divisait les poisons :

1°. Relativement au règne qui les fournit,

en poisons animaux,

végétaux,

minéraux,

atmosphériques ou gazeux;

2°. Relativement au temps dans lequel ils agissent,

en poisons aigus.

lents :

3°. Relativement à leur nature ou à leurs propriétés.

en poisons âcres,

narcotiques.

narcotico-âcres,

gazeux,

mécaniques :

4°. Relativement aux symptômes qu'ils produisent.

en poisons irritants.

drastiques.

convulsifs.

paralysants.

narcotiques.

suffocants,

desséchants,

septiques (1).

Mahon, le premier professeur de médecine légale à l'École de Paris (2), conserva la division ancienne

______

(1) Jos.-Jac. Plenck, *Toxicologia seu Doctrina de Venenis et Antidotis*, p. 6, Vienne, 1801.

(2) Trois Écoles ou Facultés de médecine, appelées dans l'origine *Écoles de santé*, furent créées par une loi de la Convention, en date du 14 frimaire an III (4 décembre 1794). Douze chaires furent instituées dans l'École de Paris, dont une ayant pour objet la médecine légale et l'histoire de la médecine. Lassus en fut nommé professeur, et Mahon suppléant. Mais Lassus se borna à l'enseignement de la chirurgie; il laissa la chaire de médecine légale à Mahon

des poisons *animaux*, *végétaux* et *minéraux*; mais il subdivisa chacune de ces classes en ordres et en genres, parmi lesquels il plaça, d'une part, les poisons *volatils* ou *gaz*, et les poisons *fixes*; de l'autre, les poisons *simplement narcotiques*, et les *narcotico-âcres*, et enfin les poisons *mécaniques*, *chimiques* et *métallico-chimiques*.

Après Mahon, Foderé distribua les poisons en six classes, sans distinction du règne auquel ils appartenaient, savoir :

1°. Les poisons septiques,

2°. Les poisons stupéfiants ou narcotiques,

3°. Les poisons narcotico-âcres,

4°. Les poisons âcres ou rubéfiants,

5°. Les poisons corrosifs ou escarrotiques,

6°. Les poisons astringents.

M. Orfila adopta d'abord cette classification, puis il réduisit les six classes de Foderé à quatre, savoir :

1°. Les poisons irritants,

2°. Les poisons narcotiques,

3°. Les poisons narcotico-âcres,

4°. Les poisons septiques.

M. Devergie ne changea rien à cette classification, tout en s'avouant qu'elle n'était pas exempte d'in-

---

dont on a trois volumes, publiés après sa mort, sous le titre de *Médecine légale et Police médicale*. Antérieurement à la loi de frimaire an III, les médecins formaient une grande corporation, désignée sous le nom de FACULTÉ, et l'enseignement alors était libre.

convénients, et qu'elle n'était propre qu'à faciliter les études des élèves (1).

Christison, et après lui Beck, professeur de médecine légale à New-York, ont ramené à trois les quatre classes admises ou conservées par MM. Orfila et Devergie. « Aucun poison, dit Christison, ne peut produire la putréfaction dans les corps vivants : et dans le sens que les toxicologistes ont donné au mot *septique*, on peut rigoureusement rapprocher les poisons ainsi nommés de ceux qu'on a désignés sous le nom d'*irritants*. En supprimant donc la classe des septiques, on trouvera aisément pour eux une place dans l'une des trois autres classes de poisons : les *irritants*, les *narcotiques* et les *narcotico-âcres* (2). »

Sans cesser d'être logique et vrai, le toxicologiste anglais aurait pu appliquer aux *narcotico-âcres* ce qu'il a dit des *septiques*. Assurément, il eût pu trouver aussi, pour ces poisons à effets composés, une place parmi les *irritants* et les *narcotiques*. Mais *irritants* et *narcotiques*, toute la physiologie, toute la pathologie des poisons est-elle dans ces deux dénominations ?

Que disent à l'esprit ces deux expressions ? Par *irritant*, on comprend, en pathologie, tout corps qui, physiquement ou chimiquement, produit sur l'or-

_______________________

(1) Devergie, *Médecine légale*, t. III, p. 13. M. Orfila, je dois le dire, s'est fait à peu près le même aveu. *Toxicologie générale*, t. I, p. 4; édit. de 1843.

(2) Christison, *on Poisons*, p. 99; édit. de 1836.

ganisme une série d'actions ou de phénomènes dont les principaux sont une augmentation de chaleur ; une rubéfaction ou injection sanguine locale ; de la douleur ; et, par suite, assez ordinairement, un trouble dans la circulation, un désordre plus ou moins profond dans les fonctions du système nerveux.

Une épine qui déchire la peau est un irritant. Si cette épine n'a fait qu'effleurer, érailler l'épiderme, elle n'a produit qu'une douleur et une rubéfaction locales et passagères. Mais a-t-elle pénétré plus profondément ; a-t-elle atteint des parties ou des organes éminemment sensibles, l'extrémité d'un doigt, la plante du pied, un filet nerveux important ; les effets de l'irritation ne sont plus bornés au point lésé ; ils s'étendent, se propagent, et il peut en résulter des accidents graves, la fièvre, le délire, le tétanos. Supposez le sujet dans les conditions d'une constitution délicate, affaiblie ou maladive ; l'irritation la plus simple pourra donner lieu aux affections les plus diverses ; réveiller ce que la médecine appelle des diathèses, c'est-à-dire des états ou des dispositions morbides dont la nature première est inconnue. Toutes les maladies naîtront en quelque sorte d'un léger accident, d'une simple piqûre : *Tenuis causa, maximi effectus.*

Sous le nom de narcotiques (νάρκη, assoupissement), on a désigné les substances qui ont plus particulièrement pour effet d'assoupir, d'engourdir la sensibilité ou de provoquer des mouvements convulsifs.

L'opium est le type de ces substances, au nombre desquelles se placent des espèces végétales ou des produits immédiats organiques, reportés par les toxicologistes, tantôt dans la classe des irritants, tantôt dans celle des narcotico-âcres ; variations qui prouvent au moins l'incertitude et les hésitations des classificateurs.

Mais le type même de la classe, l'opium, ou tel autre prétendu narcotique, n'a-t-il donc aucune propriété *excitante* ou *irritante ?*

Ce n'est pas l'opinion la plus commune, et, sans en appeler aux paroles si connues de Brown, *Opium me herclè non sedat*, non plus qu'à la doctrine italienne, qui a rangé le suc de pavot parmi les stimulants ou hypersthénisants, comment ne pas être frappé de ces singulières réserves, pour ne pas dire de ces contradictions que l'on remarque dans les écrits des auteurs ? Voici, par exemple, en quels termes M. Orfila a exposé son opinion sur les propriétés ou les effets de l'opium :

« A. L'opium, employé à forte dose, ne doit être rangé ni parmi les narcotiques ni parmi les excitants : il exerce un mode d'action particulier qui ne saurait être désigné exactement par aucune des dénominations actuellement en usage dans la matière médicale.

» B. L'opium employé à petite dose paraît borner son action au développement des symptômes qui annoncent la stupéfaction ; quelquefois cependant il produit une excitation très-intense, effet qui dépend de l'idiosyncrasie (1). »

_______________

(1) ORFILA, *Traité de Toxicologie*, t. II, p. 232 et 233 ; édition de 1843.

L'opium, le type de la classe des narcotiques, rangé tour à tour parmi les excitants ou les agents qui ont un mode d'action particulier, indéterminé, sans nom dans la matière médicale ! Il fallait mieux le dire tout d'abord, et ne pas imaginer ou accepter des classifications qui ne classent rien.

Que restera-t-il dans l'esprit des élèves auxquels on aura enseigné que tous les poisons sont des irritants, des narcotiques, ou bien des narcotiques-irritants (l'expression narcotico-àcre n'a pas, au fond, d'autre signification) ? Ils ne verront dans un empoisonnement que les effets d'une inflammation ou d'un narcotisme.

En conséquence, ils useront et abuseront de la saignée ou des excitants : car, d'une part, la saignée; de l'autre, les excitants; voilà les remèdes par excellence contre l'inflammation et le narcotisme. Il est vrai qu'en opposition à ces idées, une autre école a proclamé que la plupart des poisons irritants étaient des hyposthénisants; que les narcotiques étaient des hypersthénisants; qu'aux premiers, il fallait opposer, non la médication antiphlogistique, mais les stimulants; aux seconds, non la médication excitante, mais les hyposthénisants. Or, que montrent de telles dissidences, si ce n'est que d'abord on a créé les systèmes et qu'on a essayé ensuite d'y adapter les observations?

Selon moi, les poisons ne sont ni exclusivement irritants ni exclusivement narcotiques. L'irritation, non plus que le narcotisme, n'est pas l'empoisonnement.

En reprenant ma comparaison, si l'épine est un irritant, la même épine imprégnée d'acide prussique, de curare ou d'upas, ne sera-t-elle encore qu'un irritant simple? Les sauvages de l'Esquibé et de l'Orénoque décideraient pour nous la question. Qu'on aille panser les blessures de leurs flèches : ces blessures ne sont ni irritées ni enflammées, et la mort n'en est pas moins l'effet presque immédiat. On a tant abusé du terme *irritation* en physiologie et en pathologie, que pour un esprit sévère ce n'est plus qu'une sorte de signe mathématique dont la valeur change selon la place qu'il occupe. Doit-on donc si souvent prendre l'effet pour la cause, l'ombre pour le corps?

Dans l'état présent de la toxicologie, je ne saurais, quant à moi, voir encore, dans les poisons en général, que des composés ou des produits chimiques empruntés aux différents règnes de la nature, c'est-à-dire des poisons *minéraux*, *végétaux* et *animaux*. Ce sera là la seule division que j'adopterai, et j'ose espérer que le plan de cet ouvrage n'y perdra rien en clarté.

Circonstance heureuse, et qui sans doute a fait conserver dans la pratique cette ancienne et première classification, toutes les autres n'ayant pas franchi le seuil des écoles, les poisons, selon le règne auquel ils appartiennent, produisent des effets essentiellement comparables, sinon même parfois identiques. La médecine légale et sans doute la physiologie et la thérapeutique tireront de là, dans plus d'une occasion, des conséquences importantes. Voici les premières que je crois devoir signaler :

1°. Si les poisons minéraux ne donnent lieu ni à des maladies, ni à des altérations pathologiques spéciales, la chimie est toute-puissante pour les découvrir dans les restes de la victime, même après une inhumation prolongée;

2°. Si les poisons végétaux échappent trop encore aux investigations de la chimie, ils déterminent des maladies toutes spéciales dont la médecine ne peut méconnaître ni la nature ni les causes;

3°. Enfin, pour les poisons du règne animal ( à l'exception des cantharides dont l'action est spéciale et tranchée ), si la chimie ne peut en saisir les principes, et si la médecine est impuissante à différencier leurs effets d'avec ceux que produisent certaines maladies spontanées, jamais ou presque jamais le crime ne pourra ou ne saura les faire servir à des projets homicides. Malgré quelques préventions et d'injustes critiques, la toxicologie est donc déjà une science, et elle n'a qu'à marcher dans les voies qui lui sont ouvertes, pour recueillir, de jour en jour, des vérités utiles et d'un grand intérêt social.


**II. — *Conditions qui modifient l'action des poisons.***


Pour se faire une idée exacte des effets que peuvent produire les poisons considérés en général, il faut tenir compte de la *dose* à laquelle ils ont été pris; de la *voie* par laquelle ils ont pénétré; de l'*état* sain ou malade du patient ou de la victime;

de sa *constitution ;* de son *âge ;* de l'*état* de *plénitude* ou de *vacuité* de son estomac ; et enfin de diverses autres conditions, ou circonstances secondaires qu'un médecin attentif et instruit saura toujours
suffisamment apprécier.

Selon la *dose,* l'action du poison est rapide ou
lente ; intermittente ou continue ; latente ou sensible ; ce qui implique pour le médecin la nécessité
d'observer de près le patient, alors surtout que ne
pouvant rapporter la maladie à des causes évidentes
et naturelles, il y a lieu de soupçonner un crime
caché. Les moyens de vérification sont une attention redoublée et *prévenue* sur tout ce qui se passe
près du malade ; l'examen et l'analyse de toutes les
excrétions, analyse qu'il faut réclamer d'un chimiste quand on ne peut la faire soi-même.

Les voies par lesquelles peut pénétrer le poison
sont de plusieurs sortes :

La peau intacte ou dénudée ;

La bouche, l'œsophage, l'estomac :

Le rectum ;

Les narines, les bronches, les poumons :

La conjonctive oculaire ou palpébrale ;

Le conduit vulvo-utérin, le canal de l'urètre et
la vessie.

Il serait, pour ainsi dire, hors de propos de men-
tionner les plaies, les ouvertures artificielles de vaisseaux : partout où l'absorption a lieu, les effets de
l'empoisonnement peuvent se manifester, et ces effets sont en rapport avec la rapidité de cette absorption.

Injectés dans les veines, en quantité suffisante, les poisons donnent la mort pour ainsi dire instantanément.

Introduits par la peau, ils amènent des effets plus promptement mortels que lorsqu'ils ont été ingérés dans l'estomac. Il y a plusieurs explications à donner de ce fait en apparence singulier. D'une part, l'estomac et les intestins peuvent se débarrasser du poison par le vomissement et par les selles; de l'autre, le canal intestinal est, en quelque sorte, défendu, contre les agents toxiques, par les divers produits de sécrétion qui lubrifient sa surface, obstruent les bouches aspirantes de ses vaisseaux. Peut-être même que, dans quelques cas, la composition de ces produits peut atténuer ou neutraliser les effets de certains principes toxiques. Le venin de certains reptiles, les virus de la pustule maligne, du charbon, de la morve et de la rage, si redoutables quand ils sont inoculés par la peau, perdent, pour ainsi dire, toute action virulente quand ils sont ingérés avec des aliments. Les expériences de Fontana, de Mead, de Mangili, de Coindet, de Breschet, ne laissent aucun doute à cet égard.

Exposée, du côté des organes digestifs, à des causes incessantes de destruction, la nature s'est-elle pourvue là plus qu'ailleurs d'armes défensives? Les partisans des causes finales ont ici un argument de plus en faveur de leurs idées.

En pénétrant, sous la forme de vapeurs, de gaz, de miasmes en un mot, dans les organes de la respiration, les poisons ont aussi une action prompte et terrible. Ambroise Paré, et après lui, Zacchias, ont rapporté que le pape Clément VII fut empoisonné par les vapeurs exhalées d'une mèche résineuse en combustion (1).

Tachenius, chimiste du xvIIᵉ siècle, fut quelque temps en danger de mort pour avoir respiré des vapeurs qui s'exhalaient d'un appareil dans lequel il sublimait de l'arsenic (2).

En 1815, le chimiste Gelhen périt, dit-on, empoisonné pour avoir respiré, dans son laboratoire, une très-petite quantité de gaz hydrogène arsénié (3).

Les ouvriers qui travaillent les métaux, le mercure, le zinc, le cuivre, le plomb, ou leurs composés, sont exposés à diverses maladies qui ont pour cause, d'après l'opinion commune, des poussières ténues qui sont aspirées avec l'air dans l'acte de la respiration.

---

(1) AMB. PARÉ, *des Venins*, liv. XXI, chap. X, p. 486; 10ᵉ édit. Lyon, 1641. — PAULI ZACCHIÆ *Quæst. medico-legales*, lib. II, *de Venenis et Veneficiis*, tit. II, Quæst. II, nº 12, p. 60. *Amstelodami*, 1651.

(2) OTTONIS TACHENII *Hippocrates chimicus*, cap. XXIV, p. 203. *Paris*, 1669. Tachenius est aujourd'hui célèbre par la singulière méprise commise à son sujet par un célèbre toxicologiste. Le chimiste du xvIIᵉ siècle a écrit un ouvrage intitulé : *Hippocrates chimicus*, qui a été cité par divers auteurs, entre autres par Ramazzini. M. Orfila s'est persuadé qu'un ouvrage intitulé : *Hippocrates chimicus* était un Traité de Chimie dû à Hippocrate, et il a écrit, dans trois éditions successives de sa Toxicologie, ces propres paroles :
« Hippocrate raconte que Takénius fut atteint d'une toux considérable pour avoir été exposé pendant quelque temps à des vapeurs d'arsenic. » ORFILA, *Traité des Poisons*, t. I, p. 197, 1ʳᵉ édit., 1814; t. I, p. 246, 2ᵉ édit., 1818; t. I, p. 157, 3ᵉ édit., 1827.
(3) Voyez *Annales de Chimie et de Physique*, 1ʳᵉ série, t. XCV, p. 110.

Je passe sous silence les asphyxies produites par l'acide carbonique et par d'autres composés qui portent le nom de *mite* et de *plomb*.

Une question qui s'est présentée, et qui reviendra souvent peut-être devant les tribunaux, est celle de savoir si les poisons, étant introduits par la peau, ou par les poumons, produisent les mêmes effets, et se portent vers les mêmes organes que lorsqu'ils ont été ingérés dans l'estomac. La réponse ne peut être l'objet d'un doute, et, dans le procès Lacoste, en 1844, je n'ai pas hésité, quant à moi, à la résoudre par l'affirmative. Je disais, à cette époque, que je n'avais, pour fonder mon opinion, que des expériences sur les animaux. Aujourd'hui je puis la confirmer par le résultat même d'une expertise judiciaire. Nous avons été chargés, MM. Chevallier, Bayard et moi, de soumettre à l'analyse les organes d'une femme, sur le sein de laquelle un empirique avait appliqué une poudre arsenicale pour la cure d'un cancer, et qui était morte à la suite de ce fatal traitement. L'analyse nous fit découvrir de l'arsenic dans diverses parties du cadavre, mais surtout dans le foie, qui en contenait une proportion aussi forte que dans les cas où l'empoisonnement a été opéré par l'estomac.

Une autre question relative à la diversité d'effets que peuvent produire les poisons, selon l'état de santé ou de maladie, a déjà été vivement agitée jusque devant les tribunaux. Les opinions les plus contradictoires ont été émises sur ce point de doctrine. Les uns, sans hésitation (M. Orfila entre autres), ont prononcé que les poisons devaient nécessairement être plus funestes à une personne malade qu'à une personne saine, la maladie ayant déjà porté une atteinte plus ou moins profonde à la constitution; les autres, au contraire (M. Rognetta surtout), ont soutenu que, dans l'état morbide, l'organisme était moins sensible à l'action des poisons. A l'appui de son opinion, M. Rognetta a rappelé que, dans un grand nombre de maladies, on administrait les médicaments à des doses qui ne seraient certainement pas supportées à l'état sain. Contre la pneumonie, la phthisie, les fièvres intermittentes, on prescrit tous les jours, avec des avantages réels, des doses d'émétique, d'acétate de plomb, et même d'acide arsénieux, que, dans l'état de santé, l'on ne donnerait certainement pas sans danger de mort. Contre le tétanos, et d'autres maladies nerveuses, on a administré, sans effets fâcheux (Dupuytren spécialement), l'opium jusqu'à la dose de 60 grammes.

L'école italienne s'est expliqué l'avantage de ces médications, en leur attribuant des propriétés contro-stimulantes ou hyposthénisantes propres à combattre l'hypersthénie morbide. « Il est clair, dit Giacomini, que la substance ne pourrait produire des effets d'excitation, avant d'avoir combattu et dissipé les phénomènes préexistants de faiblesse. Une partie de l'action hyposthénisante est donc, dans ce cas, employée à détruire la faiblesse préexistante, et cette partie d'action est d'autant plus forte que l'asthénie est considérable. De là résulte qu'au lieu de surexciter, le médicament est épuisé en quelque sorte dans cette espèce d'élévation de la vitalité vers son type normal. C'est en cela que consiste le principe de la tolérance merveilleuse que nous trouvons constamment, pour des doses prodigieuses de médicaments, chez certains malades, doses qui, chez l'homme sain, produiraient inévitablement des désordres sérieux ou même la mort (1). »

Je n'ai pas à discuter au fond le principe de cette doctrine; mais, relativement à la question qui nous occupe, ne pourrait-on pas admettre que, dans la maladie en général, contrairement à l'état sain, l'absorption est ralentie, sinon même parfois tout à fait empêchée? Qui le niera? dans les inflammations, il est un état de spasme qui met obstacle à certaines fonctions, à celles de l'absorption par exemple: dans beaucoup d'affections aiguës, les urines sont rares, bien qu'on ajoute à la quantité ordinaire de boissons que prend le malade. Or, l'absorption ralentie, empêchée, l'empoisonnement sera certainement moins prompt, moins facile, et même il pourra ne pas se produire.

Si l'on ne savait que, dans les actes de la physiologie et de la pathologie, la sensibilité joue un grand rôle, je n'aurais peut-être, quant à moi, dans bien des cas, d'autre explication à donner de la tolérance en thérapeutique, qu'un ralentissement ou un défaut d'absorption.

Tolérance! le mot est bientôt dit, mais la chose,

---

(1) GIACOMINI, *Traité de Matière médicale et de Thérapeutique*, traduit par MM. Mojon et Roganetta, p. 59; *Encyclopédie des Sciences médicales*, 183.. Cette citation est reproduite ici littéralement.

du reste, n'est pas si constante ou si commune. En combien de cas la faiblesse ou l'hyposthénie ne s'accommode-t-elle pas de médicaments ou de poisons donnés à hautes doses ?

Aussi, dans la pratique, il serait difficile de dire à priori si un poison doit être plus innocent, ou moins redoutable, pour une personne malade que pour une personne en santé. Qui sait deviner où sera la tolérance? ou qui sait mesurer quelle sera l'activité de l'absorption? Selon les circonstances donc, un médicament, un poison, pourra produire des effets divers; ralentir ou précipiter la terminaison d'une maladie; en un mot, être utile, nuisible ou indifférent. Prise dans les termes où elle a été posée, la question est trop complexe pour qu'il soit permis d'en donner une solution toute systématique. Selon les cas, selon l'espèce, le médecin instruit pourra peut-être émettre une opinion ; mais combien de fois ne devra-t-il se prononcer qu'avec réserve?

On comprend combien l'âge, le sexe, la constitution, etc., peuvent modifier l'action des poisons. Les mêmes maladies n'ont-elles pas, chez les divers sujets, comme une physionomie propre et différente? Un enfant succombera plus vite au poison qu'un adulte ou un vieillard.

L'explication qu'on a donnée jusqu'ici de ce fait, c'est que l'enfance est plus faible, qu'elle résiste moins que l'âge mûr et que la vieillesse. Il est vrai; mais peut-être aussi faut-il dire que l'absorption est plus rapide à cet âge qu'à une époque plus avancée de la vie.

Jusqu'à la jeunesse et au delà, les femmes restent parfois dans les conditions mêmes de l'enfance; malgré le temps, elles conservent une constitution plus délicate, une sensibilité plus vive que ne le comporte leur âge. Leurs maladies porteront donc l'empreinte de leur organisation.

Il n'est pas jusqu'à l'idiosyncrasie et à l'état moral qui ne doivent être pris en considération dans l'histoire de l'empoisonnement. Etmuller a rapporté l'observation d'une jeune fille qui, voulant se suicider, avala une forte dose d'arsenic, se mit au lit et attendit la mort. Elle succomba au bout de douze heures, sans avoir proféré une plainte, sans même avoir vomi. A l'ouverture de son corps, on trouva l'arsenic dans l'estomac: l'organe lui-même ne présentait aucune lésion matérielle sensible (1). Tout exceptionnel qu'il ait paru, ce fait n'a été révoqué en doute par personne.

L'état de plénitude ou de vacuité de l'estomac, l'état de veille ou de sommeil exercent aussi une influence sur les effets du poison. S'il est enveloppé par des aliments, le poison peut être entraîné par les matières excrémentitielles; au contraire, s'il est immédiatement en contact avec les membranes intestinales, il est saisi sans obstacle par toutes les bouches absorbantes.

« Plusieurs convives étant à table, on leur servit à la fin du repas un mets dans lequel, par erreur, on avait mis de l'arsenic au lieu de farine. Ceux des

_______________

(1) *Ephemer. acad. m. Caesareo Leopoldina*, obs. CXXVI. 1715.

convives qui avaient très-peu bu et très-peu mangé
périrent du poison; ceux qui avaient l'estomac distendu par les aliments et la boisson furent sauvés
par les vomissements (1). »

« Trois enfants, dont l'un, petit garçon, était déjà
malade, et les deux autres, jeunes filles, plus âgées,
se portaient bien, mangèrent d'un potage empoisonné
par l'arsenic. Le petit garçon en prit à peine deux
cuillerées ; les petites filles mangèrent tout le reste;
le premier avait l'estomac vide, les autres, au contraire, avaient satifait leur appétit. Le petit garçon
mourut sans avoir vomi; les petites filles vomirent
et furent sauvées (2). »

Christison a fait remarquer, en s'appuyant sur des
faits et sur des analogies empruntées à la physiologie, que le sommeil retardait le développement des
symptômes de l'empoisonnement. La remarque n'est
pas sans justesse : l'exercice accélérant tous les mouvements de l'organisme, tels que la digestion et
l'absorption; le repos, le sommeil doivent produire l'effet contraire. Mais ici déjà les différences
seront peu sensibles.

### III. — *Effets généraux des poisons.*

Toutes ces indications données et les cas exceptionnels réservés, voici, d'une manière générale,

---

(1) MORGAGNI, *de Sedibus et causis Morborum*, t. VII, p. 247,
Lettre LIX, n° 4; édit. citée de 1823.
(2) *Ibid.*, p. 245.

les effets que produisent les diverses sortes de poisons.

*Poisons minéraux.* — Les poisons minéraux, ordinairement sans odeur, ont en général un goût âpre, styptique, qui prend à la gorge et détermine le besoin de cracher. Ils excitent dans l'œsophage, l'estomac, l'intestin, un sentiment d'ardeur ou de brûlure plus ou moins prononcé ; au bout de quelque temps, si la dose de poison n'est pas excessivement faible, ils font naître des envies de vomir, puis des vomissements plus ou moins violents, parfois mêlés de sang. Si les vomissements se répètent, la douleur épuise le patient et le jette dans un état de faiblesse dont on voit l'empreinte sur tous ses traits. L'effet est plus marqué encore quand les déjections alvines s'ajoutent aux vomissements.

Mais bientôt déjà ce ne sont plus seulement des phénomènes indiquant un mal local ; tout l'organisme est atteint, et l'individu tombe dans un état de prostration douloureuse et profonde. Quelquefois cependant, dans la manifestation de ces effets, il y a des rémissions marquées ; une forte réaction se manifeste, et le pouls s'accélère et se durcit, au lieu de se ralentir et de s'éteindre.

Mais si l'empoisonnement doit suivre son cours, à cette réaction même succède, d'autant plus vite, une oppression de forces qui est du plus fâcheux augure. La miction urinaire en pareil cas est souvent diminuée, si même elle n'est totalement supprimée.

La vue, l'ouïe, les organes des sens, en général,

perdent de leur sensibilité; la voix s'affaiblit et n'est
plus qu'un souffle; les membres s'engourdissent ou
se paralysent. Vers les derniers moments, la respiration se ralentit et s'embarrasse; le bruit du cœur
s'entend à peine; la vie finit avec ou sans convulsions, l'individu, jusqu'à son agonie, ayant conservé
toutes ses facultés morales et la conscience de son
état, dont peut-être il a pénétré et quelquefois révélé
comme instinctivement les causes.

La durée de la maladie varie, en général, d'un à
plusieurs jours. À l'état aigu, elle ne dépasse guère
ordinairement le premier septennaire. Les symptômes présentent parfois des intermittences, sans
que, pour expliquer ce fait, on doive supposer de
nouvelles ingestions de poison. J'ai eu dans une
affaire récente (le procès Lacoste), l'occasion de
donner une explication fort simple de ce phénomène,
qui n'est peut-être pas aussi exceptionnel qu'on
pourrait le croire. Entraîné par l'absorption, le
poison chemine plus ou moins vite, selon l'ordre de
vaisseaux par lequel il est transporté. Dans la veine
porte, il a une marche plus lente que dans les vaisseaux de la grande circulation. Il peut accidentellement être déposé dans un organe peu important, où
il reste quelquefois sans déterminer des phénomènes
sensibles, et, quelque temps après, il peut être repris
par la grande circulation et jeté sur un organe plus
essentiel, où il suscite un trouble profond. Dans tel
moment, d'ailleurs, l'élimination peut être prompte,
en rapport avec l'absorption; dans tel autre, elle
peut se ralentir, et le poison, en s'accumulant,

donner lieu à des signes menaçants qui se dissipent pour renaître, ou sont précurseurs de la mort.

Un grand nombre de maladies présentent ces sortes d'intermittences, et les maladies sont toutes peut-être des empoisonnements, ainsi que l'a dit Arétée.

On s'est vivement préoccupé, pendant un temps, des lésions pathologiques que déterminent les poisons minéraux. Avec l'idée que tous ces poisons sont des *irritants*, on a supposé qu'ils devaient produire les lésions que produisent les substances caustiques ou corrosives : inflammations, ulcérations, ecchymoses, épaississements, ramollissements, gangrènes, perforations, on leur a tout attribué. Qu'on lise à ce sujet ce qu'ont écrit les auteurs : en voici un échantillon que j'emprunte à l'un de nos ouvrages les plus récents et les plus estimés en pathologie : « Les poisons *irritants* (au nombre desquels sont les préparations d'arsenic, d'antimoine, de cuivre, d'argent, d'or, de mercure, de bismuth, de plomb, d'étain, de zinc, etc.) produisent quelques symptômes particuliers à chacun d'eux; mais, à ces variétés près, qu'il serait beaucoup trop long d'exposer ici, ils déterminent tous une saveur âcre, chaude, brûlante; une constriction à la gorge; une sécheresse considérable dans la bouche et dans l'œsophage; des vomissements de matières diverses, souvent sanguinolentes; des douleurs épigastriques intolérables; des coliques atroces; des déjections alvines; quelquefois l'appareil des symptômes généraux de la gastro-entérite intense; quelquefois, plus tard, la paralysie des membres pelviens ; des vertiges ; le délire, l'insensibilité générale, la mort.

» On trouve alors dans le canal alimentaire toutes les altérations organiques que nous a fait voir la gastro-entérite à tous les degrés. La bouche, le pharynx, l'œsophage, l'estomac, les intestins sont le siége d'une couleur de feu ou d'un rouge cerise et même noire ; toutes les tuniques participent à l'inflammation ; elles sont parsemées d'ecchymoses circulaires ou de formes variées ; de véritables escarres ; d'ulcères qui peuvent intéresser toute l'épaisseur des parois intestinales : il existe, dans ce cas, une perforation dont les bords sont jaunes, verts, rouges. Quelquefois ces tissus sont épaissis ou ramollis, réduits en bouillie, etc. La bouche, la couronne des dents. l'œsophage, l'estomac, le duodénum, le jéjunum, offrent une teinte blanchâtre, grisâtre, jaunâtre. Ces différentes altérations peuvent se trouver éparses sur différents points du même canal alimentaire. Les poumons peuvent être rouges, violets, hépatisés, splénisés. Les cavités du cœur sont distendues par du sang rouge, noir, fluide, concret, etc. La vessie est quelquefois manifestement enflammée. Les vaisseaux encéphaliques sont distendus par le sang : dans certains cas, le cerveau, le foie, les muscles, etc., offrent une teinte verdâtre. La peau est semée de taches noires (1). »

Mais le livre de M. Rostan a été écrit sous l'empire d'idées dont un praticien aussi habile et aussi

_______

(1) ROSTAN, *Cours de Médecine clinique*, t. II, p. 679 ; 2ᵉ édit.

exact ne se ferait plus, sans doute, l'écho aujour-
d'hui.

Sans trop m'arrêter sur ce point, je dirai qu'on
peut, à volonté, produire sur les animaux des empoisonnements avec ou sans lésions inflammatoires
consécutives. Ce n'est donc pas, je le répète, l'inflammation ou l'*irritation* qui est l'empoisonnement,
et il y a lieu de s'étonner qu'une pareille doctrine se
soit soutenue si longtemps, en dépit de l'observation
qui lui donnait sans cesse des démentis.

*Poisons végétaux.* — Les narcotiques apparticn-
nent tous à la division des végétaux, a dit M. Guer-
sent, praticien distingué qui a fait une étude spéciale de la matière médicale. On pourrait peut-être
retourner cette phrase et dire : les poisons végétaux
sont presque tous des narcotiques; car presque tous,
à des degrés différents, portent spécialement leur
action sur le système nerveux dont ils troublent plus
ou moins profondément les fonctions. Citons,
comme exemples, les poisons végétaux les plus
connus : l'opium et ses produits immédiats, la morphine, la codéine, la brucine et la narcotine; la
noix vomique, la fève de Saint-Ignace, la digitale,
la belladone, le colchique, le datura stramonium,
et jusqu'à l'acide prussique lui-même.

Ces poisons ont généralement un goût amer,
essentiellement différent de celui des poisons minéraux. Ils ne font pas naître généralement, dans la
gorge et dans l'estomac, ce sentiment d'ardeur et de
brûlure que provoquent les poisons minéraux; ils
donnent lieu plutôt à des envies de vomir répétées

qu'à des vomissements violents. D'ordinaire, ils n'amènent pas de déjections alvines; tout au contraire, ils produisent parfois une constipation opiniâtre, sans épreintes ou douleurs abdominales aiguës.

Leurs symptômes propres, essentiels, sont l'assoupissement, la somnolence, la torpeur; ou bien une agitation convulsive, le délire, une sorte de tétanos général ou partiel. Dans ces différents cas, les yeux sont étincelants, la pupille contractée ou dilatée, la vue, l'ouïe, les autres facultés sensoriales abolies ou perverties; il survient un véritable état d'ivresse; il se manifeste des hallucinations qui simulent des accès de folie ou des affections cérébrales momentanées. En général, l'atteinte portée aux organes de la respiration ou de la circulation, ou même des sécrétions, n'est point en rapport avec cette perturbation profonde de l'innervation : on dirait que la vie est plutôt frappée dans ce système que Bichat appelait le système de la vie animale; tandis que, pour les poisons minéraux, c'était l'inverse.

Si la dose du poison n'a pas été immédiatement mortelle, les fonctions de relation peuvent rester suspendues pendant longtemps, les organes de la vie intérieure accomplissant toujours les leurs. Plus un tel effet se prolonge en quelque sorte, plus il y a lieu d'espérer une issue favorable à la maladie. Les poisons végétaux ne désorganisent pas à l'instar des poisons minéraux : leurs premiers effets produits, il semble que la nature doit d'elle-même être assez forte pour en neutraliser l'action, ou pour les convertir en substances assimilables.

Aussi, les poisons végétaux, à l'exception de ceux qui sont véritablement acides ou irritants, ne laissent-ils sur les cadavres aucune trace de leur passage, et n'est-il aucune lésion d'organes qui leur soit propre. On a parlé d'injections vasculaires dans le cerveau et dans ses membranes, d'engorgement dans les poumons, d'exanthèmes vers la peau ; mais toutes ces altérations n'ont rien de constant, et, pour caractériser un empoisonnement par une substance végétale, on ne peut pas les prendre en aussi grande considération que les symptômes observés pendant la vie. Tout au contraire, la coïncidence des symptômes décrits, avec l'absence de lésions cadavériques, peut devenir une présomption d'empoisonnement par une plante narcotique, ou par l'un de ses produits immédiats.

*Poisons animaux.* — A l'exception des cantharides qui déterminent des phénomènes physiologiques tout spéciaux, la médecine légale a peu à se préoccuper des poisons provenant du règne animal. La plupart, du reste, ne donneraient pas lieu à des symptômes propres à les différencier de certaines maladies que les anciens appelaient putrides, et que nous désignons aujourd'hui sous le nom de phlébites, infections purulentes, affections typhoïdes. Cela se conçoit : les matières toxiques, causes premières des maladies putrides ou d'un empoisonnement, sont les mêmes : infection ou empoisonnement ne sont-ils pas synonymes ? Toutefois le venin de la vipère et celui de certaines espèces de serpents, la salive des animaux atteints de la rage, produisent des effets tout spéciaux et qu'il sera utile d'étudier à part. Les anciens ont su associer ces venins pour en former de monstrueux mélanges. Mais heureusement ces secrets sont aujourd'hui oubliés ou perdus, et ce n'est pas dans nos climats qu'on pourrait de nouveau les rechercher et en faire usage. L'étrangeté du crime, d'ailleurs, servirait sans doute à en faire découvrir plus facilement l'auteur.

Dans certains cas, les lésions cadavériques, succédant à l'inoculation d'une matière animale virulente, pourraient être carastéristiques. Elles affecteraient particulièrement le système vasculaire, et de la sorte se lieraient essentiellement à la cause soupçonnée d'un crime. Or la pathologie n'offre que de très-rares exemples de phlébites ou d'angéites spontanées. Le virus de la vipère et d'autres animaux venimeux détermine des épanchements séreux qui ont quelque chose de caractéristique. La plaie, d'ailleurs, est ici un signe suffisant pour faire apprécier la nature du mal.

L'empoisonnement par les cantharides serait signalé non moins par les lésions cadavériques que par les symptômes recueillis pendant la vie.

Mais je touche ici aux empoisonnements en particulier ; je ne dois pas anticiper : je traiterai ailleurs, avec détail et dans l'intérêt de la médecine légale, de l'empoisonnement par les cantharides.

# CHAPITRE III.

Signes différentiels physiologiques et anatomiques de
l'empoisonnement et des maladies.

Les maladies ne se manifestent pas toujours par
les signes les plus propres à les caractériser, et les
mêmes signes appartenant à des maladies diverses,
il est quelquefois difficile de distinguer à quel état
pathologique ils se lient ou se subordonnent. Le diagnostic devient surtout difficile lorsque plusieurs
maladies sont simultanées, et qu'à l'analogie de leurs
symptômes s'ajoute une analogie non moins grande
dans les lésions anatomiques qu'elles produisent.

Les empoisonnements ne sont pas hors de la règle
commune. Il peut arriver :

1°. Que leurs effets physiologiques et pathologiques ne soient pas suffisamment caractéristiques;

2°. Qu'il soit impossible de distinguer ces effets
d'avec ceux d'une maladie intercurrente;

3°. Que des affections complexes représentent
pendant la vie les symptômes, et, après la mort, les
lésions matérielles d'un empoisonnement.

Cet énoncé suffit à montrer les difficultés du sujet
qu'embrasse ce chapitre. Pour le traiter d'une ma-

nière plus pratique, je diviserai les empoisonnements,

en empoisonnements instantanés,
empoisonnements aigus,
empoisonnements lents ou chroniques

Et pour faciliter les rapprochements, je diviserai
de même les maladies,

en maladies instantanées,
maladies aiguës,
maladies lentes ou chroniques.

L'empoisonnement instantané sera celui dont l'invasion est brusque et la terminaison rapide.

L'empoisonnement aigu, celui dont les effets ne
suivent pas immédiatement l'ingestion, ou l'application à l'extérieur, de la substance toxique, mais se
manifestent avec violence au bout de quelques heures, moins d'un jour ordinairement.

L'empoisonnement lent ou chronique, celui où
les accidents se déclarent avec moins d'intensité
et simulent une maladie lente, à marche irrégulière, quelquefois, pour ainsi dire, intermittente.

Parmi les maladies instantanées qui peuvent présenter des traits de ressemblance avec les empoisonnements, je rangerai:

Les congestions en général,
L'apoplexie,
L'épilepsie,
La syncope,
Les ruptures ou perforations spontanées d'or-
ganes,

Le tétanos,

Les fièvres intermittentes pernicieuses.

Le choléra,

Les effets produits par les boissons froides.

Parmi les maladies aiguës, je placerai celles des maladies précédentes qui peuvent affecter cette forme : puis

L'indigestion.

La gastrite, la duodénite, l'entérite et la colite,

La péritonite,

La phlébite ou l'infection purulente,

La gastrorhagie, le flux de sang ou la dyssenterie,

Le melæna.

L'iléus, passion iliaque ou colique de miséréré,

Les accidents produits par les hernies,

Les effets produits par les vers intestinaux.

Dans la troisième catégorie, ou parmi les maladies lentes et chroniques, se trouveront les maladies des cadres précédents pouvant passer à cet état, particulièrement.

La gastrite et la gastro-entérite chronique,

La péritonite chronique,

La fièvre typhoïde ou entérite folliculeuse.

## I. — *Des maladies instantanées qui ont des symptômes communs avec l'empoisonnement.*

*Congestions.* — Les congestions sont des raptus du sang vers les organes; en particulier, vers les centres nerveux. Quand elles n'entraînent pas d'hémorragie, il est rare qu'elles soient mortelles.

La congestion peut éclater soudainement; mais, d'ordinaire, elle a été annoncée par des symptômes précurseurs : étourdissements, vertiges, éblouissements, bruits ou tintements d'oreilles, céphalalgie, épistaxis, etc. À ces signes, sans doute, on n'aurait pas pu prévoir un danger imminent; mais, après l'accident, ces signes ont une signification propre à révéler l'origine et la nature de la maladie. L'âge, la constitution du sujet, les conditions dans lesquelles il se trouvait au moment où il a été frappé, sont autant de considérations qu'il appartient au médecin d'apprécier.

Violente et soudaine, la congestion détermine une chute, une perte complète de connaissance, la résolution des membres, phénomènes que l'on n'observe, d'une manière aussi absolue, dans presque aucun cas d'empoisonnement. Si c'est vers la tête qu'a porté l'effort hémorragique ( *molimen hæmorragicum* ), la face et les yeux sont injectés, la pupille dilatée, le pouls plein, la respiration haletante. A-t-elle éclaté du côté du poumon; la congestion peut être suivie d'exhalation sanguine vers les fosses nasales ou vers les bronches.

Dans tous les cas de congestion mortelle, les lésions anatomiques sont caractéristiques.

Dans la congestion cérébro-spinale, non-seulement la substance nerveuse, mais les membranes d'enveloppe et les sinus veineux, les os du crâne et le cuir chevelu même sont gorgés de sang. Les organes éloignés, au contraire, sont ou peuvent être exsangues.

Dans la congestion des poumons, qu'elle soit générale ou partielle, les organes sont plus ou moins distendus par le sang; ils ont perdu leur coloration normale, l'élasticité de leur tissu : les parties congestionnées ont une pesanteur spécifique supérieure à celle de l'eau : le cœur est pénétré de sang.

Dans les congestions des muqueuses, ces membranes sont injectées, épaissies, tuméfiées. Que la congestion soit active comme dans la pléthore, passive comme dans le scorbut et le purpura hæmorragica, les désordres anatomiques sont tranchés et bien distincts de ceux que peuvent produire les empoisonnements. Dans certains cas d'intoxication, en effet, si l'on observe des injections, des suffusions sanguines vers les organes affectés, vers les centres nerveux surtout, ces altérations sont circonscrites, légères et impropres par elles seules à rendre raison de la mort : ce ne sont jamais ni des ruptures hémorragiques, ni de véritables distensions ou ruptures de vaisseaux capillaires.

*Apoplexie.* — Les recherches récentes en anatomie pathologique ont fait voir que l'apoplexie était, le plus souvent, le résultat d'un épanchement de sang dans le cerveau. Cependant toute apoplexie ne pouvant être rapportée à cette cause, l'expression métaphorique des anciens a dû prévaloir, dans la pratique, pour désigner les maladies les plus graves des centres nerveux, celles qui ont pour caractère spécial l'instantanéité (ἀποπλήσσειν, frapper fort). On a donc conservé dans les cadres nosologiques diverses espèces ou formes d'apoplexie, en les désignant sous les noms d'apoplexie *sanguine, séreuse* ou *nerveuse :* la première, qui a pour cause une hémorragie ou épanchement de sang; la seconde, qui se lie à un épanchement de sérosité; la troisième, qui ne laisse sur le cadavre aucune altération apparente. Certains pathologistes, M. Cruveilhier entre autres, ont donné le nom d'*apoplexie capillaire* à la congestion célébrale simple dont il a été parlé plus haut.

Qu'elle soit *sanguine, séreuse* ou *nerveuse,* l'apoplexie a pour caractère essentiel le trouble ou la perte totale du sentiment, la perte partielle ou générale du mouvement.

D'ordinaire la maladie est précédée de symptômes précurseurs, les mêmes que pour la congestion (*voyez* page 247); elle se lie à certaines conditions d'âge, de tempérament, d'habitudes antérieures : il serait superflu d'insister sur ces conditions, tant il est facile de les apprécier.

Au moment de l'attaque, l'individu est comme frappé de la foudre: il perd connaissance, il tombe et reste paralysé d'un ou de plusieurs organes, d'un côté ou de la totalité du corps. La paralysie atteint un œil ou les deux yeux, le larynx, la langue, l'œsophage, un membre ou les deux membres supérieurs

ou inférieurs. La paralysie des deux membres inférieurs porte le nom de *paraplégie;* celle de tout un
côté du corps est dite *hémiplégie.* On a observé la
perte de la sensibilité et du mouvement d'un membre supérieur et du membre inférieur du côté opposé : c'est la *paralysie croisée.*

La paralysie de la langue ou d'un seul membre
est la paralysie la plus commune. On rencontre assez
souvent aussi et l'hémiplégie et la paraplégie. Il n'est
pas commun d'observer la cécité , et la paralysie du
larynx est encore plus rare. Or le trouble ou la perte
de la vue, et l'extinction de la voix sont assez souvent,
au contraire, des effets propres à l'empoisonnement.

Les stimulants les plus énergiques sont impropres
à réveiller la sensibilité, la contractilité des organes de sens ou des membres paralysés. Ils ne sont
pas sans action , momentanée au moins , quand l'engourdissement et l'insensibilité apparente ne sont
que l'effet d'un poison qui porte au sommeil.

Dans l'apoplexie, la face porte l'empreinte d'une
stupeur profonde; elle est injectée, violette et comme
tuméfiée. Dans les empoisonnements, elle conserve
une expression d'intelligence; elle est pâle, agitée,
par instants, de mouvements convulsifs.

La pupille devra toujours être examinée avec soin.
Dans l'apoplexie, le plus souvent elle sera immobile
et dilatée; dans l'empoisonnement, elle pourra être
resserrée, et éprouver des alternatives de dilatation
et de resserrement très-caractéristiques.

Dans les congestions ou hémorragies cérébrales,
le pouls sera élevé, dur et plein; dans les empoison-

nements, il sera déprimé, mou et presque toujours irrégulier.

Dans les cas de raptus sanguin vers la tête, la peau sera chaude, humide; elle sera sèche et froide peut-être dans l'empoisonnement.

Dans l'apoplexie, il pourra y avoir des vomissements, des déjections alvines et miction involontaire d'urine. Ce dernier symptôme, au moins, manquera dans les empoisonnements; et, dans quelques cas, les vomissements, les déjections alvines auront pu prendre tel caractère ou se renouveler si souvent, qu'il sera impossible de méconnaître la cause à laquelle on doit les rapporter. D'une manière générale, en comparant entre eux les signes appartenant aux apoplexies et les signes appartenant à telle ou telle espèce d'empoisonnement, il sera presque impossible de ne pas saisir un caractère propre à fixer le diagnostic. Dans les cas où, en raison de certaines anomalies, il pourrait rester des doutes, le diagnostic serait fixé par la marche et la durée de la maladie.

Les recherches anatomiques, si elles avaient pu être faites, apporteraient vraisemblablement de nouvelles preuves dans le débat à juger. Pour la grande majorité des cas, on aurait retrouvé, dans le cerveau ou dans la moelle de l'épine, des épanchements de sang ou de sérosité, des traces d'inflammation ou de ramollissement propres à rendre compte de la maladie et de la mort. Les apoplexies nerveuses, ou qui ne laissent dans le cadavre aucune trace, sont extrêmement rares.

*Épilepsie.* — L'épilepsie n'est qu'une affection chronique, de nature intermittente ; mais chaque accès ramenant un état aigu, quelquefois terminé par la mort, on peut, dans les cas de médecine légale, avoir à différencier les effets de cette maladie d'avec ceux d'un empoisonnement.

« L'épilepsie, dit Georget, est caractérisée par des attaques convulsives avec perte subite et complète de connaissance, turgescence rouge ou violâtre de la face, distorsion de la bouche et des yeux, immobilité des pupilles, écume à la bouche. » Comme caractère essentiel de l'épilepsie propre à la distinguer d'un empoisonnement, il faut ajouter la chute du malade, chute dont il peut rester, après la mort, des traces manifestes, telles que des contusions, des ecchymoses, une plaie, une fracture, etc.

L'épilepsie est quelquefois annoncée par des symptomes précurseurs. Les plus communs sont la céphalalgie, des crampes, un sentiment vague de tristesse, d'inquiétude ou de terreur, une susceptibilité nerveuse inaccoutumée. Quelques malades ont éprouvé des hallucinations, de véritables aberrations d'idées. Les auteurs ont noté un phénomène singulier connu sous le nom d'*aura epileptica*, et qui consiste en un sentiment de froid, de chaleur, d'engourdissement ou de douleur, qui part d'un point quelconque du corps, et s'irradie jusqu'aux centres nerveux. Mais, quoi qu'on ait dit de ce phénomène, il est assez rare. Il faut ajouter que, d'ordinaire, l'épilepsie se déclare dès l'enfance, et que souvent c'est une maladie héréditaire. Elle se lie à l'idiotisme, à l'hystérie, à d'autres affections du système nerveux. Ces faits sont trop bien acquis à la médecine, pour n'avoir pas une grande importance en toxicologie légale.

Au moment de l'attaque, l'épileptique tourne sur lui-même ou chancelle, pousse un cri, et tombe. Il reste ainsi plus ou moins longtemps privé de connaissance, et quelquefois agité de mouvements convulsifs. De même, et plus encore peut-être que dans l'apoplexie, il est insensible à l'action des stimulants de toute espèce. D'ordinaire, il a les mâchoires si serrées qu'il est impossible de les disjoindre.

Ou l'accès peut être immédiatement funeste; ou il peut entraîner une maladie, telle que l'apoplexie, la méningite, l'encéphalite, qui ait elle-même une terminaison fatale.

Dans le premier cas, le diagnostic sera établi d'après les commémoratifs; dans le second, il sera invariablement fixé par la marche ou la durée de la maladie consécutive.

Selon Esquirol, l'épilepsie est très-rarement funeste au premier accès (1). Christison est même plus absolu sur ce point. Voici comment il s'exprime : « J'ai lieu de croire qu'on peut dire que le premier paroxysme n'est jamais fatal : car les cas considérés et décrits comme ayant eu une terminaison funeste étaient, soit une inflammation du cerveau ou de ses membranes; soit une hypertrophie du cerveau, ou une inflammation de la moelle épinière; soit un épanchement de sérum ou de sang dans le

_______________

(1) *Dictionnaire des Sciences médicales*, t. VII, p. 556.

canal de l'épine dorsale : soit l'effet de la présence de vers dans les intestins. Or tous ces cas ont leur explication dans les altérations retrouvées sur le cadavre. J'ai vu aussi des cas de fièvre continue, accompagnée de typhomanie et de convulsions, qui auraient pu être pris, par des observateurs inattentifs, pour des cas d'épilepsie fatale au premier accès.

» Sur ce point on ne peut donc être rigoureux et bien s'entendre, parce que tout dépend du degré d'extension que l'on donne au mot épilepsie. Je puis seulement affirmer que jusqu'ici, dans le cours de mes lectures, je n'ai jamais rencontré d'exemple d'épilepsie fatal au premier paroxysme, sans qu'on ait trouvé sur le cadavre des altérations pathologiques se rapportant à l'une des affections mentionnées ci-dessus (1). »

Dans le cas où la mort aurait été l'effet immédiat d'un accès d'épilepsie, les lésions observées sur le cadavre caractériseraient suffisamment la nature de la maladie. Alors, sans doute, on aurait trouvé dans le cerveau des traces non équivoques de congestion, d'épanchement, de ramollissement, d'anémie ou d'hypérémie, d'hypertrophie ou d'atrophie de la substance nerveuse.

Avec ces altérations, les auteurs ont noté, comme coïncidant avec l'épilepsie, diverses affections organiques : le tubercule et le cancer de l'encéphale ; l'é-

---

(1) Christison, on Poisons, p. 620, edit. de 1836 ; p. 676, édit. de 1845.

paississement, l'endurcissement, l'ossification de ses membranes; l'hypertrophie des os du crâne; les exostoses; etc.

Aucune de ces lésions n'est la lésion pathognomonique de l'épilepsie, puisque la maladie a été observée indépendamment de chacune d'elles : mais, dans un cas douteux, elles pourraient avoir une valeur propre dont il faudrait tenir compte.

Parmi les poisons propres à simuler l'épilepsie, on citera peut-être celui que Locuste prépara pour Britannicus :

> La coupe dans ses mains par Narcisse est remplie ;
> Mais ses lèvres à peine en ont touché les bords,
> Le fer ne produit point de si puissants efforts.

Mais, aujourd'hui, quel serait le poison dont le médecin ne saurait distinguer les effets d'avec ceux d'une attaque d'épilepsie ? A l'époque de l'empoisonnement de Britannicus, les anciens n'avaient point étudié suffisamment une maladie qui leur inspirait encore une terreur superstitieuse.

*Syncope.* — Il est arrivé que des individus ont péri dans une syncope. Dans ces cas, peuvent s'élever des soupçons d'empoisonnement. Mais nul poison peut-être ne peut tuer à l'instar d'une syncope. Les poisons les plus terribles que l'on connaisse, l'acide prussique, la strychnine, l'upas, donnent lieu à des convulsions. L'acide prussique laisse sur le cadavre, du moins pour les premiers instants, une odeur caractéristique.

La syncope, d'ailleurs, n'est pas le plus souvent

une maladie essentielle, ou dont on ne puisse apprécier les causes. Elle se lie à divers états morbides : à des affections organiques du cœur, du péricarde ou des gros vaisseaux ; à des pertes de sang ; à l'épuisement, suite d'une longue maladie, de l'accouchement, d'une marche forcée, de veilles trop prolongées ; elle succède à des affections morales vives ou profondes : toutes causes auxquelles on peut remonter, soit par des investigations sur le cadavre, soit par des informations prises sur les circonstances qui ont précédé la mort.

*Ruptures d'organes en général, perforations spontanées.* — Altérés dans leur texture ou dans leur composition, les organes creux sont susceptibles de se rompre en donnant lieu à des accidents instantanément mortels.

Les ruptures du cœur et des gros vaisseaux sont d'ordinaire suivies d'une mort immédiate. Mais, d'une part, la mort arrive sans convulsions, contrairement à ce qu'on observe dans les cas d'empoisonnement, pour ceux des poisons qui tuent instantanément ; de l'autre, l'anatomiste ne peut manquer de découvrir sur le cadavre les altérations propres à expliquer le genre de mort.

La rupture des canaux biliaires est un accident extrêmement rare. Christison a rapporté le fait suivant comme propre à en imposer pour un cas d'empoisonnement :

« Une femme âgée, après une légère attaque de jaunisse, fut prise de violentes douleurs dans l'estomac, de vomissements revenant à différents inter-

valles, et, au bout de dix-sept heures, d'un état
de souffrance extrême. Elle eut quelques contractions musculaires: sa peau était froide, son pouls
insensible. Elle expira vers la vingt-quatrième
heure.

» Sur le cadavre on trouva le canal hépatique
déchiré, un calcul biliaire à l'embouchure du canal
cystique, le péritoine enflammé en quelques points,
trois livres de sang et de bile épanchés dans l'abdomen. »

Des affections de ce genre se révéleraient à l'autopsie, ajoute le savant toxicologiste ; mais, d'après
les symptômes seuls, on aurait pu ne pas en soupçonner la nature.

Il en serait de même de la rupture de l'utérus ou
de ses annexes : « Une femme, jeune encore, très-
adonnée à la boisson, et qui, par cette raison, vivait
en mauvais termes avec son mari, fut prise subitement, à deux heures de l'après-midi, de douleurs
dans le ventre, puis de vomissements et de déjections
alvines. A ces symptômes succédèrent une extrême
faiblesse et le refroidissement des extrémités. Elle
expira à dix heures du soir.

» Le bruit se répandit dans le voisinage que cette
femme était morte empoisonnée. Le juge du Linlith-
gowshire, où le fait était arrivé, provoqua une expertise judiciaire qui nous fut confiée, à M. Robertson
et à moi. Il résulta de nos informations que cette
femme n'avait rien pris depuis son déjeûner, qu'elle
avait fait à huit heures du matin, c'est-à-dire six
heures avant l'invasion des accidents. Du reste, nous

sûmes encore que les premières douleurs avaient
été accusées tout à fait dans le bas-ventre. Ces deux
circonstances seules étaient presque, sinon entièrement incompatibles avec l'idée d'un empoisonnement par les irritants auxquels on attribuait la mort.
Mais tous les doutes se dissipèrent à l'ouverture du
corps ; car nous trouvâmes la partie inférieure de la
cavité abdominale remplie de sang coagulé, et nous
constatâmes que cette hémorragie interne était l'effet d'une rupture d'une des trompes de Fallope, par
suite d'une grossesse développée dans cet appendice
utérin (1). »

On a cité des observations de rupture de l'œsophage, de l'estomac ou des intestins, par suite de
réplétion d'aliments et de distension de gaz ; mais
ces cas ne pouvant être la source d'aucun doute,
quant à leur cause, je ne m'y arrêterai pas.

Je dois plus d'attention aux ruptures du canal
alimentaire qu'on a désignées sous le nom de *perforations spontanées*, cette espèce de lésion ayant
donné lieu, devant les tribunaux, à des discussions
médico-légales très-graves.

Mais, d'abord, que faut-il entendre par l'expression *perforation spontanée?*

On ne comprendra pas sans doute, sous ce terme,
les perforations suite d'ulcères, de tubercules sup-
purés ou de cancers. En pareils cas, les altérations pathologiques et la coexistence d'une péritonite

______

(1) Christison, *on Poisons*, p. 107, édit. de 1836 : p. 119, édit.
de 1845.

avec épanchement, rendront toujours suffisamment compte de la mort.

Les auteurs ont plus particulièrement décrit, sous le nom de *perforations spontanées*, des solutions de continuité de l'œsophage, de l'estomac et des intestins, dont il ne s'était manifesté aucun signe pendant la vie, et que l'on a été étonné de rencontrer sur les cadavres après la mort. Anatomiquement, il semble qu'on ait cru pouvoir en signaler diverses espèces : les unes, qui seraient l'effet d'une affection spéciale, une sorte de ramollissement : les autres, qui, purement cadavériques, ne seraient le résultat que d'une dissolution chimique par certains fluides, ou d'une véritable putréfaction.

Hunter qui, le premier, appela l'attention sur ce genre d'altérations, les attribua à l'action dissolvante ou corrosive du suc gastrique. Le phénomène lui parut, en conséquence, purement cadavérique.

Jœger, et après lui, Chaussier, n'acceptèrent qu'une partie de l'opinion de Hunter. Jœger crut à l'altération des fluides gastriques, de l'acide acétique en particulier, regardé à cette époque comme le principe actif du suc gastrique : mais pour ce physiologiste, cette altération humorale, et le désordre qu'elle amenait, étaient des perturbations vitales et non de simples effets cadavériques.

Chaussier ne crut pas à l'altération des fluides gastriques. A la suite de quelques expériences, il refusa à ces fluides tout pouvoir dissolvant. Les perforations furent pour lui le résultat d'une maladie spéciale, inconnue dans sa nature, mais qu'il fallait rapporter à une perturbation des actions vitales ou nerveuses.

En 1836, un médecin anglais, M. Carswell, revint aux explications premières de Hunter, et il chercha à leur donner de la valeur par quelques expériences nouvelles. Il fit souffrir ou mourir d'inanition de jeunes lapins, et, à la suite d'un jeûne prolongé, montra que leur estomac était parfois criblé de perforations. On ne reçut pas ces expériences comme des démonstrations : on objecta que les lapins avaient les parois de l'estomac très-minces et très-faibles, et l'on exprima à M. Carswell le regret qu'il n'eût pas répété ses expériences, fort intéressantes d'ailleurs, sur d'autres espèces animales que le lapin. M. Carswell accepta-t-il ce jugement? Il ne reproduisit pas ses opinions avec de nouvelles expériences.

Antérieurement aux expériences de M. Carswell, M. Cruveilhier, en 1821, avait publié un travail important, dans lequel il s'était efforcé de montrer que certaines perforations, dites spontanées, devaient être rapportées à une affection de nature spéciale, qu'il appela *ramollissement gélatiniforme*. Toutefois, l'habile pathologiste reconnaissait implicitement que certaines perforations pouvaient être l'effet d'une sorte d'imbibition de liquides contenus dans le tube digestif, imbibition qui, commencée dans les derniers instants de la vie, se prolongeait encore après la mort. C'est à ce dernier genre de perforations que, selon M. Cruveilhier, devait se rapporter le *ramollissement putracé* de certains auteurs, de M. Louis en particulier.

Mais ces deux espèces de ramollissement, le *gélatiniforme* et le *pultacé*, sont-ils bien réellement distincts l'un de l'autre, et présentent-ils toujours des caractères physiologiques et anatomiques faciles à reconnaître? M. Cruveilhier a soutenu cette opinion.

Pour lui, le *ramollissement pultacé* est celui qu'ont observé Hunter et M. Louis, et que M. Carswell a reproduit expérimentalement sur des lapins. Il occupe toujours le grand cul-de-sac de l'estomac et s'étend rarement vers le pylore. Le plus souvent l'altération est bornée de la manière la plus tranchée par un plan perpendiculaire à l'axe du ventricule qui passerait par l'orifice œsophagien.

Cette délimitation s'explique par l'accumulation des liquides dans la grosse tubérosité de l'estomac, par le peu d'épaisseur et de consistance de cette grosse tubérosité, comparées à l'épaisseur et à la consistance des autres parties de l'organe. Dans un grand nombre de cas, ce ramollissement semble s'être étendu de proche en proche: de l'œsophage au médiastin et au poumon; de l'estomac au diaphragme; des intestins à l'un des reins, etc.; c'est donc en réalité un phénomène cadavérique.

Le ramollissement *gélatiniforme*, au contraire, est le résultat d'une maladie qui a ses signes propres pendant la vie, et des caractères tranchés sur le cadavre. Le travail pathologique a-t-il son siége dans l'estomac: il détermine des vomissements bilieux ou muqueux, sans épreintes intestinales et sans diarrhée; une soif inextinguible; de l'agitation alternanavec l'assoupissement : un amaigrissement rapide (quelquefois en douze heures) : une adynamie profonde avec altération des traits, faiblesse et irrégularité du pouls, refroidissement des extrémités.

A-t-il son siége dans l'intestin ; le ramollissement détermine les symptômes précédents, sauf les vomissements, qui sont remplacés par une diarrhée verte, fréquente, semblable à de l'herbe hachée. A ces symptômes ne se joint jamais la suppression d'urine qui, au contraire, appartient, comme signe, aux empoisonnements aigus.

Que le ramollissement ait atteint l'œsophage, l'estomac ou l'intestin, l'anatomiste en suivra la marche ou les différents degrés sur les tissus affectés. Ici, ce ne sera qu'un simple écartement des membranes avec épanchement d'un mucus épais entre leurs fibres ; là, les fibres elles-mêmes seront altérées, puis insensiblement transformées en une gélatine molle et transparente. Si la paroi tout entière du canal est atteinte, les membranes désorganisées se réduiront en pulpe, et la perforation, à supposer qu'elle soit complète, s'agrandira sous la main de l'opérateur.

Dans les cas d'empoisonnement par une substance corrosive, les perforations n'offriraient pas cet aspect : elles auraient des bords taillés à pic, comme on le dit ; et, dans le voisinage, on saisirait le plus souvent des ulcérations avec des signes d'inflammation ou de congestion vasculaire plus ou moins prononcés.

C'est à juste raison que, de son temps, Chaussier s'éleva avec énergie contre l'erreur qui avait fait rapporter certaines perforations dites spontanées à des empoisonnements. Pareille confusion ne serait sans doute faite aujourd'hui par personne. Toutefois, il faut être prévenu que la coexistence d'une perforation, ou d'un ramollissement dû à la putréfaction, n'exclut pas la possibilité d'un empoisonnement.

Assez fréquemment on rencontre des vers dans le tube digestif, et il peut arriver que la putréfaction, ou un empoisonnement, ait produit un déchirement, une rupture, une perforation de l'estomac ou des intestins. Dans ce cas, devra-t-on dire que les vers ont été les agents de la perforation ; que cette lésion suffit pour expliquer les symptômes de la maladie, puis la mort violente? La question se complique ici : je la reprendrai plus loin, quand, d'après les auteurs les plus compétents, je me serai expliqué sur le pouvoir, attribué aux vers, de déchirer et de perforer les parois du canal digestif.

*Tétanos.* — Le tétanos essentiel ou spontané est presque inconnu dans nos climats. On n'y voit guère cette affection que sous la forme symptomatique, c'est-à-dire se développant à la suite d'une lésion traumatique, telle qu'une plaie, une fracture, un déchirement d'organes. Alors sans doute la maladie est la même ; elle éclate par des convulsions partielles ou générales (*trismus*, *opisthotonos*, *emprosthotonos*, *pleurosthotonos*), et ces convulsions ont plus ou moins rapidement une issue fatale; mais, par l'origine même des accidents, on est éclairé sur leurs causes, et toute erreur est alors impossible

En présence d'un tétanos essentiel, il faut recher-cher si le malade n'a pris aucune substance propre à en expliquer l'invasion soudaine, et se souvenir que les strychnos, en particulier, produisent des effets comparables à ceux des affections nerveuses convulsives.

Pour décider la question médico-légale, les lé-sions pathologiques ne seraient ici d'aucun secours : on n'en rencontre d'ordinaire aucune après le té-tanos.

Il ne reste qu'un recours alors : retrouver l'élé-ment toxique dans les organes ; ce qui, nous le ver-rons, n'est pas impossible pour ceux mêmes des poi-sons végétaux qui produisent des convulsions téta-niques.

*Fièvres intermittentes pernicieuses.* — On ne s'é-tonnera pas sans doute de voir figurer les fièvres pernicieuses au nombre des maladies qui peuvent donner la mort instantanément. On se rappellera qu'il est de ces fièvres dont l'invasion est brusque, et la terminaison extrêmement rapide. Dans une épi-démie rapportée par Sénac, on a vu un très-grand nombre de personnes succomber dès le premier accès, avec des symptômes très-différents : *Ita deleterium in eâ (epidemiâ) erat febrile venenum, ut* PRIMO INSULTU *innumeri è medio tollerentur ægri ; cujus-cumque equidem generis hàc et illàc insurgebant symptomata* (1).

_______

(1) *De recondita Febrium naturâ*, p. 169. L'ouvrage que je cite ap-partient-il à Sénac ou à Bouvart? J'ai dû suivre l'opinion commune

En second lieu, durant le cours d'une fièvre intermittente bénigne ou d'une maladie quelconque, on a vu survenir tout à coup une fièvre pernicieuse dont l'effet a été promptement funeste. Comment, en pareil cas, reconnaître si la mort a été, ou non, le résultat d'un empoisonnement?

Le caractère essentiel des fièvres intermittentes est de présenter trois stades ou périodes distinctes : l'une de froid, l'autre de chaleur, la troisième de sueur.

Un ou deux de ces stades peuvent manquer ; mais, en général, c'est là l'exception plutôt que la règle.

Dans les fièvres intermittentes pernicieuses, il est toujours un phénomène particulier qui imprime à la maladie un caractère propre : c'est la somnolence, le coma, la cardialgie, un froid intense, des vomissements énormes, des accidents tétaniques, etc.: d'où les noms de fièvres *soporeuses*, *apoplectiques*, *gastralgiques*, *algides*, *cholériques*, *convulsives*, etc.

Les auteurs ont indiqué, comme un caractère propre aux fièvres intermittentes, la présence d'un sédiment briqueté dans les urines, un gonflement anomal de la rate; mais ces signes ne peuvent-ils manquer? Malgré des assertions contraires et trop absolues, il y a ici place pour le doute.

Il est rare que les fièvres intermittentes pernicieuses frappent des individus isolés, hors des conditions où se développent spontanément ces affections. La constitution médicale d'un lieu, au moment où se sont élevés les soupçons d'empoisonnement, devra donc être prise en considération.

Des lésions de nature diverse peuvent succéder aux fièvres intermittentes : ces lésions serviront à expliquer la mort. Cependant il ne faut pas se dissimuler que, dans certains cas, l'anatomie pathologique ne soit impuissante à révéler la nature de la maladie. « *Est quidem ubi nulla observatur labes, et id ipsum ignorare non licet ; inde enim, id est ex nullâ mali sede repertâ, ad veras subtilioresque causas mens potest assurgere* (1). »

*Choléra.* — De 1831 à 1832, quand le choléra, venu de l'Inde, apparut en Europe, partout en Russie, en Pologne, en Angleterre, en France, le peuple cria aux empoisonnements. Quelle maladie, en effet, reproduit mieux les symptômes du poison ? Invasion brusque, vomissements et déjections alvines, altération profonde des traits, faiblesse du pouls, suppression d'urine, crampes, tels ne sont-ils pas les traits les plus saillants du choléra et de certains empoisonnements ? Le choléra n'est-il pas une véritable intoxication ? Que le fléau nous soit venu par l'atmosphère, qu'il nous ait été transmis par contagion, le principe du mal n'est-il pas un miasme inconnu dans sa nature, c'est-à-dire un principe toxique ? Le peuple n'avait pas tort : seulement il attribuait aux hommes ce qui venait de plus haut. L'erreur fit quelques victimes : mais la violence même du mal y mit un terme.

Le choléra présente divers caractères ou affecte différentes formes. Il est dit *épidémique, sporadique,*

---

1. SENAC, p. 191, ouvrage cité.

*endémique* : *épidémique*, lorsqu'il sévit avec violence sur des populations entières, dans quelque lieu que ce soit ; *sporadique*, lorsqu'à l'instar des maladies communes, il frappe isolément, et dans des contrées diverses, un petit nombre d'individus ; *endémique*, lorsque, propre à une localité, il s'y perpétue, sans y exercer constamment les mêmes ravages.

Endémique dans l'Inde, le choléra y prit soudainement, en 1817, un violent caractère épidémique (1). De 1831 à 1832, il parcourut, sous cette forme, l'Asie, l'Europe et l'Amérique.

A l'état sporadique, le choléra paraît s'être montré sous toutes les latitudes du globe. La Bible en a fait mention. Hippocrate et les plus grands observateurs de l'antiquité, Arétée, Celse, Cœlius Aurélianus n'ont pas manqué de nous le décrire. Voici la description d'Arétée, qui montrera les rapports et les différences du choléra des anciens ou choléra *nostras*, avec celui que l'épidémie de 1832 nous a trop fait connaître :

« Le *choléra*, maladie très-aiguë, consiste dans un mouvement rétrograde de matières qui affluent de tout le corps dans l'œsophage, l'estomac et les intestins. Celles qui s'étaient accumulées à l'orifice de l'estomac et dans l'œsophage sont rejetées par le vomissement ; celles qui flottaient dans l'estomac et

_______________

1) Antérieurement à 1817, on trouve plusieurs épidémies de choléra dans l'Inde. Il faut citer particulièrement l'épidémie d'Hurdward, qui éclata pendant un pèlerinage, et qui, en moins de huit jours, enleva vingt mille personnes.

dans les intestins sont rejetées par le bas. Les premières, que les vomissements portent au dehors, sont semblables à l'eau; celles qui coulent par le bas sont stercorales, liquides et d'une odeur fétide. Si l'on provoque leur évacuation par des lavements, elles sont d'abord muqueuses, puis bilieuses. Au commencement, la maladie est légère et sans douleur: puis il survient des tiraillements douloureux au cardia, le long de l'œsophage, et des douleurs dans le ventre. Si le mal s'aggrave et que les coliques s'accroissent, le malade semble en défaillance, les muscles sont sans forces; les aliments causent une répugnance invincible: le sujet s'alarme sur son état. Si le mal arrive à son plus haut degré, la sueur inonde le corps du malade, une bile noire s'échappe par haut et par bas: la vessie, frappée de spasme, retient l'urine, qui d'ailleurs ne peut être abondante, en raison de l'afflux des liquides vers les intestins. La voix s'éteint, le pouls devient petit et très-fréquent; le malade fait de perpétuels et vains efforts pour vomir: il ressent de vives épreintes, sans évacuations alvines. La mort arrive enfin au milieu de vives douleurs, de convulsions, d'un sentiment de suffocation et d'efforts infructueux de vomissements (1). »

Sydenham a signalé, avec sa supériorité accoutumée, les traits du choléra qui, parmi nous, revient chaque année à la fin de l'été et vers l'automne,

_____________

(1) Arétée, t. V, p. 106; edente Haller, 1772.

Voici ce qu'il en dit : « *Malum ipsum facilè cogno-
scitur, adsunt enim vomitus enormes, ac pravorum
humorum, cum maximâ difficultate et angustiâ per
alvum dejectio, ventris ac intestinorum dolor vehe-
mens, inflatio et distensio ; cardialgia, sitis, pulsus
celer ac frequens, cum æstu et anxietate, non raro
etiam parvus et inæqualis ; insuper et nausea mo-
lestissima, sudor interdùm diaphoreticus ; crurum
et brachiorum contractura, animi deliquium, partium extremarum frigiditas ; cum aliis consimilis
notæ symptomatis, quæ astantes magnoperè per-
terrefaciunt, atque etiam angusto viginti quatuor
horarum spatio ægrum interimunt.* » Sydenham
ajoute : « *Est etiam et cholera sicca à spiritu fla-
tuoso, suprà et infrà erumpente, idque sine vomitu
vel secessu ; cujus unicum duntaxat exemplum me
vidisse memini, ineunte hujus anni (1669) autumno,
quo tempore prior illa species mihi creberrimè et
facto quasi agmine sese obtulit (1).* »

D'ordinaire, on peut remonter jusqu'à la cause
d'un choléra, et la cause et le moment d'invasion
d'une maladie lui impriment des caractères propres
à en faire apprécier la nature.

En général, le choléra est annoncé par des phénomènes précurseurs. L'épidémie de 1832 ne frappait
le plus souvent que les individus déjà atteints d'un
dévoiement liquide ou muqueux, accompagné de

_______________

1) Thomæ Sydenham, med. doct. ac practici Londinensis celeber-
rimi, *Opera medica*, t. I, p. 106. Genevæ, 17..

faiblesse, de crampes et autres symptômes (*cholé-rine*). Le choléra sporadique est d'ordinaire précédé par du frisson, de la céphalalgie, une douleur à l'épigastre, des coliques, des borborygmes, une altération plus ou moins profonde des traits.

Au début d'une attaque de choléra, quel que soit le nom qu'on lui donne, en raison de sa violence ou de l'état sous lequel il se manifeste dans une localité, qu'il y ait eu ou non des symptômes précurseurs, l'individu frappé est saisi d'horripilations, de frissons et de crampes. Immédiatement, suivent des hoquets, des vomissements, des déjections alvines offrant un caractère tout spécial : le plus souvent ce sont des liquides analogues au sérum du sang. A peine quelques instants, et tous ces phénomènes s'aggravent : la peau prend une teinte bleue, terne ou terreuse ; la soif est ardente ; les urines se suppriment ; les efforts de vomissements, la répétition des évacuations alvines épuisent le malade et le jettent dans une adynamie ou prostration profonde. Le pouls alors est petit, serré, irrégulier, à peine saisissable ; la voix s'éteint, elle est plutôt un souffle qu'une articulation distincte ; tous les traits de la face se décomposent, les yeux sont convulsés, la conjonctive terne et sale, le nez effilé, les lèvres exsangues ; l'haleine est froide ainsi que la langue, froid qui s'étend bientôt aux extrémités et saisit même le corps tout entier, ce qui a valu à la maladie le nom de *choléra algide*.

A ce degré de violence du choléra, la nature heureusement secourue peut résister encore ; la réaction s'établit alors, et la maladie revêt un nouveau ca-

ractère. Elle offre les symptômes d'une gastro-entérite, d'une méningo-céphalite, d'une pneumonie,
d'une fièvre typhoïde. L'affection consécutive, quelle
qu'elle soit, rentre dans le domaine de la pathologie
générale.

Dans les cas douteux, l'autopsie éclairera sur la nature de la maladie. Dans le choléra asiatique, l'estomac et les intestins contiennent encore une quantité
plus ou moins considérable de la sérosité rejetée par
les vomissements et par les selles. Les follicules muqueux, dits *follicules de Brunner*, sont hypertro-
phiés, saillants, quelquefois dans toute l'étendue de
l'intestin, quelquefois seulement dans la dernière partie de l'intestin grêle, vers le cœcum. C'est en prenant
cette altération pour caractère essentiel de l'épidémie
de 1832, que MM. Serres et Nonat ont proposé de lui
donner le nom de *psorentérie* ou *psorentérite*. Les
altérations secondaires peuvent porter sur divers
organes, sur les centres nerveux, sur les appareils
de la respiration et sur ceux des sécrétions. Le sang
est noir, épais, poisseux; il ne rougit point à l'air
comme le sang de la saignée ordinaire.

Dans le choléra sporadique, on n'a pas toujours
trouvé des lésions anatomiques tranchées et propres
à caractériser la maladie. On a signalé l'inflammation et même la gangrène des intestins; une augmentation du volume du foie, de la rate, du pancréas; l'état de dilatation ou de contraction de la vésicule biliaire; divers changements dans la couleur
et dans la consistance de la bile; enfin d'autres altérations accidentelles. Mais, dans quelques cas, n'a-t-on

pas donné à une maladie insolite un nom qui ne lui convenait point?

Quoi qu'il en soit, et la nature, et la diversité même des altérations pathologiques, non moins que les circonstances dans lesquelles s'est développée la maladie, seront prises en considération, alors que l'on devra établir le diagnostic médico-légal du choléra et de l'empoisonnement. Toute maladie grave comme le choléra a sa physionomie propre, et, si l'on peut ainsi parler, ses signes particuliers qu'un œil exercé ne saurait méconnaître

*Effets produits par les boissons froides.* — Personne n'ignore à quel danger l'on s'expose lorsque, le corps étant échauffé, on prend des boissons froides. C'est un précepte général à donner et que peut-être déjà l'instinct nous révèle, qu'il ne faut prendre une boisson glacée que par petites gorgées afin d'habituer insensiblement les organes à la vive impression qu'ils reçoivent. Des accidents graves, la mort, une mort instantanée, ont été le résultat de l'ingestion de boissons froides dans l'estomac; et trop souvent, en pareil cas, des soupçons d'empoisonnement se sont élevés, lesquels ont paru suffisamment justifiés par un événement trop fatal.

En 1536, le dauphin François, fils de François I<sup>er</sup>, but imprudemment un verre d'eau, au moment où il sortait d'un jeu de paume, et où il avait le corps en sueur. Immédiatement il éprouva des accidents graves, et, le quatrième jour, il mourut d'une pleurésie aiguë. On crut à un empoisonnement, et les soupçons tombèrent sur l'échanson qui avait préparé le verre d'eau, Sébastien Montecuculli, gentilhomme italien. Le malheureux fut mis à la torture et tiré à quatre chevaux. L'horreur de ses souffrances lui fit confesser un crime qu'il n'avait pas commis. Il se donna pour complices Antoine de Lève et Ferdinand de Gonzague, général de Charles-Quint.

On doit à Pyl la relation du fait suivant : Un individu se querellait avec son camarade; au moment où il était le plus animé par la colère, il avala un verre de bière, tomba aussitôt privé de connaissance et mourut. Une enquête judiciaire eut lieu; mais l'autopsie ne fit rien découvrir qui justifiât le soupçon d'empoisonnement émis par la veuve. Pyl déclara que la mort était due à l'impression subite du froid (1).

En 1825, le 11 juillet, jour où la température s'éleva à 28 degrés Réaumur, plusieurs personnes ayant été gravement incommodées pour avoir pris des glaces au café de la Rotonde, un cri d'empoisonnement s'éleva dans Paris. L'autorité fit procéder à une enquête par trois chimistes, MM. Vauquelin, Pelletier et Chevallier, pour s'assurer si les vases ou matières qui avaient servi à la fabrication des glaces ne recélaient aucune substance de nature toxique. L'enquête ne donna lieu qu'à des résultats négatifs, et il resta établi que les accidents devaient être attribués à l'usage des glaces, dans un jour des plus chauds de l'année. D'autres informations ap-

---

(1) CHRISTISON, on Poisons, p. 108, édition de 1836; p. 120, édition de 1845.

prirent que, le même jour, sur plusieurs points
de Paris, et dans une autre grande ville de France,
l'usage des glaces avait été pernicieux à un certain
nombre de personnes. Plus tard, on sut qu'il était
mort à New-York, dans la première quinzaine de
juillet, plus de cent personnes qui, pour se rafraî-
chir, avaient pris des glaces ou des boissons froides.
Voici en quels termes, d'après le *Courrier anglais*,
le *Moniteur Universel* du 4 septembre relatait le fait :

« Le nombre des individus qui sont morts à New-
York, dans l'espace de quinze jours, pour avoir bu
de l'eau froide, excède tout ce qu'on avait vu jusqu'ici : trente-trois individus ont péri de la sorte
en une semaine, et trente et un la semaine suivante. L'habitude funeste de boire de l'eau froide
durant les fortes chaleurs de l'été est tellement enracinée à New-York, que l'exemple des victimes est
perdu même pour les personnes qui vivent avec elles.
Un homme qui venait d'assister aux funérailles
d'un de ses amis, mort des suites de cette imprudence, ne fut pas arrêté par l'idée du malheur de
cet ami, quoiqu'il en connût la cause. Il but aussi de
l'eau froide et paya son entêtement de sa vie. On cal-
cule que près de cent individus sont morts de cette
manière à New-York, dans la première quinzaine
de juillet. »

Déjà, Franklin avait fait observer que, dans
l'Amérique septentrionale, les malheurs de ce genre
sont extrêmement fréquents.

On voit souvent, dit Ramazzini (*de Principum
valetudine tuendâ*, cap. V), des personnes tomber

en syncope, après avoir fait usage de boissons glacées, et mourir en peu d'instants, comme si elles eussent pris un violent poison.

En supposant la mort instantanée, serait-il possible de discerner, par les symptômes, si l'accident est dû à une boisson naturelle ou à une boisson empoisonnée? Oui, vraisemblablement.

Voici des faits recueillis par les auteurs et que j'emprunte à l'excellent Mémoire de M. Guérard, sur *les accidents qui peuvent succéder à l'ingestion des boissons froides, lorsque le corps est échauffé* (1).

Un jeune Romain venait de jouer à la balle : il était couvert de sueur et harassé de fatigue; il se rendit à un puits pour s'y désaltérer, but de l'eau fraîche qu'on venait d'en extraire, et aussitôt il tomba et mourut (2).

Un homme rentre chez lui par une chaleur étouffante, va à la cave, boit un verre de vin pur et frais, et tombe aussitôt privé de vie (3).

Blasius de Sienne s'était échauffé à jouer pendant quelque temps à la balle, par un soleil brûlant; étant encore fatigué et en sueur, il descendit dans une cave, y but un verre de vin très-frais, et mourut à l'instant (4).

A la suite d'une longue partie de paume, un jeune

---

(1) Ce travail a été publié dans les *Annales d'Hygiène publique et de Médecine légale*, t. XXVII, p. 43, année 1842.

(2) Amatus Lusitanus, *Curat. med.*, cent. II.

(3) *Ibid.*, cent. LXII.

(4) Benivieni, *de Abditis nonnullis ac mirandis Morbor. et sanation. causis*, cap. XVI.

homme s'assit par terre, tout essoufflé et inondé de
sueur. Il se fit apporter une cruche d'eau que l'on
venait de remplir à une pompe voisine; il la tint
quelques moments pour attendre qu'il eût repris
haleine, et but ensuite un grand coup, se mit alors
la main sur l'estomac, se pencha en avant, pâlit,
devint haletant et expira en quelques minutes (1).

La rapidité, ou pour mieux dire, l'instantanéité de
la mort, jointe à la circonstance que l'individu était
en sueur quand il a pris une boisson froide, suffit à
faire rejeter l'idée d'un empoisonnement. Il n'est
guère de poisons qui tuent instantanément et sans
donner lieu à des symptômes convulsifs.

Si l'ingestion d'une boisson n'avait point amené
une mort instantanée; mais seulement des accidents
graves et analogues à ceux qu'éprouvèrent le dauphin
François, ou les personnes dont il a été question plus
haut, et qui avaient pris des glaces un jour où la
température était très-élevée, il serait difficile sans
doute, en l'absence du poison, de conclure pour ou
contre un empoisonnement. Cependant on voudra
bien remarquer, d'une part, que c'est à une pleurésie aiguë qu'a succombé le dauphin, et que telle
n'est point l'issue d'un empoisonnement; de l'autre,
que sur le grand nombre de personnes qui furent
malades pour avoir pris des glaces le 11 juillet 1825,
les accidents furent très-variés ou nuls. Or, dans un
cas donné d'empoisonnement, les effets sont iden-

---

1. James Currie, Sur l'emploi de l'eau froide et chaude dans le
traitement des fièvres.

tiques sur toutes les personnes qui ont pris le poison
ou ils ne varient d'intensité qu'en raison de la quantité ingérée, ou d'autres circonstances relatives à l'é-
tat de plénitude ou de vacuité de l'estomac, à l'âge,
à la constitution, à la santé générale des sujets.

En l'absence même des résultats d'une analyse
chimique, de semblables considérations devraient
être invoquées et conserveraient de l'importance.


## II. — *Des maladies aiguës qui ont des symptômes communs avec les empoisonnements.*


Ce que je viens de dire des maladies à invasion
brusque abrégera l'examen que je dois faire des maladies qui, différant des empoisonnements par le
mode d'invasion, ont avec eux plus ou moins de
rapport, par leur marche et par les lésions anatomiques qu'elles déterminent.

*Indigestion.* — L'indigestion est annoncée par
des symptômes précurseurs : sentiment de plénitude
dans l'estomac et dans l'abdomen, malaise général,
éructations, nausées, hoquets, vomituritions. Les
vomissements, les déjections alvines sont la crise
de la maladie. Ils y mettent fin assez promptement,
et il ne reste au malade qu'une sorte de brisement,
de la céphalalgie, des nausées, des borborygmes et
des coliques, que le temps et un traitement appro-
prié dissipent bientôt. Quelquefois cependant, en
raison de l'état antérieur du sujet ou des complications qui surviennent, la maladie est plus grave

et elle a des suites funestes. Wildberg a rapporté le cas suivant :

Un homme d'un fort embonpoint mourut subitement cinq minutes après son dîner. Comme il vivait en grande mésintelligence avec sa femme, on soupçonna qu'elle l'avait empoisonné. Cette femme raconta que son mari s'était endormi immédiatement après son repas ; mais qu'il s'était réveillé peu d'instants après, éprouvant de grandes douleurs, s'écriant : « Je me meurs, » et qu'il était mort, en effet, avant que son médecin, qu'on avait fait appeler, n'arrivât.

Wildberg trouva l'estomac tellement distendu et si rempli de jambon, de petit salé et de soupe aux choux, que lorsque l'abdomen fut ouvert, on n'aperçut, d'abord, que l'estomac et le côlon. Un peu de poudre blanche qu'on trouva sur la membrane muqueuse de l'estomac fut prise, au premier aspect, pour de l'arsenic ; mais, par l'analyse, on s'assura que ce n'était que de la magnésie, médicament dont cet homme faisait habituellement usage. Le diaphragme était fortement refoulé dans la poitrine par le volume énorme de l'estomac. Il n'y avait aucune congestion dans le cerveau, et Wildberg attribua avec raison cette mort si rapide à une distension excessive de l'estomac (1).

Dans les cas de complication de l'indigestion avec

____

(1) Praktisches Handbuch für Physiker, III, 292. — CHRISTISON, on Poisons, p. 103, édit. de 1836; p. 115, édit. de 1845.

une maladie antérieure, il peut devenir difficile
d'assigner à divers symptômes leur valeur propre:
mais alors l'examen du cadavre expliquera suffisamment, sans doute, les causes réelles de la mort. Dans
l'article de cet ouvrage, relatif à l'empoisonnement
par le plomb, on retrouvera ce point de discussion
éclairci par un exemple.

*Gastrite et gastro-entérite.* — Naguère, du
temps de Pinel, on ne reconnaissait de gastrite que
dans les cas d'empoisonnement ; c'est dire combien,
pour les médecins, la gastrite était rare. Par une
soudaine révolution, quelques années plus tard,
quand vint Broussais, il n'y eut pas de maladie,
pour ainsi dire, qui ne fût une gastrite ; c'est dire
combien, pour certains médecins au moins, la gastrite était commune.

Eussent-ils été partagés entre les deux doctrines,
les toxicologistes devaient se croire autorisés à penser que la plupart, sinon la totalité des empoisonnements, étaient des gastrites ou des gastro-entérites.
Ils n'y manquèrent pas. Mais j'ai déjà dit que, dans
mon opinion, les poisons n'agissaient point sur
l'organisme comme des irritants simples. Cette proposition sera pour ainsi dire à répéter à toutes les
pages de cet ouvrage.

La gastrite ou gastro-entérite idiopathique ou
essentielle, c'est-à-dire celle qui se développe hors
de l'action immédiate ou directe d'agents irritants
introduits dans l'estomac, est toujours précédée de
symptômes qui en marquent le début ou l'invasion.
Ce sont des frissons, un trouble plus ou moins mar-

qué de la digestion, une douleur à l'épigastre et le plus souvent de la constipation.

A ces prodromes succèdent de la soif, du dégoût pour les aliments, des éructations, des nausées, quelquefois du dévoiement. Ensuite viennent les vomissements de bile d'abord, puis de tous les aliments et des boissons que prend le malade. La fièvre dès lors est déclarée, la peau est sèche et chaude, le pouls accéléré, la soif plus vive, la langue rouge à ses bords et vers la pointe. En outre, la maladie, en se prolongeant, a des exacerbations régulières, et elle donne lieu à des phénomènes sympathiques divers, à des complications plus ou moins graves.

Un exemple en dira plus que mes paroles : citons une observation empruntée à la clinique d'un de nos plus habiles praticiens et plus savants professeurs, l'honorable M. Andral :

« Une femme, âgée de vingt-sept ans, avait toujours joui d'une bonne santé. Dans les premiers jours du mois de novembre 1830, elle éprouva de vives contrariétés. Dès ce moment, sa digestion, bonne jusqu'alors, se troubla; elle ressentit à l'épigastre une vive douleur, et bientôt, tout ce qu'elle prit fut rejeté par le vomissement. Cinq jours se passèrent ainsi. Au bout de ce temps elle s'alita, et elle entra à la maison royale de santé. Voici dans quel état elle se présenta à notre observation :

» Sa figure, généralement pâle, présentait cependant sur chaque pommette une plaque rouge intense; un cercle noir entourait ses yeux. Elle était très-faible et ne parlait qu'à voix basse. Depuis vingt-quatre

heures, elle avait vomi, en plusieurs fois, près d'une
pinte d'une bile porracée, qui lui semblait, au passage, d'une amertume insupportable : toutes les boissons qu'elle avait essayé de prendre avaient été immédiatement rejetées. Elle portait continuellement la
main à l'épigastre, et accusait, en ce point, une très-
vive douleur ; le reste du ventre était indolent et plat :
il n'y avait pas eu de selles depuis plus de quatre
jours ; la langue était couverte d'un enduit blanc épais,
laissant voir au-dessous de lui un grand nombre de
points rouges, accumulés surtout, et plus apparents
vers l'extrémité antérieure de l'organe. La malade
se plaignait d'être tourmentée par une soif intense
qu'elle n'osait point satisfaire : les angoisses qui
accompagnaient chaque vomissement lui en faisaient
craindre singulièrement le retour. Le pouls battait
plus de cent douze fois par minute, et dans le même
espace de temps, on comptait vingt-huit respirations ; la peau était chaude et sèche.

» Nous regardâmes cette femme comme atteinte
d'une inflammation aiguë à l'estomac. Nous pres-
crivîmes sur l'épigastre l'application de sangsues,
dont nous fîmes couler les piqûres dans un bain
tiède. Une légère infusion de fleurs de mauve fut
la seule boisson permise.

» Le lendemain, il y avait du mieux ; les vomissements n'avaient pas cessé, mais ils étaient plus rares
et moins abondants ; la malade avait pu garder un peu
la boisson qu'elle avait prise ; elle souffrait moins
du creux de l'estomac ; cependant la fièvre persistait.

» Pendant les huit jours suivants, l'état de la malade s'améliora et empira tour à tour ; mais jamais elle ne passa vingt-quatre heures sans vomir, tantôt de la bile, tantôt des mucosités blanchâtres ; parfois, après des efforts qui duraient plus d'une demi-heure, elle ne rejetait qu'une gorgée d'un liquide semblable à du blanc d'œuf. Le pouls conservait sa fréquence, et toujours la douleur épigastrique persistait à des degrés variables : la langue conservait le même aspect. À peine pendant tout ce temps put-on obtenir une seule selle à l'aide de lavements répétés ; trente sangsues furent placées une seconde fois à l'épigastre, plusieurs bains furent ordonnés.

» Au bout de ce temps nous essayâmes l'usage de la glace : elle ne put pas être supportée ; l'eau de Seltz coupée, avec de l'eau de gomme, n'eut pas plus de succès. Il fallut aussi renoncer à diverses infusions aromatiques dont nous essayâmes l'administration ; bientôt la malade refusa toute chose, et ne voulut plus consentir qu'à prendre par gorgées un peu d'eau pure : il lui semblait que c'était encore ce qui lui passait le mieux.

» Cependant le dépérissement faisait des progrès : la malade maigrissait avec une effrayante rapidité. Vers le vingtième jour, la peau cessa d'être chaude ; mais le pouls conserva une fréquence habituelle. Vers cette époque, nous appliquâmes sur l'épigastre un vésicatoire dont nous fîmes saupoudrer la surface d'hydrochlorate de morphine, les vomissements n'en furent point modifiés.

» Vers le vingt-sixième jour, la langue perdit

l'enduit blanc qui la recouvrait; elle devint, dans toute son étendue, rouge et lisse.

» Vers le trente-quatrième jour, la langue commença à se couvrir d'une multitude de petits points blancs, qui bientôt se montrèrent aussi à la face interne des joues et sur les gencives. Ces points, en se multipliant, ne tardèrent pas à se convertir en larges plaques qui couvrirent, comme un muguet confluent, la langue, tout l'intérieur de la bouche et le voile du palais.

» La malade mourut vers le quarantième jour : les vomissements avaient cessé trois ou quatre jours avant la mort.

» *Ouverture du cadavre.* — Au-dessous de la couche pultacée blanchâtre, qui couvrait la langue et les joues, la membrane muqueuse de ces parties était d'un rouge intense; le pharynx et l'œsophage étaient à l'état sain; l'estomac, fortement contracté, avait à peu près le volume du côlon transverse; sa surface interne était, dans presque toute son étendue, d'un rouge brunâtre; cette couleur résidait exclusivement dans la membrane muqueuse, qui avait partout une grande épaisseur et était en même temps très-friable. A sa face libre, on découvrait une multitude de petits points rouges noirâtres, qui paraissaient avoir leur siége principal dans les villosités; toutefois, au-dessous de celles-ci, le corps de la membrane muqueuse était rouge et comme pénétré de sang; nulle part on ne pouvait détacher cette membrane en lambeaux : elle se brisait sous le mors de la pince, et en beaucoup de points elle ressemblait à une pulpe sans

consistance, etc. Les autres organes des trois grandes
cavités n'offrirent rien de remarquable : ils étaient
tous exsangues. »

Est-ce là la marche, sont-ce là les effets d'un poison, fût-il de ceux qu'on a appelés irritants? Personne ne s'y tromperait.

L'empoisonnement se déclare rapidement sans
symptômes précurseurs; il a une marche anomale,
une terminaison prompte. La gastrite, au contraire, est régulière jusque dans ses paroxysmes :
on peut en quelque sorte en tracer l'histoire à l'a-
vance. La gastrite aiguë simple ne tue pas, ou du
moins elle n'amène la mort qu'à la suite de complications graves dont on retrouve les effets sur le cadavre. L'empoisonnement aigu tue rapidement, ou
sans laisser de traces dans les organes digestifs, ou
en donnant lieu à des altérations profondes, caractéristiques, en raison de leur intensité comparée à
la rapidité de leur développement.

*Entérite, colite, gastro-entéro-colite.* — Il faut
dire de ces maladies, en tant qu'elles sont essentielles, ce qui vient d'être dit de la gastrite : elles
n'éclatent pas soudainement; elles n'ont pas une
marche suraiguë, rapide, comme l'empoisonnement.
Les lésions qu'elles déterminent peuvent simuler
celles que produisent certaines substances irri-
tantes : mais, dans les cas douteux, quand il y aura
eu lieu de constater ces altérations sur le cadavre,
l'analyse chimique sera, le plus souvent, interve-
nue pour décider si elles sont dues à des substances
toxiques, ou si elles sont le simple résultat d'une

inflammation spontanée. On sait qu'en général les poisons végétaux, ceux dont il est plus difficile de retrouver les principes par l'analyse chimique, ne déterminent pas l'inflammation de la membrane muqueuse gastro-intestinale ; tandis que ceux des poisons minéraux qui peuvent donner lieu à des simulacres de gastro-entérite, n'échappent pas aux investigations de la chimie.

*Péritonite.* — Ce n'est que depuis Bichat, c'est-à-dire depuis le commencement de ce siècle, que la péritonite a été décrite comme une maladie distincte. Les anciens ne l'avaient point séparée de l'inflammation des viscères auxquels le péritoine est contigu.

Isolée, qu'elle soit générale ou partielle, la péritonite débute par des frissons, des nausées, une douleur abdominale aiguë. La nature seule de cette douleur suffit pour caractériser la maladie ; elle est pongitive, et s'exaspère par la plus légère pression, par le contact de la main. Elle devient intolérable dans les efforts faits pour vomir ou pour aller à la selle : car il est à remarquer que, dans la péritonite, le malade est plutôt tourmenté par des nausées et des étreintes intestinales que par de véritables vomissements et d'abondantes évacuations alvines, effet tout contraire à ce qui a lieu dans l'empoisonnement.

A ces désordres fonctionnels s'ajoutent des signes physiques non moins caractéristiques : le ventre est distendu, tuméfié, mat à la percussion ; l'abaissement du diaphragme et le moindre déplacement réveillant de trop vives douleurs, la respiration est courte, et le décubitus a lieu sur le dos.

La petitesse du pouls, la sécheresse et la chaleur de la peau, la soif dont est tourmenté le malade, et qu'il ne peut satisfaire dans la crainte d'exciter ses vomissements, sont d'autres signes secondaires propres encore à éclairer le diagnostic.

Eût-elle été suraiguë, eût-elle amené la mort très-rapidement, la péritonite laisse sur le cadavre des altérations qui la distinguent de toute autre maladie, et en particulier des empoisonnements. Au bout de trente à quarante heures, il a pu se former entre les plis de la membrane séreuse des fausses membranes apparentes, un épanchement déjà appréciable dans l'abdomen. A la présence de ces fausses membranes, ou du liquide épanché, tenaient la matité et la distension du ventre pendant la vie.

La maladie s'est-elle prolongée, les désordres pathologiques sont plus graves. Le liquide épanché est en quantité plus considérable : il est épais, mêlé de flocons albumineux, de pus ou de sang. Un foyer purulent peut s'être formé dans un point de l'abdomen ; une perforation des intestins peut avoir été produite par une inflammation ulcérative. Il est évident que l'empoisonnement aigu ne peut donner lieu ni à de pareils symptômes pendant la vie, ni à de semblables altérations après la mort.

Il est un cas qu'il faut prévoir, puisqu'il s'en est présenté plusieurs exemples : c'est le cas d'un empoisonnement par le vagin. Un pareil empoisonnement ne pourrait-il pas, selon la nature du poison, donner lieu à une métrite, puis à une péritonite consécutive ? Peut-être. Il ne faudrait pas alors s'en laisser imposer par des signes trompeurs. Le mal aurait d'abord été local ; il faudrait remonter à sa cause. Un pareil crime est de ceux, du reste, qui se dévoilent par leur atrocité même.

*Phlébite.* — La phlébite est l'inflammation des veines. Cette maladie n'est entrée que depuis peu dans les cadres de la nosologie. Hunter l'a signalée, Ribes l'a vue, Breschet l'a décrite ; elle est aujourd'hui connue sous toutes ses formes.

La phlébite est tout à la fois du domaine de la chirurgie et du domaine de la médecine ; il est une phlébite dite *traumatique*, une phlébite *non traumatique* ou spontanée : c'est de celle-ci seulement que je dois m'occuper ici.

La phlébite spontanée atteint les veines superficielles, les veines profondes, les veines contenues dans l'épaisseur des organes. Alors que la phlébite spontanée est superficielle, elle est manifeste aux yeux, elle est caractérisée par la présence d'un cordon dur et douloureux, qui suit exactement le trajet des veines enflammées.

Développée spontanément dans les vaisseaux profonds ou qui font partie des viscères intérieurs, la phlébite ne se décèle d'abord que par des symptômes obscurs, des douleurs sourdes, des frissons, de la fièvre, du délire, des nausées et des vomissements. Les vomissements toutefois n'ont pas le caractère de continuité qu'ils présentent dans l'empoisonnement.

Le siége du mal peut donner des indications sur la nature propre de l'affection. Aux membres, l'inflammation des veines est accompagnée d'un œdème

douloureux. Aux membres inférieurs, cet œdème a
pris quelquefois, dans les auteurs, le nom de *phleg-
matia alba dolens*. Du côté du cerveau, l'inflammation des sinus veineux se décèle par des signes tranchés durant la vie, des altérations toutes spéciales
après la mort. L'inflammation et ensuite l'oblitéra-
tion des sinus encéphaliques donnent lieu à des
céphalalgies violentes, à la somnolence, au coma,
à des mouvements convulsifs. Si la maladie s'est
terminée par la mort, on trouve les sinus veineux
et les veines qui y aboutissent, obstrués par du sang,
ou par du pus: on constate des ecchymoses ou des
épanchements de sérosité sous l'arachnoïde; des traces de congestion, d'apoplexie ou de ramollissement
dans la substance cérébrale.

La phlébite utérine a aussi des caractères propres
Pendant la vie, le siége de la douleur, l'engorgement, l'œdème des membres inférieurs en fixeront
le diagnostic, qui sera confirmé, après la mort, par
les altérations organiques. Ainsi, l'on trouvera,
dans les vaisseaux ovariques et utérins, des concré-
tions sanguines, des infiltrations de pus. Les parois
des vaisseaux seront usées, ramollies, ou elles for-
meront des cordons fibreux au milieu d'un foyer
purulent. En supposant que la maladie soit devenue
générale, ce qui est peut-être le cas le plus commun,
elle aura donné lieu à des symptômes typhoïdes; et
alors on trouvera, çà et là, des foyers de suppuration, particulièrement dans le foie, dans les poumons, quelquefois jusque dans les muscles et dans
les os.

Les phlébites moins localisées , les inflammations
des veines caves, des artères pulmonaires , des veines
appartenant à la rate , aux reins , à la vessie , au tube
digestif, n'ont point, à leur début , de signes patho-
gnomoniques. On ne peut reconnaître la nature du
mal que dans une période ultérieure, celle qu'on a
appelée la période d'*infection purulente*. Or, qui dit
infection purulente ne dit-il pas empoisonnement?
Les empoisonnements par des miasmes, ou par des
virus animaux, ne pourraient pas sans doute se distinguer d'avec l'infection purulente proprement dite;
mais les poisons animaux, qui produisent de tels effets , ne peuvent être employés à l'accomplissement
de projets criminels. Introduits par l'estomac , ils
n'auraient, le plus souvent, aucune action sur l'organisme; appliqués à l'extérieur, par une plaie sur
la peau dénudée, les effets locaux suffiraient pour
déceler la cause de l'infection. Les poisons minéraux, les poisons végétaux ne peuvent donner lieu
à des phénomènes d'infection de la nature de ceux
que produit la phlébite. Sur le cadavre, les effets de
l'inflammation veineuse décéleraient toujours la nature de la maladie. Que si un poison introduit par
le conduit vulvo-utérin avait produit des effets analogues à ceux de la phlébite , les désordres locaux devraient conduire au soupçon du crime, et l'analyse
chimique le confirmer.

*Gastrorhagie, flux de sang, dyssenterie, melæna
ou maladie noire.* — Les vomissements de sang ou l'hé-
matémèse, le flux de sang ou la dyssenterie, sont-ils
propres à en imposer pour des empoisonnements ?

Idiopathiques ou essentielles, ces maladies ne peuvent être confondues avec les empoisonnements : ceux-ci ne produisent pas de vomissements ou de déjections de sang pur. Symptomatiques, elles se lient à des altérations organiques dont, après la mort, on retrouve toujours les traces sur le cadavre.

Quant au melæna, ce n'est point, ainsi que l'ont cru les anciens, une affection idiopathique ; ce n'est peut-être jamais que le symptôme d'une altération organique, d'un ulcère, d'un squirre, d'un cancer de l'estomac, de l'épiploon ou du foie, d'un anévrisme de l'aorte ou de ses branches, etc.

Le plus ordinairement, le melæna ou vomissement noir est précédé d'un malaise général, d'un sentiment vague d'horripilation avec concentration du pouls, d'une sensation de chaleur accompagnée de nausées. La région épigastrique se gonfle, s'élève, devient douloureuse ; à la percussion, elle présente un son mat qui s'étend quelquefois jusque dans les hypocondres. À la suite de l'accident, il y a défaillance, syncope, puis retour et cessation alternative des vomissements, qui, d'ordinaire, se sont renouvelés, et à divers intervalles, avant d'être fatals.

L'ouverture du corps ne peut d'ailleurs laisser aucun doute sur l'altération qui a déterminé les accidents et la mort.

*Iléus, passion iliaque, miséréré.* — L'iléus a-t-il été observé comme maladie essentielle ? Les auteurs l'assurent : ils ont admis un iléus spasmodique ; mais, en ce cas, la maladie n'a jamais été mortelle. Une vive douleur avec épreintes et vomissements s'est déclarée tout à coup dans l'abdomen ; à la violence du mal, on a pu croire à un empoisonnement ; mais le mal s'est dissipé de lui-même ou sous l'influence des topiques, des bains, des antispasmodiques ou des sédatifs.

Au contraire, lorsque la maladie a été suivie de la mort, on n'a pu manquer de trouver dans le tube digestif la cause et l'origine des symptômes observés : un étranglement des intestins par une bride fibreuse ou tout autre agent de constriction, un volvulus ou renversement d'une anse intestinale, une escarre, une gangrène, une perforation en un point quelconque du tube digestif. C'est aux symptômes produits par toutes ces diverses altérations, que l'on a donné le nom d'*iléus*, de *chordapsus*, d'*acutum tormentum*, de *passion iliaque*, de *volvulus*, ou enfin de *colique de miséréré*.

D'une part, alors que l'autopsie aura pu être faite, la lésion anatomique, de l'autre le point de départ et la fixité de la douleur, mais surtout la nature des vomissements, suffiront pour faire reconnaître le mal et remonter jusqu'à sa cause. Le diagnostic ne pourrait offrir de l'obscurité que dans les cas de complication avec une maladie antérieure, et, dans ces cas même, le parallèle entre les symptômes et les effets produits par un poison déterminé devrait et pourrait conduire à des conclusions sûres. Je vais en donner un exemple, que j'emprunte à l'ouvrage de M. Orfila :

« Le mardi 17 février 1829, mademoiselle Hullin, danseuse à l'Opéra, éprouve tout à coup des vomissements réitérés de matières glaireuses, alimentaires et autres, une agitation extrême, et une grande anxiété ; le ventre est peu douloureux, la peau n'est pas chaude, le pouls est peu développé. Les accidents augmentent dans la nuit. (Quinze sangsues à l'épigastre.)

» Le 18, agitation extrême, besoin d'uriner et d'aller à la selle, mais sans résultat ; le pouls n'est point développé, la peau n'est point chaude ; il n'y a point de soif et peu ou point de douleur dans l'abdomen.

» Le 19 au matin, il se manifeste une douleur violente dans la région iliaque droite. Les accidents persistent jusqu'à midi ; alors, vomissements de matières jaunâtres fortement colorées, mais sans odeur ; bientôt les matières vomies sont noirâtres et formées de matières fécales. On pense qu'il existe un iléus ; bain de deux heures ; nul soulagement ; le pouls est petit, fréquent, misérable, le ventre ballonné, les traits de la face altérés. La malade expire à dix heures du soir.

» Quelques jours après l'inhumation, des bruits sinistres s'étant répandus sur la cause de la mort, le mari demanda hautement l'exhumation et l'ouverture du cadavre. Les médecins conclurent qu'ils ne voyaient dans cette autopsie qu'une gastro-entérite chronique. Or, la gastro-entérite pouvant aussi bien dépendre d'un empoisonnement que de toute autre cause, le ministère public désigna M. Rostan et moi pour procéder à un nouvel examen du canal intestinal.

» Nous ne tardâmes pas à apercevoir un *étrangle*

*ment du côlon* à 10 ou 12 centimètres environ du cœcum, et formé de la matière suivante : une appendice graisseuse de 3 centimètres de longueur, d'une largeur de 3 millimètres dans son plus grand diamètre, adhérente par une extrémité à l'une des faces du mésentère, dans le voisinage de l'intestin, était venue contracter une adhérence morbide, à l'aide d'un filet ligamenteux, vers la face opposée de l'endroit correspondant du mésentère, de manière à comprendre l'iléum comme un anneau comprend une bourse. Cet anneau celluleux ayant comprimé l'intestin et intercepté le cours des matières alimentaires, ainsi que le cours du sang, explique de la manière la plus satisfaisante, et les accidents arrivés pendant la vie, et l'inflammation trouvée après la mort. On ne découvrit aucun poison (1). »

*Accidents déterminés par les hernies.* — L'étranglement d'une hernie peut à lui seul donner lieu à des accidents simulant l'empoisonnement, et promptement mortels.

Mais l'étranglement d'une hernie a ses signes propres : ce sont tout d'abord une douleur et une tension des plus vives au siége de l'étranglement, la suppression des selles, le hoquet, les nausées, les vomissements; puis enfin la réaction fébrile et les suites d'une gangrène développée à l'intestin, c'est-à-dire d'une maladie toute locale et qui tombe sous les sens. Je n'ai pas besoin d'ajouter que les symptômes se suivent dans cet ordre et ne s'intervertissent pas.

----

(1) Orfila, *Traité de Toxicologie*, t. II, p. 719; édit. de 1843.

La marche des accidents est rapide ou aiguë, quelquefois lente, quelquefois intermittente.

Ce n'est que dans les cas où les accidents sont très-aigus, qu'ils peuvent ressembler à un empoisonnement.

Dans ces cas, cependant, on a pu apprécier, dans la tumeur, le commencement du travail inflammatoire. Des hoquets ont dû se manifester et annoncer les vomissements ; ces vomissements, d'abord glaireux et de matières alimentaires, sont bientôt devenus bilieux, puis stercoraux. Durant tout ce temps, il n'y a pas eu de selles, ou il n'a pu être rendu par bas que les matières contenues dans la partie de l'intestin inférieure à la hernie, et la constipation a dû succéder à ces évacuations peu copieuses. Le ventre s'est ballonné ; il est devenu dur et très-douloureux au toucher, symptôme qu'on ne constate pas d'ordinaire dans l'empoisonnement. Le développement d'une péritonite intercurrente, par laquelle se termine le plus souvent la vie du patient, ne peut laisser aucun doute sur la maladie.

Si l'on n'a pu découvrir le siége de la tumeur, si l'étranglement était interne (iléus), l'ordre dans lequel se sont développés les symptômes suffira pour signaler la nature de la maladie ; puis, ainsi qu'il a été dit, l'ouverture du cadavre montrera le siége de l'étranglement. On trouve le fait suivant dans une thèse intitulée : *De Vomituum diversis speciebus*, et soutenue, en 1786, aux écoles de chirurgie, sous la présidence de Louis : « Un médecin allemand fut appelé pour faire l'ouverture du cadavre d'un mar-

chand soupçonné d'avoir été empoisonné par sa
femme, qui était belle et d'une humeur discordante.
Ce malheureux était resté plusieurs jours au lit, se
plaignant de nausées, de vomissements et de tranchées violentes. L'examen attentif des parties fit
bientôt découvrir une hernie étranglée de l'intestin
côlon, qui était gangrené et percé. La femme fut
dès lors déclarée innocente (1). »

*Vers intestinaux.* — On rencontre assez souvent,
après la mort, des vers dans les intestins. Quelle
part peuvent-ils avoir eue à la maladie observée
pendant la vie, aux lésions trouvées sur le cadavre
après la mort? Cette question se présente assez fréquemment devant les tribunaux dans les cas d'empoisonnement. Pour ma part, j'ai eu déjà à la discuter dans diverses circonstances.

Selon quelques auteurs, Fortassin, Marteau de
Granvilliers et M. Raspail, les vers intestinaux
peuvent être la cause première d'un grand nombre
de maladies. Selon d'autres, Goeze, Abilgard et
Gautieri, loin d'être nuisibles, ces animaux, créés
pour l'homme, n'exercent que des effets favorables
sur la santé. « La consommation des glaires, dit
Gautieri, est la moindre des utilités que le corps
humain tire de la présence des vers (2). »

---

(1) Pinel, *Nosographie philosophique*, t. II, p. 294; 6e édit. 1818.
(2) Gautieri, *Stancio sulla Genealogia della terra e sulla cos-
truzione dinamica della organizzazione, seguito de una ricerca
sull' origine dei vermi abitanti le interiora degli animali* ; in-8º,
p. 66. Iena in Sassoniâ, 1805. — Bremser, *Traité zoologique et physiologique sur les vers intestinaux de l'homme*, p. 361. Paris, 1824.

N'est-il donc aucune opinion, quelque étrange qu'elle soit, qui n'ait eu ses défenseurs et ses opposants?

Pour mieux juger de la nature des lésions que peuvent produire les vers intestinaux, étudions d'abord ces animaux anatomiquement, pour connaître quelles sont leurs armes offensives.

Cinq espèces de vers ont été rencontrées jusqu'ici dans le canal alimentaire de l'homme; ce sont :

L'ascaride lombricoïde,

L'oxyure,

Le trichocéphale,

Le bothriocéphale.

Et le tænia solium, appelé vulgairement le *ver solitaire*.

Les trois premiers appartiennent à la classe des Nématoïdes (νῆμα, fil; εἶδος, forme); les deux autres à la classe des Cestoïdes (κεστός, bandelette; εἶδος, forme).

*Ascaride lombricoïde* (classe des Nématoïdes).— L'ascaride lombricoïde, le plus commun des vers que l'on rencontre sur l'homme, est longue de quelques centimètres à 3 décimètres; sa grosseur n'excède pas 9 à 10 centimètres. Elle ressemble, sous quelques rapports, au lombric terrestre ou ver de terre (*Lumbricus terrestris*); mais il est impossible, selon la remarque de Bremser, que le médecin puisse confondre des espèces si différentes.

L'ascaride lombricoïde a le corps cylindrique, aminci vers les deux extrémités, un peu plus du côté de la tête. Dans toute sa longueur, elle présente deux et même quatre lignes blanchâtres qui, d'après M. J. Cloquet (*Anatomie des Vers intestinaux.* in-4°; *Paris*, 1824), sont, d'une part, deux cordons nerveux élémentaires; de l'autre, deux vaisseaux analogues au vaisseau dorsal des insectes. La tête se distingue d'avec le reste du corps, par un enfoncement ou dépression circulaire. Autour de cette dépression se trouvent trois tubercules, ou plutôt trois valvules, qui peuvent s'ouvrir ou se fermer : quand elles s'ouvrent, il se présente alors, au milieu d'elles, un petit tube qui est l'ouverture de la bouche proprement dite.

Vers l'extrémité opposée, à la partie inférieure du corps, se trouve une fente simple qui est l'ouverture anale de l'intestin.

Le mâle se distingue d'avec la femelle (qui est ordinairement plus grande) par la fin de la queue qui est recourbée, et par laquelle sort quelquefois le pénis.

Les organes de la génération de la femelle remplissent, pour ainsi dire, tout le corps, et la fin de la queue est droite.

Ces vers sont ovipares, et non vivipares, comme Wendelstadt l'a prétendu à tort; Werner croit cependant avoir observé des fœtus déjà développés dans les œufs, et c'est ce que Rudolphi paraît vouloir confirmer également. Au volume des organes de génération de la femelle, il est facile de se rendre compte de l'extrême multiplication de ces vers.

*Oxyure.* — L'oxyure est un genre à part pour les naturalistes; mais les médecins, et Cuvier lui-même, lui ont donné le nom d'*ascaride vermiculaire*, c'est-à-dire qu'ils ne l'ont différencié d'avec l'ascaride que comme espèce. C'est un petit ver blanc, mince, dont la longueur n'excède pas 6 à 8 millimètres. La femelle est un peu plus grande, et acquiert une longueur trois à quatre fois plus considérable. L'oxyure diffère de l'ascaride lombricoïde par l'extrémité céphalique, qui ne présente pas les trois tubercules ou papilles propres à ce genre; par l'extrémité caudale qui n'est pas amincie, mais terminée en forme de poinçon mousse. Des larves de mouches, des articulations détachées de ténia ont été prises pour cette espèce de ver : un examen attentif préservera facilement d'une pareille erreur.

*Trichocéphale.* — Ce ver est intermédiaire pour la longueur entre l'ascaride et l'oxyure : il a 5 à 7 centimètres de longueur. Il est ordinairement blanc, puis quelquefois coloré par ses aliments, de même que l'ascaride. Le mâle est plus petit que la femelle. Il est tellement pointu vers le commencement de la tête, que l'on peut à peine voir l'ouverture de la bouche. Wrisberg croit avoir trouvé à cet endroit un petit tube; mais ni Müller, ni Rudolphi, ni Bremser n'ont pu l'apercevoir. L'extrémité postérieure est spiriforme; elle offre une ouverture par laquelle sort le pénis chez le mâle, et qui est à la fois anus et vagin chez la femelle. On a rencontré ce ver chez un grand nombre de malades, dans une épidémie observée à Gœttingue, et décrite par Rœderer et Wagler, sous le nom de *morbus mucosus*. Rœderer regarda l'animal comme une production de la maladie. Il ne lui vint pas à l'esprit de rapporter la maladie à l'insecte, car on le rencontre tous les jours sur des sujets morts de toute autre affection. Rudolphi dit avoir trouvé une fois plus de mille de ces vers sur un sujet.

*Bothriocéphale* ou *ténia large* (classe des Cestoïdes). — Ce ver acquiert souvent une longueur de 6 à 7 mètres. Les auteurs assurent en avoir vu qui avaient une longueur deux à trois fois plus considérable. Boerrhaave dit qu'il a fait rendre à un Russe un ténia qui avait trois cents aunes (1).

La partie la plus large du bothriocéphale excède rarement 14 millimètres; il y a cependant des individus chez lesquels cette largeur s'étend jusqu'à 28 millimètres, ainsi que l'a constaté Bremser.

Ce ver est ordinairement de couleur blanche, mais cependant il n'est jamais d'un blanc parfait. Sa tête est allongée et porte des dépressions oblongues, ou des fossettes que Rudolphi regarde comme des organes destinés à absorber la nourriture. Suivant Bremser, l'ouverture de la bouche est placée au milieu de ces deux dépressions. D'après le même auteur, la délimitation n'est pas toujours bien tranchée entre la tête et le corps du bothriocéphale, ce qui a fait supposer qu'il existait deux espèces de ce ver, l'une avec, et l'autre sans cou (*collo subnullo*). Mais l'absence du col, observée dans quelques cas, est sans doute un effet de la rétraction des anneaux

_______________

(1) Boerrhaave, *Prælect. academ institut.* t. VI, p. 180. — Bremser, p. 165; ouvrage cité.

articulaires, et cette apparence d'anomalie ne suffit pas pour autoriser une nouvelle division dans la classe des Entozoaires.

Les articulations du bothriocéphale sont, en général, plus larges que longues, quoiqu'elles forment quelquefois, vers le milieu du corps, un carré oblong; mais les côtés les plus longs de ce carré tombent toujours sur la largeur des articulations du ver. L'extrémité caudale est arrondie et mousse.

*Tænia solium* ou *ver solitaire*, appelé aussi *ténia armé* ou *cucurbitain*. — Personne, dit Bremser, n'a peut-être vu de ténia entier, c'est-à-dire qui fût à la fois pourvu de la tête et de la queue; car souvent il arrive que les dernières articulations, qui sont ordinairement chargées d'œufs fécondés, se détachent et sont évacuées par les selles, avant que les articulations antérieures, les plus rapprochées de la tête, soient encore complétement développées. Il suit de là que l'on ne peut pas fixer rigoureusement quelle longueur le ver pourrait atteindre, si toutes les articulations restaient unies. Les ténias d'une longueur de 8 mètres ne sont pas très-rares. La grande collection de Vienne n'en possède pas de plus longs.

La largeur de ce ver varie beaucoup : vers la fin de la tête, il n'a souvent que 1 millimètre de largeur; mais cette largeur augmente peu à peu jusqu'à 7, 12 et 15 millimètres. Sa grosseur varie de même : quelquefois il est très-mince et presque transparent, et, dans d'autres cas, sa tête même, la partie toujours la plus ténue, est assez grosse pour être vue à l'œil nu.

Variable dans sa forme, la tête présente quatre

suçoirs qui sont, dans l'état vivant, tantôt plus pro-
éminents, tantôt plus rétractés. Quand elle est tout
à fait allongée, on voit, entre les quatre suçoirs,
une protubérance convexe, sur laquelle se trouve
toujours un cercle, au milieu duquel est placée une
petite ouverture presque imperceptible.

On observe sur ce cercle un double rang de petits
crochets que l'on a supposés pouvoir se rétracter, ou
s'allonger, de manière à disparaître tout à fait, ou à
rester, au contraire, très-saillants ou très-visibles ;
ce qui a fait dire que ces organes pouvaient manquer,
tomber même, dans la vieillesse de l'animal. (BREMSER.)

Le véritable ténia a le cou aplati, ou déprimé, et
variable en longueur. Après le cou dépourvu d'articulations, commence le corps articulé. Les premières articulations sont d'abord très-étroites, et
toujours plus courtes que larges : à mesure qu'elles
s'élargissent, leur longueur augmente proportion-
nellement beaucoup plus, et elles forment, par la
suite, de vrais carrés, qui deviennent plus loin des
carrés oblongs dont la longueur surpasse la largeur
au moins du double. Mais on rencontre souvent des
individus qui sont conformés différemment, et sur
lesquels l'on remarque des articulations plus larges
que longues, suivies d'articulations qui sont plus
longues que larges. Cet état de choses, d'après Bremser, provient des contractions inégales de quelques
parties du corps ; car, dit-il, les mouvements de ces
vers consistent en contractions et en allongements
continuels de leurs articulations. Les contractions
rendent les articulations plus larges et plus courtes,

tandis que les allongements les rendent plus longues
et plus étroites.

Près des bords des articulations, de chaque côté et
le long de tout le corps, quelques individus présentent deux lignes blanches assez marquées, qui sont
placées l'une sur l'autre, de manière que celle située
supérieurement couvre et cache l'inférieure. Rudolphi
regarde ces lignes comme des canaux alimentaires
qui tirent leur origine des suçoirs de la tête.

Sur les bords des articulations bien développées,
on observe tantôt à droite, tantôt à gauche, de petites
protubérances papilliformes, qui sont pourvues,
dans leur milieu, d'une ouverture bien visible. On
a cru pendant longtemps, dit Bremser, que le ténia
s'attachait, avec ces ouvertures latérales, aux parois
des intestins pour sucer sa nourriture ; mais les naturalistes modernes sont tous d'avis que ces ouvertures, ainsi que les petits canaux qui en proviennent,
conduisent aux oviductes et qu'ils appartiennent à
l'appareil de la génération. Tel serait le développement de cet appareil, que M. Raspail aurait cru pouvoir comparer chaque anneau du ténia à un fruit
rempli de graines, ou à un utérus chargé d'ovules.
A mesure qu'un chapelet d'anneaux se détache, en
effet, il s'en reproduit d'autres, comme s'ils nais-
saient d'une gemme ou d'un bourgeon. Linné même
supposait que l'animal n'avait pas de tête, et Blu-
menbach, que chaque anneau était un ver isolé. Mais
ces opinions n'ont pas prévalu ; et, plus tard, Blu-
menbach, éclairé par l'expérience, a renoncé à celle
qu'il avait soutenue.

Des notions anatomiques qui précèdent, tirons de rapides inductions.

Trois questions se présentent :

Les Entozoaires, par leur seule présence ou leur contact, engendrent-ils des maladies ?

Peuvent-ils, à l'aide d'armes offensives, ou de suçoirs, irriter et perforer les intestins ?

Déterminent-ils les mêmes effets, à l'aide de liquides ou d'humeurs virulentes ?

On conçoit qu'en raison de leur nombre, des vers, masses inertes par elles-mêmes, puissent irriter les intestins, donner lieu à diverses affections que d'un nom générique on a appelées *vermineuses*. Il existe trop de faits propres à montrer que des maladies se sont dissipées à la suite d'une évacuation d'helminthes, pour ne pas se rendre à cette opinion. Cependant je ferai remarquer que, bien souvent aussi, on a trouvé dans le canal intestinal d'individus morts de blessures violentes, des masses d'entozoaires, qui n'avaient été la cause d'aucun trouble morbide. C'est même là le cas le plus commun. Hufeland a rapporté l'observation d'un enfant de six mois qui rendit trente aunes de ténia, sans éprouver la moindre altération dans sa santé (1).

En raison de la sensibilité des sujets, je n'hésiterai pas non plus à admettre, que la présence de vers dans les intestins peut déterminer des affections nerveuses variées, et surtout l'hypocondrie. Des au-

---

(1) BREMSER, p. 181; ouvrage cité.

teurs dignes de foi ont cité des exemples qu'il ne faut pas repousser d'un esprit trop sceptique.

Mais les vers intestinaux, quels qu'ils soient, sont-ils armés de suçoirs, de crochets propres à blesser, à perforer les intestins? L'anatomie nous a déjà dit que non. L'observation clinique répondra-t-elle autrement?

Il est, je ne l'ignore pas, des observations que les pathologistes ont données comme autant d'exemples de perforations intestinales produites par des vers: mais qu'on examine ces faits sans prévention: en est-il un seul qui puisse porter la conviction dans un esprit sévère, et puisse même établir une exception qui certes ne devrait pas être si rare? Il serait trop long d'entrer ici dans cet examen critique. J'abrégerai en parlant par des exemples aux esprits préparés sur la question. Voici le résumé de discussions médico-légales engagées devant les tribunaux.

*Premier cas.* — Devant une cour d'assises comparaissait un fils accusé d'avoir empoisonné son père avec de l'arsenic. Le poison avait été retrouvé dans les restes de la victime; mais en petite quantité, comme il arrive dans les cas où l'analyse ne peut porter que sur les organes où le poison a pénétré par absorption. A l'autopsie du cadavre, on avait signalé dans le canal digestif, et jusque dans l'œsophage, la présence d'un grand nombre d'ascarides lombricoïdes, les uns isolés, les autres agglomérés et semblant obstruer le canal intestinal.

Une discussion s'éleva entre le défenseur de l'accusé, qui s'appuyait sur un Mémoire de M. Raspail, et les médecins experts qui avaient découvert l'arsenic dans les organes, dans le foie en particulier. Dans l'opinion du défenseur, la quantité d'arsenic recueillie était insuffisante pour expliquer la mort. La présence des vers ascarides lombricoïdes de toute taille, de toute grosseur, signalés jusque dans l'œsophage, rendait bien mieux compte, et des symptômes de la maladie, et des effets si rapides qu'elle avait produits. Le vieillard, en effet, disait l'avocat, avait dû périr suffoqué par les vers qui, pressés dans ses entrailles, avaient remonté dans l'œsophage, et avaient été régurgités même hors de la bouche.

Mais les médecins experts répliquaient qu'il n'y a jamais d'arsenic dans le corps d'un homme sain; tandis que des vers ascarides lombricoïdes peuvent s'y rencontrer, même en grande quantité. Ces vers, qu'on avait trouvés par milliers dans les entrailles du vieillard, y vivaient depuis longtemps. La quantité que l'on y découvrit en faisait foi, autant que la différence de leur grosseur, dont il semblait, d'après les paroles du défenseur, qu'on eût pris note.

D'un autre côté, la maladie avait été soudaine, rapide : fallait-il supposer que, dans un moment donné, les vers irrités avaient déterminé une explosion soudaine des plus graves symptômes? La présence des vers ne pouvait expliquer la présence de l'arsenic; et la découverte de l'arsenic, au contraire, expliquait tout : et la régurgitation, par l'œsophage, des vers empoisonnés, et la maladie, et la mort si prompte de la victime.

*Deuxième cas.* — Un empirique avait appliqué sur le sein d'une femme, atteinte d'un cancer, un emplâtre saupoudré d'acide arsénieux. Les symptômes d'un empoisonnement par absorption, la mort avaient été la conséquence de cette imprudente et fatale médication. L'analyse chimique avait démontré encore ici la présence du poison dans le foie (et, pour le dire en passant, c'était la première fois, qu'à la suite d'un empoisonnement par absorption cutanée, la toxicologie avait constaté la présence de l'arsenic dans les viscères intérieurs); mais, circonstance dont devait se servir le défenseur de l'empirique, traduit devant un tribunal pour homicide par imprudence, à l'autopsie de la femme, un ver ascaride lombricoïde avait été signalé dans le tube digestif. Au moment où l'on avait soulevé le paquet intestinal envahi par une putréfaction avancée, le ver avait apparu à travers une ouverture des membranes déchirées. Du reste, le médecin chargé de l'autopsie l'avait constaté, aucune matière n'était épanchée dans l'abdomen, et le péritoine n'offrait aucune trace d'inflammation.

On soutint, on plaida toutefois que la mort avait été l'effet de la perforation de l'intestin, perforation rapidement produite par un ver, que le défenseur, d'après les écrits de M. Raspail, supposait armé d'un dard aigu, et doué d'une force de succion capable de produire la déchirure relatée dans le procès-verbal d'autopsie.

Mais, dirent les médecins experts appelés par la justice, d'une part, les vers ascarides lombricoïdes

n'ont point de dard propre à percer les intestins ;
de l'autre, la déchirure de l'intestin avait été opérée
par une traction manuelle et non par le ver ; car,
dans ce cas, il y aurait eu épanchement de matières
dans l'abdomen, et le procès-verbal constatait le
contraire.

Les symptômes de la maladie, du reste, avaient
été ceux d'un empoisonnement, et non d'une péritonite par épanchement.

Contre l'opinion que les vers intestinaux, les vers
ascarides lombricoïdes en particulier, ne peuvent
déchirer, perforer les membranes intestinales, on
invoquera sans doute les paroles suivantes de Leuwenhoeck déjà citées par M. Raspail : « *Videns jam
hos vermes, omnesque alios, quos tam in intestinis
quàm in stomachis piscium detexeram, firmissimè
intestinis esse infixos, alioqui enim facillimè cum
chylo ejicerentur, existimavi hos vermes non ex
chylo in stomacho et intestinis existante alimentum
suum petere, sed ex ipsis stomachi et intestinorum
vasis.... Vermes capita firmissima habent infixa
substantiæ ex quâ intestina constant* (1). »

Mais d'abord ces paroles ne sont pas très-expli-
cites ; le fussent-elles, je leur opposerais le témoignage et l'autorité de Rudolphi, qui a montré que
les entozoaires de l'homme ne possèdent aucun organe propre à perforer les intestins ; ainsi que *tout*

---

(1) Leuwenhoeck, *Arc. nat.*, 1722, epist. LXXVIII, 23 janvier 1694. — Raspail, *Histoire naturelle de la santé et de la maladie*, t. II, p. 183. *Paris*, 1845.

*homme impartial peut s'en convaincre*, a-t-il dit (1) : le témoignage de Bremser, qui partage sur ce point le sentiment de Rudolphi, et qui a étudié la question tout à la fois en naturaliste et en médecin : le témoignage et l'autorité enfin de la plupart des naturalistes et des médecins de nos jours, parmi lesquels je citerai, d'une part, le savant M. Dujardin ; de l'autre, en sa qualité de praticien éminent, M. le professeur Andral.

Voici comment s'exprime M. Dujardin :

« D'après la grande quantité de vers de toutes espèces trouvées sur différents animaux, on peut se demander si ces helminthes sont véritablement nuisibles aux animaux dans lesquels ils habitent. Je suis pour la négative, tant j'ai vu d'exemples d'animaux bien portants, qui contenaient plus d'helminthes que d'autres individus de chétive apparence : les helminthes se développent dans un site qui leur convient, sans nuire plus que les lichens sur l'écorce (2). »

« Les ascarides ne peuvent-ils passer de l'intestin dans un autre organe qu'au moyen d'une ouverture accidentelle qu'ils trouvent toute faite, ou bien peuvent-ils eux-mêmes pratiquer cette ouverture ? Si ce dernier cas existe, il est au moins infiniment rare (3). »

Quant à la question de savoir si les vers peuvent.

----

(1) Rudolphi, t. I, p. 430 et 431. Rudolphi exprime cette opinion en vingt endroits divers de son grand ouvrage.

(2) Dujardin, *Histoire naturelle des Helminthes* ; Introduction.

(3) Andral, *Précis d'Anatomie pathologique*, t. II, p 181, 1829.

sains ou malades, sécréter des matières solides ou
liquides corrosives, jamais le fait n'a été constaté.
et aurait-il manqué de l'être? Rudolphi, Bremser et
tant d'autres helminthologistes, dont les recherches
ont été si patientes, n'ont pas eu l'occasion d'élever
un doute à ce sujet. Il faut laisser les hypothèses à
ceux qui ne craignent pas d'en faire. On peut tout
supposer dans le domaine de l'imagination; mais.
dans les sciences d'observation, il faut en revenir
aux faits, et je ne sache pas qu'il en soit un seul qui
se prête à une telle interprétation.

III. — *Des maladies chroniques qui ont des
symptômes communs avec ceux de l'empoisonnement.*

On a vu des criminels faire usage des poisons avec
une telle perfidie, qu'ils s'essayaient, en les administrant, à simuler les effets d'une maladie chronique.

Pour attenter à la vie de Drusus, Séjan, dit Tacite, choisit un poison dont l'action lente et insensible pût imiter les progrès d'une maladie accidentelle : *Igitur Sejanus, maturandum ratus, deligit
venenum quo, paullatim irrepente, fortuitus morbus assimularetur* (1).

D'après Saliceti, le pape Clément XIV mourut
empoisonné par l'arsenic donné graduellement et à
petites doses (2).

---

(1) Tacit.. *Ann.*, lib. IV, § VIII, t. II, p. 20; édit. citée.
(2) Gmelin, *Geschichte der mineralischen Gifte. Nuremberg. 1777*,
p. 107.— Christison, *on Poisons*, p. 318: édit. de 1845.

De nos jours, une femme de chambre a empoisonné sa maîtresse, en faisant bouillir chaque matin une pièce de billon dans le chocolat qu'elle lui préparait.

Les maladies lentes et chroniques, qui offrent des symptômes communs avec ceux de l'empoisonnement, sont particulièrement:

La gastrite et la gastro-entérite chronique,

La péritonite chronique,

La fièvre typhoïde ou entérite folliculeuse.

*Gastrite et gastro-entérite chronique.* — A l'état chronique, les affections gastro-intestinales revêtent un si grand nombre de formes, qu'étant donnés les effets d'un empoisonnement lent ou chronique, il peut devenir difficile de distinguer ces effets d'avec ceux d'une maladie aussi mal déterminée encore, en pathologie, que la gastro-entérite chronique. N'a-t-on pas vu les suites d'une inflammation gastro-intestinale dans toute espèce d'altération de texture du tube digestif? N'a-t-on pas même regardé, d'une part, les simples névroses; de l'autre, les désordres organiques les plus graves, le squirre ou le cancer, comme les conséquences immédiates d'une *irritation?* Malgré ces difficultés, il nous paraît que, sinon dans les altérations cadavériques elles-mêmes, du moins dans les symptômes de la maladie, il n'est pas tout à fait impossible de deviner, ou de saisir les signes propres à un empoisonnement.

En général, ou la gastro-entérite chronique est la suite, la terminaison d'une inflammation aiguë, ou elle succède à une névrose prolongée.

Or, et la gastro-entérite aiguë, et les névroses intestinales, ont des caractères assez tranchés pour qu'on ne puisse les méconnaître. Une gastro-entérite qui leur succéderait n'aurait rien d'insolite.

Au contraire, si une gastrite aiguë avait été provoquée par des causes suspectes ; si cette affection se continuait par exacerbations plus ou moins fortes et irrégulières ; n'y aurait-il pas, dans ces conditions mêmes, une raison suffisante pour soupçonner un empoisonnement? Un médecin qui suit attentivement son malade, connaît non-seulement l'affection qu'il a à traiter ; mais, à l'avance, il en a prévu et la marche et la terminaison : c'est là la science du pronostic.

Contre de sages prévisions, s'il survenait donc, dans la marche d'une gastro-entérite, des anomalies inexpliquées, singulières, des exacerbations inattendues, on aurait à se demander si ces anomalies, ces exacerbations n'auraient pas pour cause l'ingestion de substances toxiques. Or, se faire la question, c'est presque l'avoir résolue. L'analyse chimique, en effet, résoudrait facilement les doutes de la pathologie. Ce ne sont guère que les poisons minéraux, l'arsenic, le mercure, le cuivre, le plomb, etc., qui peuvent donner lieu à des simulacres de gastro-entérite chronique. Une analyse attentive des matières de vomissement, ou des déjections alvines, ne pourrait donc pas manquer de révéler les véritables causes de la maladie.

*Péritonite chronique.* — On ne peut se méprendre sur le diagnostic d'une péritonite chronique qui succède à une péritonite aiguë. Mais l'inflammation du péritoine est quelquefois latente, et elle peut avoir pris le caractère chronique, sans avoir passé par l'état aigu. Dans ce cas, les symptômes de la maladie peuvent être confondus avec ceux d'un empoisonnement. Alors cependant, il faudra se rappeler que la péritonite est accusée par une douleur sourde et profonde que réveillent la pression, la contraction des muscles, et toute secousse accidentellement imprimée à l'abdomen.

Dans l'empoisonnement lent, la douleur n'a pas le même caractère : elle peut manquer un jour, se réveiller le lendemain; présenter, en un mot, des exacerbations ou des intermittences irrégulières.

En outre, dans la péritonite, on observera la matité du ventre, une rénittence qui, pour une main exercée, est un signe caractéristique. Il s'y joindra fréquemment un gonflement œdémateux des parois abdominales et des membres inférieurs, un engorgement des ganglions inguinaux et mésentériques.

Les symptômes concomitants sont une fièvre lente, hectique; et la maladie se termine d'ordinaire par une pleurésie ou une méningite. Toutefois, il faut l'avouer, une affection intestinale causée par un empoisonnement peut se propager jusqu'au péritoine, et les effets d'une inflammation sourde épuiser lentement le malade. Il faut être prévenu sur la possibilité de ce fait.

Les lésions propres à la péritonite chronique sont des plus tranchées: ici, c'est un liquide séreux et purulent épanché dans l'abdomen; là, des fausses membranes ou des taches opaques, produit d'une sécrétion anomale; ailleurs, des tubercules crus ou ramollis, des engorgements, avec ou sans suppuration des ganglions mésentériques, etc. Les viscères de l'abdomen sont quelquefois refoulés par le liquide épanché; ils sont diminués de volume; quelquefois, par suite de la compression, frappés d'une véritable atrophie

A de tels caractères, on ne peut méconnaître la nature de la maladie; par lui même, un empoisonnement ne peut donner lieu à de pareils désordres organiques.

*Fièvre typhoïde.* — Je doute qu'on puisse jamais confondre la fièvre typhoïde avec l'empoisonnement lent. La fièvre typhoïde est une des maladies le mieux tranchées, tout à la fois par ses symptômes, et par les altérations anatomiques auxquelles elle se lie.

Cette affection a le plus souvent des symptômes précurseurs; elle s'annonce par des frissons, un mouvement fébrile plus ou moins violent, de la céphalalgie, des douleurs dans les membres, une faiblesse ordinairement très-prononcée, des épistaxis. Ces symptômes, à l'exception du dernier, appartiennent, sans doute, à un grand nombre de maladies, aux inflammations en particulier; mais, dans les inflammations, le mal ne tarde pas à se localiser: tandis qu'il prend mille formes dans l'affection typhoïde. Tout souffre dans cette maladie, selon l'expression du pathologiste éminent qui en a le mieux éclairé l'histoire, M. le docteur Louis.

La maladie déclarée , en effet, du côté de l'abdomen , on observe de la douleur, du météorisme, des
selles liquides ou sanglantes, quelquefois la paralysie de la vessie. Du côté du thorax, on constate, par
l'auscultation , un râle muqueux ou sifflant : ce râle
se lie à un engorgement bronchique qui détermine
parfois de la toux, et même de l'expectoration.

Du côté de l'encéphale, il y a assoupissement,
langueur des facultés de l'intelligence , stupeur,
comme le dit l'expression de fièvre typhoïde ( τυφος,
stupeur). Les organes de sens sont plus ou moins
profondément atteints : la vue est troublée; l'ouïe
moins fine ou tout à fait obtuse; l'odorat, le goût
pervertis ou abolis. Du côté de la peau, soit sur la
poitrine, soit sur l'abdomen, apparaissent des taches
éruptives , lenticulaires . auxquelles on a donné le
nom spécial de *sudamina*. Quel empoisonnement
peut donner lieu à de pareils symptômes?

Ce n'est pas tout. Il n'y a rien de plus tranché que
les altérations produites par la fièvre typhoïde : ce
sont l'hypertrophie, la congestion , l'ulcération des
plaques dites de Peyer ou des follicules de Brunner,
altérations marquées surtout vers le cœcum, et qui,
de là. s'étendent, en s'affaiblissant toutefois, dans
le jéjunum et l'iléum. Ce sont, en outre, des congestions, des engorgements, des ramollissements du
foie, de la rate, des poumons; des exsudations sé-
reuses dans les cavités du péritoine. de la plèvre, de
l'arachnoïde. La membrane interne de l'estomac
peut présenter quelques injections vasculaires. quelques indices de ramollissement: mais. en général.

elle est le plus souvent intacte. Dans un empoisonnement ordinaire, et qui donne lieu à des lésions
anatomiques, la maladie ne commencerait-elle pas
par l'estomac?

En me résumant sur un sujet que je n'ai pu traiter que sommairement, bien que j'y ai consacré de
plus longs détails qu'on ne l'a jamais fait jusqu'ici
dans les ouvrages de toxicologie, il me paraît pouvoir être établi qu'à l'aide des signes physiologiques
et anatomiques d'un empoisonnement, il n'est pas
plus difficile d'en fixer le diagnostic que celui de
toute autre maladie rare ou commune des cadres
nosographiques. La plupart des toxicologistes ont
dit, en répétant l'axiome trop absolu de Plenck, que
le signe unique de l'empoisonnement était la représentation du poison. Mais, dans la pratique, combien de fois ne s'est-on pas démenti? Je ne rappellerai que l'affaire Castaing. Il s'agissait, comme
on le sait, d'un empoisonnement par un sel végétal,
l'acétate de morphine. La toxicologie alors n'était
pas assez avancée pour découvrir la morphine mêlée
à des matières animales. M. Orfila passa outre, et,
d'après l'examen de la maladie, il déclara que la
mort de Ballet devait être attribuée à l'empoisonnement par cette substance.

Dans les cas du même genre, il faudrait peut-
être répondre encore de la même manière. Christison, dont l'autorité est grande en toxicologie, est
loin d'avoir partagé l'opinion trop répandue, qu'il
n'est pas de signe propre à l'empoisonnement, si ce
n'est le poison même. « Je ne puis, dit-il, me ran-

ger à l'opinion des médecins allemands et d'un grand nombre de médecins français, qui ont écrit sur la médecine légale, et admettre que l'empoisonnement ne peut être complétement démontré, si l'on n'a retrouvé le poison ou le corps de délit : I cannot agree with the opinion expressed by all german and most french authors in medical jurisprudence, that poisonning can never be completely substantiated; unless the particular poison be found out (1). » Christison est dans le vrai, et je dois dire que j'étais arrivé à cette opinion, avant de savoir que cet illustre toxicologiste l'eût exprimée d'une manière aussi formelle.

Appelé à discuter devant les tribunaux la valeur des signes d'une maladie, tels que la justice les a recueillis, comment le médecin doit-il les apprécier? J'ai vu et entendu des experts argumenter par des probabilités, ou par exclusion. Ils cherchaient à établir ce que la maladie n'était pas, pour en inférer qu'elle était ce qu'on la supposait, c'est-à-dire un empoisonnement. N'était-ce pas là une sorte de pétition de principe?

Il faut se montrer plus sévère. La science ne doit procéder que par des démonstrations directes. L'expert a non-seulement à prononcer que, dans telle espèce, tels symptômes morbides ne constituent pas une gastrite, une apoplexie, une épilepsie, etc.: mais qu'ils se rapportent et ne peuvent se rapporter

______

(1) Christison, on Poisons, p. 14, édit. de 1836; p. 45, édit. de 1845.

qu'à un empoisonnement déterminé. Comment faire cette preuve? On l'a vu, nul symptôme ou effet pathologique n'est propre aux empoisonnements; mais nulle maladie ne présente, réunis, tous les symptômes propres à un empoisonnement spécial. Zacchias déjà pensait ainsi. Que l'expert s'en souvienne : qu'il groupe les signes de la maladie sur laquelle il est consulté; qu'il recherche dans quel ordre et à quel moment ils se sont montrés; assez souvent il pourra, dans son âme et conscience, porter un diagnostic médical d'une haute valeur. Toutefois, que son opinion, nettement exprimée, jette une vive clarté sur la question. Argumenter par des probabilités n'est pas dans sa mission; mieux vaut, devant la justice, un respectueux silence.

Je l'ai dit, les empoisonnements, comme les maladies, ne se manifestent pas toujours avec tous les signes qui leur sont propres; ils peuvent se compliquer de maladies intercurrentes, et des affections de nature complexe peuvent les simuler. Ces cas difficiles doivent être réservés. Pour se prononcer sur une maladie, il faut qu'elle se présente avec tous ses caractères.

Dans ces généralités, on doit le pressentir, je n'ai pu embrasser que les cas les plus simples, qui sont aussi les plus communs. Dans un livre, on ne peut que poser ou rappeler des principes. Eussé-je voulu faire plus, il m'eût été impossible de prévoir toutes les complications de la pathologie des empoisonnements. Ces études, qui déjà en supposent d'autres, ne peuvent suppléer à celles que doit avoir faites le médecin; elles ne peuvent remplacer surtout ce tact sûr et délicat, cette droiture et cette fermeté de jugement qu'il doit apporter dans toutes les décisions relatives à l'exercice de sa haute profession.

# CHAPITRE IV.

*Thérapeutique générale des empoisonnements. — Antidotes ou contre-poisons.*

## 1. — *Thérapeutique générale des empoisonnements.*

La thérapeutique des empoisonnements est très-peu avancée. Les médecins, en cette matière, en sont encore à disputer sur la valeur réelle et comparative des antiphlogistiques, des stimulants et des diurétiques. La plupart des poisons sont des irritants, disent les uns, il faut à leurs effets opposer le traitement antiphlogistique ; la plupart des poisons sont des hyposthénisants, disent les autres, il faut combattre cette hyposthénie par la médication stimulante ; les poisons s'échappent par l'urine, dit M. Orfila, la médication propre aux empoisonnements est la médication diurétique. La médecine serait bientôt faite et bientôt apprise, si l'une ou l'autre de ces doctrines était absolument vraie ; mais qui ne sait qu'en médecine surtout, il faut se tenir en garde contre les systèmes ?

J'ai demandé plus haut aux partisans de la doctrine de l'irritation ce qu'était l'irritation, et je crois avoir montré que les poisons n'étaient pas des irritants, ou du moins des irritants simples (*voyez* chap. II). Je demanderai de même aux disciples de Rasori ce qu'il faut entendre par hypersthénie et hyposthénie, et le lecteur jugera si l'action des poisons peut être subordonnée à ce dualisme physiologique.

Voici l'esprit de la doctrine :

A l'état normal, dit l'école italienne, les actions vitales sont subordonnées à un principe actif, à une force inhérente à l'organisme. Cette force est essentiellement différente des forces qui président aux mouvements de la matière inorganique, elle en est indépendante, elle leur est même opposée et lutte incessamment contre elles. « La vie, dit Giacomini, ne se maintient que si, par son activité, sa puissance, elle peut vaincre, subjuguer et modifier les influences physico-chimiques (1). »

Incessamment en jeu dans l'accomplissement des actes normaux de la vie, cette force abstraite, appelée *vitalité* ou *dynamisme vital*, subit, dans la maladie, diverses atteintes. Par un excès de stimulus, elle est portée au-dessus de son type normal ; à défaut du stimulus nécessaire, elle est abaissée au-dessous de ce type. Dans le premier cas, il y a hypersthénie ; dans le second au contraire, hyposthénie. On ne

---

(1) Giacomini, *Traité philosophique et expérimental de matière médicale et de thérapeutique*, traduit par MM. Mojon et Rognetta, p. 18 ; *Encyclopédie des Sciences médicales*

peut, disent les sectateurs de cette grande, mais trop facile hypothèse, concevoir autrement les actes et les phénomènes physiologiques. « La vitalité considérée comme force unique et simple ne peut, sous l'action des remèdes, changer son état que de deux manières : en s'élevant au-dessus du type normal, ou en s'abaissant au-dessous de ce type ou du degré où elle se trouvait. De là deux classes de remèdes : les uns, *hypersthénisants*; les autres, *hyposthénisants* (1). » Quoi de plus simple que cette théorie, et qui ne voudrait qu'elle fût l'expression des faits ? Les maladies partagées en deux classes, et, pour la cure de ces maladies, tous les agents de la nature distribués en deux sortes de remèdes, ne serait-ce pas là une subordination merveilleuse ?

La chimie était une science complexe; les phénomènes chimiques étaient subordonnés à mille forces contraires; les affinités, comme le dit son langage, étaient modifiées par la cohésion, par la pesanteur, par la chaleur, par l'état électrique, par la pression, par les quantités relatives des corps entrant en combinaison, par l'ordre ou par la nature même de ces combinaisons, par les actions de présence, etc., etc. Et la médecine, cette science des sciences, qui embrasse ou couronne toutes les autres, la médecine est plus simple que la chimie, *son humble suivante*; elle n'a pas, comme elle et avec elle, à tenir compte d'affinités ou de combinaisons infinies encore inconnues, et qui le seront peut-être

_______________

1. GIACOMINI, p. 28; ouvrage cité.

toujours : elle se résume dans ce dualisme de mots *hypersthénie* et *hyposthénie!* Quel heureux privilège !

Oh! sans doute, aucune école n'a pu professer une doctrine si étroite et si exclusive. En énonçant un principe abstrait, on a dû, dans la pratique surtout, en étendre, en expliquer le sens par des commentaires. Ne nous arrêtons pas à la porte du temple, pénétrons jusqu'au sanctuaire. Écartons les voiles dont on a peut-être trop couvert la nouvelle idole. « Le médecin, dit Giacomini, qui n'aurait pas pour principe incontestable, qu'à chaque maladie répond une condition pathologique, c'est-à-dire un *fond de lésion*, fond qui existe non dans les fonctions et dans les symptômes, mais bien dans les organes qui les produisent ou dans ceux avec lesquels ils sont liés, pourra se dispenser de me lire, car il ne me comprendra guère (1). »

Ces paroles, il faut peut-être le deviner, impliquent que tout d'abord on doit, au lit du malade, s'enquérir de l'état matériel des organes, y rapporter (autant que faire se peut) les effets morbides ou symptômes, qui en sont l'expression ou la manifestation extérieure.

En second lieu, la doctrine n'en fait pas moins un précepte, il faut prendre en considération l'âge, le sexe, le tempérament du sujet ; son état antérieur ; les conditions dans lesquelles il se trouve ; les causes

----

1. GIACOMINI, p. 9 ; ouvrage cité.

aperçues ou présumées de la maladie ; la résistance qu'il y oppose, etc.; car c'est là la *capacité morbide*, qui répond à la condition pathologique ou au *fond de lésion* existant, non dans les fonctions et dans les symptômes, mais bien dans les organes qui les produisent ou dans ceux avec lesquels ils sont liés.

Pour l'application des remèdes, il faut savoir que toute substance agit, d'abord, au contact de la fibre animale, par ses propriétés physiques ou chimiques; plus tard, après l'assimilation, sur tout ou partie de l'organisme, par ses propriétés dynamiques. « Les premières ou propriétés chimiques, dit Giacomini, n'étendent pas leur action au delà du lieu de leur application, ni au delà du temps que la substance exige pour être assimilée; les dernières, au contraire, répandent leurs effets sur toute la constitution et durent plus ou moins longtemps.... (1). » On va m'interrompre et me dire peut-être : Comment distinguer ces effets, quelle ligne de démarcation établir entre les uns et les autres ? Pour moi comme pour le lecteur, il y a là, je l'avoue, une difficulté d'autant plus grande, que Giacomini a écrit ces paroles : « Indépendamment de l'action mécanico-chimique, chaque substance médicinale produit des effets sensibles, très-divers, chez les différents individus et chez le même individu, en temps divers et en différentes circonstances. *Ces effets sont même quelquefois opposés les uns aux autres* (2). »

------------

(1) Giacomini, p. 13; ouvrage cité.
(2) Ibidem.

La doctrine pourtant ne peut pas tromper. « La saine logique enseigne, dit l'auteur que je cite, que si une substance a manifesté une action donnée, *cette action doit être toujours la même*, tant que la composition de la substance n'a point changé (1). »

Eh quoi! la saine logique enseigne que les effets d'une substance doivent être toujours les mêmes, et l'observation a montré que sur le même individu, en des temps divers et en des circonstances diverses, ces effets sont quelquefois opposés! Mais dans quel embarras sommes-nous jetés? La médecine, la médecine pratique au moins, est donc toujours obligée d'en revenir à l'observation d'un cas déterminé : puisqu'ici, sur tel sujet, tel médicament produit un effet ; et que là, sur tel autre, il produit un effet tout à fait opposé. J'éprouve du regret à le dire, mais me voilà rejeté dans ces perplexités où m'avaient plongé ces phrases de M. Orfila, déjà citées :

« A. L'opium employé à forte dose ne doit être rangé ni parmi les narcotiques, ni parmi les excitants : il exerce un mode d'action particulier qui ne saurait être désigné exactement par aucune des dénominations actuellement en usage dans la matière médicale.

» B. L'opium employé à petite dose parait borner son action au développement des symptômes qui annoncent la stupéfaction : quelquefois, cependant, il

---

(1) Giacomini, p. 17 : ouvrage cité.

produit une action très-intense, effet qui dépend de l'idiosyncrasie. »

En disant ainsi à la fois oui et non, on est bien sûr de ne pas se tromper ; mais ne trompe-t-on pas les autres ? J'aimerais mieux cet aveu : la médecine est une science d'observation, elle exclut tout système trop absolu.

Dans le monde physique, les propriétés des corps changent sous l'influence des moindres circonstances, la boussole dévie ou *raffole* en temps d'orage ; dans le monde organique, où tous les phénomènes sont subordonnés à des conditions si diverses, comment tout rapporter à un principe unique, faire tout dépendre d'un défaut ou d'un excès de stimulus ? Non, comme tous les systèmes, le système italien ne voit pas tout, et il ne peut pas tout expliquer.

Cependant, considérée comme méthode d'expérience ou d'observation, une doctrine, fût-elle fausse, peut conduire le génie à des découvertes. Je n'ai pas, quant à moi, la pensée de contester celles que l'on doit à l'école italienne, qui, pour avoir tenté de systématiser, n'a pas pour cela cessé d'observer. C'est aux Italiens, c'est à l'illustre Rasori qu'il faut rapporter l'idée première d'administrer à hautes doses, sous le nom de *contro-stimulants*, certains médicaments d'une action énergique, tels que le tartrate antimonié de potasse, le quinquina, l'opium ; et l'expérience a sanctionné, pour quelques cas, ces médications hardies. Mais de la découverte d'un fait utile et d'observation à la théorie générale, qui affirme que toute affection morbide, que tout empoisonnement se résume en une maladie par défaut ou par excès de *stimulus*, et qu'il n'y a que deux sortes de médicaments, les stimulants et les contro-stimulants, en d'autres termes, les hypersthénisants et les hyposthénisants, quelle distance n'y a-t-il pas? Je laisse à présent au lecteur à le décider.

M. Orfila qui, comme physiologiste, n'avait vu dans l'absorption qu'un phénomène d'imbibition physique, ne vit, comme médecin, dans le traitement curatif de l'empoisonnement, qu'une crise d'urine à opérer. Après avoir été partisan de la doctrine de l'irritation, et s'être flatté surtout des bons effets de la saignée, il a proclamé tout à coup, contre l'empoisonnement, l'excellence, pour ne pas dire l'infaillibilité de la médication diurétique.

Le fait sur lequel on s'appuyait n'était-il pas simple? On trouvait de l'arsenic dans l'urine des individus empoisonnés par cet élément minéral; cet arsenic avait pénétré par l'absorption, phénomène physique: il devait sortir par l'urine, liquide émonctoire de l'économie : la conséquence n'était-elle pas forcée?

Comme agents diurétiques, M. Orfila indiqua le nitrate de potasse, l'eau de Seltz et le vin blanc. M. Rognetta, le représentant des doctrines italiennes en France, réclama bien sûr l'emploi du vin blanc pris pour diurétique, disant que c'était là un hypersthénisant; mais un médicament tel que le vin blanc ne peut-il pas être tout à la fois un stimulant et un diurétique? M. Orfila pouvait dire que le vin blanc guérissait en qualité de diurétique: M. Rognetta, que le vin blanc produisait cet effet en qualité d'hypersthénisant. La vérité malheureusement, c'est que le vin blanc ne suffit pas pour guérir d'un empoisonnement.

Est-il besoin d'expliquer pourquoi les diurétiques ne doivent pas inspirer la confiance que M. Orfila leur accorde? C'est, d'une part, que dans un assez grand nombre d'empoisonnements aigus, les urines sont rares, sinon tout à fait supprimées; c'est, de l'autre, que dans certains empoisonnements spéciaux, le corps toxique ne s'échappe nullement, ainsi qu'on l'a cru trop vite, par l'émonctoire rénal.

Un débat assez vif s'est engagé à ce sujet devant l'Académie de Médecine. M. Orfila a supposé que, dans l'empoisonnement par l'arsenic, l'urine était sécrétée et excrétée aussi abondamment que dans l'état de santé. M. Danger et moi avons avancé, au contraire, que dans cette espèce d'empoisonnement, le cours des urines était ralenti, sinon totalement suspendu. La question a de l'importance, et, pour la décider, si je pouvais être entendu, j'en appellerais volontiers à l'érudition et à la bonne foi de M. Orfila. Qu'il consulte Zacchias, Paré, Morgagni, Gmelin, ou seulement son émule et savant contemporain Christison; toutes ces hautes et graves autorités en toxicologie sont d'accord qu'un des symptômes de l'empoisonnement par l'arsenic, c'est la suppression de l'urine. M. Orfila a cru favorables à son opinion les expériences, plus récentes encore que les nôtres, de M. de Lafond, professeur à l'École vétérinaire d'Alfort. Qu'il relise, sans préoccupation, les conclusions auxquelles est arrivé le patient expérimentateur. M. de Lafond, il est vrai, n'a pas dit avec nous que, dans l'empoisonnement par l'arsenic, les urines étaient le plus souvent supprimées ; mais il n'a pas dit non plus avec M. Orfila, qu'en pareil cas, chez les animaux, les urines coulaient librement comme dans l'état normal. L'expérimentateur d'Alfort a conclu, qu'en moyenne, la sécrétion rénale, chez les chevaux, était diminuée des *cinq septièmes*, et, chez les chiens, des *cinq sixièmes*. Je consens, quant à moi, à m'être trompé, ou à avoir exagéré d'un sixième, si, de son côté, M. Orfila veut convenir qu'il doit prendre pour sa part les cinq autres sixièmes de l'exagération ou de l'erreur. Comme circonstance atténuante en ma faveur, je veux rappeler pourtant que je n'avais pas été absolu, et que je ne voudrais jamais poser l'absolu comme règle en physiologie (1).

_______________

(1) On ne supposerait peut-être pas que M. Orfila ait essayé de retourner contre nous le résultat des expériences de M. de Lafond Voici ce que je lis dans la dernière et nouvelle édition de la Toxicologie générale du célèbre professeur, publiée depuis nos débats devant l'Académie de Médecine (t. I, p. 373, édit. de 1845) :

« Des personnes peu habituées aux recherches expérimentales, et n'ayant jamais eu occasion de voir des malades empoisonnés par l'acide arsénieux, se sont élevées contre la médication diurétique, parce que, d'après elles, *les animaux n'urinent pas dans l'empoisonnement aigu* que détermine ce poison. Cette assertion, soutenue par MM. Flandin et Danger, est tellement contraire à la vérité, qu'il y a lieu de s'étonner que l'Académie royale de Médecine n'ait pas tranché la question dans son vote, en adoptant la proposition de sa Commission, et qu'elle ait cru devoir attendre que de nouvelles expériences vinssent éclairer (M. Orfila a voulu dire éclaircir) ce sujet. Les corps savants perdent une grande partie de leur influence et de leur considération, quand ils hésitent à proclamer un fait, d'ailleurs parfaitement établi, sous prétexte qu'il n'est pas suffisamment élucidé, surtout lorsque ce fait est susceptible d'être facilement vérifié.

Sur le fait énoncé pour la première fois par M. Danger et moi, que les animaux empoisonnés par le cuivre n'éliminent pas ce métal par la sécrétion rénale, il ne s'est pas encore élevé de contesta-

----

Ainsi, d'un côté, tous les praticiens qui ont été à même de soigner des individus empoisonnés par l'acide arsénieux savent que ces individus ont *souvent uriné*. J'avais mis hors de doute que les chiens urinent dans l'empoisonnement aigu, alors même *qu'on ne leur administre aucune boisson,* puisque j'avais constaté la présence de l'arsenic dans l'urine sécrétée pendant cet empoisonnement.

» Les Commissions de l'Institut et de l'Académie de Médecine rapportaient dans leur travail plusieurs expériences dans lesquelles les chiens avaient uriné sous l'influence de l'intoxication arsénicale. Il y a mieux : j'avais déposé à l'Académie royale de Médecine, huit mois avant la discussion, le procès-verbal de 157 expériences relatives au traitement de cet empoisonnement ; et, parmi ces expériences, la moitié, au moins, établissait de la manière la plus incontestable, non-seulement que les chiens urinent dans la période aiguë de l'empoisonnement, alors même qu'on ne leur fait prendre aucun liquide ; mais encore qu'on peut leur faire rendre de l'urine *par torrents,* si je puis m'exprimer ainsi, quand on leur administre des boissons aqueuses et nitrées, c'est-à-dire quand on les place dans les conditions où se trouvent toujours les malades empoisonnés, à qui on fait avaler des boissons (*voyez* mon Mémoire inséré dans les *Archives générales de Médecine* de septembre 1841). On est donc en droit de se demander pourquoi l'Académie, sur la proposition de M. Bouillaud, n'a pas voulu se prononcer sur une question si nettement tranchée, et pourquoi surtout elle n'a pas invité la Commission à tenter de nouvelles recherches, et à lui faire un supplément de Rapport sur ce point ? Que devenait, en présence de tant de faits, l'assertion inqualifiable de MM. Flandin et Danger ?

» C'est sans doute pour lever à cet égard les scrupules de l'Académie que M. de Lafond, professeur à l'École vétérinaire d'Alfort, a entrepris une série de recherches sur les chevaux et sur les chiens, dont les résultats *confirment pleinement* ce que j'avais établi. Il résulte de ce travail : 1° que les chevaux *bien portants* qui n'ont ni mangé ni bu, sécrètent, terme moyen, 118 millilitres d'urine par heure, tandis que les chiens n'en fournissent que 24 millilitres.

tion ; ce qui implique que pour cet empoisonnement spécial, au moins, les diurétiques seraient sans action efficace.

Qu'on veuille y réfléchir : quelle action peuvent avoir les diurétiques sur les poisons, et à quel moment viennent-ils agir ? On ne cherche, par eux, à atteindre l'élément toxique que lorsque cet élément a été absorbé, qu'il a pénétré dans le sang ou dans certains organes de l'économie. Or, à ce moment, le poison a produit et sans doute même épuisé son effet; car il a entravé, suspendu, arrêté le cours régulier des fonctions. Contre la circulation et l'innervation troublées; contre la calorification suspendue; contre la nutrition ou l'assimilation dépravées; contre les sécrétions abolies, que peuvent faire des diurétiques ? Si, par une réaction puissante et salutaire, la nature n'a pas déjà neutralisé ou repoussé le poison, opérera-t-on cet effort par de simples boissons qui, peut-être, ne pénétreront pas dans le sang ou dans le système absorbant? Non, et l'expérience n'a que trop confirmé ce que disait à l'avance la physiologie. Un médecin

---

lorsqu'ils sont placés dans les mêmes conditions ; 2° que les chevaux empoisonnés, *d'une manière aiguë*, par l'acide arsénieux, alors qu'ils ont été privés d'aliments et de *toute boisson*, sécrètent par heure 35 millilitres d'*urine*, c'est-à-dire les *deux septièmes* de la proportion qu'ils fournissent à l'état normal, et que les chiens, dans les mêmes circonstances, en donnent à peu près *un sixième*.

« La sécrétion urinaire, dit M. de Lafond, n'est donc pas sup- » primée, mais notablement diminuée, dans l'empoisonnement » aigu par l'acide arsénieux.... »

Devant un public éclairé, il est, je le suppose, des limites à tout, même à l'assurance. Il vient un moment où ce dernier moyen d'un esprit fourvoyé ne peut en imposer à personne

de Paris, M. Bouillet, a récemment encore communiqué à l'Académie de Médecine l'observation d'une jeune femme qui, dans la pensée de se suicider, avait pris une forte dose d'arsenic. Pour combattre les effets de l'absorption, on eut recours, avec confiance, à la méthode dite de M. Orfila, à la médication diurétique. On fit boire à la malade (ce sont les expressions du docteur Bouillet) *plus de trois voies de liquide*; et non-seulement la malheureuse victime ne guérit point, mais, durant trois jours, elle ne rendit pas une goutte d'urine. On eut vainement recours à la sonde pendant la vie; et, après la mort, on trouva la vessie vide (1). Cent autres observations témoigneraient du même fait : on les trouvera partout. Les rapporter ici, ce serait trop s'arrêter à une doctrine sur laquelle on n'a pas d'ailleurs conservé de longues illusions. Concluons donc que la médication diurétique, déjà, du reste, essayée par les anciens (*voyez* p. 134), n'a pas plus de valeur contre les empoisonnements que toute autre médication trop exclusive.

Il est deux divisions à établir dans les indications générales de la thérapeutique des empoisonnements : ou le poison est encore dans les premières voies, et

---

(1) Je lis dans les *Bulletins de l'Académie de Médecine*, t. VI, p. 545, un Rapport de M. Chevallier sur l'observation de M. Bouillet. Il est dit, dans ce Rapport, d'une part, qu'il y eut, chez la dame N....., *absence presque complète d'urine*; de l'autre, que le quatrième, et le cinquième ou dernier jour de la maladie, il y eut évacuation, la première fois de 100, la seconde fois de 150 grammes d'urine. Ce ne serait pas là une contradiction, en raison de la petite quantité d'urine rendue en cinq jours. Mais je croyais tenir de M. Bouillet lui-même, que jusqu'à sa dernière heure, la malade n'avait point uriné du tout.

il faut chercher à le neutraliser, à l'expulser, s'opposer à l'absorption ; ou déjà il a pénétré dans l'organisme, et il faut en combattre les effets selon les règles ou données générales de l'art médical.

Dans le premier cas, c'est-à-dire quand l'empoisonnement est encore récent, c'est au praticien à s'inspirer de la situation. Il doit, tout à la fois ou successivement, avoir recours aux neutralisants chimiques ; aux agents capables de décomposer le poison ou de le transformer en composé insoluble ; aux substances propres à l'envelopper et à prévenir l'absorption ; aux moyens mécaniques d'évacuation, tels que la sonde œsophagienne ; aux émétiques et aux éméto-cathartiques.

Je reviendrai en dernier lieu sur les neutralisants chimiques, antidotes ou contre-poisons, qui sont des agents thérapeutiques spéciaux : je dois d'abord embrasser les cas les plus généraux ou les plus communs.

Pour prévenir l'absorption, et tout à la fois provoquer l'évacuation du poison, il faut immédiatement faire ingérer au malade des liquides onctueux, gras ou mucilagineux, tels que le lait, l'huile, l'albumine ou blanc d'œuf, les dissolutions de gluten ou de graine de lin ; il faut en même temps exciter le vomissement, soit mécaniquement en titillant la luette et la gorge avec le doigt ou les barbes d'une plume, soit en administrant les émétiques proprement dits, le tartre stibié, l'ipécacuana, le sulfate de zinc, etc. S'il y a lieu, c'est-à-dire si le cas est grave, et si l'on a à sa disposition les moyens

nécessaires, on aura recours, aussitôt que possible,
à la sonde évacuatrice, dite de Regnault et Dupuytren, instrument qu'on improvise à l'aide d'une
sonde œsophagienne, d'une canule en caoutchouc et
d'une seringue ordinaire. La sonde œsophagienne,
assez largement ouverte à son extrémité inférieure,
doit s'adapter hermétiquement, par son extrémité
supérieure, à la canule conique, qui elle-même embrassera exactement, soit le canon, soit mieux encore, la vis du cylindre de la seringue. Des liquides,
et spécialement ceux que j'ai déjà nommés, seront
injectés dans l'estomac, et retirés aussitôt par le jeu
de la pompe; mais non sans précaution pourtant,
pour éviter de blesser les membranes si sensibles du
ventricule. Les matières recueillies seront mises à
part pour des analyses ultérieures; et, à diverses reprises, on lavera ainsi l'estomac, autant du moins
que le permettront l'état des forces ou la patience
du malade. Les émétiques, puis les éméto-cathartiques seront employés simultanément et selon l'exi-
gence des cas.

Tout en cherchant à faire évacuer le poison, il ne
faut pas, à défaut de neutralisants chimiques abso-
lus, négliger l'emploi des agents capables de transformer les corps toxiques en composés insolubles.
L'absorption est le mal redoutable, le mal qu'il faut
surtout conjurer.

Contre les acides et les alcalis en général, on
aura, ainsi qu'il sera dit, de vrais neutralisants chimiques ou contre-poisons; mais contre les poisons
métalliques ou autres, contre les alcalis végétaux,

on n'a plus que les moyens secondaires généraux dont je parle.

Contre les alcalis végétaux, on se hâterait donc de recourir aux dissolutions de noix de galle, de tanin ou de quinquina;

Contre les dissolutions métalliques en général, on ferait usage des eaux minérales sulfureuses naturelles ou artificielles;

Contre le cuivre et le mercure, on se servirait mieux encore, et d'eau albumineuse et d'une décoction de noix de galle;

Contre l'arsenic, de magnésie, de peroxyde de fer hydraté et d'eau de chaux; contre les sels ou le nitrate d'argent, de sel marin en dissolution, etc.

Mais déjà me voilà hors des généralités. C'est dans l'étude ou l'histoire de chaque poison en particulier, que le lecteur devra chercher des détails, ou des développements qui seraient mal à leur place ici, où je n'entends que poser les principes.

J'arrive aux indications de la période d'empoisonnement où l'on n'a plus seulement à combattre le poison dans les voies digestives, mais où il faut avoir en vue, et les lésions physiques que le poison peut avoir produites, et les effets toujours graves de l'absorption.

Le problème est ici plus complexe, et les moyens de la thérapeutique moins sûrs et d'autant plus bornés.

Contre les lésions physiques que le poison peut avoir produites, contre les symptômes manifestes d'une forte réaction, assurément il n'est pas d'autre

médication à recommander que la médication antiphlogistique qui, dans ses moyens divers, les évacuations sanguines générales ou locales, les agents
adoucissants ou émollients de toute nature, sera ap-
propriée à l'âge, à la constitution, au sexe, à l'état
présent du malade.

Mais, selon la nature, ou selon l'espèce de poison, non moins que selon la constitution du sujet.
il ne faudra peut-être pas s'en rapporter aux apparences d'une réaction trompeuse. A leur début .
combien d'affections de nature pernicieuse offre la
réaction des fièvres inflammatoires! Il en est assez
fréquemment ainsi des empoisonnements.

Contre les effets d'absorption, qui sont de divers
ordres, selon la nature des poisons, en quelle méthode générale de traitement placer le plus de confiance? Je ne saurais ici être systématique; et.
selon le cas, pour combattre des congestions ou un
vrai narcotisme , j'userais de la saignée; tandis que.
pour conjurer les dangers d'une hyposthénie réelle.
caractérisée par la petitesse et l'irrégularité du
pouls, le refroidissement général, j'aurais recours à
la médication stimulante ; aux diffusibles: et tout à
la fois encore, selon l'instance des crises, à des médications spéciales, telles que les médications sudo-
rifiques ou diurétiques. Au lit du malade, l'ur-
gence est le meilleur conseiller : *Ad summos morbos.
summæ curationes diligentissimè adhibitæ optimè
valent.*

A part la matière toxique qu'il ne faut pas perdre
de vue, et qu'il faut toujours poursuivre par les

agents propres à la décomposer ou à en neutraliser les effets, un empoisonnement est une maladie spéciale, que le médecin doit traiter selon les règles communes, et non systématiquement. L'extrême variété des cas, variété dérivant à la fois, et de la nature du poison administré, et des conditions diverses dans lesquelles se trouve la victime, exige, de la part du médecin, non-seulement des connaissances chimiques étendues, mais une expérience profonde de son art. Les connaissances chimiques, il faut les puiser dans l'étude des poisons en particulier; l'expérience de l'art, il faut la chercher dans les bonnes observations cliniques, et dans des expériences bien faites sur les animaux. Trop souvent ici, et tout l'art du médecin, et toute la science du chimiste ne sont que faiblesse et impuissance. Le poison frappe à l'instar du glaive, disait Platner. Suivez la comparaison et dites : le poison non absorbé, la plaie n'est que superficielle ou non pénétrante; le poison absorbé, la plaie est pénétrante : qui peut dire qu'elle ne soit pas absolument mortelle?

## II. — *Antidotes ou contre-poisons*

L'ordre que je me suis tracé dans ce chapitre m'amène à traiter à part des neutralisants chimiques, antidotes, ou contre-poisons.

Existe-t-il réellement des antidotes, dans le sens rigoureux et précis de ce mot?

Je crains que le mot n'ait donné une assez fausse idée de la chose

On s'est persuadé que les anciens, réputés maîtres en l'art d'empoisonner, avaient possédé, comme contre-partie de cet art fatal, un savoir admirable, celui de conjurer ou de neutraliser les effets des matières toxiques. On a cru au moly d'Homère, on a surtout ajouté foi à la science mystérieuse et quasi merveilleuse de Mithridate et des Attales. Les médecins romains, à commencer par Andromaque et sans oublier Galien, n'ont-ils pas composé une foule de recettes, pour préserver les princes et les grands contre toutes les machinations des empoisonneurs? Revoyez les deux livres de Galien, *de Antidotis*.

Ce grand savoir s'est-il donc perdu? a-t-il été oublié avec l'art d'empoisonner? Dans l'intérêt de leurs drames, les auteurs de romans ont trop accrédité de fausses croyances. Dans le sens vulgaire de ce mot, il n'y a peut-être pas de contre-poisons, c'est-à-dire qu'il n'est peut-être pas de substances qui dissipent ou détruisent soudain, et comme par enchantement, les effets d'une matière essentiellement toxique. On me dira que j'oublie l'action des acides sur les alcalis, et réciproquement. Non; mais pour un assez grand nombre du moins, les acides et les alcalis ne sont pas des poisons à proprement parler, ce sont des agents caustiques qui brûlent et détruisent les organes à l'instar du feu. Contre de tels agents de destruction rapide, quel usage pratique, d'ailleurs, pourrait-on faire des corps propres à les neutraliser? Au moment où viendrait agir le remède, le caustique aurait le plus souvent épuisé son action.

Qu'on s'entende donc sur le sens à donner au mot *contre-poison*. Pour certains auteurs, il est en quelque sorte des contre-poisons à différents degrés. « On peut diviser les contre-poisons en deux sections, dit M. Orfila : 1° ceux qui *annulent complétement* les qualités délétères des poisons : tels sont les sulfates solubles pour les sels de barium et de plomb ; les chlorures solubles pour les sels d'argent, etc. ; 2° ceux qui *diminuent notablement* les effets funestes des poisons : tels sont l'albumine pour les sels de mercure et de cuivre, la noix de galle pour l'opium, etc. »

M. Devergie a été plus loin. Pour lui, « le médicament qui détruit l'effet du poison est évidemment un contre-poison.... Ce serait jouer sur les mots, ajoute-t-il, que de refuser ce nom à une substance dont l'efficacité est reconnue, et par cela seul que son mode d'action chimique ne répond pas à ses effets. »

Les mots ont leur valeur, et l'on ne peut la leur ôter. Dans le langage de tous, un contre-poison est une substance qui neutralise un poison, ou qui, physiologiquement, met à l'abri de ses effets. Pour Navier, l'eau de chaux ; pour Ch. Bertrand, la poudre de charbon remplissaient ces conditions à l'égard de l'arsenic. Double erreur. Il faut mieux se rendre compte du mode d'action des substances employées par l'art contre telle ou telle sorte de poison.

Suivant moi, le nom de contre-poison doit être réservé aux corps qui ont la propriété de neutraliser la propriété toxique d'autres corps, qui forment avec eux des composés inertes, sans action nuisible sur l'économie animale : ainsi, la magnésie et les alcalis pour les acides; et réciproquement, les acides pour les alcalis. L'acide chlorhydrique et la soude seraient, chacun à part, des agents de cautérisation redoutables : réunis, ils forment le sel commun dont tout le monde connaît l'innocuité.

Mais les agents chimiques qui ne font que transformer un poison soluble ou dissous, en composé insoluble non complétement inerte, ou de nouveau indécomposable par les fluides de l'économie ou dans les actes de composition et de décomposition de l'organisme; mais les matières grasses ou mucilagineuses, qui n'agissent qu'en enveloppant le principe toxique, ou en fermant les pores et les extrémités vasculaires absorbantes ; sont-ce là des contre-poisons? Non; et c'est faute, jusqu'ici sans doute, de s'être bien expliqué le mode d'action de ces agents, qu'on les a décorés d'un nom qu'ils ne méritent pas. Dira-t-on qu'on ne s'était pas fait une complète illusion sur l'action propre de ces substances? je répondrai, cela fût-il vrai, qu'il faut dans les sciences se faire un langage plus sévère que le langage vulgaire.

Que sont et que valent ces tableaux qu'on a dressés dans les livres de toxicologie, et dans lesquels on a placé, d'un côté, les poisons, et, de l'autre, les contre-poisons, avec le nom des auteurs auxquels on en attribue la découverte? A l'arsenic, on a donné comme contre-poisons : 1° l'eau de chaux; 2° les eaux minérales sulfureuses; 3° l'hydrate de peroxyde de fer ; et voici qu'on y ajoute la magnésie. Au cuivre, on a donné comme neutralisant chimique, le blanc d'œuf, le gluten associé au savon noir, le lait, le tanin, la décoction de noix de galle. Au mercure, on a opposé également et tour à tour, le blanc et le jaune d'œuf. Comme contre-poisons des sels de cuivre et de mercure, du chlore et des chlorures alcalins, M. Orfila s'est fait honneur de la découverte du blanc d'œuf ; et M. Devergie de la découverte du jaune. Mais, dans le moment où ils élevaient ces prétentions rivales, où donc était la mémoire et l'érudition de ces deux savants toxicologistes ? Voici ce qu'on lit dans l'*Histoire générale des Poisons*, de Gmelin : « Les effets terribles de ce poison (le mercure) peuvent, il est vrai, être atténués par l'emploi des huiles, des mucilages (albumine), des alcalis mitigés, de l'eau de chaux ; mais ces substances ne sauraient arrêter les effets du poison, au point de les conjurer complétement (1). »

« Un vieillard de plus de soixante-dix ans fut guéri d'un empoisonnement par l'arsenic, en buvant beaucoup de lait avec du *jaune d'œuf*, en prenant plusieurs lavements composés de graine de lin, d'huile et de carbonate de potasse (2). »

On le voit, Gmelin ne s'était point tant abusé que MM. Orfila et Devergie sur l'action du blanc

---

(1) GMELIN, *Histoire générale des Poisons minéraux* (Allgemeine Geschichte der mineralischen Gifte), p. 51. Nuremberg, 1777.

(2) GMELIN, *Histoire générale des Poisons animaux et minéraux* (Allgemeine Geschichte der thierischen und mineralischen Gifte), p. 211. Erfurt, 1806.

et du jaune d'œuf comme contre-poisons ; il n'avait point songé surtout à se prévaloir, comme d'une découverte, de leur emploi en toxicologie.

Quoi qu'il en soit pourtant, sans les décorer du titre de contre-poisons, le médecin, dans la pratique, emploiera avec empressement, contre toute espèce d'empoisonnements, et comme moyen d'envelopper le poison, et comme moyen de fermer les bouches absorbantes vasculaires :

D'une part,

Les susbtances grasses et mucilagineuses, telles que :

L'huile,

L'albumine ou blanc d'œuf,

Les mucilages de gomme ou de graine de lin,

Le lait,

Les eaux grasses ou savonneuses ;

De l'autre,

Les poudres inertes, telles que :

Le sucre,

La poudre de charbon,

La poudre de gluten,

La farine,

La magnésie surtout, qui remplira le double rôle de poudre anti-absorbante et de purgatif doux.

En outre, et non moins rapidement encore, le praticien opposera aux poisons toutes les substances propres à transformer le corps toxique soluble, ou dissous, en composé insoluble. Dans cette catégorie, je ne dois pas craindre sur ce point de me répéter, on aura :

| | |
|---|---|
| Contre les poisons métalliques en général. | L'eau chargée d'acide sulfhydrique ; Les eaux minérales sulfureuses, naturelles ou artificielles. |
| Contre l'arsenic. | La magnésie. Le peroxyde de fer hydraté. L'eau de chaux. La décoction de quinquina. |
| Contre les composés d'antimoine. | L'eau, qui précipite les chlorures de cette base en oxychlorures. Le tanin. La décoction de quinquina ou de noix de galle. |
| Contre les sels solubles de plomb | Les sulfates de soude, de potasse ou de magnésie, et en général les eaux contenant des sulfates, telles que : Les eaux de puits. Les eaux de Sedlitz, d'Epsom, d'Egra, etc. |
| Contre les composés de cuivre et ceux de mercure. | Les eaux sulfureuses. Le tanin. La noix de galle, Le quinquina ; |
| Contre les sels d'argent. | L'eau salée commune. |
| Contre les sels barytiques. | Les sulfates neutres et les eaux chargées de ces principes ; |
| Contre les alcalis organiques, | Les décoctions de noix de galle ou de quinquina |

Mais que l'on ne s'y trompe point, ce ne sont pas là des contre-poisons véritables ou dignes de ce nom ; et, pour les avoir administrés, il ne faudrait pas que l'on crût avoir conjuré les derniers effets de la matière toxique. Il n'y a qu'une complète évacuation du poison qui puisse laisser au malade et au médecin une parfaite sécurité.

Rappellerai-je que M. Devergie a donné le café comme contre-poison de l'opium et des alcalis végétaux? Mais le café n'est qu'un excitant dont les effets agissent contre le narcotisme : c'est un médicament, et rien de plus. M. Devergie a aussi regardé l'amidon comme le contre-poison de l'iode. Mais il faudrait prévenir, d'abord, que l'amidon ne peut agir

sur l'iode qu'après décomposition préalable des io-
dures ou iodhydrates par un acide ; et que cet acide ,
par conséquent , devrait être administré préalablement ou conjointement avec l'amidon. En outre, la
double décomposition serait-elle si facile à opérer dans
l'estomac, et l'iodure d'amidon qui en résulterait
serait-il un composé inerte ou innocent? Il ne le serait pas plus, sans doute, que les composés insolubles à base toxique dont il vient d'être parlé. M. Devergie s'est fait un titre de la découverte de l'amidon
en qualité de contre-poison de l'iode. Suffirait-il de
rappeler une réaction chimique si connue , pour se
donner le mérite d'avoir enrichi la toxicologie d'un
contre-poison? Dans son langage, la science est plus
sévère ; et, pour si peu. elle ne décerne pas de cou--
ronne.

# CHAPITRE V.

Législation et règlements relatifs aux inhumations, autopsies et exhumations. — Choix et mission des experts. — Règles spéciales à suivre dans les cas d'autopsie et d'exhumation relatifs aux empoisonnements.

## I. — *Législation et règlements relatifs aux inhumations, autopsies et exhumations.*

L'art. 77 du Code civil porte :

« Aucune inhumation ne sera faite sans une autorisation, sur papier libre et sans frais, de l'officier de l'état civil, qui ne pourra le délivrer qu'après s'être transporté auprès de la personne décédée, pour s'assurer du décès, et que vingt-quatre heures après le décès, hors les cas prévus par les règlements de police. »

D'après cet article, c'est l'officier de l'état civil qui doit lui-même s'assurer du décès ; sauf, s'il n'a pas les connaissances médicales nécessaires, à le faire constater, sous ses yeux, par une personne présumée avoir capacité pour le remplacer.

En réalité, la charge que la loi a imposée à l'officier de l'état civil est-elle remplie par lui ? Non,

et il faut avouer qu'assez souvent elle ne peut pas
l'être.

A Paris, depuis la promulgation du Code civil,
divers arrêtés des préfets sont intervenus, qui ont
organisé un service régulier pour la constatation des
décès. Ce service est confié à deux ordres de médecins : les uns chargés de constater les décès ; les autres, qui portent le titre d'inspecteurs, chargés de
contrôler les opérations des premiers. Mais ce service
n'est ainsi régularisé que pour Paris, et deux ou trois
grandes villes du royaume. Il manque, je ne dirai
pas dans les communes rurales, où il ne pourrait
guère être établi sur de pareilles bases, mais jusque
dans les chefs-lieux de département. L'attention de
l'autorité ne peut être trop appelée sur ce point important du service public. Sans parler du danger des
inhumations précipitées, que de crimes peuvent rester cachés, par suite de la négligence, de l'insou-
ciance peut-être qu'on apporte dans la constatation
des décès! Je crois pouvoir en faire la remarque : il
n'est guère de crimes d'empoisonnement qui ne donnent lieu à des exhumations juridiques.

A Paris, pour se conformer aux ordonnances mu-
nicipales, les médecins vérificateurs des décès ne
doivent pas se borner, près de l'administration, à la
déclaration pure et simple du décès qu'ils ont constaté ; ils doivent donner, sur la personne décédée et
sur la maladie qui a amené la mort, tous les renseignements parvenus à leur connaissance.

D'après des tableaux dressés à l'avance, les médecins vérificateurs doivent énoncer avec précision :

1°. Les nom, prénoms de la personne décédée;

2°. Le sexe et l'état civil;

3°. L'âge;

4°. La profession ou celle des parents;

5°. La date du décès, mois, jour et heure;

6°. Le quartier, la rue et le numéro du domicile;

7°. L'étage et l'exposition;

8°. La nature de la maladie;

9°. S'il y a lieu à l'autopsie, les motifs qui peuvent la déterminer;

10°. Les causes antécédentes et les complications survenues;

11°. La durée de la maladie;

12°. Le nom des personnes qui ont donné des soins au malade;

13°. Le nom des personnes qui ont fourni les médicaments nécessaires;

14°. Noter très-exactement la position dans laquelle a été trouvé le cadavre; faire mention s'il a été dérangé de son lit mortuaire, ou bien s'il a été déjà enseveli, ou s'il a subi d'autres opérations, telles que divisions de téguments cutanés, autopsie ou moulage (1).

Pour aider l'autorité dans la recherche des crimes, il a été fait un devoir aux citoyens de l'instruire de tout attentat contre l'ordre public dont ils ont été témoins.

« Toute personne, dit l'art. 30 du Code d'instruc-

_______________

(1) Trébuchet, *Jurisprudence de la Médecine, de la Chirurgie et de la Pharmacie en France*, p. 136.

tion criminelle, qui aura été témoin d'un attentat, soit contre la sûreté publique, soit contre la vie ou la propriété d'un individu, sera tenue d'en donner avis au procureur du roi, soit du lieu du crime ou délit, soit du lieu où le prévenu pourra être trouvé. »

A l'égard des médecins et des chirurgiens, la loi ancienne avait été plus loin. Un édit du mois de décembre 1666, rajeuni par diverses ordonnances de police, enjoint à tout médecin et chirurgien, dans le cas où il a été appelé à administrer des secours à des blessés, d'en faire la déclaration à qui de droit, c'est-à-dire aux officiers de police judiciaire. Mais, de nos jours (depuis 1830), l'autorité ayant voulu mettre en vigueur, et l'édit, et les ordonnances qui l'ont suivi, le corps médical tout entier se souleva contre cette législation d'un autre temps, et l'on cessa de l'invoquer. Il faut le dire pourtant, aucune loi nouvelle n'a abrogé l'ancienne, et, dans un temps de discordes politiques, un gouvernement ombrageux pourrait, sans doute encore, imposer aux médecins des obligations qui blessent nos mœurs. Les médecins et chirurgiens sont des citoyens sans doute; mais, dans leurs fonctions, ils exercent une sorte de sacerdoce qu'ils ne doivent point trahir. Peut-on exiger d'eux qu'ils livrent au pouvoir politique, ou même à la justice, ceux qui se sont confiés à leur discrétion et à leur humanité? Hors les cas prévus par l'art. 30 du Code d'instruction criminelle, les médecins n'auront à prendre avis que de leur honneur et de leur conscience; car, s'il n'est abrogé de fait, l'édit de 1666 est tombé en désuétude.

Cependant peut-être que la législation écrite peut rester exigeante. On lit ces deux maximes de droit dans le *Sï-Yuen* que je citais plus haut :

« Tout le monde se doit à soi-même d'aider à la justice à rechercher les coupables.

» Dès qu'on abuse de tout pour cacher l'homicide, on doit se servir de tout pour le faire connaître (1). »

Nulle ouverture de corps ne peut être faite qu'après l'accomplissement des trois formalités suivantes :

1°. Vérification légale du décès;

2°. Consentement de la famille;

3°. Autorisation donnée par l'officier de police.

A Paris, une ordonnance du préfet de la Seine, du 24 décembre 1821, exige, de plus, que l'autopsie soit faite en présence de l'officier de santé qui a constaté le décès.

L'autorité, par cette ordonnance, a-t-elle voulu se réserver la possibilité d'obtenir un rapport sur les faits révélés par une autopsie? Tel est sans doute le motif de l'ordonnance. Il est advenu, en effet, que sous des prétextes quelconques, les familles, ou les médecins délégués par elles, ont refusé de communiquer aux officiers de police le procès-verbal d'une autopsie. Or, dans l'intérêt commun, l'autorité municipale ne doit pas perdre le droit de surveillance qui lui a été délégué par la loi. Elle peut, et la justice avec elle, avoir des raisons d'intervenir, pour s'assurer de la nature de la maladie, du genre de mort

---

(1) *Mémoires concernant l'Histoire des Chinois*, t. IV, p. 437 et 456; ouvrage cité.

d'une personne dont on ouvre le corps, et des organes de laquelle on pourrait trop facilement détourner une partie.

Aussi, règle générale, un officier de police est-il en droit d'exiger qu'on lui communique un rapport d'autopsie. Comment supposer, en effet, qu'il agisse alors dans un intérêt privé plutôt que pour remplir, dans la limite de ses devoirs, un mandat impérieux? Si ce pouvoir n'est pas littéralement attribué à l'officier de l'état civil par l'art. 81 du Code civil (1). l'ordonnance de police du 3 juillet 1804, qui porte que les médecins ne devront procéder à aucune autopsie sans le consentement de la famille, et sans en avoir prévenu l'officier de police, paraît l'impliquer suffisamment (2).

Les exhumations, de même que les inhumations de cadavres, doivent toujours être autorisées, et elles sont, d'ordinaire, ordonnées par les officiers de police judiciaire. Voici comment s'exprime, à ce sujet, le Code pénal (art. 358 et 360) :

« Art. 358. Ceux qui, sans l'autorisation préalable de l'officier public, dans le cas où elle est prescrite, auront fait inhumer un individu décédé, seront

------------

(1) **Art. 81 du Code civil** : « Lorsqu'il y aura des signes ou indices de mort violente, ou d'autres circonstances qui donneront lieu de le soupçonner, on ne pourra faire l'inhumation qu'après qu'un officier de police, assisté d'un docteur en médecine ou en chirurgie, aura dressé procès-verbal de l'état du cadavre et des circonstances y relatives, ainsi que des renseignements qu'il aura pu recueillir sur les prénoms, âge, profession, lieu de naissance et domicile de la personne décédée. »

(2) TRÉBUCHET, p. 132; ouvrage cité.

punis de six jours à deux mois d'emprisonnement,
et d'une amende de 16 à 50 francs, sans préjudice
de la poursuite des crimes dont les auteurs de ce
délit pourraient être prévenus dans cette circonstance. »

« Art. 360. Sera puni d'un emprisonnement de
trois mois à un an, et de 16 à 200 francs d'amende,
quiconque se sera rendu coupable de violation de
tombeaux ou de sépultures, sans préjudice des peines
contre les crimes ou les délits qui seraient joints à
celui-ci. »

## II. — *Choix et mission des experts.*

Dans les cas d'empoisonnement, comme en général
de mort violente, la loi prescrit aux officiers de justice, pour aider leurs recherches, de faire appel aux
lumières d'experts ou d'hommes capables d'apprécier la nature ou les circonstances d'un crime ou
d'un délit.

Art. 43 du Code d'instruction criminelle. « Le
procureur du roi (lorsqu'il se transporte sur le lieu
d'un crime ou délit) se fera accompagner, au besoin,
d'une ou de deux personnes présumées, par leur art
ou profession, capables d'apprécier la nature ou les
circonstances du crime ou délit. »

Art. 44. « S'il s'agit d'une mort violente ou d'une
mort dont la cause soit inconnue et suspecte, le procureur du roi se fera assister d'un ou de deux officiers
de santé, qui feront leur rapport sur les causes de la
mort et sur l'état du cadavre

» Les personnes appelées dans les cas du présent article et de l'article précédent prêteront, devant le procureur du roi, le serment de faire leur rapport et de donner leur avis en leur honneur et conscience. »

Est-il bon, est-il d'une haute sagesse que le choix des experts soit laissé à l'arbitraire du magistrat? La loi l'a réglé ainsi. Le magistrat est responsable, et l'on ne peut douter qu'il ne s'entoure de toutes les lumières propres à éclairer la cause qu'il instruit. Mais ne peut-il arriver, surtout en matière d'empoisonnement, que, dans certaines localités, on manque d'hommes capables de remplir la mission à déléguer? Les laboratoires de chimie sont-ils chose si commune dans nos chefs-lieux d'assises? Trop souvent l'amour-propre a aveuglé des médecins ou des pharmaciens, très-recommandables d'ailleurs, mais qui n'avaient aucune idée des opérations que réclamait d'eux la justice. En pareil cas, comment devrait agir le magistrat instructeur d'un procès criminel?

Je l'ai dit ailleurs : il ne faudrait, sur le lieu même du crime, demander que les opérations indispensables, pour recourir ensuite aux hommes que leurs antécédents ou la position qu'ils occupent désignent, à l'avance, à l'attention de l'autorité judiciaire. Des motifs d'économie, la crainte de blesser des hommes honorables, ont pu empêcher que l'on agît ainsi. Mais qu'en est-il résulté? qu'on a été obligé de faire répéter deux et jusqu'à trois fois des expertises, à l'avance discréditées par la contradiction; qu'on a mis aux prises d'autres intérêts que ceux de la justice, des intérêts d'amour-propre ou de vanité scientifique. La question d'économie, tant recommandée par les circulaires ministérielles, a dû être bien oubliée dans ce conflit où la magistrature égarée cherchait, à tout prix, à rentrer dans sa voie.

A la suite d'un procès fameux, qui n'avait pas donné lieu à moins de trois expertises (le procès Lafarge), j'ai pris la liberté d'exprimer l'opinion, que le Gouvernement pourrait faire dans l'intérêt de la justice, ce qu'il fait dans l'intérêt de la fortune publique; qu'il pourrait créer, pour les expertises médico-légales, des Commissions centrales de médecins, de chirurgiens et de chimistes, comme il a créé des Commissions des monnaies, des Conseils de manufactures, de commerce et de salubrité publique. Mais on a pensé sans doute que l'état de choses actuel offrait assez de garanties à la justice comme aux accusés; on a pensé que la magistrature seule, si éclairée, je le reconnais, suffisait pour la répression de crimes dont les preuves, a-t-on dit, se puisent plutôt encore dans l'ordre des considérations morales que dans l'ordre des faits matériels ou dans les *données incertaines* de la science. Comme si, en bonne logique, l'ordre des considérations morales et l'ordre des faits matériels pouvaient être séparés! Comme si, pour défendre la société, protéger la vie et l'honneur des citoyens, c'était trop que de recourir à toutes les lumières qui peuvent faire éclater la vérité!

Il ne faut pas remonter bien haut pour en avoir la preuve: les expertises judiciaires sont trop souvent

insuffisantes ou incomplètes, et, devant le public,
elles ne sont pas entourées d'assez de considération,
pour faire taire à la fois et les intérêts et les passions
de la critique. J'en ai presque la confiance : si les
empoisonneurs étaient placés sous la crainte salutaire d'être indubitablement trahis par le poison
même qu'ils ont versé, une bonne moitié des empoisonnements criminels serait prévenue. Et combien d'attentats de ce genre ne compte-t-on pas
chaque année? Entourez-vous d'une force morale,
vous n'aurez peut-être pas à recourir à la force de
répression.

Il est à peine nécessaire de dire quelle est, en matière d'empoisonnement, la gravité de la mission
que reçoit un expert. C'est, avant tout, pour celui
qui l'accepte, une affaire de conscience, et je ne
suppose pas qu'un homme soit capable de sacrifier
l'honneur et la vie d'un autre homme à l'intérêt si
petit de sa renommée scientifique.

Dans une affaire qui fit beaucoup de bruit, une
accusation de parricide par empoisonnement intentée
contre madame A..., MM. Idt et Ozanam avaient remis à la justice un rapport d'après lequel ils con-
cluaient à la présence du poison dans les restes du
corps de M. B..., soumis par les magistrats à leurs
investigations. Quatre mois plus tard, durant l'instruction, une cause éventuelle d'erreur se présenta
à l'esprit de l'honorable M. Idt; il écrivit aussitôt au
procureur général la lettre suivante :

« Monsieur le procureur général,

» Depuis que j'ai eu l'honneur de vous remettre
le rapport de l'analyse chimique que vous m'aviez
chargé de faire, conjointement avec le docteur Ozanam, sur les débris cadavériques du sieur B......
(affaire d'A....), j'ai fait de nombreuses recherches,
et je viens de découvrir *que j'ai été induit en erreur*
par l'imparfaite dessiccation du dernier précipité.
L'action de la chaleur a déterminé la formation
d'une très-petite quantité de vapeur d'eau qui a entraîné avec elle un peu de charbon animal, légèrement alcalisé et phosphaté. En traitant par l'eau la
partie du tube où s'était fixé le sublimé, nous avons
obtenu une dissolution saline, qui a déterminé, par
les réactifs, des précipités *semblables*, en grande
partie, à ceux que donne l'acide arsénieux. Cette
découverte a jeté le trouble dans mon âme, comme
elle doit jeter les plus grands doutes sur les conclusions de notre rapport, et je me hâte de vous en prévenir, dans l'intérêt de la vérité et pour le repos de
ma conscience.

» Recevez, etc.

» *Signé*, IDT (1).

Le rapport scientifique de MM. Idt et Ozanam a
été oublié; il faut conserver la lettre de M. Idt.

---

(1) *Mémoire sur une fausse accusation de parricide par empoisonnement*; par J. GUERRE, avocat à la Cour royale de Lyon, p. 251,
et p. xxiii des pièces justificatives. Lyon, 1830

comme le souvenir d'une bonne action et d'un no-
ble exemple. Que ne vaut pas le témoignage de la
conscience, comparé au vain bruit de la renommée!

### III. — *Règles spéciales à suivre dans les cas d'autopsie et d'exhumation relatifs aux empoisonnements.*

Il y a trente ans, Chaussier se plaignait, avec
amertume, de la manière dont on faisait les ouvertures des corps. « Ceux qui font de telles opérations,
disait-il, après avoir rapporté les procédés mis en
usage, méritent bien qu'on leur rappelle ce que dit
le bon Wan-Swiéten, dans son commentaire sur
l'aphorisme 173 : *Sæpè quando imperiti cadaver examinant, non tàm lustrant vulnera quàm faciunt.* »

Aujourd'hui, après les études sérieuses que l'on
fait tous les jours de l'anatomie pathologique, quel
est le médecin qui n'a pas l'habitude des ouvertures
de corps? Il serait donc inutile de retracer ici les
règles à suivre. Et, du reste, des préceptes sur le papier seraient bien insuffisants pour apprendre ce
que la pratique seule peut enseigner. Toute manière
de procéder est bonne quand le scalpel est aux
mains d'un médecin qui sait les premiers éléments
de son art, l'anatomie.

Dans les ouvertures de corps relatives aux empoisonnements, on a un double but à remplir : rechercher et constater les lésions pathologiques; recueillir
les matières, organes ou parties du cadavre, sur lesquels doivent porter ultérieurement les analyses.

L'examen des organes sera toujours fait avec le

plus grand soin. Il n'est rien d'indifférent dans une cause médico-légale: et pour décider d'une question d'empoisonnement, il se peut que la considération des lésions pathologiques soit de la plus haute importance. En général, en effet, ou les poisons ne produisent aucune altération pathologique sensible, ou, au contraire, ils entraînent des désordres manifestes et tout à fait caractéristiques. Au fur et à mesure qu'on passe en revue les différents systèmes d'organes, il faut donc décrire tout ce que l'on voit, et en dresser un procès-verbal circonstancié, qu'on vérifie sur place, avant de laisser inhumer le cadavre.

Aucune matière ne doit être perdue. Il faut à l'avance s'être muni de vases en verre ou en porcelaine pour recueillir, d'une part, tout produit excrémentitiel; de l'autre, les organes intérieurs, et, au besoin, une certaine quantité de chairs musculaires. Une inscription placée sur chaque vase dira quels organes ils contiennent. Le sceau du juge d'instruction, si ce magistrat est présent; un cachet particulier, si le médecin opère isolément, mettront à l'abri de toute altération ou substitution, suite d'erreur ou de fraude. Les vases ne seront transportés que par des mains sûres.

S'agit-il d'une exhumation : ou déjà les premières dispositions ont été prises par le magistrat instructeur, ou l'expert lui-même a été seul chargé de toutes les opérations. Dans le premier cas, l'expert n'a plus qu'à procéder à l'autopsie et à recueillir les matières, ainsi qu'il a été dit; dans le second, c'est-à-dire lorsque l'exhumation n'a pas été faite, voici comment on y procédera.

Arrivé sur la fosse, on la fera circonscrire par quatre tranchées qui seront creusées jusqu'à la profondeur de la sépulture. Quand on apercevra la bière, les fossoyeurs commenceront, et, autant que possible sans éboulement, à enlever la terre, et l'on arrivera ainsi, en procédant avec précaution, jusqu'à la couche sus-jacente au cercueil. Là, l'expert recueillera, dans toute l'étendue de la bière, 2 à 3 kilogrammes de terre qu'il enfermera dans un vase étiqueté à l'avance, et cacheté sur place. Le cercueil retiré, il recueillera de même 2 à 3 kilogrammes de la terre sous-jacente, qu'il enfermera dans un autre vase étiqueté et cacheté avec les mêmes précautions que ci-dessus. Comme points de comparaison, il se procurera également plusieurs kilogrammes de la terre du cimetière, prise en un point où l'on saura qu'il n'a jamais été fait d'inhumation.

La bière étant portée dans un lieu convenable, l'expert l'ouvrira, non sans noter en quel état elle se trouve, et il procédera ensuite à l'examen anatomique du corps. Si le degré de putréfaction l'exige, il fera répandre du chlorure de chaux sur le sol ; mais il s'opposera à ce qu'on en projette sur le cadavre.

Pour le transport des pièces anatomiques, on a conseillé de les mettre dans l'alcool : mais ce soin est superflu, si même il n'entraîne des inconvénients. Une occasion récente nous l'a montré, à MM. Devergie, Chevallier et moi. Avec le temps, l'alcool dissout et entraîne en partie le poison que recèlent les matières animales, et il devient nécessaire de faire porter les analyses sur le liquide conservateur, comme sur les matières animales elles-mêmes. Dans des analyses délicates, c'est là une nouvelle source de perte. En outre, l'alcool employé avec trop de confiance ou de précipitation peut n'être pas absolument pur. Il est à supposer qu'on n'aura jamais manqué à l'obligation d'en joindre un échantillon aux pièces d'envoi.

Si l'opérateur a pris le soin de remplir et de boucher hermétiquement les vases, les matières ne laisseront dégager, pour ainsi dire, aucune odeur. On sait que les matières animales se putréfient d'autant moins vite qu'elles sont mieux soustraites à l'action de l'air. Après un certain temps, toutefois, il y aura une précaution à prendre pour l'ouverture des vases. Il faudra ne les déboucher qu'en se mettant à l'abri des émanations gazeuzes délétères. Le moyen le plus convenable à cet effet, est de pratiquer quelques incisions sur les liéges, ou sur les parchemins obturateurs.

Aujourd'hui encore, on prend trop généralement pour un signe, ou du moins pour une présomption d'empoisonnement, soit la conservation du cadavre, soit son état peu avancé de putréfaction relativement au temps écoulé depuis l'inhumation. On a vu que ce préjugé nous venait de loin. N'est-ce pas le cas de dire ici avec Chaussier : « qu'inaccessible aux passions et aux préjugés, l'expert ne doit voir que l'objet pour lequel il est mandé : calme au milieu du trouble et de l'agitation qui l'environnent, sourd à la clameur publique, aux raisonnements vagues, aux conjectures hasardées que se permet si souvent le vulgaire (1). »

Pour confirmer les préceptes par l'exemple, je place ici deux rapports : l'un d'exhumation, l'autre d'autopsie, relatifs à une affaire récente dont on trouvera la suite plus loin, l'affaire Goeckler de Strasbourg. Aucun procès ne me paraît fournir plus d'enseignements pratiques à l'usage de tous, magistrats, médecins et chimistes.

### PROCÈS-VERBAL D'EXHUMATION JURIDIQUE.

« L'an mil huit cent quarante-cinq, le trente décembre, à neuf heures du matin,

» Nous, Charles-Théodore Kern, juge d'instruction de l'arrondissement de Strasbourg, chevalier de la Légion d'honneur;

» Vu la procédure dirigée contre Salomé Riehl, veuve de Jean-George Goeckler, garçon meunier à Strasbourg, inculpée du crime d'empoisonnement;

» Vu notre ordonnance en date d'hier, nous sommes transportés, accompagné de M. Véron, substitut du procureur du roi, et assisté du sieur Speiser, commis-greffier assermenté, au cimetière Sainte-Hélène, sis hors la porte de Pierre, banlieue de Strasbourg, pour faire procéder à l'exhumation du

---

(1) CHAUSSIER, Médecine légale ou Recueil de Mémoires, Consultations et Rapports. p. 97. Paris, 1838.

cadavre de Jean-George Goeckler, décédé le 3 novembre dernier, à l'effet d'en faire extraire les organes et parties, qui, avec les viscères déjà soumis à une première expertise, devront ultérieurement faire l'objet d'une analyse chimique, dans le but de rechercher toutes substances vénéneuses qu'ils pourraient contenir.

» Étant arrivé audit cimetière, accompagné et assisté comme dit est, nous y avons trouvé M. G. Tourdes, professeur de médecine légale à la Faculté de Strasbourg, par nous délégué aux fins ci-dessus indiquées.

» Nous y avons également trouvé M. Collignon, commissaire de police, accompagné de ses agents et de gendarmes, par nous requis à cet effet.

» Nous avons fait appeler devant nous le sieur Antoine Geiss, fossoyeur, auquel nous avons donné connaissance du motif de notre transport et qui, sur notre demande, nous a indiqué la tombe renfermant le corps de Jean-George Goeckler. Cette tombe est située dans la partie nord du cimetière, dans la ligne dite *Schiltigheimergass*, où elle porte le n° 46; elle est recouverte d'une pierre tumulaire couchée.

» Nous avons ordonné au fossoyeur Geiss et aux journaliers, par nous requis à cet effet, de (faire) procéder à l'exhumation du cadavre de Goeckler, ce qui a été fait à l'instant, avec les précautions d'usage. Le cercueil ayant été extrait de la fosse, en présence des assistants ci-dessus dénommés, il a été reconnu que ce cercueil, en bois de sapin, était en-

tier et intact, et nous en avons immédiatement ordonné l'ouverture.

» M. le directeur des prisons nous ayant informé
par une lettre du 28 du courant, que l'inculpée Salomé Richl, veuve Goeckler, relevait de couches,
et que sa santé, ainsi que celle de l'enfant qu'elle
allaite, pourrait être compromise par l'émotion que
devait produire sur elle la vue du cadavre de feu son
mari, nous avons fait appeler au cimetière les sieurs
Jean-Michel Heinrich, cordonnier, et Jean Heinrich,
garçon meunier, frères de feu Jean-George Goeckler,
lesquels, sur notre interpellation, ont déclaré que le
cadavre mis sous leurs yeux était réellement celui
de Goeckler, qu'il ne pouvait y avoir de doute sur
son identité, d'autant moins que le linceul porte encore les marques RS, initiales des noms de la veuve
Goeckler, née Salomé Richl.

» Ayant fait placer le cadavre sur une table dres-
sée à cet effet, nous avons reconnu que le corps était
dans un état avancé de putréfaction; que la peau
était d'un vert foncé; que toutes les cavités étaient
ouvertes; que la tête, la poitrine et le ventre portaient les traces de la première autopsie.

» M. le professeur Tourdes, après avoir prêté,
entre nos mains, le serment de procéder en son honneur et conscience aux opérations anatomiques dont
il était chargé, et déférant à nos réquisitions, a extrait du cadavre les parties suivantes, que nous
avons placées dans trois vases en grès, savoir :

» Dans le vase n° 1, la moelle épinière et une
portion du cerveau réduite en bouillie;

» On nous a fourni les renseignements suivants :

» Le 24 octobre, le sieur Goeckler se sentant malade depuis quelques jours, fait appeler M. le docteur Schmidt ; il se plaint d'un malaise général, de maux de gorge ; il a eu d'abord des vomissements qui ne se sont pas reproduits. M. le docteur Schmidt constate, du 24 octobre au 3 novembre, les symptômes suivants : fièvre, délire, langue sèche et brunâtre, deux selles liquides par jour, épistaxis, éruption miliaire ; point de soif, point de vomissements et de douleurs dans le ventre. Le médecin diagnostique une fièvre typhoïde. Les symptômes font des progrès, le délire continue ; le 3, la faiblesse est extrême, le pouls est insensible, le malade ne peut plus même montrer la langue ; M. le docteur Schmidt déclare qu'il n'a plus vingt-quatre heures à vivre.

» Le même jour, vers cinq heures du soir, pendant que sa femme seule est restée près de lui, le sieur Goeckler disparaît ; toutes les recherches pour le retrouver sont vaines ; on examine la fosse d'aisances sans l'y découvrir. Le 5, on recommence les recherches, et dès que l'on a soulevé le couvercle de la fosse d'aisances, on découvre le corps du sieur Goeckler, la tête enfoncée dans les matières fécales et les pieds en haut. Le corps est aussitôt retiré à l'aide d'une corde à nœud coulant, sans crochet.

» L'autopsie ayant fait reconnaître que les viscères abdominaux et le cœur manquent, une fouille nouvelle amène la découverte de ces viscères, dans la fosse même, et sur un champ où avaient été déposées les matières fécales.

*1. — Ouverture du corps du sieur Goeckler.*

» Nous avons procédé, le 6 novembre, au domicile du sieur Goeckler, à l'ouverture du corps ; nous avons constaté les faits suivants :

» 1°. Le cadavre a été lavé ; le corps est celui d'un homme de moyen âge, très-amaigri ;

» La putréfaction est avancée, la face est noirâtre, parsemée de teintes rouges et brunes ; les globes oculaires sont flasques, les conjonctives sont d'un rouge vif.

» Le tronc et le haut des bras présentent une coloration verte, mêlée de teintes brunes et sillonnée de quelques lignes bleuâtres, indiquant le trajet des vaisseaux ; le vert est moins prononcé à l'abdomen qu'à la poitrine ; il est très-pâle aux cuisses qui n'offrent point de taches rosées.

» Il n'y a point d'emphysème sous-cutané ; l'épiderme est partout adhérent ; on n'y observe rien de particulier aux pieds et aux mains.

» Il existe un vésicatoire à la nuque.

» 2°. On remarque, au genou gauche, six petites empreintes parcheminées, jaunâtres ou rougeâtres, sans ecchymose, de forme irrégulière, d'un diamètre de $0^m,01$ à $0^m,03$ ; au genou droit, quatre empreintes analogues un peu plus petites ; trois autres à chaque bras ; une sur chaque épaule ; la plus étendue, du diamètre d'une pièce de 5 francs, occupe l'épaule gauche.

» 3°. Le cou et les parois du thorax ne présentent aucune trace de lésion. les organes génitaux n'offrent rien de particulier.

» 4°. On observe, à la partie antérieure, moyenne et inférieure de l'abdomen, une solution de continuité sous la forme de boutonnière, s'étendant du bas de l'épigastre au pubis: cette solution de continuité occupe exactement le milieu de la ligne blanche: elle est longue de 0$^m$,20. elle descend en ligne droite. en contournant l'ombilic qu'elle laisse au côté droit de la section: ses bords sont nets et sans aucune hachure; l'angle supérieur est un peu arrondi: l'inférieur, très-aigu, se prolonge sur le pubis et se termine dans l'espace de 0$^m$.02 par cette incision de moins en moins profonde. qui porte, en chirurgie. le nom de *queue*.

» La division comprend toute l'épaisseur des parois abdominales: elle traverse la ligne blanche dans presque toute son étendue, sans entamer les muscles droits: du côté gauche seulement les fibres sont mises à nu dans l'espace de quelques centimètres: à droite. le muscle reste intact dans sa gaine aponévrotique.

» Les bords de la plaie sont grisâtres. ramollis. putréfiés. sans trace de tuméfaction. de rougeur et d'adhérence de caillots.

» 5°. La cavité abdominale ne contient plus aucun viscère: le tube digestif. le foie, la rate. le pancréas et les deux reins ont été enlevés: la cavité renferme une petite quantité d'un liquide rougeâtre et fétide. sans traces de caillots.

» On remarque en bas le bout inférieur du rectum. transversalement et nettement divisé un peu au-dessus de la terminaison de l'**S** iliaque; les trois tuniques sont divisées au même niveau sans traces d'arrachement.

» La vessie est fendue à sa partie supérieure dans une étendue de six à sept centimètres; elle contient le même liquide rouge fétide que l'abdomen.

» Le muscle psoas droit présente une section transversale, irrégulière, à sa partie moyenne; l'aorte ventrale est intacte, les artères rénales sont divisées aux deux tiers de leur trajet; la veine cave est déchirée au niveau du foie.

» A la partie moyenne du diaphragme, on distingue une large ouverture, par laquelle on pénètre dans le péricarde: les bords de cette ouverture sont irréguliers: à sa partie postérieure, se trouve l'œsophage divisé nettement à 0,01 environ au-dessus du cardia.

» 6°. Le péricarde est vide, le cœur a été enlevé, les artères aorte et pulmonaire ont été nettement divisées à une petite distance de cet organe: on trouve en arrière quelques lambeaux déchirés des oreillettes et des grosses veines qui y aboutissent. L'aorte pectorale est vide. La cavité du péricarde contient, comme l'abdomen, un peu de liquide rougeâtre et fétide.

» 7°. Les deux poumons sont fortement adhérents; leur tissu est d'un rouge brunâtre dans toute leur étendue; il renferme une très-grande quantité de sang, il crépite partout. La trachée-artère et les bronches sont brunâtres et vides.

» Le voile du palais est assez fortement injecté, ainsi que la base de la langue: la langue est recouverte, à sa partie moyenne et antérieure, d'un enduit jaunâtre assez épais.

» 8°. Le crâne n'offre aucune trace de lésion ; la dure-mère est fortement injectée, les vaisseaux de la pie-mère sont gorgés de sang, le cerveau et le cervelet sont fortement sablés et un peu ramollis.

## II. — *Examen des viscères.*

» Le tube digestif, la rate, le pancréas, un des reins ont été trouvés dans la fosse même ; le foie, le cœur et l'autre rein, sur le champ où ont été déposées les matières.

» Nous avons procédé, le 8 novembre, à l'hôpital civil, à l'examen de ces viscères.

» *Tube digestif.* — Il est divisé en deux portions comprenant, l'une, l'estomac et le duodénum ; l'autre, le reste des intestins.

» A l'extérieur, le tube est partout intact, si ce n'est aux points où il a été divisé pour être extrait de la cavité abdominale.

» L'estomac a été séparé de l'œsophage à 0$^m$,01 du cardia par une section très-nette ; la portion du duodénum qui y adhère a été déchirée irrégulièrement et fendue en deux fragments allongés.

» L'estomac est vide ; il n'est ni perforé ni ulcéré ; sa membrane muqueuse est rougeâtre et ramollie dans un tiers de son étendue, comprenant la portion cardiaque ; la rougeur est uniforme, mêlée de quelques arborisations. Le reste de la membrane muqueuse est brunâtre, le ramollissement y est moins prononcé.

» Les intestins renferment une assez grande quantité de matières jaunâtres qui ont été recueillies et mises à part.

» L'extrémité libre du duodénum est nettement divisée, si ce n'est en un point de sa circonférence où les membranes paraissent arrachées; la section du rectum est à bords nets et sans hachure.

» Les intestins ont, à l'extérieur, une coloration d'un jaune brunâtre : on remarque six taches noires vers la fin de l'iléon.

» La membrane muqueuse est jaunâtre ou brunâtre dans les deux tiers supérieurs des instestins. On observe dans le tiers inférieur, aux points qui correspondent aux taches noires extérieures, un léger pointillé noirâtre, sous la forme de disques ronds ou elliptiques de 4 à 5 centimètres de diamètre; ces traces de follicules agminés existent sans hypertrophie de ces organes, sans épaississement et sans rougeur de la muqueuse. Dans les derniers 0$^{m}$,18 de la membrane muqueuse, on distingue quelques petits follicules blancs, à peine saillants sans injection de la muqueuse, et quatre petites empreintes arrondies, grisâtres, de 0$^{m}$,01 de diamètre. La valvule iléo-cœcale présente une légère rougeur; le côlon, deux petites taches noires: le rectum, rien de particulier. Il en est de même du mésentère.

» *Examen du foie.* — Cet organe est très-putréfié; il est brunâtre à l'extérieur et d'un jaune clair quand on l'incise à 0$^{m}$,01 de profondeur. La partie

convexe ne présente qu'une petite solution de continuité triangulaire, longue de 0<sup>m</sup>,015 ; à la face concave, on observe quatre autres sections, longues
de 0<sup>m</sup>,02 à 0<sup>m</sup>,06, à bords nets et sans aucune saillie
irrégulière à la surface des segments. Une déchirure,
que nous opérons à côté de ces sections, offre une
surface irrégulière et grenue, qui ne ressemble aucunement aux sections décrites plus haut. La vésicule
est intacte et renferme une bile jaunâtre et liquide.

» *Examen de la rate.* — La rate est brunâtre,
médiocrement ramollie ; sa partie concave offre,
dans toute sa longueur, une solution de continuité
de 0<sup>m</sup>,03 de profondeur, à bords très-nets ; une déchirure faite par nous présente deux segments gre-
nus, qui diffèrent de l'aspect lisse de la première
division.

» *Examen du pancréas.* — Cet organe est très-
peu putréfié ; il est intact, à l'exception de la tête,
qui en a été séparée comme par arrachement : son
tissu ne présente rien de particulier.

» *Examen des reins.* — Le rein droit, trouvé
dans la campagne, est petit, très-putréfié, brunâtre,
ramolli, entouré de brins de foin ; il a été extrait de
l'abdomen avec une partie de son enveloppe graisseuse : il est fendu dans le sens de sa longueur, dans
toute l'étendue de sa portion concave : la fente est à
bords nets, sans hachure, sans saillie de parenchyme
arraché à la surface des segments.

» Le rein gauche, plus volumineux, très-peu putréfié, entouré d'une partie de son enveloppe graisseuse, a été trouvé dans la fosse : il présente, à sa

partie concave, une section longitudinale identique à celle de l'autre rein.

» *Examen du cœur.* — Le cœur est ramolli, brunâtre, très-putréfié, couvert de brins de foin et de paille, et ne présente aucune lésion autre que celles qui résultent de son extraction de la cavité du péricarde.

» L'aorte a été divisée transversalement à $0^m,055$ de son origine : sa division est nette, sans aucune hachure, au même niveau pour les trois tuniques, dans les quatre-cinquièmes de sa circonférence; au dernier cinquième, on remarque une petite saillie irrégulière, formée par un lambeau de la tunique externe, décollé et allongé. L'artère pulmonaire est divisée au même niveau que l'aorte; mais la section, un peu moins régulière, offre quatre petits festons. Les oreillettes sont ouvertes irrégulièrement à leur partie postérieure et à l'entrée des grosses veines. La droite présente, en arrière, un lambeau allongé; la gauche offre une perte de substance de $0^m,04$ de diamètre : les bords de ces ouvertures sont comme arrachés. Le cœur est vide, sa surface interne est ramollie et brunâtre.

» Après avoir examiné les viscères, nous avons recueilli et mis à part dans des vases fermés, cachetés et scellés par nous :

» 1°. Les matières intestinales;

» 2°. L'estomac et les intestins;

» 3°. Le foie, la rate et le pancréas;

» 4°. Le cœur et les reins.

» Nous avons remis ces différents objets, cachetés

24.

et scellés, à MM. les experts chargés de l'analyse
chimique ; le résultat de cette analyse nous a été communiqué avant la remise de ce rapport ; on n'a découvert aucune trace de poison dans les différents
viscères du sieur Goeckler.

## CONCLUSIONS

» Nous avons déduit des faits qui précèdent les
conclusions suivantes :

» PREMIÈRE QUESTION. — *Quelle est la nature de
la maladie dont a été atteint le sieur Goeckler ?*

» L'autopsie a fait reconnaître une très-forte congestion sanguine des poumons et du cerveau, des
traces d'inflammation de la muqueuse gastrique, un
développement des follicules à la fin des intestins
grêles.

» Les symptômes principaux observés pendant
la vie par le médecin qui a traité le malade, ont été
du délire, de la fièvre, une langue sèche et brunâtre,
des épistaxis, une éruption miliaire.

» L'analyse chimique n'a fait découvrir aucune
trace de poison.

» En présence de ces faits, il nous paraît vraisemblable que Goeckler a été atteint d'une fièvre
typhoïde, quoique les caractères anatomiques n'aient
pas le degré de développement qu'ils présentent
habituellement à cette époque de la maladie.

» DEUXIÈME QUESTION. — *Goeckler a-t-il succombé aux suites naturelles de la maladie dont il
était atteint ? A-t-il péri par suite de la plaie*

*du ventre ou par toute autre cause de mort vio-*
*lente ?*

» Il n'existe aucun caractère indiquant que la blessure du ventre ait été faite pendant la vie; l'état des poumons et du cerveau démontre que la mort n'a pas eu lieu par hémorragie.

» Goeckler a pu succomber aux suites naturelles de la maladie dont il était atteint; mais l'état de congestion si prononcée des poumons et du cerveau peut faire admettre aussi la possibilité d'une asphyxie, déterminée par des manœuvres criminelles, n'ayant point laissé de traces à l'extérieur du corps.

» Troisième question. — *Quelles sont les blessures que présentait le corps de Goeckler? A l'aide de quel instrument, de quelle manière et dans quel but ont-elles été pratiquées?*

» Une incision linéaire, en forme de boutonnière, existait à la partie inférieure et moyenne du ventre

» L'estomac, les intestins, le foie, la rate, le pancréas et les deux reins ont été extraits de l'abdomen par cette ouverture.

» Le cœur, détaché de sa cavité à travers le diaphragme et le péricarde, a été enlevé par cette même fente de l'abdomen.

» La plaie extérieure a été pratiquée à l'aide d'un instrument très-tranchant; la section est nette et sans hachure : elle a très-probablement été faite d'un seul coup.

» Les viscères ont presque tous été détachés à l'aide d'un instrument tranchant, de l'action duquel ils portent les traces; le cœur a été en partie arraché

» L'extraction de tous ces organes a été faite avec beaucoup de dextérité ; elle suppose quelques connaissances relatives à leur situation chez l'homme ou chez les animaux.

» Il n'existe aucun caractère indiquant que ces blessures aient été faites avant la mort : quoique pratiquées sur un corps privé de vie, ces différentes opérations ont dû déterminer un écoulement de sang très-abondant.

» QUATRIÈME QUESTION. — *Les viscères retrouvés appartiennent-ils au corps de Goeckler?*

» Aucun doute ne peut s'élever sur leur identité. Tous les viscères retrouvés manquaient dans le cadavre. Une exacte concordance existe entre les coupes qui ont servi à les détacher et celles que l'on remarque aux parties restées dans le corps.

» Strasbourg, le 28 novembre 1845.

*Signé :* WILLEMIN, G. TOURDES.

# CHAPITRE VI.

Recherches chimiques en général. — Choix des ustensiles, vases
et appareils ; essai et purification des réactifs. — Analyses toxi
cologiques avant ou après l'inhumation des cadavres.

### I. — *Recherches chimiques en général.*

La toxicologie procède de la physiologie et de la
chimie. On a vu tout ce qu'elle tient de la physiologie ; il faut dire combien plus encore elle est redeva-
ble à la chimie. *Unicum signum veneni dati*, disait
Plenck, *est notitia botanica inventi veneni vegeta-
bilis, et* CRITERIUM CHIMICUM *dati veneni mineralis.*
Cet axiome est trop absolu, je l'ai dit plus haut :
mais peut-être laisse-t-il voir tout ce que l'on a présumé d'une science exacte telle que la chimie. A la
phrase de Plenck qu'on n'ajoute pas toutefois le supplément de M. Orfila : *seu notitia inventi veneni ani-
malis.* A l'exception des cantharides, à quel poison
du règne animal pourrait s'appliquer un tel principe ?

Un procès d'empoisonnement peut donner lieu
aux questions les plus complexes. Non-seulement le
toxicologiste est appelé à faire les analyses ordinaires
de la chimie ; il doit être préparé à des recherches plus

délicates encore, s'il est possible, et qui exigent des études toutes spéciales.

Un grand nombre de corps dont l'étude est du domaine de la chimie sont des poisons. Ou la justice les a saisis en nature, ou à l'état de mélange, dans le domicile du prévenu; ou, au contraire, elle n'a aucune donnée sur le poison qu'elle soupçonne avoir été employé, et elle ne peut livrer aux experts que le corps de la victime, et des matières qui en proviennent. Dans le premier cas, le problème est une analyse de chimie pure; dans le second, il appartient à un ordre d'applications qui constitue la toxicologie proprement dite.

Purs de tout mélange, certains corps toxiques seront reconnus à leurs propriétés physiques, c'est-à-dire à leurs caractères extérieurs; l'expert en tiendra compte: il serait superflu de reprendre ici des notions tout élémentaires avec lesquelles on doit d'abord être familiarisé.

Des propriétés chimiques, les unes aussi sont pour ainsi dire immédiatement saisissables à l'aide de quelques réactifs sûrs; les autres, pour être mises en évidence, exigent des opérations préliminaires et variées. Ces opérations se rapportent à ce qu'on nomme, en chimie, *la voie sèche* ou *la voie humide*. Je vais les indiquer sommairement, en supposant le cas le plus complexe.

Ou la substance dont il s'agit de déterminer la nature est à l'état solide, ou elle est à l'état liquide pour la toxicologie, l'état gazeux doit être considéré comme un cas exceptionnel.

Solide, la substance, par ses caractères extérieurs ou physiques, fournit déjà des données propres à guider les recherches. Elle est cristallisée ou amorphe; incolore ou colorée; dure ou friable; efflorescente ou déliquescente; inodore ou odorante; insipide ou sapide, etc.; on devra la broyer, la porphyriser dans un mortier d'agate, puis l'essayer au feu ou par les dissolvants.

A la lampe du chalumeau, certaines substances solides sont promptement reconnaissables :

1°. A l'odeur qu'elles exhalent;

2°. A la couleur qu'elles font naitre dans la flamme, ou dans un bain de borax;

3°. A la nature du résidu qu'elles laissent après la combustion sur le charbon, et au contact des flux.

Le tableau suivant, ou n° I, servira, sous ce rapport, d'index général (1).

_______________

(1) Les essais au chalumeau sont de premiers moyens propres à guider le chimiste dans ses recherches. Ils décident des opérations à exécuter par la voie humide. On gagne du temps à y recourir; il faut s'en rendre la pratique familière.

Dans la série de tableaux qui vont suivre, je n'ai pu donner que des indications générales, mettre en saillie les réactions les plus propres à caractériser un corps, à le différencier de tel autre avec lequel il a des affinités voisines. On le comprendra facilement; on comprendra que, pour le signalement de chaque élément toxique, il faut entrer dans l'étude spéciale des poisons; et c'est ce qui doit être fait plus loin. Pour le levé d'un plan, on trace les grandes lignes avant de marquer les petites.

## Essai des matières au chalumeau.

N° 1.

| NOMS des matières. | ODEUR qu'elles exhalent en brûlant. | COULEUR qu'elles donnent dans la flamme. | COULEUR des bains boraciques. | ACTION DES FLUX (borax, carbonate de soude, phosphate de soude ou sel de phosphore). | RÉSIDUS | OBSERVATIONS |
|---|---|---|---|---|---|---|
| ARSENIC | Odeur d'ail. | Bleue. | | | | Les vapeurs blanches et l'odeur d'ail qui s'exhalent sont très-caractéristiques. |
| ANTIMOINE | | Bleu foncé | | Les composés d'antimoine sont réduits par le carbonate de soude. Du metal en fusion se dégagent des vapeurs blanches, inodores, et le bouton métallique, en refroidissant, s'enveloppe de houppes soyeuses (protoxyde d'antimoine). | | |
| MERCURE | | | | Introduit dans un tube fermé avec du carbonate de soude, un composé de mercure donne par sublimation du mercure en globules. | | |

N° 1. — Suite.  *Essai des matières au chalumeau.*

| NOMS des matières | ODEUR qu'elles exhalent en brûlant. | COULEUR qu'elles donnent dans la flamme. | COULEUR des bains boraciques. | ACTION DES FLUX (borax, carbonate de soude, phosphate de soude ou sel de phosphore). | RÉSIDUS. | OBSERVATIONS. |
|---|---|---|---|---|---|---|
| CUIVRE... | ... ... | Bleu-verdâtre | Vert-bleuâtre | Une perle de borax ou de sel de phosphore, fondue sur le fil de platine, se colore, par l'addition d'un composé de cuivre, en vert dans la flamme extérieure, et en rouge brun sale dans la flamme intérieure. | Cuivre ½ métallique sur le charbon. La lévigation en fait retrouver les plus faibles quantités. | Un fil de platine, trempé dans une dissolution de chlorhydrate d'ammoniaque, rend sensible dans la flamme la plus légère trace de cuivre. Il se produit une belle couleur bleue ou verte. |
| PLOMB | ... ... | Bleu de ciel intense. | Jaune a chaud. incolore a froid. | Réduction par le carbonate de soude. | Plomb métallique. | |
| ZINC | ... ... | ... | ... | Chauffés avec du carbonate de soude sur le charbon, les composés de zinc se recouvrent d'une fumée blanche d'oxyde de zinc. | ... ... | Avec le nitrate de cobalt, sur le charbon, donne une teinte verdâtre. |

Nº 1. — Suite.

*Essai des matières au chalumeau.*

| NOMS des matières. | ODEUR qu'elles exhalent en brûlant. | COULEUR qu'elles donnent dans la flamme. | COULEUR des bains boraciques. | ACTION DES FLUX (borax, carbonate de soude, phosphate de soude ou sel de phosphore). | RÉSIDUS. | OBSERVATIONS. |
|---|---|---|---|---|---|---|
| ÉTAIN......... | ........ | ............ | ............ | Avec le carbonate de soude, sur le charbon, les composés d'étain donnent de l'étain métallique malléable. | Métal blanc malléable. | |
| BISMUTH..... | ........ | ............ | ............ | Avec le carbonate de soude, sur le charbon, les composés de bismuth se réduisent et donnent des grains métalliques cassants. Le charbon se recouvre d'un enduit jaune. | Métal blanc cassant. | |
| ARGENT..... | ........ | ............ | ............ | Réduction facile de l'argent avec le carbonate de soude. | Métal blanc malléable. | |

*Essai des matières au chalumeau.*



| NOMS des matières. | ODEUR qu'elles exhalent en brûlant. | COULEUR qu'elles donnent dans la flamme. | COULEUR des bains boraciques. | ACTION DES FLUX (borax, carbonate de soude, phosphate de soude ou sel de phosphore). | RÉSIDUS. | OBSERVATIONS. |
|---|---|---|---|---|---|---|
| CHROME . . . . . . . . | . . . . . . . | . . . . . . . . . . | Couleur verte émeraude. | Fondus sur le fil de platine avec un globule de sel de phosphore, les composés de chrome donnent une belle couleur verte émeraude. | Oxyde vert. | |
| COBALT . . . . . . . . | . . . . . . . | . . . . . . . . . . | Belle coloration bleue. | Avec le carbonate de soude, sur le charbon, les composés de cobalt se réduisent en une poudre grise et magnétique qui est du cobalt métallique. | Résidu à couleur changeante; gris qui passe au rose et au vert olive. | |
| FER . . . . . . . . . | . . . . . . . | . . . . . . . . . . | Couleur rouge foncée qui s'éclaircit par le refroidissement. | Avec le sel de phosphore, les composés de fer prennent une couleur verte qui diminue d'intensité pendant le refroidissement, et qui finit par disparaître. | Fer métallique magnétique. | |

*Essai des matières au chalumeau.*



| NOMS des matières. | ODEUR qu'elles exhalent en brûlant. | COULEUR qu'elles donnent dans la flamme. | COULEUR des bains boraciques. | ACTION DES FLUX ( borax, carbonate de soude, phosphate de soude ou sel de phosphore). | RÉSIDUS. | OBSERVATIONS |
|---|---|---|---|---|---|---|
| MANGANÈSE. | . . . . . | . . . . . | . . . . . | Avec le carbonate de soude, sur le fil de platine, belle teinte verte. | Couleur d'améthyste, qui disparaît dans la flamme intérieure pour reparaître dans la flamme extérieure. | |
| NICKEL. | . . . | . . . . | . . . . | Coloration rouge, qui, par le refroidissement, s'efface graduellement, et finit par disparaître. | Avec le carbonate de soude, les composés de nickel se réduisent en une poudre blanche métallique et magnétique. | Résidu blanc métallique et magnétique. | |
| ALUMINE. | . . . . | . . . | . . . . . | Verre transparent à froid et à chaud ; opaque quand l'alumine est abondante | Verre transparent avec le sel de phosphore, composé infusible avec le carbonate de soude. | Résidu blanc. | Rougie sur le charbon et chauffée avec du nitrate de cobalt, l'alumine se colore fortement en bleu. |

N° 1. — Suite. *Essai des matières au chalumeau.*

| NOMS des matières. | ODEUR qu'elles exhalent en brûlant. | COULEUR qu'elles donnent dans la flamme. | COULEUR des bains boraciques. | ACTION DES FLUX (borax, carbonate de soude, phosphate de soude ou sel de phosphore). | RÉSIDUS. | OBSERVATIONS. |
|---|---|---|---|---|---|---|
| MAGNÉSIE... | | | | | Résidu blanc. | Rougis sur un charbon et humectés avec du nitrate de cobalt, les composés de magnésie contractent une couleur rouge pâle. La présence d'oxyde, d'alcalis et de terres, à l'exception de la silice, s'oppose à cette réaction. |
| CHAUX | | Coloration rouge, lueur très-vive de la chaux pure, et de son carbonate. | Verre transparent, cristallin, et d'un blanc de lait imparfait après le refroidissement. | | Résidu blanc. | Avec le nitrate de cobalt, masse noire ou d'un gris sombre. |
| BARYTE | | Vert clair tirant sur le bleu. | Verre transparent qui devient opaque en refroidissant | | Résidu blanc. | Avec le nitrate de cobalt, teinte rouge foncée, briquetée, qui perd sa couleur en refroidissant. |

Nº 1. — Suite.  *Essai des matières au chalumeau.*

| NOMS des matières. | ODEUR qu'elles exhalent en brûlant. | COULEUR qu'elles donnent dans la flamme. | COULEUR des bains boraciques. | ACTION DES FLUX (borax, carbonate de soude, phosphate de soude ou sel de phosphore). | RÉSIDUS. | OBSERVATIONS |
|---|---|---|---|---|---|---|
| STRONTIANE.... | . . . . . . | Couleur rouge, permanente. | . . . . . . | . . . . . . | . . . . . . | Avec le nitrate de cobalt, se colore en noir, sans fondre comme la baryte. |
| POTASSE. . . . | . . . . . . | Couleur violette. | . . . . . . | | | |
| SOUDE . . . . | . . . . . . | Jaune intense. | . . . . . . | | | |

Les substances liquides sont acides, alcalines ou neutres, c'est-à-dire qu'elles modifient de deux manières différentes, ou qu'elles n'altèrent pas les couleurs de certains papiers dits *réactifs* : le papier bleu de tournesol, le même papier rougi par un acide.

La liqueur est-elle acide : le tableau suivant, ou n° II, indiquera les réactions propres à en faire reconnaître la nature (1).

_______________

(1) Comme caractères essentiels des acides, je rappellerai ici sommairement, qu'en général, leur pesanteur spécifique est toujours plus grande que celle de l'eau ; que, pour la plupart, ils sont odorants, et à un degré d'autant plus marqué qu'ils sont plus concentrés.

Soumis à l'action de l'air et de la lumière, il en est quelques-uns, l'acide cyanhydrique par exemple, qui se volatilisent rapidement ; il en est d'autres qui changent de nature ou s'affaiblissent en absorbant, soit un des éléments de l'atmosphère, soit l'eau qui s'y trouve naturellement à l'état de vapeurs. Les acides nitreux et nitrique, sulfureux et sulfurique, par exemple, sont dans ce cas.

Très-concentrés, plusieurs acides répandent des vapeurs qui les font facilement reconnaître ; ce sont, en particulier, les acides hydrochlorique, hydriodique, hydrofluoborique, hydrofluorique et l'acide azotique.

Je ne mentionne pas dans le tableau ci-joint certains acides métalliques, les acides chromique, tungstique, molybdique, etc. Ces acides se reconnaissent aux propriétés de leurs bases. L'acide chromique, par exemple, donne, avec les alcalis, une dissolution neutre, qui, par l'azotate d'argent, donne un précipité cramoisi (chromate d'argent) ; par l'acétate de plomb, un précipité jaune (chromate de plomb) ; par l'azotate acide de mercure, un précipité rouge (chromate de mercure) qui devient vert (oxyde de chrome) quand on le calcine dans un creuset. Connaître les propriétés des bases métalliques, ce sera donc connaître les propriétés des composés qui en dérivent.

Dans la nature, on ne trouve généralement que deux acides minéraux en dissolution dans l'eau : l'acide carbonique et l'acide borique. L'acide sulfhydrique, quand il s'y forme, s'en dégage spontanément ou d'une manière continue

## Caractères généraux des acides.

N° II.

| Noms des acides. | Odeur qu'ils exhalent. | l'eau de chaux. | l'eau de baryte. | le nitrate d'argent. | la soude | le cuivre | OBSERVATIONS. |
|---|---|---|---|---|---|---|---|
| | | *RÉACTIONS par* | | | | | |
| AZOTIQUE | Odeur piquante. | · | · | · | · | Dégagement de vapeurs orangées | |
| SULFURIQUE | | | Précipité blanc insoluble dans un excès d'acide azotique. | · | | · | Liquide oléagineux, lourd comparativement a d'autres liquides. |
| CHLOROAZOTIQUE | Odeur piquante de chlore. | · | · | Précipité blanc caillebotté, insoluble dans l'acide azotiq., soluble dans l'ammoniaque. | | Vapeurs jaunes-orangées | Liquide ordinairement coloré en jaune |
| SÉLÉNHYDRIQUE | Odeur d'œufs pourris | · | · | Précipité noir. | · | · | Caractérisé par son odeur seule. |
| SULFUREUX | Odeur de soufre qui brûle | · | · | · | · | · | Caractérisé par son odeur seule. |
| HYPOPHOSPHORIQUE | | Précipité blanc soluble dans un excès d'acide | · | Précipité jaune noircissant à la lumière. | · | · | Chauffé en contact du charbon, répand une odeur de phosphore. |

| NOMS des acides | ODEUR qu'ils exhalent. | RÉACTIONS par | | | | | OBSERVATIONS. |
|---|---|---|---|---|---|---|---|
| | | l'eau de chaux. | l'eau de baryte. | le nitrate d'argent. | la soude. | le cuivre. | |
| PHOSPHORIQUE. | . . . | Précipité blanc | . . . . . . | Précipité jaune altérable à la lumière. | . . . . . . | . . . . . . | Sans odeur, a chaud, sur le charbon. |
| ARSÉNIEUX | . . | Précipité blanc | . . . . . . | Précipité jaune | . . . . . . | . . . . . . | Odeur d'ail caractéristique, à chaud, sur le charbon. |
| ARSÉNIQUE | . . | Précipité blanc | . . . . . . | Précipité rouge brique. | . . . . . . | . . . . . . | Odeur d'ail, à chaud, sur le charbon. |
| IODIQUE | . . . | . . . . . . | . . . . . . | . . . . . . | . . . . . . | . . . . . . | L'acide iodique est décomposé par la chaleur. L'iode alors se dégage sous forme de belles vapeurs violettes ; il est également décomposé par l'amidon ; il en résulte de l'iodure d'amidon d'un beau bleu. |

N° II. — Suite.     *Caractères généraux des acides.*

| NOMS des acides | ODEUR qu'ils exhalent. | RÉACTIONS par | | | | | OBSERVATIONS. |
|---|---|---|---|---|---|---|---|
| | | l'eau de chaux. | l'eau de baryte | le nitrate d'argent. | la soude | le cuivre | |
| BROMIQUE | | | | Précipité blanc soluble dans l'ammoniaque | | | L'acide bromique est décomposé par les acides forts, tels que l'acide azotique et par la chaleur. Le brome se dégage sous forme de vapeurs de couleur rousse |
| CHLORIQUE | | | | | Chlorate sodique brûlant avec déflagration sur les charbons ardents | | Les acides chlorhydrique, hydrosulfurique et sulfureux en dégagent du chlore |
| FLUOSILICIQUE | | Précipité blanc | | | | | Répand des vapeurs blanches et attaque le verre |
| ACÉTIQUE | Odeur de vinaigre | | Précipité blanc soluble dans l'acide azotique | | | | |

| NOMS des acides | ODEUR qu'ils exhalent. | RÉACTIONS par | | | | | OBSERVATIONS. |
|---|---|---|---|---|---|---|---|
| | | l'eau de chaux | l'eau de baryte. | le nitrate d'argent | la soude | le cuivre. | |
| TARTRIQUE | . | Précipité blanc insoluble dans l'ammoniaque. | Précipité blanc soluble dans un excès d'acide | . . . . . . . | . . . . . . . | . . . . . . . | Chauffé, répand l'odeur de caramel, laisse du charbon pour résidu. |
| OXALIQUE | | Précipité blanc soluble dans un acide fort. | . . . . . . . | . . . . . . . | | . . . . . . . | Cristallisé en aiguilles, se décomposant sur les charbons incandescents sans résidu, en répandant une odeur très-piquante. |
| CYANHYDRIQUE | Odeur d'amandes amères | . . . . . . . | . . . . . . . | Précipité blanc caillebotte, insoluble dans l'acide azotique à froid, soluble dans l'ammoniaque, soluble à chaud dans l'acide azotique, ce qui le distingue du chlorure d'argent. | . . . . . . . | . . . . . . . | Une goutte, versée sur du papier, se volatilise en partie et se solidifie. S'il est concentré, il s'enflamme à l'approche d'un corps en combustion |
| MÉCONIQUE | . | . . . . . . . | . . . . . . . | . . . . . . . | . . . . . . . | . . . . . . . | Se colore en rouge-violet par le persulfate de fer |

La liqueur est-elle alcaline, c'est-à-dire jouit-elle
de la propriété de verdir le sirop de violette ou de
ramener au bleu le tournesol rougi par un acide :
voici à quels caractères généraux on pourra en reconnaître la base.

L'ammoniaque a une odeur propre *sui generis*.
Les alcalis fixes, au contraire, sont inodores à la
température ordinaire ; mais leurs dissolutions concentrées bouillantes contractent une odeur nauséeuse
assez caractéristique. Cette odeur est surtout prononcée quand les alcalis sont mélangés avec des
matières animales. Elle rappelle alors celle que tout
le monde connait sous le nom d'odeur de *lessive*.

A l'état pur ou d'hydrates, les alcalis brûlent ou
corrodent la peau : ils sont désignés sous le nom d'alcalis *caustiques*. A l'état de carbonates (alcalis *dul-
cifiés* des anciens, carbonates alcalins des modernes),
ils ne jouissent pas de cette propriété ; mais alors ils
font effervescence avec les acides.

Très-avides d'eau, la potasse et la soude s'unissent
à elle avec une extrême violence. Il y a, toutefois,
cette différence entre les deux alcalis, que la soude
sèche, qu'on laisse exposée à l'air, s'humecte d'a-
bord, mais pour se sécher de nouveau en quelques
jours ; tandis que la potasse reste humide sans re-
passer jamais à l'état solide dans les circonstances
atmosphériques ordinaires.

Le tableau suivant, ou n° III, rappellera les réactions les plus propres à caractériser ceux des alcalis minéraux qu'il importe le plus au toxicologiste
d'étudier.

Nᵒ III. **Caractères principaux des alcalis minéraux**

| NOMS des alcalis. | ODEUR qu'ils exhalent. | RÉACTIONS par | | | | | | OBSERVATIONS. |
|---|---|---|---|---|---|---|---|---|
| | | l'acide chlorhydriq. | l'acide sulfurique. | l'acide carboniq. ou un carbonate | l'acide oxalique. | le chlorure de barium. | le chlorure de platine. | |
| AMMONIAQUE | Odeur piquante et pénétrante de l'alcali volatil. | | | | | | | Caractérisé par son odeur seule. Le carbonate de cette base est dans le même cas, et, de plus, il fait effervescence avec l'acide chlorhydrique, etc. |
| POTASSE | | | | | | | Précipité jaune serin. | L'acide tartrique, le sulfate d'alumine, les acides chlorique et perchlorique, l'acide hydrofluosilicique, précipitent la potasse en blanc, et pas la soude. |
| SOUDE | | | | | | | | L'antimoniate de potasse précipite en blanc les sels de soude (voyez le tableau nᵒ I). |

*Caractères principaux des alcalis minéraux.*



| NOMS des alcalis | ODEUR qu'ils exhalent. | RÉACTIONS par | | | | | | OBSERVATIONS |
| --- | --- | --- | --- | --- | --- | --- | --- | --- |
| | | l'acide chlorhydriq. | l'acide sulfurique | l'acide carboniq. ou un carbonate | l'acide oxalique. | le chlorure de barium. | le chlorure de platine. | |
| CHAUX | . . . | . . . | . . . | . . . | Précipité blanc. | . . . | . . . | |
| BARYTE | . . . | . . . | Precip. blanc insolub. dans l'acide azotique. | . . . | . . . | . . . | . . . | Avec le chlore, la baryte donne un chlorhydrate très-peu soluble. Avec l'acide nitrique, elle donne un nitrate déliquescent. |
| STRONTIANE | . . . | . . . | Précip. blanc soluble dans l'acide azotique | Précipité blanc. | . . . | . . . | . . . | Avec le chlore, la strontiane donne un chlorhydrate très-soluble. Avec l'acide nitrique, elle donne un nitrate peu soluble, non déliquescent. |

Acide, alcaline ou neutre, la matière est à base
végétale ou minérale.

S'il y a lieu de soupçonner que le liquide contient
un poison végétal, la morphine, la strychnine, la
brucine, etc., ou il faudra chercher à précipiter la
base toxique par un alcali tel que l'ammoniaque, ou
mieux encore, il faudra faire évaporer une partie de
la liqueur au bain-marie ou au bain de sable, et examiner le résidu à la loupe, et par les réactifs propres
à faire reconnaître chacune des substances que la
chimie sait aujourd'hui nettement distinguer.

Le tableau suivant, ou n° IV, montrera dans leur
ensemble et dans leurs rapports, les principales
réactions données par les principes immédiats de
nature toxique, que la chimie a le mieux étudiés (1).

----

(1) Les substances végétales qu'on peut ranger aujourd'hui avec
certitude parmi les bases salifiables, dit M. Berzelius, sont la
morphine, la narcotine, la strychnine, la brucine, la quinine, la
cinchonine, la vératrine, l'émétine, la delphine, la solanine, la
corydaline, la curarine et la nicotine. Certains principes immédiats végétaux, ou soi-disant tels, ont besoin d'être étudiés de
nouveau pour être classés définitivement.

Plusieurs alcalis végétaux jouissent de la propriété de ramener
au bleu le papier de tournesol rougi par un acide et de verdir le
sirop de violette.

Ordinairement ils ont une saveur extrêmement amère, qu'ils
communiquent à l'eau, même quand celle-ci n'en prend que des
traces à peine sensibles.

Beaucoup d'entre eux cristallisent. Ils s'unissent tous aux acides
pour former des sels qui, en raison de leur plus grande solubilité, sont des poisons plus actifs que les bases.

Ces sels se distinguent également par une saveur amère.

Les sels sont aussi presque tous cristallisables; mais plusieurs
néanmoins forment des masses gommeuses ou des flocons insolubles dans l'eau; solubles, en majeure partie, dans un excès
d'acide.

# Caractères distinctifs des alcalis végétaux.





| ALCALIS végétaux | RÉACTIONS par | | | | | | OBSERVATIONS |
|---|---|---|---|---|---|---|---|
| | l'acide azotique. | l'acide sulfurique. | l'acide chlorhydrique | le chlore. | le perchlorure de fer. | le chlorure d'or. | |
| MORPHINE | Belle couleur rouge | . . . | . . . | . . . | Couleur bleue. | Couleur bleue | La morphine est colorée en jaune-rougeâtre par l'iode, en jaune-orange par le brome. Avec l'acide iodique et l'amidon elle donne, par suite de la décomposition de l'acide iodique, la coloration bleue de l'iodure d'amidon. La morphine est insoluble dans l'eau, dans l'éther et dans les essences. Elle est soluble dans l'alcool, surtout à chaud |
| NARCOTINE | Couleur jaune citron. | . . . | . . . | . . . | | | Donne une couleur rouge-brunâtre avec l'iode, jaune-rougeâtre avec le brome. Un mélange d'acide sulfurique avec une goutte d'acide azotique, lui donne une belle couleur rouge. Insoluble dans l'eau, soluble dans l'alcool, surtout à chaud, et dans l'éther à froid et mieux encore à chaud |

N° IV. — Suite.     *Caractères distinctifs des alcalis végétaux.*

| ALCALIS végétaux. | RÉACTIONS par | | | | | | OBSERVATIONS. |
|---|---|---|---|---|---|---|---|
| | l'acide azotique. | l'acide sulfurique. | l'acide chlorhydrique. | le chlore. | le perchlorure de fer. | le persulfate de fer. | |
| BRUCINE | Couleur rouge qui, au contact du chlorure d'étain, passe spontanément au jaune et au violet. | Couleur rose qui devient jaune et vert jaunâtre. | . . . . | . . . . | . . . . | . . . . | Soluble dans l'alcool, insoluble dans l'éther; prismes à quatre pans, paillettes nacrées, excroissances en choux-fleurs. |
| STRYCHNINE | Jaune ou jaune verdâtre, qui ne change pas par le chlorure d'étain. | Rouge – brun qui passe au violet. | . . . . | . . . . | . . . . | Couleur bleue. | Insoluble ou peu soluble dans l'eau, l'alcool et l'éther; soluble dans les huiles volatiles à chaud et cristallisant par refroidissement. |
| ELATÉRINE | Masse gommeuse jaunâtre. | Rouge de sang | . . . . | . . . . | . . . . | . . . . | |
| DELPHINE | Couleur jaune. | Rouge qui passe au noir. | . . . . | Attaquée à 60 degrés et colorée en vert, puis en brun et rendue friable | . . . . | . . . . | |

N° IV. — *Suite.*   *Caractères distinctifs des alcalis végétaux.*

| ALCALIS végétaux. | RÉACTIONS par | | | | | | OBSERVATIONS. |
|---|---|---|---|---|---|---|---|
| | l'acide azotique. | l'acide sulfurique. | l'acide chlorhydrique. | le chlore. | le perchlorure de fer. | le persulfate de fer. | |
| VÉRATRINE | Rouge qui devient jaune. | Jaune qui devient rouge de sang, puis violet. | . . . . | . . . . | . . . . | . . . . | Soluble dans l'alcool, peu ou point soluble dans l'éther. |
| CORYDALINE | . . . . | Rouge de sang | . . . . | . . . . | . . . . | . . . . | Inodore, insipide, tache fortement les doigts, cristallise en écailles fines. |
| CURARINE | . . . . | . . . . | . . . . | . . . . | . . . . | . . . . | Masse non cristalline jaunâtre, déliquescente à l'air, soluble dans l'eau et l'alcool, insoluble dans l'éther. |
| NICOTINE | Décomposée. | . . . . | . . . . | . . . . | . . . . | . . . . | Elle précipite un grand nombre de dissolutions métalliques, telles que celles d'argent, de mercure, d'étain, d'antimoine, de manganèse, en blanc; celle de fer en vert; de cobalt en pourpre; celles d'or et de platine en jaune. Elle brunit le papier de curcuma, mais cet effet n'est pas permanent; il disparaît peu à peu. Odeur qui rappelle le tabac, saveur âcre. |
| ATROPINE | . . . . | . . . . | . . . . | . . . . | . . . . | . . . . | La dissolution aqueuse précipite en blanc par la teinture de noix de galle et en isabelle par le chlorure de platine. |

Pour la recherche des bases minérales, on divisera la liqueur en plusieurs fractions, et l'on fera sur chacune d'elles divers essais consécutifs.

Le tableau suivant, ou n° V, indiquera les réactions les plus caractéristiques des bases métalliques, celles qui devront guider l'expert dans ses recherches ultérieures; car il est bien entendu que ce ne sera jamais d'après une, deux ou trois réactions seulement, que l'expert portera un jugement. En toxicologie, plus encore qu'en chimie, il faut l'ensemble des réactions d'un corps pour se prononcer sur sa nature.

Pour recueillir et laver les précipités, je propose de se servir du petit appareil que l'on voit représenté *fig.* 1, et que l'on doit à M. Danger. Ce petit filtre est propre à recueillir, sans perte, les plus faibles quantités d'un précipité suspect, ce qui importe en toxicologie.

A est un tube conique qui s'adapte à un autre tube B de diamètre plus petit et rodé sur lui. A l'extrémité inférieure du grand tube, on applique une rondelle humide de papier à filtre qui, repliée entre les deux tubes, est ainsi maintenue par leur adhésion. Le liquide à filtrer est versé dans le tube A et reçu à travers le papier dans un vase C. Après avoir lavé et séché à l'étuve le précipité, on le pèse, soit en défalquant le poids du papier pris à l'avance, soit en équilibrant la petite rondelle humide par une autre du même modèle. Pour être présentés aux magistrats comme pièces de conviction, les précipités seront conservés dans des tubes fermés à la lampe

N° V

# Caractères des dissolutions à base métallique.

| DISSOLUTIONS à base de | ACTION | | | | OBSERVATIONS |
|---|---|---|---|---|---|
| | de l'acide sulfhydriq. | de l'ammoniaque. | du ferrocyanure jaune de potassium. | de la potasse. | |
| ARSENIC | Précipité jaune serin, soluble, sans coloration de la liqueur, dans l'ammoniaque. | . . . . | . . . . | . . . . | |
| ANTIMOINE | Précipité jaune-orangé | Précipité blanc. | . . . . | . . . . | Le zinc en lames, dans une dissolution antimoniale, précipite l'antimoine en poudre noire. |
| MERCURE | Précipité brun | Précipité blanc avec les deutosels, et noir avec les protosels. | Précipité blanc | Précipité noir avec les protosels, blanc ou jaune avec les deutosels. | |
| CUIVRE | Précipité brun. | Coloration bleue. | Précipité brun marron. | . . . . . . . | Cuivre métallique sur une lame de fer bien décapée. |
| PLOMB | Précipité noir. | Précipité blanc. | Précipité blanc. | Précipité blanc soluble dans un excès de potasse. | L'iodure de potassium et le chromate de potasse y font naître des précipités jaunes. Une lame de zinc en précipite des paillettes métalliques d'un gris noir. |
| ZINC | Précipité incomplet | Précipité blanc soluble dans un excès d'ammoniaque. | Précipité blanc gélatineux. | Précipité blanc gélatineux, soluble dans un excès de potasse. | |

No V. — Suite.        *Caractères des dissolutions à base métallique.*



| DISSOLUTIONS à base de | ACTION | | | | OBSERVATIONS. |
|---|---|---|---|---|---|
| | de l'acide sulfhydriq. | de l'ammoniaque. | du ferrocyanure jaune de potassium. | de la potasse. | |
| PALLADIUM... | Précipité brun. | Précipité brunâtre. | . . . . . . . | . . . . . . . | Le cyanure de mercure précipite en blanc les dissolutions de palladium. |
| ÉTAIN. | Précipité brun foncé ou jaunâtre. | Précipité blanc | Précipité blanc. | Précipité blanc | Une lame de zinc en précipite le métal en paillettes gris-blanc. |
| BISMUTH. | Précipité noir | Précipité blanc. | Précipité jaune pâle | Précipité blanc. | Précipité blanc par l'eau. |
| ARGENT. | Précipité noir. | Précipité brun, soluble dans un excès de réactif | Précipité blanc. | Précipité olive. | Précipite par la lame de zinc. |
| COBALT. | . . . . . . . | Précipité bleu. | Précipité vert. | Précipité bleu | |
| NICKEL. | . . . . . . . | Précipité blanc-bleuâtre. | Précipité verdâtre. | Précipité blanc-jaune. | |
| FER. | . . . . . . . | . . . . . . . | Précipité bleu clair. | . . . . . . . | |
| MANGANÈSE. | . . . . . . . | Précipité blanc qui noircit à l'air. | Précipité blanc rougeâtre. | Précipité blanc qui noircit à l'air. | |

Insolubles par l'eau portée à l'ébullition, les matières suspectes devraient être traitées par les acides ou par les alcalis. Elles seraient ainsi de toute nécessité ramenées à l'état soluble, et l'on opérerait sur les liqueurs, ainsi qu'il vient d'être dit.

En général, un précipité qu'on suppose de nature métallique doit être traité par l'acide azotique ou par l'eau régale, et le résidu sec de ce traitement être repris, soit par la voie sèche, soit par la voie humide, pour en obtenir le métal et ses composés caractéristiques.

S'agit-il d'isoler un métal de nature fixe, tel que le cuivre, le plomb, l'étain, l'argent, le bismuth, etc.; on pourra calciner le résidu avec du charbon, soit au chalumeau, soit dans un creuset : on obtiendra de la sorte le métal en petites parcelles par lévigation, ou à l'état de culot dans la cendre du charbon.

Dans quelques cas, il sera peut-être préférable de dissoudre le résidu par l'eau, et d'introduire dans le liquide une lame bien décapée de fer ou d'un autre métal. La lame se recouvrira d'une couche du métal cherché que l'on détachera avec les barbes d'une plume, et que l'on séchera avec du papier joseph. Les circonstances guideront le chimiste pour le choix de ces manipulations délicates. Le corps à l'état métallique est ordinairement la pièce à conviction à laquelle on attache le plus de valeur. Avec l'élément simple on peut, du reste, refaire les produits composés les plus propres à caractériser la base toxique.

Pour obtenir les métaux volatils, le mercure, l'arsenic, le zinc, l'antimoine, etc., on doit opérer la calcination ou réduction en vase fermé. Comme on agit d'ordinaire sur de petites quantités, il faut se servir de tubes dits de réduction, et de la lampe à émailleur, ou du chalumeau. On opère la réduction du mercure en ajoutant au sel ou à l'oxyde métallique de la potasse et de la chaux; la réduction de l'arsenic, au moyen du flux noir ou du charbon; celle de l'antimoine et du zinc, en faisant passer sur leurs oxydes un courant d'hydrogène qui, en s'emparant de l'oxygène, met le métal à nu.

En général, les métalloïdes et les métaux de la première classe ou des terres se retirent de leurs composés par la calcination, ou par l'action plus puissante encore de la pile voltaïque. Ce serait anticiper que d'indiquer ici le procédé spécial à suivre pour la recherche de chaque espèce de poison. Dans ces généralités, je ne puis pas plus suppléer à des notions premières de chimie, que je n'ai pu, dans les chapitres précédents, suppléer aux connaissances élémentaires que le toxicologiste doit avoir en physiologie et en médecine. Marquer le but est tout d'abord ce que je dois chercher à faire, afin que chacun se dirige ultérieurement et acquière les connaissances qui lui manquent :

Indocti discant et ament meminisse periti.

## II. — Choix des vases et appareils; essais préliminaires et purification des réactifs.

On ne peut être trop sévère dans le choix des vases et appareils à employer en chimie légale. A plus forte raison, faut-il essayer, avec le plus grand soin, tous les réactifs dont on doit se servir, et, au besoin, être prêt à les purifier.

Pour la recherche des poisons métalliques, il faut se garder d'employer les vases en fonte, ainsi qu'on l'a vu faire à des experts qui ne se sont pas assez souvenus des causes d'erreur qu'ils avaient à en redouter. Dans les ustensiles de fonte, en effet, il se trouve presque toujours, en petites proportions, des métaux toxiques, tels que le plomb, le cuivre, l'étain, l'arsenic.

Supposez une incinération, une calcination de matières organiques dans un vase contenant de semblables alliages : à la température de la sublimation ou de la liquation de tel ou tel métal, ce corps sortira de la fonte ; et, soit à l'état libre, soit à l'état de combinaison, il se mêlera au produit de l'expertise. Au terme de l'opération, on pourra donc recueillir un poison étranger aux matières sur lesquelles on avait à faire des recherches.

Les creusets de Hesse ne sont pas plus propres aux opérations d'expertises chimico-légales que les vases en fonte. Les argiles avec lesquelles ils sont fabriqués sont parfois très-impures, et elles peuvent renfermer divers métaux, surtout du cuivre et du plomb.

Les vases à préférer, les seuls peut-être dans lesquels on puisse mettre sa confiance, sont les vases en kaolin. Autant que possible, on donnera la préférence aux capsules et aux creusets en porcelaine blanche et dure de la manufacture de Sèvres.

Les tubes et appareils en verre demandent aussi

à être examinés et essayés. MM. Idt et Ozanam
ont trouvé des verres qui contenaient de l'arsenic.
M. Chevreul a montré qu'un alcali, tel que la potasse, enfermé dans un bocal de cristal, finissait par
le dépolir et lui soustraire du plomb. Il faut être en
garde contre de pareilles causes d'erreur, et, d'une
manière générale, avant de procéder à une expertise
juridique, essayer tous les vases et appareils dont on
doit faire usage. Le chimiste qui manque des moyens
propres à opérer sûrement, et en pleine confiance,
doit en prévenir la justice, et demander que l'expertise soit remise à d'autres mains.

L'examen des réactifs exige plus d'attention encore, s'il est possible. Aujourd'hui que la toxicologie
a ses procédés à part, qu'elle poursuit la recherche
des poisons jusque dans les organes où ils ont été
portés par l'absorption, c'est-à-dire sur des quantités extrêmement faibles, les réactifs ordinaires de
la chimie ne présentent plus à l'expert une garantie
suffisante. Il faut que, par des épreuves spéciales, il
s'assure que leur pureté est absolue.

Ce serait reprendre les notions les plus élémentaires de la chimie que d'indiquer ici les moyens de
s'assurer de la pureté des réactifs ordinaires; je dois
me borner à des indications générales, et d'une application directe à la toxicologie.

Les réactifs principaux dont fait usage le toxicologiste sont les acides sulfurique, azotique et
chlorhydrique; la potasse, la soude et les azotates
de ces bases; l'eau distillée et le zinc, qui joue un si
grand rôle dans l'appareil de Marsh. Les autres réac-

tifs, tels que l'ammoniaque, l'acide sulfhydrique, l'azotate d'argent, le ferrocyanure de potassium, l'eau de chaux et le chlorite de cette base, l'eau de baryte et le chlorite de soude, etc., ne sont employés que secondairement, et toujours en petite quantité ; ceux de la boîte à réactifs sont ordinairement dans les conditions propres à servir aux opérations de la médecine légale.

*Essai des acides sulfurique, azotique et chlorhydrique.* — Pour faire l'essai de ces acides, on prendra de chacun d'eux une quantité double au moins de celle que l'on doit employer dans l'opération d'expertise; on l'étendra d'eau distillée, puis on y projettera, par fragments, du bicarbonate de potasse cristallisé, pur, jusqu'à saturation incomplète. Le liquide faiblement acide sera décanté ou filtré, le sel sera lavé à chaud à diverses reprises, et, après refroidissement et cristallisation, les eaux de lavage seront réunies à l'eau mère. Après concentration au feu, refroidissement et cristallisation dernière, le liquide acide sera traité, soit par l'appareil de Marsh, soit par l'acide sulfhydrique; selon la méthode, du reste, que l'on a choisie pour la recherche du corps, contre la présence duquel il faut se prémunir.

Le calcul des équivalents servira à déterminer quelle est la quantité de sel de potasse à employer pour neutraliser incomplétement un poids donné de tel ou tel acide. Par tâtonnement, sur la fin de l'opération, en ajoutant, soit de l'acide, soit du bicarbonate de potasse, on arrivera facilement à obtenir la liqueur acide au degré convenable; l'essai du liquide.

par les papiers réactifs, guidera la main de l'opérateur. Je dois ajouter, pour la bonne conduite de l'opération, qu'il sera utile de broyer le bicarbonate de potasse, ou de ne le projeter que par petits fragments dans les acides : on évitera ainsi l'incrustation de ce sel par ceux de nouvelle formation qui, moins solubles ou insolubles, mettraient obstacle à l'action de l'acide sur la base, et réciproquement.

A défaut de bicarbonate de potasse, on pourrait essayer les acides, en carbonisant du sucre ou de l'amidon en poudre, substances sur la pureté desquelles on peut ordinairement compter.

*Essai de la soude et de la potasse.* — Pour l'essai de la soude et de la potasse, on répète l'opération précédente en sens inverse : c'est à l'aide de l'acide sulfurique qu'on opère la saturation. J'ai dit, et il est bien entendu, que pour les essais concernant la recherche des métaux, la liqueur doit rester légèrement acide.

*Essai de l'eau distillée.* — L'eau distillée se trouve essayée par l'opération même qui a servi à l'épreuve des acides ou des alcalis. Toutefois, si l'on avait à l'essayer seule, il faudrait en faire évaporer environ un litre jusqu'à 60 centimètres cubes: prendre, d'une part, la moitié du liquide restant et y faire passer un courant d'acide sulfhydrique, ou l'essayer par l'appareil de Marsh; de l'autre, il faudrait évaporer à sec la dernière moitié, et, le résidu obtenu, l'examiner soit par la voie sèche, soit par la voie humide: on se dirigerait d'après les soupçons que l'on aurait conçus sur la nature des principes étrangers séparés du liquide. Pour qu'une eau distillée soit pure, il faut que, par l'acide sulfhydrique, elle ne donne aucun précipité autre que du soufre, et qu'après évaporation complète, elle ne laisse aucun résidu sensible au fond du vase, ou sur une lame de platine.

*Essai des sels de potasse et de soude.* — Les azotates de soude et de potasse, ainsi que le chlorate de potasse, si l'on doit s'en servir, seront transformés en sulfates acides, au moyen de l'acide sulfurique et de la chaleur, pour être traités ultérieurement, soit par l'appareil de Marsh, soit par le gaz acide sulfhydrique, etc. La réaction de l'acide sulfhydrique est toujours plus sûre et plus sensible sur les sulfates que sur les azotates et les chlorhydrates ou chlorures. On se gardera d'essayer un azotate dans l'appareil de Marsh ; on aura soin de le transformer préalablement en sulfate.

*Essai du zinc.* — Le zinc employé pour la préparation de l'hydrogène dans l'appareil de Marsh sera essayé dans cet appareil même. À cet effet, on en prendra 100 grammes au moins, que l'on épuisera dans un appareil disposé d'après les indications données par l'Académie des Sciences. Le plus faible dépôt aperçu dans le tube condenseur sera tenu pour suspect et examiné avec soin.

L'Académie des Sciences a prescrit, à la suite de toute expertise, une contre-épreuve à blanc de tous les réactifs employés, en se plaçant dans les conditions mêmes de l'opération primitive. On ne devra pas se dispenser de ce contrôle. Quel est l'expert qui se refuserait à donner des preuves, même surabondantes, de la valeur de ses opérations? Les droits de la défense sont illimités pour ainsi dire, et il faut être en mesure de prévenir toutes les objections ou d'y répondre.

Si, d'une manière absolue, ou relativement aux recherches qu'on se propose, les réactifs ainsi essayés n'étaient pas purs, il faudrait immédiatement les purifier.

L'acide sulfurique sera distillé sur des fragments de platine, dans une cornue de grande capacité dont le bec s'abouche dans un ballon bitubulé, sans l'intermédiaire d'aucun lut. La cornue plongera dans une grille à doubles parois, dont on voit le modèle *fig.* 2, et elle ne sera chauffée que latéralement et non sous la panse. La difficulté de l'opération étant d'éviter les soubresauts, la température sera élevée graduellement, maintenue toujours égale, et répartie avec soin sur tous les points de la cornue. Pour assurer le succès de la distillation, on rejettera les premières parties recueillies dans le ballon, sauf à les distiller de nouveau, et l'on n'épuisera pas non plus tout l'acide introduit dans la cornue.

Je donne, *fig.* 3, un modèle de l'appareil distillatoire.

D'après plusieurs chimistes, la distillation suffit pour priver l'acide sulfurique de tout composé arsenical qu'il pourrait contenir; mais le succès de l'opération dépend absolument de la manière dont elle est conduite. Il faudrait se défier d'une distillation qui marcherait avec de fréquents soubresauts. On doit, du reste, toujours essayer l'acide que l'on suppose le mieux purifié.

M. Dupasquier a proposé d'essayer et de purifier l'acide sulfurique en y ajoutant du sulfure de barium, qui, avec le sulfate de baryte formé, précipite facilement tout l'arsenic à l'état de sulfure. On distille ensuite, ou l'on filtre le liquide sur de l'amiante, ou sur du verre pilé, avec lequel on obstrue le bec d'un entonnoir.

L'acide chlorhydrique impur sera purifié à l'aide d'un courant d'acide sulfhydrique qui, avec le temps, entraînera, à l'état de sulfure solide, le métal suspect contenu dans l'acide. On décantera le liquide avec une pipette, ou, mieux encore, on le filtrera, comme il vient d'être dit pour l'acide sulfurique; on donnera un coup de feu, et l'on filtrera de nouveau l'acide pour l'avoir limpide et d'une transparence parfaite. Toutefois, après cette opération, il faut s'assurer encore si l'acide est parfaitement dépouillé du métal qu'une première épreuve avait fait saisir. Pour rendre sensibles dans l'acide chlorhydrique les plus faibles traces d'arsenic, l'appareil de Marsh avec l'annexe de l'Institut, ou le nôtre, est un moyen sur lequel on peut compter de la manière la plus absolue.

L'acide azotique impur sera distillé, sur du nitrate d'argent, avec les mêmes précautions que l'acide sulfurique. Pour lui enlever jusqu'aux dernières traces de la matière jaune qu'il donne par évaporation sur la lame de platine, il faut reprendre à plusieurs fois la distillation, en n'opérant même ni sur

les premiers, ni sur les derniers produits obtenus,
mais exclusivement sur les produits intermédiaires.
Je suis à me demander comment M. Orfila a pu
donner le conseil d'essayer l'acide azotique dans l'appareil de Marsh, en forçant, pour exciter le dégagement de l'hydrogène, la dose d'acide sulfurique
(*Mémoires de l'Académie royale de Médecine*,
t. VIII, p. 432 et 438). De l'hydrogène dégagé en
présence d'acide azotique ne le décomposera-t-il pas,
et ne donnera-t-il pas lieu à un mélange détonant,
qui brisera l'appareil? *Cave ab hoc, exitium tibi
paratur.*

Quant aux réactifs autres que les trois acides
sulfurique, azotique et chlorhydrique, le toxicologiste
ne les emploie qu'en petites quantités. Sauf la potasse, qu'il faut faire préparer exprès aux fabricants,
ou préparer soi-même avec des matières premières
bien choisies, on les trouve partout suffisamment
purs. Qu'on n'adopte pas toutefois en principe ce qu'a
dit M. Orfila, à propos du zinc (*Mémoires de l'Académie royale de Médecine*, t. VIII, p. 444), savoir:
« que, lors même que ce métal renfermerait de l'arsenic, il faudrait l'employer dans les expertises médico-
légales, si l'arsenic existait en trop faible proportion
pour n'être pas décelé par l'appareil de Marsh. »
Que veulent dire ces paroles? comment s'exposer
volontairement à une source d'erreurs? On trouve,
dans le commerce, du zinc pur. Il faut se donner la
peine de le chercher, ou purifier son métal impur,
en le fondant et le traitant avec une petite quantité
d'azotate de potasse. L'alcali fixerait l'arsenic à l'état

d'arséniate, et le zinc serait distillé en suivant le procédé récemment indiqué par M. Levol.

### III. — *Analyses toxicologiques avant ou après l'inhumation des cadavres.*

Les cas les plus difficiles dans les analyses de toxologie sont ceux où l'expert, privé de tout renseignement, ne peut opérer que sur un cadavre, ou sur quelques-unes de ses parties. De deux choses l'une alors : ou il est encore possible de saisir le poison en nature sur les points où il se trouve appliqué, ou il ne reste à en poursuivre les traces que dans les organes vers lesquels il a été transporté par l'absorption. Dans l'un comme dans l'autre de ces cas, la proportion du poison à découvrir peut être excessivement faible : c'est dans cette éventualité qu'il faut se placer pour diriger ses recherches.

On ne l'ignore plus à présent : tant qu'il reste des matières de nature organique unies au corps toxique que l'on cherche, on ne peut compter, d'une manière absolue, sur les effets des réactifs chimiques. Qu'on me passe l'expression : les matières organiques, les matières animales surtout, toujours si coagulables, sont comme une sorte de réseau qui retient et enferme les atomes du corps étranger : il faut déchirer ce réseau ou le détruire totalement pour en isoler l'élément ou composé toxique à découvrir.

Deux procédés conduiront le toxicologiste à cette fin : le premier, que j'appelle mécanique, et dont on ne s'est point avisé encore ; le second, qui, je crois pouvoir le dire, n'avait point été suffisamment régularisé, avant que M. Danger et moi eussions fait connaître la carbonisation ou combustion au moyen de l'acide sulfurique.

A-t-on à rechercher un poison de nature organique, ou trop facilement destructible par la chaleur; il faut mettre en usage le premier moyen, et opérer à froid ou à une basse température. N'a-t-on plus, au contraire, à se préoccuper que de certains poisons minéraux et des poisons métalliques; on se servira immédiatement de la carbonisation, ou de l'incinération par l'acide sulfurique ou par le feu.

Je n'ai presque pas besoin de le rappeler: que faisait-on, avant ces dernières années, dans les expertises médico-légales? D'une manière générale, le voici: on traitait tout d'abord les matières animales par l'eau portée à l'ébullition, et sur le produit liquide, sorte de bouillon, on faisait agir les réactifs, l'acide sulfhydrique par exemple.

Mais était-ce là un procédé sûr? je tranche la question: était-ce là de la chimie? Non; car il suffit de répéter l'épreuve, en ajoutant aux matières animales divers principes toxiques (en petite quantité) pour s'assurer qu'on n'en saisit aucun.

Quand le corps toxique était mêlé au vin, à la bière, au café, etc., on décolorait la liqueur par le charbon ou par le chlore; puis on revenait aux réactifs chimiques, à l'acide sulfhydrique. Les précipités ainsi obtenus n'étaient pas purs; ils n'offraient rien de caractéristique, il fallait les reprendre dans des manipulations ultérieures; et, en chimie, qui l'ignore? plus les manipulations sont multipliées, plus il y a chance de laisser échapper les produits, en faible proportion, que l'on cherche à découvrir.

Mais je ne veux point tant faire la critique du passé que proposer, pour l'avenir, des procédés plus sûrs que ne l'étaient les anciens.

Je suppose l'expert obligé d'opérer sur un cadavre ou sur de simples débris d'un cadavre; je le suppose sans renseignements précis, d'ailleurs, sur la nature du poison par lequel on présume qu'a péri la victime.

Il y a, pour le délégué de la justice, un premier soin à prendre : c'est de rechercher, par tous les moyens en son pouvoir, et dans le tube digestif par exemple, s'il ne serait pas possible de retrouver en nature une matière toxique quelconque. Il la recueillerait alors avec précaution, et, selon les caractères physiques qu'elle offrirait, il procéderait ultérieurement aux essais chimiques convenables. Mais il faut ici prévenir le médecin toxicologiste contre une cause d'erreur : il arrive assez souvent qu'on retrouve, mêlés aux parties en décomposition d'un cadavre, et surtout dans le tube digestif, des produits analogues à des substances toxiques en nature.

Ainsi, des matières répandues comme une sorte de poudre ou de poussière blanche peuvent se rencontrer çà et là dans le tube intestinal. Ces petites masses ou globules ne sont autre chose que des matières graisseuses, de l'albumine ou de la fibrine dépouillée de matière colorante. D'autres produits organiques, diversement colorés par la bile, ou modifiés par la putréfaction, peuvent en imposer également pour des corps de nature minérale : un essai chimique fera promptement revenir d'une prévention trop tôt conçue.

Ou la substance qu'on se propose de rechercher est de nature organique et facilement altérable par la chaleur, ou, au contraire, elle résiste plus ou moins à cet agent, et n'est pas décomposée par lui.

Parmi les poisons du règne animal, il n'est que les cantharides dont l'expert toxicologiste puisse avoir à se préoccuper. Or, ou l'on peut saisir, en nature, des fragments de ce coléoptère, dont les couleurs sont si tranchées, ou, ainsi qu'il sera dit en traitant de l'empoisonnement par les cantharides, on peut se flatter d'extraire des matières animales le principe vésicant de l'insecte, et le reconnaître, soit à ses caractères chimiques, soit à ses propriétés physiologiques. Dans le premier cas, un simple examen physique suffit pour éclairer l'expert : dans le second, le procédé d'analyse à employer est celui-là même que je vais indiquer pour les recherches des poisons végétaux en général.

Des poisons du règne végétal que la chimie peut espérer saisir, les principaux sont : la morphine, la brucine, la strychnine, etc., puis l'acide prussique, le plus terrible peut-être de ceux dont, en nos climats, les mains criminelles puissent s'armer.

Que faire, dans une expertise médico-légale, lorsqu'on a des raisons de soupçonner qu'un empoisonnement est dû à l'opium ou à l'un de ses produits immédiats, tel que la morphine; à la bru-

cine, à la strychnine, ou bien à l'acide prussique
même? Si l'on avait en main des liqueurs contenant
ces produits, rien ne serait plus facile que d'y déceler la présence de ces poisons. Mais ce ne sont pas
là les conditions du problème que j'ai posé : j'ai pris
le cas où l'on avait à rechercher, sur le cadavre, un
poison végétal quelconque, les sels ou alcalis végétaux par exemple.

Dans une pareille éventualité, je propose d'atténuer, de porphyriser mécaniquement la matière
animale, au point de la réduire en une pulpe, pour
ainsi dire, impalpable. On met ainsi à découvert, ou
l'on rend accessibles aux dissolvants chimiques les
moindres atomes de la substance toxique. Pour cette
opération préliminaire, j'en ai acquis la preuve par
l'expérience, un simple broyage dans un mortier
ne suffit pas. Je propose l'emploi d'une machine spéciale dont, M. Danger et moi, nous devons l'exécution à un habile mécanicien, M. Laudray. Cette
machine, qui est représentée *fig*. 4, se compose, en
ce qu'elle a de plus essentiel :

1°. D'un cylindre évasé A en fonte fortement
trempée, offrant à sa partie moyenne des arêtes obliques et tranchantes, et à sa partie inférieure, une
surface lisse, étroite, en comparaison de l'évasement
supérieur;

2°. D'une tige B également en fonte bien trempée,
mobile dans le cylindre, et se terminant en haut par
une noix sur laquelle sont creusées, en sens inverse
des précédentes, des arêtes vives, destinées à former
avec elles, lors de la mise en action de l'instrument,

ou des ciseaux tranchants, ou une sorte de laminoir
dont on peut à volonté rapprocher les surfaces;

3°. D'une roue d'engrenage C, au moyen de laquelle la tige est mise en mouvement dans le cylindre.

Au-dessus du cylindre et s'y appliquant à volonté, est un petit mécanisme à l'aide duquel on
peut faire la compression des matières d'essai. La
machine est montée sur un cadre en fer formant
support, et qu'à l'aide de vis on peut fixer très-soli-
dement sur une table en bois.

On a deviné quel est le mécanisme ou le jeu de
l'appareil. La matière animale, coupée en petits
fragments, est mise dans le cylindre A; on l'y com-
prime au moyen de la branche de levier L, qui presse
sur le disque en bois D, dont la circonférence touche par tous ses points l'intérieur du cylindre; on
met en mouvement l'engrenage au moyen de la ma-
nivelle M, et la matière animale sort bientôt, entre
la noix et le cylindre, broyée en pulpe aussi ténue
que possible : car, par une vis d'écrou, on peut serrer
la tige dans le cylindre, au point qu'inférieurement
l'instrument forme deux lames de laminoir très-ser-
rées. La chair porphyrisée est recueillie sur une
feuille de carton ou de papier, adaptée sur la roue
latérale d'engrenage.

A la suite de cette opération mécanique, on agit
à froid sur les matières, par les dissolvants chimiques : l'eau, l'alcool, l'éther, les huiles fixes ou
volatiles, certains acides végétaux, tels que l'acide
acétique, l'acide tartrique, etc. On prélève, au

moyen de ces agents, le corps toxique cherché, aussi dépouillé que possible de principes étrangers ; on coagule les matières animales retenues dans la dissolution, soit par l'ammoniaque, soit par tout autre agent, ainsi qu'il sera dit dans l'étude de chaque poison en particulier ; et l'on n'a plus à rechercher le principe toxique que dans un liquide transparent, peu ou point chargé de matières organiques. On rentre ainsi dans les conditions d'un problème ordinaire de chimie, pour lequel je n'aurai plus, dans le cours de cet ouvrage, que des indications spéciales à donner, selon la nature des poisons à découvrir.

Si l'on peut passer outre à la recherche des poisons de nature minérale, ou le corps à saisir est un métal ou un métalloïde, ou bien c'est un acide ou un alcali.

Pour la recherche des métaux proprement dits, il faut, suivant moi, dans la plupart des cas, sinon dans tous, brûler d'abord les matières animales à l'aide de l'acide sulfurique ; et selon que le corps à découvrir est de nature fixe ou volatile, porter la combustion jusqu'à la chaleur rouge, qui détruit toute matière organique, ou l'arrêter au-dessous du terme de la volatilité du corps cherché.

Pour le cuivre, le plomb, l'étain, le bismuth, l'argent, etc., on ne craindra pas l'action de la chaleur ; on portera jusqu'au rouge le charbon obtenu avec l'acide sulfurique. Pour les métaux volatils, on s'arrêtera à la carbonisation proprement dite. Pour le mercure, le plus volatil de tous, après la simple liquéfaction à feu doux par l'acide sulfurique, on aura recours à un mode opératoire tout spécial qui sera indiqué au titre de l'empoisonnement par ce métal.

Dans le cas de la calcination au rouge, pour la recherche des métaux fixes, on agira sur les cendres comme s'il ne s'agissait plus que de matières minérales, c'est-à-dire qu'on traitera ces cendres par les alcalis ou par les acides ; qu'après ébullition et évaporation, on reprendra le résidu par l'eau et à chaud, pour agir, en dernier lieu, sur le liquide de dissolution par les moyens propres à mettre en évidence tel ou tel métal.

S'il s'agit de la recherche de l'arsenic et de l'antimoine, corps volatils à la température rouge, on ne dépassera pas les limites de la carbonisation simple par l'acide sulfurique. On se bornera à dessécher le charbon, que l'on traitera, comme il vient d'être dit, par les acides et par l'eau, pour agir ultérieurement sur le liquide par des procédés spéciaux qui seront décrits en leur lieu.

Pour la recherche de l'antimoine, il sera apporté au procédé général une modification qui en rendra l'emploi plus sûr, et d'une application plus délicate.

Les métalloïdes dont il sera question dans ce Traité comme corps toxiques, sont principalement le phosphore, le chlore, le brome et l'iode.

Pour le phosphore et le chlore, leur présence dans les matières animales se trahit déjà par l'odeur. Le chlore se séparera par la distillation ; le liquide d'épreuve décolorera rapidement les matières végétales : il donnera, avec le nitrate d'argent, un précipité blanc caillebotté de chlorure d'argent insoluble dans l'acide azotique, même à chaud.

Le phosphore, même à l'état de dissolution ou de mélange avec les matières animales, est lumineux dans l'obscurité.

Quant à l'iode et au brome, par la calcination avec la potasse, on les sépare des matières animales avec une facilité extrême et à doses presque infinitésimales. Le produit de la calcination, traité par l'eau, donne un iodure ou un bromure alcalin, sur lesquels les réactions d'un acide et de l'amidon sont extrêmement sensibles.

Pour la recherche des acides et des alcalis, alors qu'ils sont unis aux matières animales, est-il des procédés d'extraction qu'on puisse généraliser?

Pour la recherche des acides en général, on ne pourra pas employer la combustion des matières organiques : on altérerait ou détruirait le composé toxique. Après l'opération préliminaire de la trituration mécanique des matières, on devra, selon la nature de l'acide cherché, recourir, soit à la distillation en vases clos, soit à la digestion à froid ou à chaud, au moyen de l'eau, de l'alcool ou de l'éther. Le plus souvent, en raison de la quantité d'acide mêlée aux matières organiques, on pourra le saisir immédiatement dans le liquide de distillation ou de digestion; mais il est tel cas pourtant où le composé toxique pourra avoir été neutralisé, soit au contact des matières organiques, soit en formant des combinaisons avec les neutralisants employés, pendant la vie, pour combattre les effets du poison, soit enfin par suite de la putréfaction, dont le propre est de dégager de l'ammoniaque. Dans ces différents cas, on tiendra compte, et de l'état anatomique des parties, et de la nature des produits sur lesquels on doit opérer, et des effets plus ou moins avancés de la décomposition putride.

Les acides végétaux toxiques, tels que l'acide cyanhydrique ou prussique, l'acide acétique, l'acide oxalique, produisent des effets spéciaux qui ne sont pas ceux des acides minéraux en général.

L'acide cyanhydrique laisse sur le cadavre une odeur d'amandes amères, qui peut ne pas être dissipée au moment où commence l'expertise médico-légale.

L'acide acétique, moins vaporisable, forme, avec les tissus ou avec les matières contenues dans le tube digestif, des combinaisons dont il est facile de le séparer par la distillation. Il est cependant, relativement à cet acide, une cause d'erreur contre laquelle il faut se tenir en garde : il peut exister naturellement dans l'estomac ou dans les intestins ; il peut y avoir été apporté par des boissons ou par des aliments. Dans un cas d'empoisonnement, on devrait donc le recueillir en quantité tout à fait anomale. Les symptômes de la maladie, les altérations pathologiques, auraient dû d'ailleurs indiquer à l'avance si la mort a été naturelle, ou si elle a été la suite d'une intoxication.

L'acide oxalique étant soluble dans l'alcool absolu, c'est par cet agent qu'il faut le séparer des matières organiques. La première opération se fait à chaud ;

la liqueur est filtrée, évaporée jusqu'à consistance d'un extrait que l'on reprend de nouveau, mais à froid, par l'alcool absolu. Il serait pour ainsi dire exceptionnel, qu'à la suite de ce second traitement on n'obtînt pas, après évaporation du liquide, des cristaux bien caractérisés d'acide oxalique. Un nouveau traitement, semblable au précédent, achèverait, du reste, de purifier ces cristaux, l'alcool jouissant de la propriété de coaguler les matières albumineuses. Pour vérifier les caractères de l'acide, on convertirait la dissolution alcoolique en dissolution aqueuse, en la faisant bouillir dans l'eau.

Si l'acide avait formé des combinaisons insolubles avec la chaux ou la magnésie, on attaquerait ces sels avec l'acide chlorhydrique, on séparerait la magnésie par le carbonate de potasse, et l'on rechercherait ensuite l'oxalate de potasse dans la liqueur. A cet effet, on reprendrait le résidu par l'eau, on précipiterait les matières organiques par l'acétate de plomb, et la liqueur filtrée serait mise à cristalliser. Si l'on obtenait des cristaux, il ne resterait plus qu'à en déterminer la nature.

Les acides minéraux, en général, désorganisent et détruisent les tissus vivants. Ce sont plutôt des agents caustiques que de véritables poisons dans le sens qu'il faut attacher à ce mot. Cependant les médecins toxicologistes sont assez souvent chargés de rechercher les traces de tels agents, soit sur les différentes parties d'un cadavre, soit sur des vêtements, des linges ou autres objets.

Comment procéder à cette recherche? Le plus souvent déjà la composition de l'acide est indiquée, soit par la nature des altérations produites, soit par la couleur des taches dont on est appelé à constater l'origine.

Les acides sulfurique et phosphorique carbonisent ou noircissent les tissus organiques; l'acide chlorhydrique produit cet effet, mais à un moindre degré; l'acide azotique les jaunit, etc.

En général, les acides minéraux sont volatils ou solubles dans l'alcool ou dans l'eau, même à froid: il s'ensuit que, s'ils sont à l'état libre dans des matières organiques, on pourra les isoler, soit par la distillation, soit par simple macération dans l'un ou l'autre des dissolvants que je viens de nommer.

Mais il aura pu se faire qu'ils aient usé leur action sur les matières organiques; qu'ils aient été neutralisés par des bases alcalines, la soude, la potasse, la chaux, la magnésie : que faire en pareils cas pour reconnaître qu'ils ont été administrés à l'état libre et comme agents toxiques?

Selon la nature de la combinaison, il faut en opérer la décomposition au moyen d'un acide fort, et recueillir l'acide suspect, soit dans un appareil distillatoire, soit au moyen d'agents de dissolution qui précipitent la base unie à l'acide que l'on cherche.

Les diverses réactions obtenues sur la liqueur décideront de la nature du produit toxique.

En premier lieu, la liqueur devra donner avec les papiers réactifs une réaction acide: si elle contient de l'acide sulfurique, elle précipitera par l'eau de baryte: si elle contient de l'acide phosphorique, elle précipitera par les eaux de strontiane et de chaux : si elle renferme de l'acide chlorhydrique, elle précipitera par l'azotate d'argent; si elle renferme de l'acide azotique, elle rougira la morphine et la brucine, et dégagera des vapeurs rutilantes au contact du cuivre à chaud, etc.

Pour l'analyse de taches soupçonnées de nature acide, et imprégnant des vêtements et autres objets, on pourrait les laver, non pas seulement avec de l'eau pure, mais avec de l'eau alcaline, et opérer sur le produit par voie de décomposition, en recueillant l'acide dégagé de la combinaison, et le soumettant aux réactions indiquées ci-dessus.

La recherche des alcalis minéraux au sein des matières animales peut offrir au toxicologiste des difficultés réelles. Ces composés, à l'exception de l'ammoniaque, sont de nature fixe, et on pourrait les obtenir comme on obtient les métaux fixes, par la combustion ou par la calcination des matières organiques. Mais la soude, la potasse et la chaux font partie intégrante des tissus organiques : comment distinguer un alcali ingéré accidentellement d'avec cet alcali, partie intégrante de l'organisme?

Par des épreuves comparatives, par des analyses de même ordre sur des matières non suspectes et de nature semblable? Cela se pourrait dans quelques cas; mais n'objecterait-on pas qu'on ne peut déterminer à priori les quantités de sel de soude, de potasse et de chaux qui peuvent entrer dans la composition normale des organes de l'homme; que par l'alimentation, une alimentation plus ou moins imprégnée de chlorure de sodium par exemple, on ingère, on assimile tantôt plus, tantôt moins de la base alcaline? Cette objection a de la valeur, et l'on a intérêt à la prévenir.

A cet effet, pour la recherche des alcalis, à l'état libre, au sein des matières organiques, il faut attaquer ces matières seulement par les dissolvants, l'eau, l'alcool, et opérer à part, soit sur le liquide à réaction alcaline, soit sur le résidu solide.

Si le liquide, préalablement décoloré au moyen du chlore, ou du noir animal, ne précipitait ni par l'acide sulfurique, ni par un carbonate alcalin, c'est qu'il ne contiendrait ni baryte, ni chaux, ni strontiane.

Par suite de la distillation, s'il perdait le caractère alcalin, c'est qu'il contiendrait de l'ammoniaque.

Si, au contraire, il conservait ce caractère, c'est qu'il renfermerait de la soude, de la potasse ou un carbonate de ces bases. Dans ce dernier cas, il faudrait achever l'évaporation et reprendre le résidu par l'alcool absolu bouillant. On ne saisirait ainsi que la potasse et la soude à l'état libre ou à l'état de savon, et on éliminerait les carbonates. L'alcool évaporé, on aurait définitivement un résidu alcalin plus ou moins coloré, sur lequel il faudrait chercher la potasse et la soude, soit directement, soit après calcination, par les réactifs appropriés.

Si ce n'était pas seulement un acide ou une base alcaline que le toxicologiste eût à rechercher dans des matières suspectes, ou dans des débris de cadavre, mais un sel, tel que le nitrate de potasse par exemple, un sulfure alcalin, un sulfate d'alumine et de potasse (alun), les matières devraient également et toujours être traitées par l'eau, décolorées au moyen du noir animal, et les dissolutions être abandonnées à une évaporation lente, pour obtenir les sels à l'état de cristaux.

Si, après la série d'opérations suffisantes, on ne pouvait obtenir le composé même, il faudrait chercher à en obtenir ou l'acide, ou la base. On reviendrait aux moyens indiqués, qui consistent à évaporer la liqueur, à agir sur le résidu, soit directement, soit, si le cas le comporte, après l'avoir incinéré pour en retirer les produits fixes. Je n'insiste pas sur ces opérations qui doivent être adaptées à la recherche de tel acide ou de telle base en particulier, je ne fais que répéter ici le principe qui doit guider l'opérateur dans ses recherches : isoler le poison cherché pour en manifester l'existence par les réactions les plus tranchées et les plus caractéristiques.

Trop souvent les opérations relatives à la recherche des poisons ne sont demandées aux chimistes qu'après l'inhumation d'un cadavre, dont le séjour dans la terre a été plus ou moins prolongé. Il peut arriver même que, par suite de la décomposition du corps, la justice ne puisse livrer à l'expert que des débris peu reconnaissables, qu'une sorte de terreau animal confondu avec la terre d'un cimetière. Il est aujourd'hui un assez grand nombre d'exemples de ces expertises tardives qui ont révélé des crimes commis depuis deux, quatre, six et même jusqu'à huit ans, si ce n'est plus.

Des questions de l'ordre le plus complexe peuvent alors se rattacher à l'expertise. Il ne faut pas moins de réserve que de savoir pour les traiter et les résoudre nettement devant les tribunaux.

Le contrôle nécessaire des opérations faites sur un cadavre qui a séjourné quelque temps dans la terre, c'est l'analyse même de cette terre prise au-dessus et au-dessous de la bière, comme aussi dans un point du cimetière où il n'a jamais été fait d'inhumation.

Ce n'est pas à des chimistes de profession qu'il serait nécessaire d'indiquer les procédés à suivre, pour rechercher un métal quelconque au sein de la terre : la science paraît depuis longtemps fixée sur ce point. Cependant, peut-être qu'en raison du but que se propose le toxicologiste, en raison de l'imprégnation des terres de cimetière par des matières animales, il est pour la toxicologie des procédés d'analyse qu'elle doit s'attribuer et recommander spécialement.

Jusqu'ici, pour la recherche des poisons métalliques dans les terres de cimetière, les toxicologistes n'ont fait usage que des acides, et il semble, en effet, que l'emploi des acides doive suffire à de telles analyses. Tantôt on a employé l'acide azotique seul, tantôt on a eu recours, soit à l'acide sulfurique, soit à l'eau régale.

Mais, l'expérience nous l'a montré à M. Danger et à moi, les terres de cimetière n'ont pas la compo-

sition simple des terres ordinaires ou purement minérales, elles renferment, en plus ou moins grande
proportion, des matières grasses ou détritus organiques. Ces matières, dernier terme de la décomposition des cadavres, peuvent se trouver mêlées ou
combinées à des minéraux de nature toxique. En les
attaquant seulement par les acides, on n'est pas sûr
de les décomposer ou de les brûler totalement, et
pour le lecteur c'est un principe acquis et incontesté
sans doute, que, sur de petites quantités, on n'obtient
les réactions franches et caractéristiques des corps
simples, qu'après avoir isolé complétement l'élément minéral d'avec toute matière organique.

Ici, le moyen le plus sûr d'atteindre le but, c'est
de procéder tout d'abord à la séparation des matières
grasses des terres au moyen des alcalis, la soude ou
la potasse. Diviser tout d'abord ainsi l'analyse, c'est
en faciliter l'exécution : d'un côté, l'on opère sur la
matière organique; de l'autre, on agit sur la terre
ramenée à ses principes minéraux. La quantité d'alcali à employer varie selon les proportions de matières grasses contenues dans le terreau. En moyenne,
l'expérience nous a montré qu'une terre de cimetière
était suffisamment dépouillée de sa matière animale
par une lessive alcaline faite avec 6 grammes de potasse pour 100 grammes de terre. En principe, la
dissolution doit être maintenue dans un état très-
légèrement alcalin.

On fait agir à froid, du soir au lendemain, l'eau
alcaline, après quoi l'on chauffe jusqu'à réduction
à peu près complète du liquide; on reprend le ré-

sidu par l'eau portée de nouveau à l'ébullition, et
l'on filtre pour séparer la partie liquide d'avec la
partie solide.

Le liquide A est évaporé à sec dans une capsule
de porcelaine préalablement tarée à la balance, et
le résidu carbonisé avec le tiers ou la moitié de son
poids d'acide sulfurique, d'après la méthode ordinaire, et selon la nature du métal qui fait l'objet des
recherches.

La partie solide B est traitée par l'acide azotique,
auquel, sur la fin de l'opération, on ajoute une petite proportion d'acide chlorhydrique; elle est desséchée de nouveau et reprise par l'eau, qui nécessairement retient les dernières traces de tous les
produits métalliques de nature toxique renfermés
dans la terre. Quand il s'agit de faire emploi de l'appareil de Marsh, dans lequel il ne faut pas introduire
d'azotates, on évapore le liquide presque à sec, et
on traite le résidu par une quantité d'acide sulfurique propre à transformer tous les sels en sulfates
acides. Cette transformation servirait, au besoin,
à compléter la combustion des dernières parties de
matières végéto-animales que le liquide pourrait encore contenir. De la sorte, on rentre dans les cas ordinaires de la carbonisation, et l'on se dirige d'après
les règles indiquées pour la recherche de tel ou tel
métal.

Ce procédé, que je livre ici pour la première fois
à la publicité, bien que nous l'ayons mis en pratique, M. Danger et moi, dans diverses expertises,
et que nous ayons cru, pour nous en assurer la prio-

rité, devoir le transmettre, sous pli cacheté, à l'Académie des Sciences, dès l'année 1844; ce procédé, dis-je, offre divers avantages : 1° Il garantit, en partie du moins, l'opérateur contre la formation de la mousse si gênante qui se produit, lorsqu'en présence de matières grasses, on traite des terres calcaires par les acides; 2° il s'exécute avec de moins fortes proportions de réactifs. Alors, en effet, que l'on traite de prime abord les terres par les acides, il faut en pénétrer ou en mouiller intimement la masse. Or, dans l'évaporation, une portion de ces acides se perd, et cette portion se perd sans avoir agi. La perte est en raison même de la proportion de produits indifférents qui se trouvent disséminés dans la masse, entre les particules de matières grasses et les corps, qu'il importe de rendre solubles en les suroxydant. La quantité de matières grasses est-elle considérable, relativement aux proportions, d'ordinaire très-petites, d'élément toxique à saisir; l'action chimique des acides est insuffisante pour assurer le résultat de l'analyse; l'expérience ne laisse aucun doute à cet égard.

Si les terres d'un cimetière contiennent les plus faibles traces du poison que l'analyse a fait découvrir dans un cadavre exhumé, des questions d'un ordre nouveau s'élèvent devant la justice.

Ou le cadavre était encore entier dans sa bière et dans son linceul; ou, au contraire, il était dans un état plus ou moins avancé de putréfaction.

Dans le premier cas, si le cadavre n'a été inhumé que durant peu de temps, si la bière et le linceul sont

intacts, il est difficile d'admettre qu'une infiltration
ait pu se faire, qui ait porté un principe ou composé toxique, dans une partie déterminée du cadavre, et surtout dans un organe profondément situé.
Dans tous les cas, un corps toxique, entraîné par
une infiltration, pénétrerait la peau et les muscles
sous-cutanés avant d'arriver aux organes intérieurs.
Or, par suite de l'empoisonnement, ce n'est ni dans
la peau ni dans les muscles que l'on retrouve le
poison; c'est le plus souvent dans certains organes,
tels que le foie, la rate, les reins et les poumons. La
comparaison des quantités relatives de poison saisies
dans les divers organes est donc propre à décider une
question douteuse.

Si le poison était retrouvé tout à la fois dans le
tube digestif et dans certains organes parenchyma-
teux, cette coïncidence lèverait en quelque sorte
toute incertitude dans l'esprit de l'expert. Ce serait
à lui, d'ailleurs, à rapprocher toutes les circonstances du fait spécial sur lequel il est consulté. Il
ferait ressortir les différences qu'on remarque entre
les effets d'une absorption opérée durant la vie et les
effets d'une infiltration advenue sur un cadavre: il
montrerait, d'une part, par suite de l'absorption pendant la vie, le poison se localisant ou se fractionnant
inégalement dans certains organes à l'exclusion de
certains autres; il ferait voir, de l'autre, dans le cas
d'infiltration au sein de la terre, les matières venues
du dehors, pénétrant d'abord la peau, et indifféremment ensuite toutes les parties d'un corps en décomposition. Ou je me trompe, ou d'un examen attentif

de faits de ce genre, un expert tirerait des déduc-
tions certaines et de nature à satisfaire des magistrats et des jurés.

Mais la bière peut être en partie détruite, et le
cadavre, au sein de la terre, se présenter dans un
état de putréfaction plus ou moins avancé.

Cependant alors, de deux choses l'une : ou les organes intérieurs et profonds sont encore protégés par
les téguments, ou, déjà réduits en putrilage ou en
terreau, ils sont en contact immédiat avec le sol dans
lequel ils se sont décomposés. Dans le premier cas,
si les organes intérieurs sont intacts, et que l'élément
toxique soit inégalement disséminé ou localisé en des
points déterminés, on peut affirmer de nouveau que
le poison a été pris ou ingéré pendant la vie ; dans le
second, au contraire, je suppose qu'il est impossible
de se prononcer, et qu'il faut, en les expliquant,
exposer tous ses doutes devant la justice.

On a pensé, on a écrit, relativement à l'arsenic
du moins, qu'il était encore, dans ces cas extrêmes,
un moyen sûr de décider si le corps toxique trouvé,
soit dans les terres, soit dans les restes d'un cadavre,
provenait ou non d'un empoisonnement criminel ;
en d'autres termes, qu'il était possible de distinguer
un composé arsenical faisant partie du sol d'avec un
autre composé arsenical, agent réel d'intoxication.

On se souvient que M. Orfila avait fondé une
grande distinction entre l'arsenic dit normal ou naturellement contenu dans le corps de l'homme, et
l'arsenic résultat d'un empoisonnement. Il avait
pensé que l'arsenic normal, toujours à l'état inso-

luble, était insaisissable par l'eau ; tandis que l'arsenic d'empoisonnement, éminemment soluble, était facilement séparé des matières animales par ce liquide. Pour M. Orfila, l'arsenic des terres de cimetière se trouve dans le cas de l'arsenic normal : l'eau ne peut le dissoudre ou l'atteindre ; tandis qu'elle atteint et dissout l'arsenic provenant d'un empoisonnement, en quelque état de décomposition qu'on rencontre, dans le sol, les débris encore appréciables d'un cadavre.

Quelles conséquences tirer de ce principe? On le devine ; c'est que pour distinguer, par exemple, si un poison tel que l'arsenic provient de la terre ou d'un cadavre enseveli dans cette terre, il suffit de faire deux opérations comparatives : traiter les matières suspectes successivement par l'eau et par les acides. Selon M. Orfila, l'eau ne dissout absolument que l'agent d'intoxication criminelle, et point le composé arsenical de la terre.

Les personnes étrangères à la science ont pu s'émerveiller de la simplicité de cette doctrine; mais quel chimiste l'acceptera, surtout quand on saura jusqu'où M. Orfila en a porté les conséquences! Citons un passage du Mémoire du célèbre toxicologiste *sur les terrains des cimetières*, Mémoire lu à l'Académie de Médecine en 1839, et inséré dans le Recueil de cette compagnie à la suite de celui qui a pour titre : *De l'arsenic naturellement contenu dans le corps de l'homme* (1).

_________

(1) Voyez *Mém. de l'Académie royale de Médecine*, t. VIII, p. 493.

« Il suffira de quelques mots pour établir de la ma
nière la plus incontestable que dans l'espèce (le cas
où le terrain contient un composé arsenical insoluble
dans l'eau bouillante) l'arsenic du terrain ne peut
pas pénétrer jusqu'à l'intérieur d'un cadavre entier
ou ouvert. Comment admettre, en effet, que, par
suite de l'infiltration des eaux pluviales, un composé arsenical *insoluble dans l'eau bouillante*, et
que l'acide sulfurique bouillant ne dissout qu'avec
peine, ait pu être dissous, cheminer dans l'intérieur de la terre et arriver à la surface du corps?
Est-ce qu'il existerait, par hasard, au milieu des
terrains des cimetières, un élément aussi puissant
que l'acide sulfurique, et capable de transformer en
un composé soluble le sel arsenical insoluble? Serait-
ce l'électricité souterraine qui, opérant des décompositions encore inconnues, produirait un pareil
résultat? Je défie que l'on cite un seul fait probant
à l'appui de telles hypothèses; et d'ailleurs, si cela
était, pourquoi, en examinant n'importe quelle portion du terrain des cimetières de Bicêtre et du Mont-
Parnasse, dans lesquels existe un composé arsenical
*insoluble*, ne décèle-t-on pas le moindre vestige de
ces parties arsenicales qui auraient été rendues solubles par l'effet miraculeux d'agents de cette nature?
Comment supposer, en outre, qu'une dissolution
arsenicale, si elle était possible, parvînt à impré-
gner les divers tissus, lorsque nous verrons tout à
l'heure que cet effet n'a pas lieu facilement quand
un cadavre est inhumé dans un terrain auquel on a
ajouté une forte dissolution d'acide arsénieux?... »

Et, en effet, M. Orfila rapporte, au nombre de
ses expériences, l'expérience suivante :

« *Seizième expérience.* — Après avoir creusé la
terre d'un jardin jusqu'à la profondeur de trois
pieds, j'ai arrosé le fond du trou avec *huit grains*
d'acide arsénieux dissous dans 3 onces d'eau ; puis,
j'ai placé sur cette terre un foie d'adulte, mort
à la suite d'une amputation : j'ai recouvert ce viscère d'une couche de 2 pouces de terre, que j'ai
arrosée avec une égale quantité d'acide arsénieux ;
enfin, après avoir comblé ce trou, en ajoutant
toute la terre qui avait été enlevée, j'ai versé à la
surface de cette terre la même quantité de dissolution arsenicale. Cinq jours après, j'ai arrosé la
partie supérieure de cette portion de terrain avec
8 litres d'eau, et j'ai ajouté bientôt après 1 gros
d'acide arsénieux dissous dans 2 litres du même liquide. Ce terrain contenait, par conséquent, 96 grains
d'acide arsénieux. Neuf jours après le commencement de l'expérience, j'ai recueilli soigneusement
quatre couches de terre : l'une à la surface, une autre
à 1 pied de profondeur, et celles qui étaient en contact avec les faces supérieure et inférieure du foie.
Ces diverses portions de terre, mais surtout celle qui
était au-dessous du foie, mise en contact avec l'eau
froide pendant vingt-quatre heures, ont fourni des
liquides dont j'ai précipité du sulfure d'arsenic par
l'acide sulfhydrique additionné de quelques gouttes
d'acide chlorhydrique. Le *foie*, déjà ramolli et bien
putréfié, conservait pourtant sa forme et son aspect
ordinaire : après l'avoir débarrassé soigneusement de

la terre qui y adhérait plus ou moins, et l'avoir bien
lavé, en le tenant pendant quelques minutes sous
un filet d'eau, je l'ai coupé en deux tranches égales,
l'une supérieure, l'autre inférieure ; chacune de ces
portions a été desséchée séparément dans une capsule
de porcelaine, avec 2 grains de potasse à l'alcool,
et décomposée par six fois son poids d'acide azotique
pur à 41 degrés. Cette proportion d'acide était indispensable pour obtenir une bonne carbonisation,
parce que déjà il s'était formé une quantité notable
de matière savonneuse ou grasse, et que ce produit
n'est pas facilement décomposé par l'acide azotique.
Au bout d'une heure environ, les liquides ont fourni
des charbons volumineux secs, et tels qu'on pouvait les
désirer. Ces charbons, après avoir bouilli dans l'eau
pendant vingt-cinq minutes, ont donné des liqueurs
*noires ;* d'où il a été impossible d'extraire *la moindre
trace d'arsenic* à l'aide de l'appareil de Marsh.... »

D'où la conséquence tirée immédiatement par
l'auteur :

« *Que les dissolutions arsenicales ne pénètrent pas
facilement dans l'intérieur des organes qu'elles en-
tourent de toutes parts, alors même qu'elles existent
dans le terrain en assez forte proportion, et qu'il
suffit de laver soigneusement la surface de ces organes avec de l'eau pour emporter la faible portion
d'arsenic qui pourrait s'y trouver.* »

Est-il besoin de dire que, répétée par M. Devergie, la même expérience, et d'autres plus variées,
ont donné des résultats tout contraires? On pouvait
facilement le prévoir.

Mais M. Orfila, je l'ai fait pressentir, a porté plus loin encore la hardiesse de ses propositions.

S'il pense que les infiltrations et les pluies ne peuvent transmettre de l'arsenic à un cadavre, il est d'avis, dans un ordre inverse d'idées, que l'arsenic d'un cadavre peut passer à la terre, de telle sorte (il faut citer ici textuellement) « que si l'on découvrait dans un terrain de cimetière un composé arsenical soluble dans l'eau froide, on serait grandement autorisé à penser que ce composé provient d'un des cadavres du voisinage, à moins qu'il ne fût prouvé que cette partie du terrain a été arrosée avec une dissolution d'acide arsénieux, ou de toute autre préparation arsenicale, ou bien que l'on a jeté à sa surface une poudre arsenicale soluble.» Pour lever toute difficulté, l'auteur ajoute : « Dans le cas où un cadavre, contenant de l'arsenic, aura été réduit, par les progrès de la putréfaction, en un détritus qui s'est mélangé à la terre, de manière à ce qu'il ne soit plus possible d'en reconnaître les débris à l'œil nu, n'est-il pas probable encore que ce mélange céderait à l'*eau froide,* ou du moins à l'*eau bouillante,* le composé arsenical qu'il pourrait renfermer? Or, comme les terrains des cimetières ne se comportent jamais ainsi quand on les traite par l'eau, l'expert n'hésiterait pas, en pareil cas, à tirer de la présence de l'arsenic les mêmes inductions que celles dont il vient d'être fait mention à l'occasion des terrains dans lesquels il existerait une dissolution arsenicale...»; c'est-à-dire, en un mot, qu'il serait *grandement autorisé à conclure que cet arsenic provient d'un cadavre.* De sorte que, dans un cimetière, tout arsenic qui se rencontrerait à l'état soluble dans l'eau froide ou dans l'eau bouillante, devrait être soupçonné provenir d'un empoisonnement, à moins de l'exception réservée, qu'une poudre arsenicale soluble n'ait été répandue de main d'homme sur le sol.

Je m'effrayerais extrèmement, quant à moi, de propager de pareilles doctrines, surtout quand j'ai entendu répéter trop complaisamment, que toutes les épreuves faites jusqu'ici sur des terrains de cimetière confirmaient le principe admis, à priori, par M. Orfila, savoir, que dans ces sortes de terrains, l'arsenic se trouve toujours à l'état insoluble.

Et que faut-il entendre par ces mots matières solubles et insolubles dans l'eau? Est-ce l'absolu? on ne peut y prétendre. Les corps les plus insolubles de la chimie sont peut-être solubles dans une proportion d'eau suffisante. Est-ce le relatif? mais quelle assimilation a-t-on faite? On a comparé nos réactions de laboratoire à ce qui se passe dans la nature au sein de la terre. Depuis quand les eaux de pluie sont-elles les eaux de nos alambics? Les eaux qui roulent sur le sol entraînent avec elles mille agents de dissolution, en particulier des carbonates alcalins qu'elles rencontrent, pour ainsi dire, partout. Que l'on prenne la peine d'ajouter quelques atomes d'un composé alcalin à l'eau ordinaire, et l'on verra si elle ne dissout pas, même à froid, les composés arsenicaux insolubles. C'est sur ce principe, on l'a

vu, que, M. Danger et moi, nous avons fondé le nouveau procédé que nous proposons pour l'analyse des
terres. Dans les diverses occasions où nous avons rencontré des terres de cimetière arsenicales, il a suffi de
les mettre à digérer quelque temps dans de l'eau alcaline, à la température ambiante, pour en retirer de
l'arsenic. Les eaux du ciel ne peuvent-elles pas encore contenir de l'acide azotique, formé particulièrement en temps d'orage au contact de l'oxygène et
de l'azote de l'air, sous l'influence de l'étincelle électrique? Tous les chimistes connaissent ce fait, et il
est consigné dans nos traités les plus classiques, celui
de M. Dumas en particulier. Or, l'acide azotique
est un des dissolvants des composés arsenicaux. Un
autre dissolvant des mêmes composés, l'ammoniaque, ne cesse de se dégager du sol dans l'acte de
la putréfaction des corps. Dans le délitement des
terres par l'action de l'air et de l'eau, dans le fait
de la décomposition du cadavre, la solution des matières arsenicales est donc essentiellement favorisée.
Qui l'ignore? par l'action alternative de l'humidité
et de la sécheresse, toutes les matières se désagrégent
et subissent des transformations ; les parties délitées
les plus ténues, les plus légères, sont tamisées, en
quelque sorte, à travers les pierres ou les cailloux,
comme à travers un crible, et elles peuvent cheminer dans le sol, soit par des failles imperceptibles,
soit par d'imperceptibles courants d'eau. Que sont
les stalactites suspendues aux voûtes des grottes
souterraines? des cristallisations de carbonate de
chaux. Ce carbonate de chaux pourtant, amorphe

ou cristallisé, il était, il est insoluble dans l'eau pure. La nature, le temps, l'acide carbonique de l'air ( le bicarbonate de chaux est soluble) l'ont dissous atome par atome, s'il est permis de s'exprimer ainsi, et, à la longue, ils l'ont entraîné à de grandes profondeurs souterraines. Que sont les terres d'un cimetière en particulier? Un foyer perpétuel de décompositions. Or, qui saura ce qui se passe dans ce singulier laboratoire, où il semble que tous les agents, toutes les forces de la nature, sans parler de l'action du temps, sont mises en jeu? Ne pensons donc pas qu'un problème tel que celui qui nous occupe, et qui souvent sera posé à des experts dans des circonstances extrêmement complexes, puisse être résolu, pour ainsi dire, systématiquement sur cette simple donnée : L'arsenic d'un terrain est insoluble ou soluble dans l'eau. L'arsenic normal non plus ne se dissolvait pas dans l'eau, et on avait fini par le découvrir dans le bouillon de bœuf. Dans la mission d'expert, mission si délicate, qu'elle doit toujours nous tenir en garde contre nous-mêmes, ne tranchons pas les questions à la manière d'un Alexandre. Ce que sait la chimie, qu'elle le dise à la justice; mais ce qu'elle ignore, qu'elle le proclame de même, afin de convier toutes les intelligences à augmenter le domaine commun. On a accordé trop et trop peu à la science devant les tribunaux, dans ces derniers temps. Tout conflit amène des opinions tranchantes. La justice est armée d'une balance; qu'elle y pèse la parole du savant comme celle du témoin, pour les faire ser-

vir, l'une par l'autre, à la manifestation de la vérité (1)

-------

(1) Peu de jours après m'être exprimé dans ce sens devant une
cour d'assises, je reçus la lettre suivante, que je me fais un devoir
de publier, afin de rendre à chacun ce qui lui appartient :

« A Monsieur le docteur Flandin, chimiste, à Paris.

» Mons, le 31 août 1844.

» Monsieur et très-honoré collègue,

» A l'instant je viens de lire, dans un journal politique, l'opinion que vous avez émise touchant la solubilité des combinaisons
arsenicales qui peuvent exister dans les terrains de certains cimetières. J'ai vu que, dans votre déposition, vous ne partagez pas
l'avis de MM. Orfila et Ollivier (d'Angers), et c'est dans l'intérêt
de la vérité, que je prends la confiance de vous écrire. Il y a
quatre ans, je croyais, avec beaucoup d'autres chimistes, à l'existence de l'arsenic *normal*; et, désireux de m'expliquer comment il
aurait pu pénétrer dans l'organisation des animaux herbivores, je
m'étais livré à des expériences tendant à constater le plus ou moins
de solubilité des composés arsenicaux que nous réputons insolubles. En consultant mon manuscrit qui, pour sortir de la poussière, n'attendait qu'une occasion, je viens de trouver le passage
suivant, que je transcris dans l'espérance de pouvoir vous fournir
un argument de plus.

» Je m'occuperai seulement des eaux de sources, de puits, de
mer, etc., et j'espère faire concevoir la probabilité de l'existence
de l'arsenic dans ces différentes variétés d'eaux. Il est manifeste
pour tous que l'eau, quelle que soit sa nature, ne pourra passer
sur différents terrains sans dissoudre une quantité plus ou moins
forte de certains principes qui en font les bases : c'est ce que prouvent toutes les eaux qui affluent à la surface du globe et qui,
toutes sans exception, contiennent une ou plusieurs substances
propres aux dépôts qu'elles ont traversés. Ainsi, les sources qui
proviennent des terrains séléniteux entraînent toujours du sulfate
de chaux, du carbonate de la même base, etc.; les eaux qui passent dans les prairies, qui ont séjourné dans les marécages ou
dans tout autre lieu renfermant des matières organiques en décomposition, se chargent d'acide carbonique, de carbonate de chaux

d'hydrogène carboné, d'émanations putrides, etc.; celles qui se sont trouvées en contact avec des substances sulfureuses en dissolvent une certaine quantité et dégagent souvent de l'acide sulfhydrique; enfin, l'eau de mer ne contient-elle pas un nombre de principes proportionnel à celui des divers corps sur lesquels elle se rue depuis des siècles ?...

» Afin d'établir incontestablement la vérité de mon opinion, il me fallait démontrer que, dans les circonstances ordinaires, l'eau pouvait contenir des matières arsenicales insolubles. Il me vint donc à l'idée que l'eau, impuissante, lorsqu'elle est pure, à dissoudre l'arséniate de chaux, combinaison insoluble, la plus commune dans les matières animales, pourrait, peut-être, en retenir une certaine quantité à la faveur d'un excès d'acide carbonique. Pour m'en assurer, je me servis d'une pompe de compression telle qu'elle est employée pour la fabrication des eaux gazeuses artificielles. J'introduisis dans cette pompe un certain poids d'arséniate de chaux bien lavé, préparé par la précipitation de l'arséniate de soude au moyen du chlorure de calcium bien pur. Je remplis, ensuite, à moitié, ma pompe, avec 6 déc. cub.,510 d'eau distillée qui avait été exposée à un froid de plusieurs degrés, et j'opérai de manière à maintenir le liquide à une température aussi basse que possible. D'un autre côté, je préparai de l'acide carbonique en traitant le marbre blanc en poudre par l'acide chlorhydrique distillé. Je recueillis d'abord le gaz dans une cloche graduée, et je le fis ensuite passer dans une vessie munie d'un robinet et se vissant à la douille dont était munie la cloche; cette vessie s'adaptait alors au corps de la pompe, et je la comprimai dans l'eau. De cette manière, je fis passer dans ce liquide 1 m. cub.,736 environ d'acide carbonique. Le tiers, à peu près, de cette eau, bien claire et bien limpide, fut évaporé dans une cornue de verre et laissa un résidu assez abondant qui fut mélangé avec son volume d'acide sulfurique préalablement distillé avec de l'acide nitrique parfaitement pur. J'ajoutai de l'eau distillée, et le tout fut porté à l'ébullition et maintenu à cet état durant deux heures. Pendant l'ébullition, j'ajoutai, de temps à autre, de petits morceaux de carbonate de soude bien pur, et, lorsque la saturation fut complète, j'arrêtai le feu. Le liquide, débarrassé, par la filtration, de la partie de sulfate de chaux insoluble, fut aiguisé d'acide sulfurique pur et introduit dans l'appareil de Marsh, où il donna d'innombrables taches arsenicales, ayant tous les caractères qui leur sont propres, et en quantité telle, qu'elles eussent pu couvrir la surface d'une dizaine d'assiettes au moins. Ces taches, traitées convenablement, donnèrent une solution précipitant : en *vert*, par le sulfate de cuivre ; en *jaune*, par l'hydrogène sulfuré. Une partie de la solution, traitée par l'acide nitrique pur, précipita en *rouge brique* par l'azotate d'argent.

» Je crois, monsieur, que cette expérience, faite en 1840, vous permettra de vous prononcer plus affirmativement touchant la solubilité de l'arsenic des cimetières. Au reste, je vais encore extraire de mon manuscrit quelques considérations qui vous paraîtront, peut-être, douées d'un certain poids :

» M. Orfila pense *qu'il suffit de quelques mots pour établir de la manière la plus incontestable que, dans l'espèce, l'arsenic du terrain ne peut pas pénétrer jusqu'à l'intérieur d'un cadavre entier ou ouvert.* M. Orfila ne peut *admettre que, par suite de l'infiltration des eaux pluviales, un composé arsenical,* INSOLUBLE DANS L'EAU BOUILLANTE, *et que l'acide sulfurique bouillant dissout à peine, ait pu être dissous, cheminer dans l'intérieur de la terre et arriver à la surface du corps. Est-ce que, par hasard, demande* M. Orfila, *il existerait au milieu des terrains des cimetières, un élément aussi puissant que l'acide sulfurique et capable de transformer en un composé soluble le sel arsenical insoluble ? Serait-ce l'électricité souterraine qui, opérant des décompositions encore inconnues, produirait un pareil résultat ? Je défie (dit encore* M. Orfila) *que l'on cite un seul fait probant à l'appui de telles hypothèses.*

» Avant de défier d'une façon aussi péremptoire, M. Orfila aurait bien dû se mettre en mémoire quelques faits dont il est impossible qu'il ne fasse pas mention dans les cours de chimie qu'il donne depuis tant d'années. Je ne m'occuperai pas ici de l'électricité naturelle qui, bien que défiée par le doyen de la Faculté de Médecine de Paris, a donné lieu à des phénomènes bien plus remarquables que ceux dont M. Orfila nie la possibilité ; mais je rappellerai une réaction toute simple et qui répondra de la manière la plus affirmative à la question de ce toxicologue, relativement à l'existence, dans les terrains des cimetières, d'un agent *aussi puissant que l'acide sulfurique.* Il est un fait acquis à la science depuis quelques dizaines d'années, savoir, que le *mispikel* est susceptible de s'oxyder spontanément par l'action de l'air ; peu de personnes ignorent que la composition de ce minéral est telle, qu'il peut se transformer en *acide sulfurique* et en *arséniate neutre de protoxyde de fer.* Cet arséniate se dissout dans l'acide sulfurique produit et se précipite, peu à peu, au fur et à mesure que l'oxydation le convertit en *sous-arséniate de peroxyde,* connu par les minéralogistes sous le nom de *fer arséniaté résinite,* et dont je transcris les analyses faites par Stromeyer et par Laugier

# DEUXIÈME PARTIE.

# DES POISONS EN PARTICULIER.

Le nombre des poisons est très-considérable ; on pourrait presque dire qu'il est illimité, comme les produits de la nature et de l'art, mis au service de l'homme, et qu'il tourne contre lui-même.

Sera-t-il traité dans cet ouvrage, et avec les mêmes développements, de chaque poison en particulier ? Ce serait refaire une partie de l'histoire naturelle et de la chimie, et tel ne peut être mon but. Je me suis proposé d'étudier la toxicologie en vue de ses applications à la médecine légale, à la physiologie et à la thérapeutique : il faut me circonscrire dans les limites de ce sujet.

J'ai adopté la division des poisons en poisons MINÉRAUX, VÉGÉTAUX et ANIMAUX. J'étudierai successivement chacun de ces trois ordres de poisons, consacrant d'autant plus d'espace à chaque élément toxique, que l'histoire m'en paraîtra plus digne d'intérêt, et plus féconde en résultats pratiques.

Que si l'on me reprochait de ne pas me conformer aux divisions prétendues physiologiques des toxicologistes modernes, je répondrais qu'il est plus sûr de retourner vers le passé, que de s'engager dans des voies inconnues, et de tenter des innovations dangereuses.

# ORDRE PREMIER.

## DES POISONS MINÉRAUX.

L'ordre des poisons minéraux sera subdivisé en quatre sous-ordres ou sections, qui comprendront : la première, les métaux; la seconde, les métalloïdes; la troisième, les acides; la quatrième, les alcalis. Un appendice sera réservé pour les composés, tels que les sels doubles, qui n'auront pas pu trouver place dans les quatre sections précédentes.

Pour le rang à assigner à chaque élément toxique, je me guiderai tout à la fois, et d'après l'importance de l'étude qu'on en doit faire, et d'après l'analogie que présentent entre eux les poisons que je rapprocherai. Je veux surtout ne pas oublier que cet ouvrage, tout entier d'application, doit être essentiellement pratique.

# SECTION PREMIÈRE.

## DES POISONS MÉTALLIQUES.

La plupart des métaux sont des poisons. Mais tous produisent sur l'économie des effets analogues ou semblables, et avoir étudié l'empoisonnement

par l'arsenic, par le cuivre et par le plomb, c'est
avoir étudié, pour ainsi dire, à l'avance, les maladies du même ordre déterminées par les autres métaux, l'étain, le bismuth et le zinc, etc. Qu'on me par-
donne, en conséquence, de ne point accorder la même
place à chaque élément minéral toxique : ce serait s'é-
garer dans de trop longs développements, et s'exposer
à d'inutiles et fatigantes répétitions. Dans la section
consacrée aux poisons métalliques, il ne sera donc
traité à part, ou dans des articles séparés, que de
l'ARSENIC, de l'ANTIMOINE, du MERCURE, du CUIVRE et
du PLOMB. Un seul et même titre embrassera l'histoire des autres métaux, en ce qui touche aux intérêts de la toxicologie.

## ARTICLE PREMIER.

### DE L'ARSENIC.

Pour légitimer la place que je donne ici à l'arsenic, qu'il me soit permis de recourir à des considérations prises hors de la science.

Depuis 1826 jusqu'en 1845 (les relevés statistiques
de la chancellerie ne remontent pas plus haut), il
y a eu par année, en moyenne, trente-deux accusations d'empoisonnement portées devant les cours
d'assises. Voici, pour chaque année, le nombre correspondant de ces accusations :

| Années | Nombre des accusations | Récapitulation de cinq en cinq ans |
|---|---|---|
| 1826 | 18 | |
| 1827 | 27 | |
| 1828 | 37 | 147 |
| 1829 | 33 | |
| 1830 | 32 | |
| 1831 | 34 | |
| 1832 | 24 | |
| 1833 | 28 | 137 |
| 1834 | 28 | |
| 1835 | 23 | |
| 1836 | 31 | |
| 1837 | 44 | |
| 1838 | 40 | 207 |
| 1839 | 51 | |
| 1840 | 41 | |
| 1841 | 32 | |
| 1842 | 32 | |
| 1843 | 32 | 125 |
| 1844 | 29 | |
| 1845 | (*) | |

Total général....... 616

Sur ce chiffre total de six cent seize accusations,
plus de la moitié, sinon les deux tiers, se rapportent à des empoisonnements par l'arsenic. Voici, pour
les quatre dernières années, le chiffre relatif de chaque espèce d'empoisonnement, qu'il ne faut pas confondre avec le nombre d'accusations donné plus haut :

---

(*) Les relevés de 1845 ne sont pas encore faits. Je dois la communication de ces documents officiels à l'extrême obligeance du
chef de bureau de la direction des affaires criminelles.

| Nature des substances employées | Années | | | |
|---|---|---|---|---|
| | 1841. | 1842. | 1843 | 1844 |
| Arsenic | 38 | 29 | 29 | 41 |
| Cuivre | 4 | 9 | 6 | 3 |
| Plomb | 2 | » | 4 | » |
| Acide sulfurique | 2 | 5 | 3 | 1 |
| Acide nitrique | 1 | 1 | 2 | » |
| Verre pilé | » | » | » | 1 |
| Laudanum | 1 | » | » | » |
| Noix vomique | 2 | » | » | 1 |
| Stramonium | » | 1 | » | » |
| Tabac, extrait de colchique.... } Et un breuvage avortif....... } | » | » | 4 | » |
| Champignons vénéneux | » | » | » | 3 |
| Cantharides | 2 | 3 | 1 | 2 |
| Totaux | 52 | 48 | 49 | 52 |

En Angleterre, pour deux années seulement, de
1837 à 1838 inclusivement, il y a eu, d'après des états
officiels donnés par Christison, cinq cent quarante-
quatre cas d'empoisonnement relevés par les coroners (1). Ils sont ainsi répartis :

| Noms des substances toxiques employées. | Nombre des empoisonnements. |
|---|---|
| Arsenic | 186 |
| Mercure | 15 |
| Antimoine | 2 |
| Plomb | 1 |
| Étain | 1 |
| Métaux divers et potasse | 5 |
| Acide sulfurique | 32 |
| Acide azotique | 3 |
| Acide oxalique | 19 |
| Opium | 193 |
| Acide cyanhydrique | 34 |
| Poisons végétaux divers | 27 |
| Gaz acide carbonique | 2 |
| Cantharides | 2 |
| Poisons indéterminés | 22 |
| Total | 544 |

(1) This table is compiled from a Parliamentary Return of the

Pour la France, le nombre des accusations n'implique pas le nombre des crimes commis. Je lis dans le Mémoire si connu de M. de Cormenin, qu'en dix ans pour 335 accusations, il y a eu 414 accusés, et 392 victimes, dont voici la répartition :

Morts. . . . . . . . . . . . . . . . 187  
Indispositions. . . . . . . . . . . . . 171  } 392  
Tentatives sans effets. . . . . . . . . . 34  

D'après le Mémoire que je viens de citer, si l'on ajoute aux empoisonnements poursuivis, les crimes non poursuivis, faute d'en connaître les auteurs, et les crimes restés ignorés, on arrive, pour le nombre des victimes que fait chaque année l'arsenic, à un chiffre énorme, et qui justifie ces paroles de l'illustre auteur du *Droit administratif* : « Il y a un crime qui se cache dans l'ombre, qui rampe au foyer de la famille, qui épouvante la société, qui défie par les artifices de son emploi et la subtilité de ses effets, les appareils et les analyses de la science, qui intimide par ses doutes la conscience des jurés, et qui se multiplie d'année en année avec une progression effrayante. Ce crime est l'empoisonnement : cet empoisonnement est l'arsenic (1). »

Efforçons-nous, du moins, de montrer que les appareils et les analyses de la science ne sont plus en défaut devant un crime qui déjà, depuis l'époque où

---

cases of fatal poisoning, brought before the coroners of England in two years ending with 1838. (CHRISTISON, *on Poisons*, p. 108. edit. de 1845.

(1) *Mémoire sur l'empoisonnement par l'arsenic*. Paris, 1810

écrivait M. de Cormenin (1842), a diminué et dimi-
nuera peut-être encore dans une proportion sensible.
(*Voyez* le tableau de la page 448.)

# CHAPITRE PREMIER.

Histoire naturelle, chimique et pharmaceutique de l'arsenic.

Dans le langage précis des sciences, l'arsenic est
un corps simple, un métal (1). Dans le langage vulgaire, le radical est souvent pris pour l'un de ses
composés, en particulier pour l'acide arsénieux,
qui était l'arsenic des anciens. Comme métal, en
effet, l'arsenic n'est bien connu que depuis le milieu
du siècle dernier. C'est Brandt le premier, en 1733,
qui donna un procédé simple et facile pour le réduire et l'extraire de ses combinaisons avec l'oxygène. Les alchimistes, Albert le Grand et Paracelse
en particulier, l'avaient déjà vu sans doute ; mais
ils ne l'avaient pas reconnu comme radical ou corps
simple, ainsi que l'ont fait Schrœder en 1649, puis
Brandt, Macquer, Monnet, Scheele, Bergmann et
leurs successeurs.

L'arsenic très-répandu, mais toujours par petites
quantités, se trouve dans les gîtes métallifères, quelquefois à l'état natif (arsenic pur) ; quelquefois à

---

(1) Il est des chimistes qui ont rangé l'arsenic parmi les métalloïdes, à côté du soufre et du phosphore avec lesquels, en effet,
il a plus d'une analogie.

l'état d'oxyde ou d'acide; le plus souvent combiné avec le soufre, les métaux et les terres.

Parmi les produits naturels, on rencontre :

L'arsenic natif ou métallique,
L'oxyde d'arsenic,
L'acide arsénieux ;

Les sulfures simples d'arsenic au nombre de deux :

L'arsenic sulfuré jaune ou orpiment,
L'arsenic sulfuré rouge ou réalgar, appelé aussi rubine d'arsenic ;

Les sulfures multiples d'arsenic plus nombreux, savoir :

Le mispikel (soufre, arsenic et fer),
La tennantite (soufre, arsenic, cuivre et fer),
Le bleischimmer (soufre, antimoine, arsenic et plomb),
La cobaltine (soufre, arsenic, cobalt et fer),
La disomose (soufre, arsenic, nickel, cobalt, fer et silice),
La polybasite (soufre, antimoine, arsenic, argent, cuivre, fer et gangue),
La panabase (zinc en plus que dans la polybasite),
La proustite, dont la première analyse est due à Proust, composée de soufre, antimoine, arsenic, argent, fer et silice ;

Les arséniures métalliques, savoir :

L'arséniure d'antimoine ou antimoine arsénifère,

L'arséniure d'argent ou argent arsénié,
L'arséniure de bismuth ou bismuth arsénié,
L'arséniure de cobalt ou cobalt arsenical;

Et d'après M. Berzelius :

L'arséniure de cuivre ou cuivre arsénié;

Les arsénites et les arséniates, corps d'aspect non métallique, et dont les espèces sont nombreuses et variées, savoir :

La pharmacolite ou chaux arséniatée,
L'arsénicite, autre espèce de chaux arséniatée,
La mimetèse, plomb arséniaté ou plomb phos-phaté arsénifère,
L'érythrine ou cobalt arséniaté,
Le nickelocre ou nickel arséniaté,
L'érynite ou cuivre arséniaté rhomboédrique,
La liroconite ou cuivre arséniaté en octaèdres obtus,
L'olivenite ou cuivre arséniaté prismatique droit,
L'aphanèse ou cuivre arséniaté prismatique trian-gulaire,
La scorodite ou cuivre arséniaté ferrifère,
La pharmacosidérite ou fer arséniaté de Cornwall,
La néoctèse ou fer arséniaté du Brésil,
La sidérétine ou fer oxydé arsénifère,
La rhodoïse ou cobalt arséniaté terreux,
La néoplase ou nickel oxydé arsénifère.

A ces produits naturels la chimie de nos jours a ajouté :

L'acide arsénique,

Plusieurs sulfures.

Le chlorure.
L'iodure,
Le bromure,
Le fluorure,
Le phosphure, } d'arsenic ;

Divers arséniures, arsénites ou arséniates alcalins et métalliques, tels que :

L'arsénite de cuivre ou vert de Scheele, le vert de Schweinfurt, ou vert de Vienne, si employés dans les arts,

Les arséniates de soude et de potasse, etc.

Puis enfin :

L'hydrure d'arsenic,
L'hydrogène arsénié,
Et le cacodyle, qui n'est pas le composé d'arsenic le moins digne d'intérêt.

J'étudierai brièvement l'histoire naturelle et chimique de chacun de ces corps, après quoi je passerai à leur histoire pharmaceutique.

I. — *Histoire naturelle et chimique de l'arsenic et de ses composés.*

*Arsenic natif ou métallique* (As).

*Histoire naturelle.* — Les minéralogistes ont distingué trois variétés d'arsenic natif ou métallique :

L'arsenic bacillaire, en baguettes prismatiques

rectangulaires, simples ou réunies en faisceaux di-
vergents ;

L'arsenic testacé, en masses à surface mamelonnée, composées de couches parallèles courbes ;

L'arsenic granulaire, à grains plus ou moins fins.

*Propriétés physiques et chimiques.* — L'arsenic
est solide, d'un gris d'acier, brillant, inodore, insipide, très-cassant, très-facile à réduire en poudre.
Frotté entre les doigts, il acquiert une légère odeur
alliacée. Récemment préparé, il offre une texture
cristalline, tantôt grenue, tantôt lamelleuse.

Exposé à l'air, surtout à l'air humide, il perd
promptement son éclat métallique et se recouvre
d'une couche noire pulvérulente (oxyde d'arsenic).

Selon Buchner, cette oxydation n'a point lieu, si
l'arsenic est absolument pur. M. Berzelius dit avoir
conservé, durant trois ans, quelques fragments de
ce métal dans un flacon ouvert, sans qu'il ait augmenté de poids, et sans qu'il ait rien perdu de son
éclat (1).

Chauffé dans un tube fermé à l'une de ses extrémités, il commence à se sublimer à la température
de 180 degrés. Augmente-t-on la chaleur, la sublimation devient plus rapide, sans que pour cela le
métal entre jamais en fusion.

Chauffé à l'air libre, à une température voisine
de celle où il commence à se sublimer, l'arsenic se

_______

(1. *Repertorium für die Pharmacie*, t. XXI, p. 29. — *Annales de
Chimie et de Physique*, 2e série, t. XI, p. 240. Christison, on Poisons, p. 251; édit. de 1845

combine avec l'oxygène, et se transforme en acide arsénieux, qui s'échappe en fumées d'un blanc grisâtre. Le métal, en brûlant, dégage une odeur alliacée pénétrante. A la température rouge, la combinaison avec l'oxygène se produit avec une flamme lilas plus ou moins intense.

L'arsenic métallique n'a pas d'usage important par lui-même, si ce n'est qu'il entre pour un millième dans la fabrication du plomb de chasse. Cette petite proportion suffit pour donner à l'alliage en fusion la propriété de s'arrondir, en tombant, en gouttelettes sphériques, propriété que le plomb pur ne possède pas, du moins d'une manière aussi parfaite.

L'arsenic métallique ne devient vénéneux qu'en s'oxydant, ou en passant à l'état de combinaison soluble.

### *Oxyde d'arsenic* (composition encore indéterminée).

*Histoire naturelle.* — Je viens de dire que l'arsenic métallique, exposé à l'air, se couvrait d'une couche noire pulvérulente. Cette matière est l'oxyde ou sous-oxyde d'arsenic de M. Berzelius. On le trouve dans les mines avec l'arsenic natif.

*Propriétés physiques et chimiques.* — L'oxyde d'arsenic est terne, d'un brun noirâtre, sans odeur, si ce n'est après qu'on l'a frotté quelque temps entre les doigts. Il est connu vulgairement sous le nom de *poudre aux mouches*, nom donné également à l'arséniure de cobalt ou cobalt arsenical.

Chauffé dans un petit tube, il se volatilise, et se partage en acide arsénieux blanc et en arsenic métallique gris d'acier brillant.

Il est insoluble dans l'eau.

Ce corps est-il un composé d'arsenic et d'oxygène en proportions fixes, ou bien n'est-ce qu'un simple mélange d'acide arsénieux et de métal? Les chimistes n'ont point décidé la question. Une remarque en faveur de la première opinion, c'est que toutes les fois qu'on réduit de l'arsenic dans un tube, il se forme au-devant du métal, et antérieurement à lui, deux petites auréoles dont la plus éloignée est blanche; la plus rapprochée, terne et brunâtre. L'auréole blanche est évidemment de l'acide arsénieux; l'auréole brune n'est-elle pas un composé à proportions fixes, un oxyde d'arsenic?

Ce corps est sans usage dans les arts et dans l'industrie.

De même que le métal, il ne devient vénéneux qu'en passant à l'état de combinaison soluble.

*Acide arsénieux* ($As^2 O^3$); *vulgairement : arsenic, arsenic blanc, oxyde blanc ou deutoxyde d'arsenic, mort aux rats.*

*Histoire naturelle.* — Dans la nature, l'acide arsénieux est rarement cristallisé; le plus souvent on le rencontre dans les mines en petites masses compactes ou en dépôts pulvérulents.

Cristallisé, il est sous forme d'octaèdres réguliers, simples ou modifiés, ou de tétraèdres dont les faces sont irrégulièrement élargies.

Dans les mines même, il est le plus souvent un produit de l'art : il provient des grillages qu'on a pratiqués sur place ou d'incendies accidentels.

*Propriétés physiques et chimiques.* — L'acide arsénieux est solide, blanc, vitreux dans sa cassure, inodore, d'une saveur légèrement acide et métallique. Réduit en poudre, il ressemble à du sucre ou à de la farine; d'où lui vient en allemand le nom de *giftmel* (farine-poison).

Projeté sur un charbon ardent, à l'air libre, l'acide arsénieux se volatilise en répandant des fumées blanches épaisses. La portion de métal réduite répand, en brûlant, l'odeur d'ail caractéristique déjà indiquée.

Projeté sur une plaque de métal chauffée, l'acide arsénieux se volatilise sous forme de fumées blanches, mais sans odeur. Cette différence, qui importe au toxicologiste, tient à ce que l'odeur d'ail appartient exclusivement à l'arsenic métallique au moment de sa combustion. L'acide arsénieux, par lui-même est inodore.

Soumis à la chaleur dans un tube fermé à l'une de ses extrémités, l'acide arsénieux se sublime, sans éprouver ni décomposition ni fusion.

Récemment sublimé, il est en cristaux tétraèdres transparents, ou en masse vitreuse également transparente.

Abandonné à l'air, l'acide arsénieux cristallisé perd sa transparence, et il devient opaque ou blanc de lait.

L'acide arsénieux du commerce est presque toujours opaque et blanc à sa surface; tandis qu'à l'intérieur des morceaux, il conserve encore son éclat vitreux naturel et sa transparence.

On ignore encore comment s'opère ce changement, qui influe beaucoup sur les propriétés de ce corps, disent MM. Dumas et Guibourt. En effet, l'acide arsénieux opaque se réduit bien plus aisément en poudre, et se dissout bien plus facilement dans l'eau, que l'acide arsénieux brillant, et dont les petites aiguilles sont transparentes.

Chauffé dans un tube au contact du charbon ou du flux noir (tartrate acide de potasse carbonisé), l'acide arsénieux est décomposé, et le métal réduit se sublime, sous forme d'anneau, sur la paroi du tube. La couleur brillante et gris d'acier de cet anneau, sa volatilité, la propriété qu'il possède, au contact de l'air, de pouvoir se convertir en une auréole blanche elle-même volatile, et, après cette transformation, de pouvoir être ramené encore à l'état de métal brillant au moyen du charbon ou du flux noir, forment un ensemble de caractères qui n'appartiennent qu'à l'arsenic. L'expert devra s'en souvenir dans les manipulations délicates, qu'il pourra quelquefois être appelé à exécuter, sur de très-petites quantités de cette matière toxique extraites des débris d'un cadavre.

L'eau ne dissout qu'à peine et avec lenteur l'acide arsénieux. On admet généralement qu'à la température ordinaire, 100 parties d'eau froide dissolvent une partie d'acide arsénieux, et que 100 parties d'eau bouillante en dissolvent dix fois plus. L'addition à l'eau d'un acide puissant, l'acide chlorhydrique par exemple, rend cette dissolution plus facile.

D'après M. Guibourt, il existe une différence très-notable dans la solubilité absolue de l'acide arsénieux vitreux, et celle du même acide devenu opaque par l'action de l'air. Ce dernier est plus soluble que l'autre, comme on le voit par le tableau suivant:

| 100 PARTIES D'EAU CONTIENNENT : | ACIDE opaque. | ACIDE transparent. |
|---|---|---|
| Dissolution saturée à 15 degrés centigrades. | 1,25 | 0,96 |
| Dissolution saturée à 100 degrés centigrades. | 11,47 | 9,68 |
| Dissolution saturée à 100 degrés centigrades, puis refroidie pendant deux jours. ....... | 2,90 | 1,78 |

Ces faits, d'une grande utilité pour les recherches de médecine légale, dit M. Dumas, sont fort difficiles à expliquer.

D'après M. Berzelius, la dissolution de l'acide transparent ou vitreux rougit le papier de tournesol : celle de l'acide opaque paraît plutôt douée d'une réaction alcaline.

Les dissolutions d'acide arsénieux donnent, avec l'acide sulfhydrique, un précipité jaune (sulfure d'arsenic). Mais la réaction demande du temps pour s'opérer, à moins qu'on ne chauffe la dissolution, ou bien qu'on ne l'aiguise avec l'acide chlorhydrique. Repris et chauffé dans un petit tube de verre, avec du flux noir, ou avec un mélange de charbon et

de chaux incandescent, le précipité est décomposé, et
l'arsenic réduit se sublime dans le tube sous forme
d'anneau métallique.

Traitées par le sulfate de cuivre, et particulièrement par le sulfate de cuivre ammoniacal, les dissolutions d'acide arsénieux donnent un précipité
vert d'arsénite de cuivre (vert de Scheele).

L'eau de chaux y détermine un précipité blanc
d'arsénite de chaux.

L'acide azotique concentré ou bouillant ne sur-
oxyde que difficilement l'acide arsénieux; tandis que
l'acide chloroazotique le transforme, avec la plus
grande facilité, en acide arsénique.

L'acide arsénieux sert à un très-grand nombre
d'usages. Extrait par le grillage des minerais ou py-
rites arsénifères, il sert à fabriquer le vert de Scheele,
le vert de Seweinfurt ou vert d'Allemagne : le premier, arsénite de cuivre; le second, combinaison
d'arsénite et d'acétate de cuivre. On sait quelle est
la consommation de ces produits dans plusieurs in-
dustries, dans l'impression des toiles et des papiers
de tenture.

On ajoute quelquefois de l'acide arsénieux aux
matières dont on fait le verre, pour transformer en
oxyde ferrique l'oxyde ferreux qui colore les silicates.
Le toxicologiste tiendra compte de ce fait dans le
choix des tubes de verre employés pour la réduction
de l'arsenic.

L'acide arsénieux a été et est encore peut-être
trop fréquemment employé dans les embaumements.

Il fait partie du savon de Becœur, qui sert à préparer les oiseaux et les insectes.

Le savon de Becœur a la composition suivante :

| | |
|---|---|
| Savon blanc. . . . . . . . . | 100 parties. |
| Acide arsénieux . . . . . . . | 100 |
| Carbonate de potasse. . . . . | 36 |
| Camphre . . . . . . . . . . | 15 |
| Chaux vive . . . . . . . . . | 12 |

L'acide arsénieux est le composé d'arsenic, sinon le plus redoutable comme poison, du moins le plus fréquemment employé par les malfaiteurs.

### *Acide arsénique* ($As^2 O^5$).

*Propriétés physiques et chimiques.* — L'acide arsénique est un produit de l'art : il a été découvert par Scheele. Cet acide est solide, blanc, incristallisable, inodore; mis sur la langue, il fait éprouver une sensation brûlante avec un arrière-goût métallique.

Exposé à l'air, il en attire fortement l'humidité. A la température rouge sombre, il fond en une masse vitreuse; si l'on dépasse cette température, il ne tarde pas à se décomposer en oxygène qui se dégage, et en acide arsénieux qui se sublime. Mêlé avec le flux noir ou le charbon, il donne, comme l'acide arsénieux, de l'arsenic métallique.

Six parties d'eau froide ou deux parties d'eau chaude suffisent pour le dissoudre.

L'azotate d'argent précipite en rouge brique sa

dissolution étendue; en violet foncé sa dissolution concentrée.

Si l'on acidule cette dissolution de quelques gouttes d'acide chlorhydrique, et qu'on y fasse passer un courant d'acide sulfhydrique, on obtient un précipité jaune de sulfure d'arsenic.

L'acide arsénique ne se trouve que dans les laboratoires des chimistes; son extrême solubilité en fait un agent toxique plus redoutable encore que l'acide arsénieux.

SULFURES SIMPLES D'ARSENIC.

*Arsenic sulfuré jaune ou orpiment; arsenic sulfuré rouge ou réalgar,* etc.

*Histoire naturelle.* — L'orpiment et le réalgar sont tout à la fois des produits de la nature et des produits de l'art. On connaît, en peinture, le premier sous le nom d'*orpin jaune*, et le second, sous le nom d'*orpin rouge*.

Les minéralogistes ont distingué :

L'orpiment cristallisé, substance d'un jaune d'or, cristallisant en prismes rhomboïdaux obliques;

L'orpiment lamelleux, petites masses composées de lames qui se séparent facilement les unes des autres, et présentent souvent un éclat nacré dans la cassure fraîche;

L'orpiment granulaire, petites masses qui approchent plus ou moins de la compacité, mais qui présentent toujours des grains distincts;

L'orpiment oolitique ou testacé;

L'orpiment compacte ;

L'orpiment terreux.

Les minéralogistes ont de même signalé :

Le réalgar cristallisé, substance d'un rouge de sang, cristallisant en prismes rhomboïdaux obliques, ou bien en prismes hexagones modifiés sur les arêtes et sur les angles ;

Le réalgar bacillaire, prismes hexagones déformés, groupés sur leur longueur ;

Le réalgar compacte, petites masses amorphes.

Les chimistes ont, en outre, obtenu diverses autres combinaisons de soufre et d'arsenic dont la composition est mal déterminée. M. Berzelius suppose que le soufre peut se combiner en toutes proportions avec l'arsenic.

*Propriétés physiques et chimiques.* — Pour le but que se propose le toxicologiste, il nous suffira de dire qu'en général les sulfures simples d'arsenic sont *jaunes, rouges* ou *noirs.* Ils sont fragiles, à cassure brillante, mais sans reflet métallique.

Projetés sur les charbons ardents, ils donnent, par leur décomposition au contact de l'air, tout à la fois l'odeur de l'acide sulfureux, et l'odeur alliacée de l'arsenic qui brûle.

Chauffés dans un petit tube fermé à l'une de ses extrémités, ils fondent et se subliment, en donnant lieu à deux et quelquefois à trois auréoles distinctes par la couleur. La plus volatile est *jaune ;* celle qui vient ensuite est *rouge,* et la troisième, quand elle existe, est *noire.*

La propriété que possèdent les sulfures de se vola-

tiliser en formant des auréoles de couleurs diverses,
peut servir à vérifier la nature d'un anneau d'arsenic métallique extrèmement faible. A cet effet,
on introduit une parcelle de soufre dans le petit
tube, et, à l'aide d'un filament de verre, on la fait
arriver jusqu'au contact de l'anneau métallique. On
chauffe pour opérer la combinaison, et l'on sublime
le produit. Après le refroidissement, le sublimé présente bien distinctement les deux ou trois auréoles
caractéristiques des sulfures d'arsenic (M. Danger).

Traités par le flux noir, ou par un mélange de
charbon et de chaux incandescent, ils se décomposent, et donnent lieu à un sublimé d'arsenic métallique et à un sulfure alcalin fixe. On peut constater
l'existence du sulfure alcalin en traitant ce sulfure
par de l'eau légèrement aiguisée d'acide chlorhydri
que. Le contact de ce liquide avec le sulfure produit
un dégagement d'hydrogène sulfuré que l'odeur fait
facilement reconnaitre.

Les sulfures d'arsenic sont insolubles dans l'eau.

Ils sont solubles, sans coloration de la liqueur,
dans l'ammoniaque. L'alcali volatilisé par la chaleur
ou neutralisé par un acide, le précipité se reforme
de nouveau.

Les sulfures d'arsenic, en raison de la variété de
couleurs qu'ils produisent, jouent un grand rôle
dans les arts. On les emploie en peinture, et surtout
pour l'impression des toiles. Les Orientaux en font
des poudres épilatoires; et les Chinois, des pagodes
et des vases purgatifs, dont on se sert en y faisant
infuser des acides végétaux que boivent les malades.

Les sulfures d'arsenic sont vénéneux ; mais, en raison de leur insolubilité, leur action est moins redoutable que celle de l'acide arsénieux et celle de l'acide arsénique. Toutefois, leur décomposition est opérée par les sucs gastriques et les matières organiques en général, ainsi que M. de Courdemanche, le premier, l'a montré par des expériences directes (1).

Les sulfures préparés par l'industrie sont plus dangereux que les sulfures naturels, parce qu'ils contiennent toujours une plus ou moins forte proportion d'acide arsénieux. M. Guibourt a montré que, dans certains cas, ils en renferment jusqu'à 94 pour 100.

### SULFURES MULTIPLES D'ARSENIC.

Je vais, en quelques mots, donner les caractères minéralogiques et chimiques de ces sulfures, que le toxicologiste peut avoir à reconnaître dans quelques circonstances ; par exemple, dans les analyses relatives aux terres de cimetière.

*Histoire naturelle.* — Mispikel (S As Fe), substance métalloïde, d'un blanc d'argent, cristallisant en prismes rhomboïdaux modifiés de différentes manières ;

Tennantite (S As Cu Fe), substance métalloïde, d'un gris de plomb, cristallisant en dodécaèdres rhomboïdaux ;

Bleischimmer (S As Sn Pb), espèce minérale en-

---

(1) CHRISTISON, *on Poisons.* p. 285 et 293 ; édit. de 1845.

core mal déterminée ; substance métalloïde , gris de plomb , à cassure grenue très-fragile ;

Cobaltine (S As Co Fe), substance métalloïde, gris d'acier, très-éclatante, clivable en cubes, et cristallisant le plus souvent en dodécaèdres pentagonaux, en isocaèdres, etc. ;

Disomose (S As Co Ni Fe), substance métalloïde, gris d'acier, en petites masses compactes ou lamelleuses très-fragiles ;

Polybasite (S As Sb Ag Cu Fe), substance métalloïde, gris de fer, cristallisant en prismes à six pans ;

Panabase (S As Sb Ag Cu Fe Zn), substance métalloïde, gris d'acier, cristallisant en tétraèdres réguliers ;

Proustite (S As Sb Ar Fe Si), substance non métalloïde, rouge, cristallisant dans le système rhomboédrique.

*Propriétés chimiques*. — Au chalumeau, toutes ces substances donnent l'odeur d'ail, ou d'arsenic qui brûle, et l'odeur d'acide sulfureux. Elles sont toutes attaquables par l'acide azotique. On précipite l'arsenic des dissolutions par les procédés indiqués plus haut (voyez *acide arsénieux* et *acide arsénique*).

La cobaltine est employée pour la fabrication de l'oxyde de cobalt, qui sert à colorer en bleu le verre et les émaux, et à préparer les bleus de cobalt, appelés *bleus de Thénard*.

Les sulfures multiples d'arsenic, étant insolubles dans l'eau, ne deviennent des poisons qu'en subis-

sant des décompositions propres à transformer leurs
éléments toxiques en composés solubles.

### CHLORURE, IODURE ET BROMURE D'ARSENIC.

*Propriétés physiques et chimiques.* — Les chlorure, iodure et bromure d'arsenic sont exclusivement des produits de l'art.

Le chlorure ($As^2Cl^6$) est liquide, incolore.

L'iodure ($As^2I^6$) est solide, d'un rouge pourpre.

Le bromure ($As^2B^6$) est liquide, incolore ou légèrement jaunâtre.

En contact avec l'eau, ces trois corps se décomposent en acides chlorhydrique, iodhydrique, brom-
hydrique, et en acide arsénieux. La réaction n'est
peut-être pourtant pas aussi simple quand il s'agit
de la décomposition de l'iodure d'arsenic. Il se forme
bien de l'acide iodhydrique et de l'acide arsénieux;
mais il se produit, en outre, une matière nacrée
cristalline qui paraît être un sous-iodure d'arsenic.

*Tableau de ces réactions.*

$$
\left.\begin{array}{l}
\text{Chlorure d'ars.} \ldots \quad As^2Cl^6 \\
\text{Iodure d'ars.} \ldots \quad As^2I^6 \\
\text{Bromure d'arsc.} \ldots \quad As^2Br^6
\end{array}\right\} + 3HO = \left\{\begin{array}{l}
As^2O^3 + 3\,Cl\,H \\
As^2O^3 + 3\,(I^2H) \\
As^2O^3 + 3\,Br\,H
\end{array}\right.
$$

Les chlorure, iodure et bromure d'arsenic sont
très-vénéneux. Une seule goutte de ces composés
cautérise et détruit les tissus organiques.

### *Fluorure d'arsenic* ($As^2Fl^6$)

Il faut dire du fluorure ce qui vient d'être dit des

composés précédents. C'est un liquide incolore, volatil, plus pesant que l'eau, et qui jouit tout à la fois des propriétés de l'acide fluorhydrique concentré et de celles de l'acide arsénieux très-divisé. Il attaque le verre.

## Phosphure d'arsenic ( Ph As )?

Le phosphure d'arsenic est un corps solide, noir, brillant et cassant, qui ne peut être conservé que sous l'eau. Il prend feu à l'air libre.

## Arséniures (M As).

*Histoire naturelle, propriétés physiques et chimiques.* — Les arséniures sont des substances métalloïdes, plus ou moins brillantes, à cassure ordinairement grenue.

Au chalumeau, ils donnent l'odeur d'ail sans mélange de l'odeur d'acide sulfureux. Attaquables par l'acide azotique, leur solution donne, par les réactifs, l'indice des bases associées à l'arsenic.

L'arséniure d'antimoine (As Sb) est gris d'acier :

L'arséniure d'argent (As Ag) est blanc d'argent :

L'arséniure de bismuth (As Bi) est brun-jaunâtre ;

L'arséniure de nickel (As Ni) est rougeâtre :

L'arséniure de cuivre (As Cu) est peu connu et n'a été vu que par M. Berzelius :

L'arséniure de cobalt (As Co) est gris d'acier dans sa cassure fraîche, mais noircissant promptement à l'air.

Ce dernier composé est le plus répandu. Il sert à

préparer le verre bleu connu sous le nom de *smalt*. En Europe, annuellement, il ne s'en exploite pas moins de 20 000 quintaux, dont la valeur est à peu près d'un million, et qui, convertis en oxyde, en smalt, en verre bleu de toute espèce, donnent un produit de 3 millions. La France est tributaire de l'étranger pour ce produit : annuellement elle en achète pour 300 000 francs.

Naturellement insolubles, les arséniures ne deviennent des poisons qu'en subissant une décomposition, d'où résultent des combinaisons solubles.

*Arsénites* ($MOAs^2O^3$) *et arséniates* ($MOAs^2O^5$).

*Histoire naturelle, propriétés physiques et chimiques.* — Les arsénites et les arséniates sont des corps solides, non métalliques, dont un caractère essentiel et commun est de donner des vapeurs blanches, et une odeur alliacée pénétrante, lorsqu'on les chauffe avec du flux noir et du charbon.

Les arséniates cristallisés, jusqu'ici connus, se rapportent aux systèmes rhomboédriques, prismatiques rectangulaires droits, prismatiques rectangulaires obliques. On n'en connaît point en prismes carrés. Il n'y a qu'un seul exemple du premier système, trois du second. Le plus grand nombre des espèces se rapporte au système prismatique droit, et il n'y en a que deux du système prismatique oblique. Les cristaux sont généralement petits.

Presque toutes ces espèces sont colorées : la plupart des couleurs sont fixes, et en rapport avec la

nature des bases. Les espèces qui seraient naturellement blanches sont fréquemment colorées accidentellement.

Les arséniates ont les plus grands rapports avec
les phosphates. L'acide arsénique et l'acide phosphorique, saturés par les mêmes bases, donnent des
sels qui cristallisent de même, ou sont isomorphes.
Cette observation, faite par M. Mitscherlich, a été le
point de départ de la théorie de l'isomorphisme.
C'est d'après cette vue théorique que M. Couerbe
fut conduit à soupçonner l'existence de l'arséniate
de chaux dans les os humains, dont la texture solide
est due, comme on le sait, au carbonate et au phos-
phate de cette base.

Je ne m'arrêterai pas à décrire chacun des sels
(arsénites ou arséniates) dont j'ai donné plus haut la
nomenclature. Leurs propriétés physiques ne les
caractérisent pas suffisamment, et leurs propriétés
chimiques peuvent être examinées en commun, ou
d'une manière générale.

Les sels d'arsenic, à base de soude et de potasse,
sont blancs, très-solubles.

L'arséniate de soude cristallise en beaux prismes
hexaèdres réguliers qui s'effleurissent promptement.

L'arséniate de potasse forme une masse saline non
cristallisable et déliquescente. Le biarséniate donne
de beaux cristaux dont la forme primitive est l'oc-
taèdre à base carrée.

L'arsénite ou arséniate d'ammoniaque ne peut
exister sans eau; sa dissolution est incolore.

Les arsénites ou arséniates de chaux, naturels ou

artificiels, sont de couleur blanche ou accidentellement rosés; ils sont tout à fait insolubles.

Les arsénites à bases métalliques sont diversement colorés, et peu solubles en général.

Les arsénites de cuivre, naturels ou artificiels, sont vert d'émeraude; les arséniates cuivreux naturels (érynite, olivenite, aphanèse) sont bleus ou d'un vert sombre, ou vert bleuâtre.

L'arsénite de cobalt (rhodoïse) est rose ou rose-violâtre.

L'arsénite de nickel (néoplase) est brun ou noirâtre.

L'arsénite et l'arséniate d'argent, produits de l'art, sont : le premier, jaune; le second, rouge-brique.

La coloration rouge-brique de l'arséniate d'argent est un caractère spécial, important en toxicologie.

Les sels d'arsenic ont une action d'autant plus délétère qu'ils sont plus solubles, ou que leur base elle-même est un poison plus énergique.

COMBINAISONS D'ARSENIC ET D'HYDROGÈNE.

### *Hydrure d'arsenic* ( As H )?

*Propriétés physiques et chimiques.* — L'hydrure d'arsenic est peu connu : c'est toujours un produit de l'art. Il est solide, brun-châtain, sans éclat métallique. D'après M. Berzelius, on l'obtient lorsqu'on emploie, pour la décomposition de l'eau par l'électricité, de l'arsenic comme conducteur métallique. L'hydrogène de l'eau, au lieu de se dégager, se

combine avec l'arsenic, et le composé se détache du
métal en flocons châtains.

Il paraît se former, également dans d'autres circonstances, lorsque l'hydrogène et l'arsenic sont en
contact à une température un peu moins élevée que
le rouge obscur.

### *Hydrogène arsénié* ($As^2 H^6$).

*Propriétés physiques et chimiques.* — L'hydrogène arsénié a été découvert par Scheele; c'est un
gaz incolore, d'une odeur fétide, se rapprochant de
celle de l'arsenic qui brûle.

Si on le fait passer à travers un tube chauffé au
rouge, il se partage en hydrogène qui se dégage, et
en arsenic métallique qui se dépose à quelque distance de la partie chauffée. Si on l'enflamme, soit
par l'étincelle électrique, soit au moyen d'un corps
en ignition, il donne lieu à de la vapeur d'eau et à
de l'acide arsénieux. Mais si la quantité d'oxygène
affluent n'est pas suffisante pour brûler en entier les
deux éléments, comme cela arrive lorsqu'on inter-
cepte la flamme par un corps froid, il se dépose sur
le corps froid de l'arsenic métallique pur, ou plus
ou moins oxygéné.

Si l'on fait passer le gaz hydrogène arsénié à travers une dissolution de chlore, il est décomposé:
l'hydrogène s'unit au chlore pour former de l'acide
chlorhydrique, et l'arsenic oxydé reste dans la dissolution. Au lieu de chlore, si l'on fait usage d'une
dissolution saline métallique dont la base n'a pas
une affinité puissante pour l'oxygène, l'azotate d'ar-

gent par exemple, le métal de la base est précipité, et l'arsenic oxydé reste dans la dissolution.

L'eau privée d'air ne se charge pas d'hydrogène arsénié; l'eau aérée le décompose.

Ce gaz est très-dangereux à respirer. Il a été fatal à plusieurs chimistes, entre autres à Gehlen et à un jeune chimiste de Dublin (1). On devra donc ne le manier qu'avec prudence.

La théorie de la formation de l'hydrogène arsénié important surtout au toxicologiste, je m'y arrêterai avec détail, quand je ferai l'histoire de l'appareil de Marsh.

### Du cacodyle ( $C^4 H^{12} As^2$ ).

Le cacodyle est le radical supposé d'un corps qu'on connaît sous le nom de *liqueur de Cadet* ou d'*alcarsine*. Comme radical, ce corps est le type d'une série qui vient d'être étudiée avec soin et succès par M. Bunsen (2).

L'alcarsine, ou liqueur de Cadet, liquide fumant à l'air, avait été regardée comme un composé exempt d'oxygène. M. Berzelius, le premier, soupçonna que ce corps était un oxyde. M. Bunsen mit le fait hors de doute, et, dès lors, on fut obligé de remonter au principe de ce produit oxydé, principe que l'on n'est pas parvenu néanmoins à isoler expérimentalement. Il en est ainsi, comme on le sait, de l'ammoniaque, dont le radical, l'*ammonium*, est encore un prin-

---

(1) Christison, on *Poisons*, p. 288; édit. de 1845.
(2) *Annales de Chimie et de Physique*, 3e série, t. VI, p. 167.

cipe abstrait, qui n'a jamais été isolé par les chimistes.

La liqueur de Cadet, que la chimie appelle actuellement *oxyde de cacodyle,* est un liquide incolore, très-inflammable, horriblement fétide. Poison par son odeur seule, ce corps ne doit être manié qu'avec plus de prudence encore que l'hydrogène arsénié.

Le cacodyle peut se combiner avec toute la série des corps simples et les plus toxiques, le soufre. le chlore, le sélénium, l'iode, le brome, le cuivre. le cyanogène, etc. Mais toutes ces combinaisons, et le corps primitif lui-même, ne sont connus que dans les laboratoires; ils n'ont aucun usage, et ne peuvent être d'aucun emploi dans l'industrie et dans les arts. Disons toutefois que, fussent-ils mis en œuvre comme instruments de crimes, ils seraient, dans les débris d'un cadavre, aussi faciles à découvrir que l'arsenic même. Il n'est plus pour la chimie d'*acqua Tophana,* ou de *cantarella* de composition impénétrable.

## II. — *Histoire pharmaceutique de l'arsenic.*

L'arsenic forme la base de plusieurs préparations pharmaceutiques employées soit à l'extérieur, soit à l'intérieur. Devant les tribunaux, l'expert étant appelé à donner des renseignements sur la composition et l'emploi de ces préparations, il convient d'en dire ici quelques mots.

Les combinaisons d'arsenic qui entrent dans la

composition des préparations pharmaceutiques les plus usitées, sont l'acide arsénieux, les arsénites et arséniates de soude, de potasse et d'ammoniaque.

Avec l'acide arsénieux on a composé des solutions, des pilules, des poudres, pâtes ou pommades, des cataplasmes, des cérats et des liniments.

Les solutions sont employées en boissons ou en lotions.

La solution, désignée sous le nom de *Lefebvre de Saint-Ildefont*, est composée de :

Acide arsénieux sublimé..... 0$^{gr}$,010 ( 2 grains ).
Eau distillée.............. 500$^{gr}$,000 ( 1 livre).

La dose est d'une cuillerée à bouche, qui contient environ un demi-centigramme ou un dixième de grain d'acide arsénieux.

La solution pour lotion, du même auteur, contient le quadruple d'acide arsénieux (40 centigrammes ou 8 grains) pour la même quantité d'eau distillée (1).

----

(1) On aura souvent à faire la comparaison entre les poids anciens et les poids nouveaux.

Voici, d'après le Codex, le tableau comparé des mesures de quantité, telles qu'elles sont en usage aujourd'hui dans la pratique de la pharmacie et de la médecine :

|  | Grammes. |
|---|---|
| 1 grain..................... | 0,054 |
| 1 scrupule ou 24 grains..... | 1,30 |
| ½ gros ou 36 grains......... | 1,95 |
| 2 scrupules ou 48 grains.... | 2,60 |
| 1 gros ou 72 grains......... | 3,90 |
| 2 gros ..................... | 7,81 |
| ½ once ou 4 gros........... | 15,62 |

Les pilules arsenicales du Codex, qui portent aussi le nom de *pilules asiatiques*, sont composées d'après la formule suivante :

Acide arsénieux porphyrisé... 0<sup>gr</sup>,005 ( 1 grain ),
Poivre noir porphyrisé...... 0<sup>gr</sup>,066 ( 12 grains ),
Gomme arabique pulvérisée... 0<sup>gr</sup>,010 ( 2 grains ),
Eau commune........... q. s. (quant. suff. ),

pour douze pilules. Chaque pilule contient un douzième de grain d'acide arsénieux.

---

| | |
|---|---|
| 1 once.................. | 31,25 |
| 1 quarteron ou 4 onces..... | 125,00 |
| ½ livre ou 8 onces........ . | 250,00 |
| 1 livre ou 16 onces........ | 500,00 |
| 2 livres ........ ........ | 1000,00 |

*Rapports approchés adoptés pour cet ouvrage et conformes au Codex.*

| | Grammes. |
|---|---|
| 1 grain............... | 0,05 |
| 2 grains............... | 0,10 |
| ½ gros ou 36 grains........ | 2,00 |
| 1 gros ou 72 grains........ | 4 |
| 2 gros............... | 8 |
| ½ once ou 4 gros......... | 16 |
| 1 once............. | 32 |
| 1 once ½............... | 48 |
| 2 onces............. | 64 |
| 3 onces............. | 96 |
| 4 onces............... | 125 |
| ½ livre............... | 250 |
| 1 livre............... | 500 |
| 2 livres............... | 1000 |

Une cuillerée à café d'eau commune équivaut à 1 gros 18 grains, ou 5 grammes.

Une cuillerée ordinaire équivaut à quatre cuillerées à café, ou 5 gros, ou 20 grammes.

Les pilules arsenicales dites de Barton ont la composition suivante :

Arsenic blanc ou acide arsénieux.    0gr,010  (2 grains).
Opium en poudre............    0gr,040  8 grains.
Savon médicinal. .............   1gr,020  22 grains).

pour trente-deux pilules ; c'est un seizième de grain d'acide arsénieux par pilule. Van Mons a modifié cette formule en diminuant la quantité relative d'arsenic. Il a donné à ses pilules le nom de *pilules sédatives*.

Les poudres arsenicales sont très-nombreuses.

Le Codex donne la formule suivante de la poudre caustique du frère Cosme ou de Rousselot :

Cinabre porphyrisé.........    16gr,000  4 gros ;
Sang-dragon pulvérisé......    16gr,000  4 gros ;
Arsenic blanc porphyrisé.....    8gr,000  2 gros).

L'ancienne formule du frère Cosme était la suivante :

Cinabre ..................    2 gros,
Cendres de semelle brûlée. . . .    8 grains ;
Sang-dragon.... ..........    12 grains ;
Arsenic blanc...... .. ..    40 grains.

Van Mons. Augustin. Ant. Dubois. et d'autres encore. ont modifié cette formule. On conçoit que chaque chirurgien peut faire la sienne. Dupuytren employait. comme poudre caustique. un mélange de protochlorure de mercure et d'acide arsénieux. dans la proportion d'un ou de deux centièmes d'arsenic.

La *Pharmacopée universelle* de M. Jourdan fait connaître la composition des poudres arsenicales de Justamond, de Plukket, de Plenciz, de Baumann, de Fontaneilles. Je ne crois pas devoir rapporter ici ces formules : le lecteur les trouvera, au besoin, dans le livre auquel je renvoie (1).

J'ai été appelé avec Ollivier (d'Angers) et M. Chevallier à faire l'analyse d'une poudre de ce genre, employée comme escarotique par des charlatans, sous le nom de *remède de la maréchale d'Osny* (la femme du maréchal-ferrant d'un petit village nommé Osny, près Pontoise). Cette poudre était composée de 75 parties d'acide arsénieux sur 25 parties de réalgar et d'oxyde de fer.

La pommade d'Hellmund a joui d'une certaine célébrité contre les cancers de la face. Elle a été achetée d'un douanier d'Oldendorf, par le gouvernement prussien. En voici la formule compliquée :

Cinabre factice . . . . . . . . . . . . . . . $\frac{1}{2}$ gros ;
Cendres de vieilles semelles . . . 4 grains ;
Sang-dragon . . . . . . . . . . . . . . . 4 grains ;
Arsenic blanc . . . . . . . . . . . . . . 12 grains.

On incorpore un grain de cette poudre dans 1 gros d'onguent formé avec :

Onguent de cire . . . . . . . . . . . . 2 onces ;
Baume du Pérou . . . . . . . . . . . . 1 gros ;
Extrait de ciguë . . . . . . . . . . . . 1 gros ;
Acétate de plomb . . . . . . . . . . . 24 grains ;
Laudanum . . . . . . . . . . . . . . . . $\frac{1}{2}$ scrupule.

_______________

(1) JOURDAN, *Pharmacopée universelle*, t. I, p. 212. Paris, 1828.

Swédiaur a proposé comme cataplasme arsenical contre le cancer, la composition suivante :

Arsenic blanc. . . . . . . . . . . . . . . .     ½ once ;
Camphre. . . . . . . . . . . . . . . . . . . .     1 once ;
Vinaigre . . . . . . . . . . . . . . . . . . .     1 livre ;
Suc de carottes. . . . . . . . . . . . . .     2 livres ;

le tout mêlé et additionné d'une quantité arbitraire de poudre de grande ciguë.

La pharmacopée d'Anvers fait mention d'un cataplasme anticancéreux qui contient la même quantité d'acide arsénieux, mais auquel elle ajoute une demi-once d'acétate de plomb, et un gros et demi de laudanum de Sydenham.

Comme cérat arsenical, les pharmacopées donnent la formule suivante :

Cérat simple. . . . . . . . . . . . . . . .     1 once ;
Arsenic blanc en poudre. . . . . .     24 grains.

La proportion d'arsenic est ici trop forte. Récemment, un enfant a été empoisonné à la suite d'un pansement fait avec cette préparation.

Comme liniment, Swédiaur a proposé :

Arsenic blanc. . . . . . . . . . . . . . . .     1 à 2 grains ;
Huile d'olive. . . . . . . . . . . . . . . .     1 once.

Les composés solubles d'arsenic, les arsénites et arséniates de potasse, de soude et d'ammoniaque servent surtout à l'usage interne.

Voici les préparations magistrales les plus employées, chaque médecin ayant le droit de formuler la sienne.

*Solution dite de Fowler, d'après la pharmacopée de Londres et le Codex :*

Acide arsénieux............     5$^{gr}$ (1 gros 18 grains);
Carbonate de potasse........     5$^{gr}$ (1 gros 18 grains);
Eau distillée...............     500$^{gr}$ (1 livre);
Alcool de mélisse composé....     16$^{gr}$ ($\frac{1}{2}$ once).

On réduit l'acide arsénieux en poudre; on y mêle le carbonate de potasse, et l'on fait bouillir dans un vase de verre jusqu'à ce que l'acide arsénieux soit dissous complétement. Quand la liqueur est refroidie, on y ajoute l'alcool de mélisse; on filtre, et l'on remet une quantité d'eau suffisante pour que le tout représente exactement 500 grammes ou 1 livre.

La liqueur contient ainsi un centième de son poids d'acide arsénieux, c'est-à-dire 1 centigramme pour 1 gramme d'eau, ou 5 centigrammes (1 grain) pour une cuillerée à café de liquide.

La solution de Fowler s'administre par gouttes, et généralement on ne dépasse pas la dose de douze à quinze gouttes, ce qui équivaut à $\frac{1}{5}$ ou $\frac{1}{4}$ de grain d'acide arsénieux, la cuillerée à café contenant environ soixante gouttes. Fowler a dépassé cette dose. Il l'a portée, dans quelques cas, exceptionnels il est vrai, jusqu'à cinquante-six gouttes, ou près d'un grain, en deux ou trois doses dans les vingt-quatre heures. Mais, de l'aveu même du médecin anglais, les effets éprouvés n'ont pas alors été sans gravité.

*Solution de Pearson.*

Arséniate de soude cristallisé..     0$^{gr}$,005 (1 grain);
Eau distillée...............     32$^{gr}$,000 (1 once).

La solution de Pearson contient une proportion d'arsenic six fois moindre que la liqueur de Fowler.

La liqueur arsenicale de Biett :

Arséniate d'ammoniaque......     0$^{gr}$,020 (4 grains),
Eau distillée...............     125$^{gr}$,000 (4 onces),

offre des proportions d'arsenic semblables à celles de la liqueur de Pearson.

Biett a laissé, dans la pratique de l'hôpital Saint-Louis, les deux formules suivantes pour la préparation de pilules arsenicales :

### Première formule :

Extrait alcoolique de ciguë....  0$^{gr}$,120,
Arséniate de soude ........     0$^{gr}$,010,

pour vingt-quatre pilules. Proportion pour chaque pilule : un douzième de grain.

### Seconde formule :

Arséniate de fer...........     0$^{gr}$,015 (3 grains),
Extrait de houblon.........     4$^{gr}$,000 (1 gros),
Poudre de guimauve........     2$^{gr}$,000 ($\frac{1}{2}$ gros),
Sirop de fleur d'oranger......  Quantité suffisante,

pour quarante-huit pilules. Proportion : un seizième de grain d'arséniate de fer par pilule.

L'emploi de l'arsenic en médecine remonte jusqu'aux anciens. Les Grecs, les Latins, les Arabes, ont fait usage des sulfures naturels, l'orpiment et le réalgar. On assure que les Indiens et les Chinois ont regardé l'arsenic comme une sorte de panacée

A combien d'autres poisons n'a-t-on pas fait le même honneur !

Toutefois, ce n'est que dans le siècle dernier qu'on a réglé l'usage des diverses préparations arsenicales pour la thérapeutique. On doit ce service au frère Cosme, à Slevoght, à Frick, à Keil, aux deux Plenciz, etc., mais surtout à Harles et à Fowler. Leurs efforts triomphèrent des répugnances de Stahl, reproduites par Storck, Peyrilhe, Deidier, Thibaut, et d'autres encore.

Les expériences de Harles ont été pleines de hardiesse ; on n'oserait peut-être pas les renouveler. La médecine légale doit en tenir compte.

Pour apprécier le mode d'action de l'arsenic, Harles fit prendre cette substance à des adultes en santé, depuis un douzième de grain jusqu'à un tiers de grain. Les effets furent les suivants :

Sentiment d'ardeur à la gorge ; soif avec augmentation marquée de l'appétit ;

Évacuations alvines plus fréquentes ; mais quelquefois, au contraire, constipation ;

Augmentation de la chaleur générale ; augmentation de la sécrétion de l'urine et de la transpiration ; élévation du pouls ; sorte de fièvre rémittente sans type régulier.

Fowler traitait des malades ; il put, sans danger, élever les doses que n'avait pas dépassées Harles. Il est généralement reconnu que l'organisme est moins sensible à l'action des médicaments dans l'état morbide que dans l'état sain. L'école italienne explique ce phénomène physiologique par la *tolérance*

ou la *capacité morbide*; plus simplement. je serais
porté à le subordonner à la plus ou moins grande
activité de l'absorption. Mais je n'ai pas à discuter ici sur les causes du phénomène: acceptons le
fait tel que le donne la médecine pratique. Fowler.
dis-je, administra à des malades l'acide arsénieux
jusqu'à la dose d'un demi-grain à trois quarts de
grain dans l'intervalle de vingt-quatre heures. Quels
effets en observa-t-il? Fowler était un praticien
exact et véridique : citons ses propres paroles :

« J'ai expérimenté, dit-il, ma solution dans plus
de trois cent vingt cas contre diverses maladies, et
j'en ai soigneusement observé les effets. Plus d'un
tiers de ceux chez lesquels je l'ai employée ont eu
des nausées; près d'un tiers, le ventre libre. et environ un tiers, des tranchées ; les vomissements, les
purgations. les enflures. l'anorexie étaient rares en
comparaison des effets précédents, et leur développement avait lieu, en général . dans l'ordre où je
les ai mentionnés , l'enflure et l'anorexie étant les
plus rares. »

Pour Fowler, ces effets étaient désirables. normaux; il les appelait *operative effects* qu'on pourrait traduire par *effets physiologiques*. Les nausées
devenaient-elles des vomissements répétés: la liberté
du ventre, de la diarrhée: les tranchées. des coliques
violentes, etc. ; c'était un avertissement pour le médecin : il fallait donner le médicament à moindre
dose, ou même en suspendre l'usage. pour le reprendre plus tard, si la nature de la maladie l'exigeait.
A plus forte raison. fallait-il abandonner la solution

arsenicale, si elle avait produit des effets tels que
la bouffissure du visage, l'enflure des membres, des
tremblements nerveux, des paralysies partielles,
phénomènes observés par des médecins qui, dans
l'emploi du médicament de Fowler, n'avaient peut-
être pas acquis l'habitude du maître.

Appliquées à l'extérieur, les préparations arsenicales ne commandent pas moins de prudence que
lorsqu'elles sont introduites dans les organes digestifs. Des exemples d'accidents graves, ou même
d'empoisonnements, advenus à des praticiens habiles, sont des leçons qui ne doivent pas être perdues
pour l'avenir.

Fowler avait plus spécialement employé les préparations arsenicales contre les fièvres intermittentes, et les affections périodiques en général. En
reprenant la pratique des anciens, Girdlestone les
appliqua au traitement des maladies de la peau (1).
Il en obtint des succès inespérés, succès confirmés
depuis partout : en Angleterre, par Willan, Bate-
man, Pearson, etc. ; en Amérique, par Rush; en
Italie, par Brera de Milan; en France, par Biett et

---

(1) C'est à tort qu'on a fait honneur à notre époque, et en particulier à Girdlestone, de l'idée première d'employer l'arsenic contre
les maladies cutanées. Hélas ! il n'y a plus rien de nouveau en médecine. Voici ce que nous lisons dans un vieux, mais très-bon livre
de 1661 : « *Sic elleborus insaniam curat, scorpionis morsum aconi-
tum sanat, ferinam scabiem et morbum gallicum* MULTAQUE CUTANEA
ALIA ARSENICUM *et mercurius domant; denique et venenum veneno
pellitur, si Ausonio et aliis credimus.* » GASPARE A REIES FRANCO,
*Elysius jucundarum Quæstionum campus;* Quæst. LXIV, p. 497.
*Bruxellæ,* 1661.

les médecins de l'hôpital Saint-Louis, ses successeurs.

Girdlestone administrait la solution de Fowler. Il n'en a jamais porté la dose au delà de trente-six gouttes en trois fois dans les vingt-quatre heures. Pour avoir dépassé ses prescriptions, quelques malades ont éprouvé des accidents sans avancer leur guérison.

On se préoccupe beaucoup aujourd'hui, parmi nous, de la vente de l'arsenic, que, s'il était possible, l'on voudrait abolir. Devant les tribunaux, j'ai entendu émettre le vœu, que les médecins, les premiers, renonçassent à cet agent thérapeutique infidèle, *plus dangereux qu'utile*, a-t-on dit.

La pensée est louable; mais où conduirait le sacrifice?

Les médecins ont déjà beaucoup restreint l'emploi des préparations arsenicales. Contre les fièvres intermittentes, la syphilis et les scrofules, ils ont substitué à ces préparations le sulfate de quinine et l'iode. Mais s'il est encore des maladies, telles que le cancer et la lèpre, contre lesquelles l'arsenic ne soit pas sans puissance, pourquoi se priver d'un si précieux secours?

Quel agent thérapeutique, d'ailleurs, n'est pas un poison? Faudrait-il renoncer à tous successivement, si les empoisonneurs venaient à s'en servir pour accomplir leurs crimes? Et comment la proscription d'un remède pourrait-elle être absolue? Quel malade n'est pas libre de s'administrer à lui-même de l'arsenic?

Ne demandons pas l'impossible. Tâchons plutôt

de régler l'emploi d'une substance dont on a su faire tourner au profit de l'humanité les propriétés si malfaisantes.

Voici, à ce sujet, quelques règles déduites de faits nouvellement observés, et dont la physiologie doit se saisir.

L'arsenic est porté dans l'organisme par l'absorption : c'est une question définitivement jugée par la chimie. Tout poison agit au contact des parties qu'il touche ; mais ses effets les plus redoutables sont ceux de son transport vers les organes les plus essentiels à la vie. Les effets de contact sur la peau et sur les membranes muqueuses sont, pour ainsi dire, purement mécaniques ; les effets résultant de l'absorption sont plus profondément physiologiques ; ils portent atteinte à la composition normale des tissus ; ils altèrent les mouvements moléculaires de composition et de décomposition propres à l'organisme vivant.

Comment éviter ces effets d'absorption, comment les prévenir ? On ne le peut pas d'une manière absolue. Il y a donc nécessité de ne pas exposer l'organisme à l'action d'une quantité d'arsenic suffisante pour déterminer des symptômes trop graves. On a pressenti, d'après ce qui a été dit plus haut, que cette quantité n'excède pas 5 centigrammes ou 1 grain, si même on peut la porter jusque-là.

L'élimination suit ou doit suivre l'absorption. C'est au médecin à juger si les deux fonctions s'accomplissent en raison directe l'une de l'autre ; à s'assurer si l'état morbide ne suspend point l'élimination. Les symptômes, l'analyse chimique, au besoin guideront dans cette appréciation : on doit toujours être en garde contre cette fatale éventualité.

La possibilité d'un manque d'équilibre entre les deux fonctions, ou de la prédominance de l'absorption sur l'élimination, devint l'objet d'une question de médecine légale dans le procès Lacoste.

On avait constaté la présence de l'arsenic dans les restes de Lacoste, et, d'après les symptômes de la maladie, on s'accordait à reconnaître que la mort avait été l'effet du poison. Mais, en face de l'accusation criminelle, les prévenus ou leurs défenseurs alléguaient que Lacoste se traitait d'une dartre avec des préparations arsenicales : qu'il prenait de lui-même, et tous les jours sans doute, de la solution de Fowler. Le procureur du roi accordait la supposition : mais il disait : Lacoste, par cela même qu'il était habitué à se servir de la teinture de Fowler, devait bien se garder d'en prendre une dose trop forte, une dose mortelle. Il n'a donc pas pu se donner lui-même la mort par imprudence. Le président des assises interrogea les experts, et leur demanda si l'arsenic, pris à petites doses, à doses non mortelles, pouvait s'accumuler dans l'économie, et tout à coup amener les symptômes de l'empoisonnement. M. Devergie se prononça pour la négative. J'émis une opinion contraire, en prévenant qu'une *extrême réserve* était commandée sur une pareille question. J'expliquai comment, par suite d'un état pathologique, l'absorption et l'élimination pouvaient n'être pas en raison directe, les organes, les rouages de l'une et de l'autre fonction étant essentiellement différents.

En faisant cette réponse, je n'avais alors par-devers moi que des expériences sur les animaux. Depuis, j'ai trouvé la même opinion étayée d'observations faites sur l'homme. A propos de l'emploi de la solution de Fowler contre les maladies cutanées, le docteur Bardeley dit qu'il ne faut pas en continuer trop longtemps l'usage, parce qu'*il a cru s'apercevoir que, comme les préparations de plomb, l'arsenic s'accumule dans l'économie, et y produit des tranchées, des vents et des paralysies des membres* (1).

Il y a lieu de penser que mon opinion, partagée alors déjà par plusieurs médecins, trouverait aujourd'hui peu de contradicteurs. En dernière conclusion, je disais, devant la cour et devant le jury. que le moyen de défense invoqué par les avocats appartenait à toutes les causes du même genre ; que ce n'était plus une question de science à discuter avec des experts, mais une question de fait à rechercher ou à décider avec des témoins ou des juges : *Potiùs namque ista judici relinquenda, qui suo munere utens, illa quæ ad rem spectant indagabit, à quibus medico supersedendum* (2).

----

(1) *Dictionnaire de Médecine et de Chirurgie pratiques*, t. III, p. 370 ; article ARSENIC (thérapeutique), par M. RAYER. Je n'ai pas assez emprunté à ce savant et remarquable article ; on gagnera à le lire dans l'auteur même.

(2) GASPARE A REIES FRANCO, *Elysius jucandarum Quæstionum campus*; Quæst. LXIV, p. 512. *Bruxellæ*, 1661.

# CHAPITRE II.

Effets de l'arsenic sur l'économie animale ; exemples d'empoisonnement. — Signes de l'empoisonnement pendant la vie. — Altérations pathologiques sur le cadavre.

---

### I. — *Effets de l'arsenic sur l'économie animale ; exemples d'empoisonnement.*

On a vu, dans le chapitre précédent, à quelle
faible dose l'arsenic produit sur l'économie animale
des effets toxiques. Une des premières questions que
fasse naître une accusation d'empoisonnement, est de
savoir quelle est la quantité d'arsenic nécessaire pour
donner la mort à un homme.

Si l'on admet que la portion de poison essentiellement active et meurtrière est celle qui pénètre dans
l'organisme par absorption, peut-être que la question pourra être résolue dans une très-grande limite
d'approximation.

Voici quelques expériences qui, je le crois, ont été
faites avec toute la rigueur que comporte le sujet.

M. Danger et moi, nous avons pris des chiens de
même taille, de même espèce et de même âge, autant
que possible, et, le sort en décidant, aux uns nous
avons appliqué, sous la peau, des quantités bien déterminées d'acide arsénieux réduites en poudre fine ;
aux autres nous avons injecté, dans les veines, des
quantités absolument semblables du même poison

préalablement transformé en acide arsénique très-
soluble.

5 centigrammes, ou 1 grain d'acide arsénieux, n'ont
fait périr aucun des chiens.

10 centigrammes ou 2 grains ont tué tous les animaux qui ont reçu le poison en injection dans les
veines.

Le plus souvent les chiens empoisonnés par la
peau n'ont pas résisté à cette dose; mais je dois
dire pourtant que, dans quelques cas, le désordre
local étant extrèmement considérable, certains animaux ont survécu à l'action immédiate ou directe
du poison, et même ont guéri de leurs plaies, quelque profondes qu'elles fussent.

75 milligrammes ou 1 grain et demi n'ont pas
suffi le plus souvent pour tuer les animaux empoisonnés par la peau; mais ils ont fait périr trois
chiens sur quatre de ceux qui ont reçu cette même
quantité de poison en injection dans les veines.

Il résulte de ces expériences que, relativement à
l'arsenic absorbé, la quantité d'acide arsénieux qui
suffit pour tuer un chien ordinaire n'excède pas
10 centigrammes ou 2 grains, et que, selon diverses
conditions relatives à la force, à l'àge de l'animal,
cette quantité oscille entre 75 et 100 milligrammes,
c'est-à-dire entre 1 grain et demi et 2 grains.

De ces expériences sur les animaux arguera-t-on
directement à l'homme? Qu'on se rappelle les essais
de Harles, et les observations si nombreuses et si
exactes de Fowler : jamais sur l'homme adulte on
n'a pu dépasser la dose d'un demi-grain d'acide ar-

sénieux, sans donner lieu à des effets graves et qu'on peut dire toxiques. Supposera-t-on la force de résistance contre le poison plus grande chez l'homme que chez le chien? Cela me paraîtrait contraire à toutes les observations, et contraire même aux données générales de la physiologie comparée. Sprœgel, et Morgagni après lui, ont dit, il y a longtemps, que la nature des brutes était plus forte et souvent très-différente de la nôtre; qu'elle triomphait de poisons que la nôtre ne pouvait supporter: *Brutorum naturam multo fortiorem, et plerumque à nostrâ diversissimam, pervincere ea venena posse, quæ nostra non potest* (1).

Si j'ajoute que, dans nos recherches chimiques, toutes réserves faites sur des calculs d'approximation, nous n'avons jamais pu, M. Danger et moi, soit sur les chiens, soit sur l'homme, évaluer la quantité d'arsenic retrouvée dans les organes où elle avait pénétré par absorption, à plus d'un grain et demi, peut-être m'accordera-t-on que telle est, en réalité, la dose qui suffit pour tuer un homme adulte, à plus forte raison une femme et un enfant.

Voici, d'ailleurs, quelles données fournit dans la question l'observation directe sur l'homme.

Foderé a vu un cas dans lequel un demi-grain d'acide arsénieux produisit des accidents toxiques très-graves, des déchirements d'estomac et de violentes coliques avec dyssenterie, accidents qui se

---

(1) SPROEGELIUS, *Experimenta circâ varia venena*, etc., Exper. XLI. MORGAGNI, *de Sedibus et causis Morborum* Epist. LIX; t. VII, p. 251. Edent. Chaussier et Adelon, 1823.

prolongèrent jusqu'au huitième jour. Christison a rapporté une observation d'après laquelle six personnes furent très-grièvement malades, pour avoir pris, chacune, un grain d'acide arsénieux dans du vin. M. Alfred Taylor a cité le cas d'un enfant de six mois, celui d'une femme et celui d'un homme, qui furent atteints de vomissements et même de symptômes graves de prostration, pour avoir pris : l'enfant, un tiers de grain ; la femme, 1 grain et demi, et l'homme, 2 grains et demi d'acide arsénieux. Plus malade, l'homme ne se rétablit qu'au bout de plusieurs jours.

M. Lachèze (d'Angers) a vu deux individus périr, le premier au bout de sept semaines, le second après dix, pour avoir pris, en deux jours et en quatre doses, 2 grains d'acide arsénieux. Plusieurs auteurs, parmi lesquels je citerai Hahnemann et Christison, ont dit, dans les termes les plus explicites, qu'il ne fallait pas plus de 1 à 2 grains d'acide arsénieux pour tuer un homme en quelques jours (1).

J'ai dit ailleurs, et je le rappelle ici, qu'il est deux sortes d'effets produits sur l'organisme par l'arsenic : des effets *locaux*, ou de contact ; des effets *généraux*, ou d'absorption. J'ai appelé les premiers,

----

(1) Hahnemann says, in more special terms, that, in circumstances favourable to its action, four grains may cause death within twenty-four hours, and one or two grains in a few days..... The effects of medicinal doses must convince every one that the general statement of Hahnemann cannot be very wide of the truth. CHRISTISON, *on Poisons*, p. 294 et 296 ; édit. de 1845.

*effets physiques,* et les seconds, *effets physiologiques.* L'action du poison est, au fond, de même nature et de même ordre sans doute; mais que peuvent être nos divisions, sinon un artifice de langage? Or, selon la quantité d'arsenic ingérée dans l'estomac, ou appliquée à l'extérieur sur une plaie, l'un ou l'autre ordre d'effets sera plus marqué.

Dans le cas où la quantité de poison ingérée sera considérable, les effets locaux seront, pour ainsi dire, instantanés, et prédomineront sur les effets généraux. Dans le cas contraire, les effets de contact pourront être obscurs, et l'empoisonnement n'être marqué que par les effets généraux ou consécutifs à l'absorption.

En revenant encore à une division établie plus haut (première partie, chap. III), division qui me paraît simple et pratique, selon la dose de poison, selon diverses conditions toutes physiologiques, les effets de l'arsenic seront *instantanés, aigus, lents* ou *chroniques.*

Étudions, dans autant d'observations particulières, ces trois modes ou variétés d'un même empoisonnement: ce seront, si l'on veut, trois types auxquels il sera facile de rapporter tous les cas.

Premier exemple. — *Empoisonnement dont les effets sont instantanés, et les phénomènes locaux très-saillants.*

Le 11 mars 1839, vers le soir, l'accusé Soufflard, venant d'entendre sa condamnation à mort, avala 12 grammes (trois gros) d'acide arsénieux,

Il rentra dans sa prison et demanda à boire. Immédiatement, il fut saisi de vomissements violents. On lui donna du lait; il ne cessa pas de vomir. Un médecin fut appelé, et voici l'état dans lequel il trouva le malade (je laisse ici parler le médecin lui-même, le docteur Constantin James, alors interne de l'Hôtel-Dieu):

« Soufflard était assis sur une chaise, les bras et les mains emprisonnés par la camisole de force, les traits horriblement altérés; il vomissait. Sa longue barbe, ses vêtements, toute sa personne étaient souillés par des matières blanchâtres, au milieu desquelles on reconnaissait du lait caillé et des débris d'aliments....

» La lèvre inférieure était fortement cautérisée: sa membrane muqueuse était blanche, fendillée, et le moindre attouchement y provoquait une excessive douleur. La langue était tuméfiée et grisâtre.....

» Le malade accusait un goût affreux dans la bouche et l'arrière-gorge. »

Un grain d'émétique fut prescrit, et le malade vomit de nouveau abondamment. On lui donna de l'eau tiède, puis de l'hydrate de peroxyde de fer en suspension dans l'eau froide. De cinq en cinq minutes, on en faisait prendre une cuillerée à bouche dans un verre d'eau. Au fur et à mesure de l'ingestion, les vomissements se renouvelaient.

« Soufflard, reprend le docteur James, poussait des cris bruyants, sans articuler de paroles intelligibles. Je lui pris la main pour explorer le pouls. Je pus à peine sentir les pulsations de l'artère radiale. Ces pulsations étaient petites, concentrées, irrégulières; la peau avait le froid du marbre; une sueur visqueuse la couvrait, surtout vers le front et les tempes. De temps en temps, le malade roidissait les membres, les maintenait fortement étendus pendant quelques instants, puis les laissait retomber dans un état complet de résolution. C'est alors que les vomissements reparaissaient avec une nouvelle énergie.... »

Interrogé sur le siége des douleurs qu'il éprouvait, Souillard répondit en montrant son estomac : « C'est là que je suis brûlé. Oh! que c'est atroce! »

Deux heures après l'ingestion du poison, tout à coup Souillard se lève, claque des dents, contracte les muscles de sa face avec d'effroyables contorsions et s'écrie : « J'ai froid, je n'en puis plus. » « Il tremblait, comme au début d'une fièvre intermittente, dit M. James. Cependant on avait mis un poêle dans le cachot, et la température de l'air environnant était plutôt élevée que basse. »

Qu'on me permette de le faire remarquer : à ce moment surtout, commençaient à se manifester les effets généraux ou d'absorption.

On fait préparer un lit, on déshabille le malade. Debout, Souillard est pris soudain d'un flux de ventre liquide très-abondant. Les matières, d'abord blanches, comme le lait précédemment vomi, sont ensuite *jaunâtres*, dit M. James.

Couché, Souillard resta calme quelques instants. Sa respiration était plaintive et précipitée; sa peau glacée; sa figure affreusement pâle. On chercha en vain le pouls ; il fut impossible de percevoir le moindre frémissement de l'artère. On appliqua la main sur la région précordiale : on ne sentit pas le plus léger battement.

Après quelques instants, les vomissements recommencèrent. Des flots de matières *jaunâtres*, dit M. James, mêlées à des caillots de lait, étaient rejetés par haut et par bas. Les souffrances se manifestaient par une agitation extrême et des cris aigus, un besoin continuel de changer de position dans le lit.

Cependant, jusqu'à la dernière heure, les facultés intellectuelles restèrent intactes. Soufflard répondait sèchement, mais avec justesse, à toutes les questions qu'on lui adressait. Quand on lui demandait qui lui avait donné du poison : « C'est mon secret, disait-il, » personne ne me l'arrachera.... Vous êtes bien » curieux, je ne dis que ce que je veux, et vous ne » saurez rien. »

Dans le cours de la maladie, le patient éprouva le besoin d'uriner, mais sans pouvoir le satisfaire. On lui pratiqua le cathétérisme : la sonde ne donna issue qu'à quelques cuillerées d'urine claire.

Dans l'espoir de relever le pouls, de ranimer la chaleur et de calmer les souffrances, on fit prendre au malade une potion composée avec de l'eau de menthe, de l'extrait de quinquina, de l'éther et du sirop d'opium, seules substances convenables, dit M. James, que l'on trouvât en ce moment à la pharmacie de la prison. Mais le vomissement incessant faisait tout rejeter, et le malade ne se plaignait que de plus violents déchirements d'entrailles.

Sur la fin de la maladie, les parois abdominales étaient fortement contractées et rapprochées de la colonne vertébrale. Les membres étaient glacés, cyanosés, suivant l'expression du médecin. Le moribond, en ces cruelles angoisses, demandait qu'on mît fin à ses souffrances, ou qu'on les soulageât.

Quelle médication eût eu cette puissance? La mort arriva vers la treizième heure. Il n'y eut, dans les derniers moments, dit M. James, ni convulsions, ni symptômes cérébraux, ni aucun désordre du côté du système nerveux.

Je reprends, en les empruntant à l'auteur de l'observation, les traits les plus saillants de l'autopsie.

« Les gencives et la face interne des joues, le voile du palais, les piliers, la luette, toutes ces parties offraient une rougeur vive. La lèvre inférieure était profondément cautérisée; son volume double de ce qu'il est à l'état naturel. La langue avait l'aspect saburral; son épithélium, détruit dans divers points, surtout à la face supérieure de l'organe et au-dessous du frein, laissait à nu les papilles gonflées et rougeâtres. Elle était extrêmement tuméfiée.

» Injection assez vive du pharynx et de l'œsophage. Ce ne sont pas des arborisations vasculaires, mais des plaques, les unes grisâtres, les autres sanguinolentes, disséminées par intervalle.

» L'estomac s'offrit dans un état de désorganisation complet. Il contenait la valeur de trois ou quatre verres d'un liquide rougeâtre, filant, mé-

langé de caillots de lait. La muqueuse gastrique
n'existait plus, ou du moins ce n'était qu'une pulpe
noirâtre, glutineuse, facile à détacher avec le doigt.
Au-dessous d'elle, on apercevait une surface sai-
gnante, granuleuse, mamelonnée, qui ressemblait
aux plaies recouvertes de végétations gangréneuses.
Dans certains points, le tissu des parois stomacales,
sphacélé à une certaine épaisseur, ne paraissait
plus réduit qu'au feuillet séreux; près du pylore,
on voyait une place grisâtre, large de trois doigts,
qui était comme tannée. La membrane muqueuse
qui la recouvrait semblait avoir été cautérisée avec
un acide. Il est probable que c'est là qu'avait séjourné le poison avant d'être dissous par les mucosités gastriques. Il n'y avait nulle part de perforation. On a extrait des quantités assez considérables
d'arsenic, surtout au voisinage de l'anneau pylorique.

» Dans le duodénum et les autres parties du tube
intestinal, on ne trouve plus de ces larges cautéri-
sations qu'on a signalées dans l'estomac; ce sont
des plaques semées de distance en distance, et creusées à la manière des plaques typhoïdes. Elles sont
d'autant moins nombreuses, qu'on s'éloigne davantage de l'estomac. La muqueuse qui les sépare est
parfaitement saine. Au centre de chaque plaque est
un petit fragment d'acide arsénieux, qui paraît avoir
agi sur l'intestin comme la pierre à cautère sur la
peau.

» Le calibre du gros intestin était tellement diminué, que c'est à peine s'il admettait la branche de

l'entérotome. Était-ce un rétrécissement morbide produit par le poison? Était-ce une disposition congéniale? C'était plutôt une disposition congéniale, attendu qu'il n'y avait que très-peu de lésions dans la muqueuse du gros intestin, et que les autres parties du canal digestif, qui étaient beaucoup plus altérées, conservaient leur diamètre naturel.

» Le péritoine était intact. Il contenait dans sa cavité quelques cuillerées de sérosité légèrement jaunâtre.

» Les autres viscères de l'abdomen ont paru dans leur état normal. Rien de particulier vers le foie. La rate est volumineuse : un sang noir, liquide, en distend les cellules.

» Les reins n'étaient point injectés. Les bassinets étaient vides. Il n'y avait point de rougeur à l'intérieur des uretères. La vessie contenait la valeur d'un verre d'urine qui n'offrait aucun caractère physique spécial. Ses parois avaient la coloration et la consistance normales. Il en était de même du col vésical.

» Tout le système veineux abdominal était fortement gorgé de sang liquide. La veine porte offrait un volume énorme. Cet état de réplétion générale s'observait jusqu'aux radicules des veines mésentériques.

» La cavité thoracique ouverte avec précaution, le sang qui s'en écoula était noirâtre, non coagulé: il rougissait faiblement au contact de l'air.

» Les plèvres étaient saines. Il n'y avait pas d'épanchements ni d'exsudations pseudo-membraneuses dans les cavités droite et gauche de la poitrine.

» Coupé par tranches, exprimé et lavé avec soin,
le tissu pulmonaire reprenait sa texture spongieuse,
une partie de son élasticité, et jusqu'aux nuances de
sa coloration normale.

» Toutes les divisions de l'artère pulmonaire
étaient remplies d'un sang incoagulable. Il en était
de même du ventricule droit, de l'oreillette et des
deux veines caves qui avaient un volume considérable.

» Au contraire, les veines pulmonaires étaient à
peu près vides, leurs parois revenues sur elles-
mêmes. Les cavités gauches du cœur ne contenaient
presque pas de sang.

» Le péricarde était parfaitement sain. Le cœur
avait son volume ordinaire. Entre les colonnes charnues du ventricule gauche et à la base des piliers de
la valvule mitrale, existait une rougeur disséminée
çà et là avec des nuances inégales de coloration,
sans ulcération de la membrane interne.

» Ces rougeurs étaient-elles le simple produit de
phénomènes cadavériques? Il n'y en avait point
d'apparentes dans le ventricule droit; ce qui laisserait à penser que, si elles ont été sensibles dans le
gauche, cela pourrait tenir à la couleur plus ver-
meille du sang artériel qui ferait ressortir davantage
les moindres traces d'imbibition. Le tissu cardiaque
était sain dans son épaisseur.

» Quant au système nerveux cérébro-spinal,
il n'offrait aucune trace de lésion dans son tissu ni
dans ses enveloppes. »

DEUXIÈME EXEMPLE. — *Empoisonnement aigu par absorption cutanée.*

Le 27 novembre 1844, la femme Gérard, accompagnée de son mari, se rendit de Jouy, près Versailles, chez les époux Delisle et le sieur Barruh, médecin anglais, qui exploitaient en commun, dans le petit village d'Osny, près Pontoise, un remède secret, auquel la renommée attribuait des propriétés merveilleuses. La dame Gérard avait au sein droit, un peu au-dessous du mamelon, ce qu'elle appelait *une glande*, pour laquelle elle réclama les conseils de l'empirique anglais. Le sieur Barruh pratiqua sur la tumeur plusieurs scarifications ou mouchetures; puis il y appliqua un emplâtre agglutinatif, recouvert d'une poudre que l'on sut plus tard être composée de 75 parties d'acide arsénieux pour 25 parties de réalgar et d'oxyde de fer. La quantité de poudre qui fut appliquée ne fut pas pesée: le sieur Barruh l'a évaluée approximativement à 4 ou 5 grains.

A la suite de l'opération, les époux Gérard dînèrent à Osny, puis ils s'en revinrent à leur domicile, à Jouy, où ils n'arrivèrent qu'à onze heures du soir.

L'emplâtre avait été appliqué entre deux et trois heures de l'après-midi. Dans la nuit, à une heure du matin, la femme Gérard fut prise de nausées et de vomissements, et elle se plaignit en même temps de douleurs aiguës dans le sein droit. On l'avait prévenue qu'elle ressentirait ces douleurs; elle s'en inquiéta moins

Cependant aux vomissements succédèrent bientôt des selles diarrhéiques et sanguinolentes, de l'ardeur et de la sécheresse à la gorge, une soif violente que rien ne pouvait éteindre, de la fièvre.

Le lendemain 28, le sein était plus douloureux encore que la veille, et il avait plus que triplé de volume. La fièvre continuait; les urines, depuis l'invasion de la maladie, étaient totalement supprimées.

Les jours suivants, les mêmes symptômes continuèrent, se compliquant d'exaltation et de trouble dans les idées; le pouls s'affaiblit, la peau et les extrémités se refroidirent; la prostration devint plus profonde; la mort arriva au commencement du sixième jour, le 2 décembre, à dix heures du soir.

A la date de cette mort rapide, le sieur Barruh et les époux Delisle étaient déjà poursuivis judiciairement, sous la prévention d'un homicide par imprudence sur la personne d'une dame A..., traitée par eux absolument comme l'avait été la dame Gérard. On joignit les deux causes. Après dix-huit jours d'inhumation, on fit procéder à l'exhumation et à l'ouverture du corps de la dame Gérard, et voici ce que constata le rapport de M. Vuitry, médecin de l'hospice de Versailles, délégué pour cette double opération :

« .... L'habitude extérieure du corps est celle qui indique une constitution grêle et un tempérament nerveux. La peau du cou, de la partie antérieure des épaules, ainsi que de la paroi antérieure du bas-ventre, est de couleur verte, et d'une teinte

rosée sur tout le reste du corps, particulièrement
sur les extrémités inférieures. La température
froide de la saison, s'opposant aux progrès de la
putréfaction, a maintenu le cadavre dans un état
assez parfait de conservation. Les traits de la face
paraissent très-peu altérés. La paroi antérieure du
bas-ventre est rétractée sur les organes contenus
dans cette cavité.

» La mamelle droite d'un petit volume est encore
recouverte d'un emplâtre rond du diamètre de
5 centimètres; cet emplâtre est imprégné d'une
substance humide de couleur rouge brique; il est
placé à la partie moyenne de la mamelle, sur laquelle existe une auréole d'un rouge assez vif.... Au
centre de cette auréole adhère une couche de substance pulvérulente couleur de brique. Cette substance, qui s'est détachée de l'emplâtre, est restée
sur le sein, et je n'ai pas cru convenable de la séparer de l'organe sur lequel elle se trouve.....

» La mamelle droite, avec la partie du linceul qui
la recouvrait, a été déposée dans un bocal qui a été
immédiatement cacheté.

» La bouche et le pharynx sont dans l'état naturel; la membrane muqueuse de l'œsophage est d'une
teinte rouge-brunâtre qui me parait l'effet d'une
modification cadavérique.

» Les poumons, qui ne présentent rien de remarquable, sont adhérents à la plèvre costale; mais
ces adhérences sont anciennes.

» Le péricarde contient un liquide séro-sanguinolent que j'ai recueilli. Le cœur, peu volumineux,

ne présente aucune altération morbide; les cavités droites, ainsi que les gros troncs veineux qui s'y rendent, sont remplis de sang noir coagulé, d'un aspect analogue à celui de la gelée de groseilles. Je retire de la veine cave supérieure une concrétion fibrineuse que je joins au sang extrait du cœur, pour être soumis à l'analyse chimique.

» En général, les vaisseaux sanguins ne renferment pas les gaz que la putréfaction y développe ordinairement à cette époque de la mort; ils sont le siége d'une imbibition cadavérique qui les injecte en rouge.

» A l'ouverture du bas-ventre, je constate un épanchement séro-sanguinolent analogue à celui du péricarde. J'ai pu recueillir en totalité ce liquide que j'ai renfermé dans une fiole, et qui me paraît le produit d'une exsudation cadavérique, résultant du temps écoulé depuis l'époque de la mort. Le péritoine n'offre en aucun point l'apparence d'une altération pathologique.

» La masse intestinale, affaissée sur elle-même, ne renferme pas de gaz.

» La vessie ne contient pas d'urine.

» Le foie, la rate et les reins me paraissent dans leur état naturel. Ces organes sont extraits et recueillis dans un vase avec un fragment du poumon gauche.

» Avant de procéder à l'enlèvement du tube digestif, je sépare l'estomac, après y avoir placé deux ligatures : l'une à son orifice cardiaque, l'autre à son extrémité pylorique. Une ligature est aussi établie au duodénum pour conserver les liquides qu'il peut contenir. Mais, au moment où je soulève cet intestin, je m'aperçois qu'à son point de réunion avec le jéjunum, il sort un liquide muqueux, rougeâtre, mêlé de bile qui s'épanche en petite quantité, et en même temps un ver lombric se présente et sort, en partie, d'une perforation de forme ronde et d'environ 2 centimètres de diamètre qui s'effectue sous mes yeux.

» Je constate parfaitement que le liquide du duodénum ne s'est présenté au point où je viens de le reconnaître, qu'au moment où j'allais enlever l'intestin grêle. Il n'en est pas sorti par la perforation plus d'une cuillerée à bouche. Ainsi, il ne s'est pas épanché dans le péritoine avant la mort. D'ailleurs, le liquide que j'ai recueilli est séro-sanguinolent et sans mélange, comme on peut s'en assurer, puisqu'il est conservé. Je pense donc que cette perforation, opérée en partie par la destruction, en ce point, des deux tuniques intérieures, ne s'est effectuée complétement qu'au moment où j'ai saisi le duodénum pour l'enlever avec le reste de l'intestin.

» Ne pouvant examiner cette lésion, ainsi que l'état du reste de l'organe digestif, avec tout le soin convenable, le lieu et le temps s'opposant à ces recherches, j'ai recueilli la masse intestinale et je l'ai introduite dans le vase qui renferme les autres organes, après avoir mis à part le duodénum réuni à la portion de jéjunum qui se joint à lui.

» À la suite de ces opérations, les vases contenant les différents objets extraits du cadavre ont été portés à la mairie, pour y être scellés du cachet de la commune. Cette formalité remplie, je les ai transportés moi-même à l'hôpital de Versailles.

» Le lendemain, 22 décembre, l'estomac, le duodénum et la petite portion de jéjunum enlevée avec cet intestin, ont été examinés séparément. L'estomac, ouvert selon le sens de sa grande courbure, contient quelques cuillerées d'un liquide muqueux, jaunâtre, de nature bilieuse; la membrane muqueuse n'est pas enflammée, elle se présente dans son état naturel; elle est couverte d'un liquide épais, muqueux, jaunâtre. Cet organe est lavé dans l'eau distillée, et ce qui résulte de ce lavage est conservé.

» La membrane muqueuse du duodénum paraît un peu gonflée; elle est d'une teinte jaunâtre, et recouverte d'un enduit muqueux, épais, sanguinolent, remarquable sous le rapport de la différence qu'il présente quand on le compare au liquide jaunâtre de l'estomac.

» Le ver lombric, resté dans l'intestin, se trouve auprès de la perforation qui est située près du point de réunion du duodénum avec le jéjunum. Cette perforation d'une forme ronde, du diamètre de 2 centimètres, présente une perte de substance résultant de l'amincissement des tuniques intérieures; ses bords paraissent frangés sur la séreuse, lorsqu'on fait flotter l'endroit perforé dans l'eau distillée.

» Le jéjunum ne paraît nullement enflammé; sa membrane intérieure est enduite d'un liquide muqueux exactement semblable à celui de l'estomac

» Le reste de l'organe digestif est dans l'état naturel; il ne contient pas de vers lombrics.

» En conséquence de ces recherches, et attendu le caractère particulier des symptômes graves qui se sont manifestés chez la dame Gérard, douze heures après l'application qui lui a été pratiquée sur la mamelle droite, je pense qu'il est important de soumettre à des recherches chimiques les différents organes, tels que le foie, la rate, les reins, etc., et surtout la mamelle, sur laquelle existe encore l'emplâtre, à l'effet de savoir si une substance toxique minérale a pu être absorbée pendant la vie, et portée dans les organes.

» J'ai donc placé dans des vases séparés :

» 1°. La mamelle droite recouverte de l'emplâtre appliqué le 27 novembre dernier, avec un fragment taché du linceul;

» 2°. Le liquide du péricarde;

» 3°. Le sang provenant du cœur et des gros troncs veineux;

» 4°. Le cœur;

» 5°. Le liquide séro-sanguinolent recueilli dans la cavité du péritoine;

» 6°. L'estomac;

» 7°. Le duodénum et une petite portion du jéjunum;

» 8°. Le foie, la rate, les reins et une portion du poumon gauche. »

Chargés, MM. Chevalier, Bayard et moi, de l'analyse chimique des matières ci-dessus mentionnées, à l'effet d'indiquer :

*Quelle était la nature de la poudre et de l'emplâtre ;*

*Quelle a pu être, sur la santé et la mort de la dame Gérard, l'influence de la poudre et de l'emplâtre appliqués par les prévenus sur le sein de cette dame ;*

*Et, en outre, de nous expliquer sur la question de savoir si ces substances appliquées sur le sein ont pu être absorbées pendant la vie, et occasionner la mort de la dame Gérard ;*

Voici quelles ont été les conclusions de notre rapport :

« 1°. La poudre de l'emplâtre est un composé d'acide arsénieux, de sulfure d'arsenic et de peroxyde de fer. L'acide arsénieux soluble entre dans cette composition pour une proportion de 75 pour 100.

» 2°. De l'arsenic a été extrait du foie, de la rate, du cœur, des reins et des poumons, analysés isolément. Le foie en contenait des proportions plus fortes que tous les organes pris ensemble.

» 3°. D'après ces résultats, et en prenant en considération tout à la fois le procès-verbal d'autopsie, et les symptômes de la maladie à laquelle a succombé la dame Gérard, la mort a été produite par l'absorption de l'acide arsénieux déposé sur l'emplâtre. »

TROISIÈME EXEMPLE. — *Empoisonnement lent ou chronique.*

« Deux femmes de chambre servaient les mêmes maîtres. L'une d'elles conçut contre l'autre une jalousie si envenimée, qu'elle résolut de la perdre. La voie du poison, lui paraissant la plus sûre et la moins susceptible de la compromettre, fut préférée à toutes les autres. En conséquence, elle mit, chaque jour, dans la soupe de sa rivale une petite quantité d'acide arsénieux en poudre. Peu d'instants après le dîner, les aliments et le poison étaient vomis avant que celui-ci eût agi assez de temps pour causer des accidents graves. Cependant, comme la même chose fut répétée, chaque jour, pendant six semaines, l'estomac finit par acquérir une sensibilité excessive; des douleurs d'entrailles se firent vivement sentir; la maigreur devint extrême: il survint des crachements de sang; la susceptibilité générale augmenta à un tel degré, qu'un simple courant d'air causait des spasmes et des convulsions. Enfin, arrivée au point que son estomac ne pouvait presque plus rien supporter, la malade alla à la campagne où elle passa deux mois. Sa santé s'y améliora sensiblement: les digestions commencèrent à être moins pénibles et plus complètes: elle reprit de l'embonpoint, et revint dans la capitale se livrer à ses occupations ordinaires. Son implacable ennemie, désespérée du peu de succès de toutes ses tentatives, et dans la crainte que sa victime ne lui échappât, mit un matin, dans son café, une forte dose d'acide arsénieux en poudre. Il en résulta des vomissements répétés, qui chassèrent de l'estomac le poison et le déjeûner. Alors on acquit la certitude que tous les vomissements antérieurs, et ceux qui venaient d'avoir lieu, étaient dus à l'acide arsénieux. Ce poison, recueilli dans le produit même des vomissements, fut reconnu pour tel par un phar-

macien de Paris. Cependant la malheureuse femme
de chambre, réduite par ce nouvel empoisonnement,
et par des soins mal dirigés, à l'état le plus déplorable, fut confiée au docteur Beauchesne, praticien
distingué de la capitale, qui, par un traitement sa-
gement combiné, parvint à rétablir sa santé (1). »

L'empoisonnement chronique étant un empoisonnement assez rare, et sur lequel l'attention des médecins ne peut être trop appelée, j'en reproduirai un
second exemple, terminé par la mort, et qui servira de complément au précédent. Je le traduis de
l'ouvrage du savant Christison (2) :

« Une femme de naissance obscure épousa un
jeune homme d'une condition élevée, ce qui amena
une rupture entre lui et sa famille. Toutefois les
deux époux semblaient vivre en bonne intelligence.

» Dix mois après le mariage, la jeune femme
tomba dans un état de malaise et de langueur. Quatre
jours s'écoulèrent dans de vives souffrances, au bout
desquels la santé parut renaître. Mais ce mieux
dura peu, et, le cinquième jour, il survint des
vomissements de couleur jaune avec des étreintes
douloureuses.

» Le septième jour, à la première visite du médecin, les vomissements étaient devenus plus fréquents; la malade éprouvait de la chaleur à l'épi-

___

(1) Renault, *Nouvelles expériences sur les contre-poisons de l'arsenic*, Dissertation soutenue à l'École de Médecine, an x, p. 86.
— Orfila, *Toxicologie générale*, t. 1, p. 182; première édition.
(2) *On Poisons*, p. 321; édit. de 1845.

gastre ; elle avait la langue jaune, de l'animation, la peau brûlante et le pouls fébrile.

» Le neuvième jour, la gorge était rouge, l'agitation plus grande.

» Le lendemain, ou dixième jour, le mal de gorge s'était étendu au nez et à la bouche, et il s'ensuivit une excoriation des lèvres et des narines. Dans le cours de cette journée, la tuméfaction des glandes de la gorge augmenta, la vue s'obscurcit, la faiblesse devint extrême.

» Le onzième jour, la santé se rétablit un peu ; mais soudainement le mal redoubla, les vomissements reprirent plus violemment, l'épigastre devint très-sensible, et tous les autres symptômes s'accrurent dans la même proportion.

» Le treizième jour, la malade perdit la voix et désespéra de se rétablir.

» Le quatorzième jour, elle eut des absences momentanées et éprouva des douleurs aiguës dans les muscles de la face ; les mains et la tête enflèrent, les paupières noircirent, les conjonctives s'injectèrent, les ongles prirent une teinte bleue.

» Le matin du quinzième jour, il y eut, pendant deux heures, un délire violent et de terribles accès de folie qui furent suivis de coma, puis enfin de la mort dans le courant de la soirée. Il n'y eut ni diarrhée, ni douleur en urinant, ni paralysie, ni éruption vers la peau. »

Christison ajoute : « Diverses circonstances relatives à ce fait méritent de trouver place ici : ce sont, d'une part, la découverte que l'on fit d'une quantité sensible d'arsenic dans différentes boissons ou potions que la malade avait prises, et dans lesquelles le poison avait été dissous, quelquefois simplement, quelquefois avec l'aide d'un alcali ; de l'autre, le corps retrouvé intact cinq mois après la mort, ce qui est connu maintenant comme une preuve de l'empoisonnement par l'arsenic pour la plupart des cas (1). Toutes ces circonstances laissent peu de doute sur le genre de mort de la malheureuse jeune femme : mort causée par l'arsenic pris à petites doses et par intervalles éloignés, quoiqu'on n'ait pu trouver aucune trace du poison, soit dans l'estomac, soit dans les intestins. La mort d'un témoin important empêcha la justice de suivre cette affaire. »

## II. — *Signes de l'empoisonnement par l'arsenic.*

Par le simple rapprochement des observations que je viens de rapporter, le lecteur a déjà pu se faire une idée générale des symptômes les plus propres à caractériser un empoisonnement par l'arsenic.

Si je les rappelle ici, ces symptômes seront, quant aux plus importants du moins.

1°. Parmi les effets immédiats ou locaux :

La saveur du corps toxique ;

L'érosion ou l'ustion des parties touchées par le poison ;

Les vomissements ;

---

(1) Je traduis Christison et ne partage pas sur ce point son opinion.

Les déjections alvines d'une couleur spéciale qui rappelle la couleur du sulfure jaune d'arsenic ;

2°. Parmi les effets physiologiques généraux :

L'oppression des forces ;

L'accélération avec dépression ou faiblesse du pouls ;

La soif ;

La suppression de l'urine ;

L'abaissement de la température vitale ;

Les paralysies partielles ;

Les taches, lividités, pétéchies de la peau, etc.

Cherchons à apprécier la valeur de chacun de ces symptômes comme signes de l'empoisonnement par l'arsenic.

*Goût ou saveur de l'arsenic.* — Le sujet de la première observation, Soufflard, s'est plaint d'un goût affreux dans la bouche et l'arrière-gorge. Cet effet du poison, lorsqu'il a été accusé par le malade, n'est pas sans signification pour le médecin. Mais eût-il manqué, il n'en faudrait pas tirer une induction contraire au soupçon d'un empoisonnement. Le goût de l'acide arsénieux, pris en très-petite quantité, est très-peu prononcé, si même il n'est tout à fait nul. Combien de fois ne pourrait-il pas être masqué par les aliments ou par les boissons! Si l'on consultait trop les auteurs sur cette simple question de la saveur de l'arsenic, on ne trouverait que des contradictions. Les uns (le docteur Addington dans le procès de mistriss Blandy) ont dit d'une manière absolue que l'acide arsénieux était insipide; les autres (MM. Christison, Devergie)

ont trouvé à ce poison un goût douceâtre, sucré,
peu sensible ; d'autres enfin, parmi lesquels je
pourrais nommer Zacchias, Foderé, Thompson,
Murray, M. Thénard, M. Orfila, ont attribué, au
contraire, à l'acide arsénieux un goût âcre, styptique
ou métallique insupportable. Toutefois, ces dissidences sont peut-être plus apparentes que réelles.
Elles tiennent, je le suppose, à la quantité plus ou
moins forte que chaque expérimentateur a osé goûter,
en accordant que tous aient fait cette épreuve. A très-
petite dose, et appliqué sur la langue seulement,
l'acide arsénieux ne produit aucune sensation distincte ; avalé avec la salive, il n'a de goût appréciable que si l'on y prête attention, et ce goût n'a rien de
caractéristique. A dose toxique plus ou moins forte,
il est avéré, par l'expérience, qu'il produit un sentiment très-prononcé d'éraillement ou de brûlure.

Mais cet effet doit-il être rapporté à la saveur
propre du corps toxique ? n'est-ce pas plutôt un effet
d'ustion ? Je serais porté à le croire. En petite quantité, l'acide arsénieux est réellement insipide. Dans
une affaire d'empoisonnement portée devant les
assises de Sainte-Menehould, plusieurs personnes
qui avaient mangé d'une viande saupoudrée d'acide
arsénieux déclarèrent seulement que le mets leur
avait paru d'un goût insolite, comparable au goût
d'une pomme sure.

Voici ce qu'avec une justesse extrême a écrit
Wepfer : « *In principio ebullitionis, aqua erat sub-
dulcis et adstrictionem sine morsu in linguâ post se
relinquebat : continuatâ ebullitione, aqua flavior*

*evasit, acidiuscula cum adstrictione sine morsu aut acrimoniâ quæ alicujus momenti esset* (1) »

*Effets d'ustion, d'érosion et de contact.* — Les effets d'ustion sont accusés par le malade, et ils sont parfois appréciables aux yeux. Soufflard avait la lèvre inférieure cautérisée; la membrane muqueuse de la bouche, blanche, fendillée, comme si l'épithélium eût été brûlé. Ces effets, lorsqu'ils sont manifestes, sont un des signes les plus propres à caractériser un empoisonnement par une substance minérale caustique. Mais que de fois l'arsenic, à dose faible, ou sous forme liquide, ne produit aucun de ces effets immédiats ou locaux, si propres à éveiller l'attention du médecin!

*Vomissements.* — Les vomissements sont le signe qui déjà marque le passage entre les effets locaux ou de contact, et les effets généraux ou d'absorption. Selon moi, ils appartiennent à l'un et à l'autre ordre de phénomènes. Une poudre inerte, en effet, une poudre insoluble, non absorbable, provoque le vomissement. En second lieu, dans quelques cas, à la suite de l'empoisonnement par l'arsenic, on a vu des malades se rétablir immédiatement après avoir vomi, et ne présenter ultérieurement aucun des symptômes dépendant de l'absorption. L'opinion de l'école italienne qui rapporte le vomissement à un phénomène tout dynamique, ou consécutif à l'absorption, est peut-être trop exclusive.

Quoi qu'il en soit, pour distinguer si un vomis-

---

(1) WEPFER. *Cicutæ aquaticæ Hist. et noxæ,* p. 290. *Basileæ,* 1679.

sement est l'effet d'un empoisonnement, on devra
tenir le plus grand compte de la nature des matières
vomies, et même aussi de la persistance et du caractère propre des nausées. Quelquefois le poison
sera rejeté tel qu'il aura été pris, et on pourra le
reconnaître à la vue seule; quelquefois les préparations toxiques d'arsenic auront pu être décomposées
dans l'estomac, et être expulsées à l'état de sulfure
jaune par exemple. Un vomissement de nature suspecte doit être immédiatement soumis à l'analyse
chimique. Dans un cas d'empoisonnement par l'arsenic, quand on a à sa disposition les matières vomies, on a, pour ainsi dire, sous la main, le corps
de délit.

Les vomissements provoqués par l'arsenic sont
presque toujours douloureux, violents, opiniâtres;
ils se teignent de sang; ils succèdent parfois très-
promptement à l'ingestion d'une boisson ou d'un
aliment. Ces circonstances doivent être prises en
considération.

On a vu, mais rarement, le vomissement manquer à la suite de l'empoisonnement par l'arsenic :
j'ai cité et je citerai encore plus loin quelques exemples de ces cas exceptionnels.

*Évacuations alvines.* — Il en est des évacuations
alvines comme des vomissements. On tiendra compte
de leur couleur et du moment de leur apparition,
c'est-à-dire qu'on recherchera à quelles causes elles
se lient. Par leur abondance, non moins que par
leur aspect, elles pourront conduire à l'idée d'un
crime, sur lequel l'analyse chimique lèvera absolu-

ment tous les doutes. En général, dans l'empoisonnement très-aigu, et même dans l'empoisonnement
chronique, les évacuations alvines sont accompa-
gnées d'étreintes violentes, et les matières entraînées
sont mêlées de sang.

Cependant, de même qu'on a vu manquer les vomissements, de même, et plus souvent, on a vu
manquer les évacuations alvines. Il faut être prévenu de ce fait, qui n'a plus rien d'inexplicable, si
l'on admet que l'absorption est la cause immédiate
de l'empoisonnement. Mais, jusqu'ici, on a fait jouer
un plus grand rôle encore à la sensibilité nerveuse.
Dans la dernière édition de sa Toxicologie, publiée
l'année dernière, Christison ne dit-il pas encore que
l'arsenic agit de trois manières : 1° comme un irritant violent qui tue (par l'irritation sans doute),
en vingt-quatre ou soixante-douze heures; 2° comme
un agent spécial qui, sans irriter, produit une profonde dépression des forces, et tue en cinq ou six
heures; 3° comme un agent doué de propriétés
mixtes, à l'instar des narcotico-âcres, et qui alors
n'éteint la vie qu'en six à sept jours, après avoir produit tout à la fois des effets d'inflammation, et des
symptômes qui attestent une atteinte profonde portée au système nerveux (1)?

-----

(1) The symptoms of poisoning with arsenic may be advanta-
geously considered under three heads. In one set of cases, there are
signs of violent irritation of the alimentary canal and sometimes of
the other mucous membranes also, accompanied with excessive general depression, but not with distinct disorder of the nervous system. When such cases prove fatal, which they generally do, they ge-

Je ne saurais, quant à moi, partager cette opinion de l'honorable et savant Christison. A mon sens, les effets qu'on appelle d'irritation sont des effets d'une action physique ou chimique locale; les effets prétendus de narcotisme sont une suite de la perturbation des fonctions générales de composition et de décomposition; et l'idiosyncrasie des individus, ou les conditions dans lesquelles il se trouve au moment de l'empoisonnement, expliquent la variété, l'anomalie parfois, des symptômes prédominants; symptômes qui se rapportent, ici, à un désordre de la sensibilité: là, à de véritables congestions ou inflammations toutes secondaires. La durée de la maladie n'est, le plus souvent, subordonnée qu'à l'activité de l'absorption.

------------------------------------------------------------

minate for the most part, in from twenty-four hours to three days. In a second and very singular set of cases, there is little sign of irritation in any part of the alimentary canal; perhaps trivial vomiting or slight pain in the stomach, but sometimes neither; the patient is chiefly or solely affected with excessive prostration of strength and frequent fainting; and death is seldom delayed beyond the fifth or sixth hour. In a third set of cases, life is commonly prolonged at least six days, sometimes much longer, or recovery may even take place after a tedious illness; and the signs of inflammation in the alimentary canal are succeeded or become accompanied, about the second or fourth day or later, by symptoms of irritation in the other mucous passages, and more particularly by symptoms indicating a derangement of the nervous system, such a palsy or epilepsy. The distinctions now laid down will be found in practice to be well defined, and useful for estimating in criminal cases the weight of the evidence from symptoms.

Ailleurs, Christison dit : It is now generally admitted that arsenic produces in the living body two classes of phenomena, or that, like the narcotico-acrids, it has a twofold action. Christison, « Poison p. 277 et 278, édit de 1836; p. 287 et 288, édit de 1845.

réelle de la miction urinaire. Je renvoie, sur ce point, aux observations que j'ai rapportées, et que je n'ai pas choisies dans la pensée de mettre en relief un symptôme qui, d'ailleurs, a été noté de tout temps, et par Celse, et par Paré, et par Zacchias, et par Gmelin, et par Foderé, et par Christison, et j'oserais presque dire par tous les observateurs, à l'exception de M. Orfila qui, pour faire prévaloir la médication diurétique, a eu besoin de croire et de dire que, dans l'empoisonnement par l'arsenic, le cours des urines était absolument libre.

*Abaissement de la chaleur vitale.* — Les anciens avaient déjà été frappés de cet effet ou symptôme de l'empoisonnement par l'arsenic. L'arsenic, ainsi que je l'ai dit, était rangé, par eux, parmi les poisons *froids.* La perte de la chaleur vitale mérite ici d'autant plus d'attention, que ce n'est pas un phénomène commun dans les maladies spontanées. A part le choléra et les fièvres intermittentes, quelles sont les affections aiguës dans lesquelles il se montre avec un caractère si tranché? Cet abaissement de température coïncide quelquefois avec une accélération apparente de la circulation, ce qui prouve, ainsi que je l'ai dit, que l'agitation du pouls est plutôt l'effet d'un trouble nerveux que le résultat d'une précipitation plus rapide du sang dans l'arbre circulatoire. L'hématose est troublée par suite de l'absorption de l'arsenic; un des actes fonctionnels subordonnés à l'hématose, la calorification, doit participer à ce trouble, et le suivre en quelque sorte parallèlement. Aussi, le froid commence-t-il par les extrémités pour s'étendre au tronc, et de là jusqu'aux organes intérieurs. Aujourd'hui qu'au lit des malades on mesure, avec le thermomètre, la température propre des parties qu'on peut atteindre, il ne serait peut-être pas sans intérêt et sans utilité de constater jusqu'à quel degré la chaleur vitale s'abaisse et peut s'abaisser, selon la marche progressive de l'empoisonnement. Les lividités, les taches à la peau, la chute des ongles ne sont-ils pas les effets de ce refroidissement graduel et fatal? Je ne serais pas éloigné de le penser.

*Paralysies partielles.*—Dans la dernière période de l'empoisonnement par l'arsenic, il n'est pas rare d'observer l'affaiblissement, si ce n'est la perte totale de la vue ou de quelque autre sens. Les crampes, les paralysies partielles ont été également signalées. Tout symptôme anomal doit fixer l'attention du médecin. C'est souvent à l'apparition d'un phénomène nouveau, étrange, inexpliqué, qu'on peut être mis sur la voie du diagnostic d'une maladie dont on n'avait pas d'abord soupçonné la nature et les causes.

*Cyanose, pétéchies, taches de la peau, chute des ongles.*—Je place ces phénomènes pathologiques parmi les derniers effets de l'empoisonnement par l'arsenic, parce qu'on les a observés quelquefois. Ils manquent le plus souvent. On pourrait presque dire que la mort les prévient, comme dans la peste on voit le bubon n'apparaître que sur le cadavre. La chute des ongles, les lividités, les pétéchies sont, dans l'empoisonnement, des phénomènes qui touchent déjà à ceux de la putréfaction

Alors qu'un empoisonnement se présente avec toute la série de symptômes ou d'effets que je viens de signaler, il n'y a nulle difficulté à le reconnaître, à en établir le diagnostic différentiel. Mais en est-il toujours ainsi? Quelle est la maladie qui se présente partout et toujours avec les mêmes caractères? N'ai-je pas dit déjà, et trop répété peut-être, à quelles conditions diverses est subordonnée l'action des poisons? Sciences d'observations, la physiologie et la pathologie ne sont limitées que par les faits bien recueillis et judicieusement interprétés. Entrons donc dans ce qu'on appelle les anomalies ou les exceptions.

Les effets locaux ou de contact ne se manifestent extérieurement que lorsque la dose du poison n'est pas trop faible. Que de cas je pourrais invoquer où ils ont manqué, ou bien n'ont point appelé l'attention du médecin! La troisième observation que j'ai rapportée en est un exemple. Mais ce n'est pas en raison de la dose seulement que les phénomènes locaux peuvent rester obscurs: j'ai rapporté plus haut ( page 234 ) l'observation, recueillie par Etmuller, d'une jeune fille qui prit une dose considérable d'arsenic, ne vomit pas, et mourut en douze heures. Chaussier et Laborde ont recueilli chacun un fait analogue. Dans l'observation de Chaussier, un homme adulte avala de l'acide arsénieux en gros fragments, et mourut en quelques heures, sans avoir éprouvé d'autres symptômes que de légères syncopes(1). Dans l'observation de Laborde, une jeune femme, après

----

(1) Orfila, Toxicologie générale, t. I, p. 597, édit. de 1826.

s'être empoisonnée avec de l'arsenic, ne présenta dans ses traits que des signes d'une tristesse et d'une mélancolie profondes. Calme jusqu'au dernier moment, elle eut des vomissements sans souffrance et expira sans agonie vers la neuvième heure (1).

Ces cas sont les seuls du même genre que j'aie rencontrés dans les auteurs; ils passeront toujours pour des cas exceptionnels. La force de volonté, le parti pris d'un suicide peuvent, jusqu'à un certain point, expliquer l'impassibilité des malades, ou leur insensibilité aux effets du poison.

Mais il est des cas, peut-être plus communs, où, sans manquer tout à fait, les symptômes de l'empoisonnement par l'arsenic ont été masqués, ou remplacés par des effets morbides insolites. Je citerai de préférence des observations où l'empoisonnement a simulé des affections ordinaires du cadre nosologique.

En 1815, une cuisinière, nommée Élisa Fenning, attenta aux jours de toute une famille, en lui servant un gâteau empoisonné avec de l'acide arsénieux. Cinq personnes mangèrent de ce gâteau, et toutes éprouvèrent bientôt les effets du poison; mais, dit Christison, à qui j'emprunte ce fait, l'une d'elles, dès le premier jour, eut un accès épileptiforme qui se répéta le second jour, et fut suivi de douleurs dans les muscles du tronc, d'un sentiment de torpeur dans le côté, avec chaleur et tremblement des pieds et des mains. Une autre eut, le premier jour, un tremblement dans le bras et dans la jambe du côté droit,

---

(1) Christison, *on Poisons*, p. 310; édit. de 1845.

avec plusieurs attaques épileptiformes durant le cours de la nuit. Pendant un mois, elle eut un paroxysme chaque jour, à peu près à la même heure; après quoi, les accès s'éloignèrent, puis reparurent fréquemment encore durant plusieurs mois. Le procès d'Élisa Fenning fit beaucoup de bruit; et, en raison même de l'anomalie des effets qu'avait produits le poison, il se trouva des esprits prévenus qui, même après la condamnation de l'accusée, prirent parti pour elle et refusèrent de croire à son crime (1).

Dans l'une des Hébrides, trois servantes mangèrent un mélange de lard, de sucre et d'arsenic qui avait été préparé pour détruire des rats. Il s'ensuivit des signes d'irritation à l'estomac, mais qui se calmèrent dès le lendemain matin. On ordonna aux malades 12 grains de foie de soufre à prendre d'heure en heure. Bientôt après, les symptômes inflammatoires augmentèrent, la base de la langue enfla et s'enflamma, et, dans l'après-midi, deux des femmes perdirent l'usage de la parole, ne purent plus avaler, et furent attaquées de trismus et de convulsions générales. La troisième eut des convulsions sans trismus. Le matin du troisième jour, l'une des femmes fut trouvée dans un état comateux, avec continuation de trismus et des retours intermittents de convulsions. Retirée de l'état comateux par la saignée et une affusion froide, elle se plaignit de céphalalgie et de chaleur à la gorge. On reprit le sulfure de potasse qu'on

---

1) Christison, on Poisons, p. 291, édit. de 1836; p. 302, édit. de 1845.

avait supprimé à cause du trismus. Le soir du quatrième jour, la céphalalgie augmenta; la malade eut le délire et une violente agitation. Une nouvelle affusion froide la rendit bientôt à elle-même, et, dès ce moment, la convalescence s'établit. Chez les deux autres malades, les symptômes furent les mêmes, mais moins violents.

Christison, qui rapporte ces faits, se demande si le sulfure de potasse n'a pas été pour quelque chose dans le développement de pareils symptômes. Je me demanderais volontiers, à mon tour, si l'arsenic avait été la seule substance toxique employée (1).

J'ai vu, dit Portal, un *tétanos* résulter d'un empoisonnement par l'arsenic (2). Mais, selon la remarque de Christison, il est à regretter que Portal se soit borné à cette assertion, sans reproduire, dans ses détails, le fait dont il a été témoin. La frayeur causée par le danger qu'on a couru d'un empoisonnement peut donner lieu à des désordres nerveux, tels que l'épilepsie et même le tétanos. Jusqu'ici, dit Christison, je n'ai rencontré dans les auteurs aucun fait qu'on puisse rapprocher de celui qu'a rapporté Portal.

J'ai dit plus haut que l'empoisonnement par l'arsenic offrait assez souvent, comme symptômes, des paralysies partielles. Les plus anciens auteurs en

_______________

(1) Christison, *on Poisons,* p. 292, édit. de 1836; p. 314, édit. de 1845.

(2) Portal, *Instruction sur le traitement des asphyxiés,* etc., an IV, p. 96 et 135. — Christison, *on Poisons,* loc. cit.

ont rapporté des exemples (1). Je citerai ici de préférence les cas rapportés par le docteur Murray, parce qu'ils ont été l'objet d'un procès criminel, celui de George Thom, qui fut condamné, en 1821, comme ayant empoisonné son beau-frère.

Une heure environ après leur déjeûner, quatre personnes furent prises, en même temps, des premiers symptômes d'un empoisonnement par l'arsenic. Avec ces symptômes, il se manifesta, chez les quatre personnes, une grande faiblesse musculaire, qui, pour deux d'entre elles, alla jusqu'à la paralysie. Un des malades perdit entièrement l'usage du bras gauche, et, six mois après l'empoisonnement, les effets de cette paralysie n'avaient point disparu. Les autres personnes conservèrent fort longtemps une grande faiblesse des organes de la locomotion, et, en particulier, des membres inférieurs (2).

» Un cas semblable, dit Christison, à qui j'emprunte le précédent, m'a été soumis dernièrement par le juge délégué de la Couronne (on the part of the Crown).

» Un homme, après avoir pris de l'arsenic, fut saisi de vomissements, de déjections alvines et d'autres symptômes d'irritation abdominale, qui furent

---

(1) *Vid.* Joannis Schenckii a Grafenberg, *Observ. medic. varior.* lib. VII, p. 868. *Lugduni,* 1664. *At ego novi qui multos annos supervixere, sed in magnâ miseriâ, cruribus resolutis, ut vix incidere possent : et mulierem post duos annos tandem vitâ orbatam : ita et religiosa quædam Delphis veneno infecta longo tempore, sed miserè supervixit.* Forestus, lib. XVIII, *Schol. ad observ.* 28.

(2) Christison, *on Poisons,* p. 293, édit. de 1836; p. 314, édit. de 1845.

pris pour une dyssenterie. Cinq jours après, il commença aussi à souffrir de faiblesse dans les jambes, faiblesse qui alla presque jusqu'à la paralysie. Peu après, un mieux sensible se fit sentir; mais il resta une fièvre d'irritation, de la diarrhée et de la faiblesse. Quelques semaines plus tard, la diarrhée diminua; mais le malade conserva une grande roideur, de l'engourdissement, une semi-paralysie dans les articulations des mains et des pieds. Deux mois après, alors qu'il semblait se rétablir de sa paralysie, on lui administra de nouveau de l'arsenic, qui devint fatal en dix-huit heures (1).

Un autre cas, en quelque sorte semblable, a été rapporté par M. Lachèze (d'Angers). Deux personnes ayant pris dans un potage, deux fois par jour et deux jours de suite, un demi-gros d'arsenic, furent saisies des premiers symptômes de l'empoisonnement. L'une d'elles mourut au bout de dix semaines, en s'éteignant graduellement, mais sans aucune affection nerveuse particulière. L'autre fut saisie de convulsions, et ensuite d'une paralysie presque complète des membres inférieurs (2).

Un cas du même genre a été observé par le professeur Bernt. La paralysie consistait en une perte du sentiment et du mouvement des membres supérieurs, et dans la perte du mouvement des membres inférieurs, avec contractures dans les articulations

---

(1) CHRISTISON, *on Poisons*, p. 315; édit. de 1845.
(2) *Annales d'Hygiène publique*, t. XVII, p. 336. — CHRISTISON, *on Poisons*, édit. de 1845, *loc. cit.*

tibio-fémorales. On n'a pas dit quelle avait été
l'issue de la maladie (1).

Dans ses *Essais sur la paralysie*, le docteur Fal-
coner relate qu'il a vu différentes fois des paralysies
locales suivre l'empoisonnement par l'arsenic. Il
cite un cas dans lequel les mains seulement avaient
perdu le mouvement et la sensibilité; et deux autres
dans lesquels la paralysie, en commençant par les
doigts, avait atteint graduellement les deux membres
supérieurs (2).

La perte de la vue étant un effet assez fréquent de
l'empoisonnement par l'arsenic, j'en rapporterai ici
un exemple remarquable que j'emprunterai au journal de Leroux et Corvisart. L'intérêt qui se rattache
à une observation bien recueillie me fera pardonner
de reproduire celle-ci tout entière; elle a été citée
par divers auteurs, mais non pour mettre en relief
le symptôme sur lequel j'appelle en ce moment l'attention :

« M. Tonnelier fut appelé, le 9 nivôse an X, à
onze heures du soir, chez madame L....., pour donner
des secours à sa fille, âgée de dix-neuf ans, qu'on
annonça être dans un état cruel. Il la trouva, en
effet, dans un abattement extrême. Agenouillée sur
le plancher de sa chambre, la tête appuyée sur les
bras de son frère, elle ne pouvait pas se soutenir;
son visage était inégalement rouge et couvert de

---

(1) *Beiträge zur gerichtlichen Arzneikunde*, IV, 221. — Christison, *on Poisons*, p. 293, édit. de 1836; p. 314, édit. de 1845.

(2) *Mem. of Lond. Med. Soc.*, t. XI, p. 231. — Christison,
*on Poisons*, loc. cit.

sueur; ses yeux étaient entr'ouverts, injectés, remplis de larmes, les paupières bordées d'un rouge vif; sa voix presque éteinte, sa respiration courte, fréquente, plaintive; elle éprouvait dans l'estomac des douleurs horribles, semblables à celles qu'aurait produites du feu, et elle faisait des efforts extrêmement pénibles pour vomir. Il y avait quatre heures qu'elle était dans cet état.

» Interrogée par M. Tonnelier, elle avoua qu'elle avait pris de l'arsenic (acide arsénieux) dans la matinée. On croit que c'est vers onze heures du matin qu'elle prit ce poison dans une soupe qu'elle avait faite pour son déjeûner. Cependant il ne se manifesta aucun accident très-fâcheux avant le soir; dans la journée, elle avait offert différentes fois des changements de couleur au visage, et quelques autres signes d'une personne qui souffre et qui est dans l'inquiétude; mais elle s'était efforcée de cacher sa douleur, et même de montrer un visage serein. Elle avait dîné assez bien à deux heures; à sept heures du soir, des vomissements se déclarèrent avec une extrême violence; à huit heures, elle eut une légère convulsion qui dura plusieurs minutes; ensuite les vomissements reprirent avec la même violence qu'auparavant. Comme elle avait refusé de boire, la matière des vomissements se réduisait à peu de chose : elle était composée d'une partie de son dîner, d'une matière visqueuse, quelquefois sans couleur, quelquefois d'un jaune pâle, d'un peu de salive écumeuse et de quelques stries de sang.

» La malade fut mise dans son lit, d'après les

conseils de M. Tonnelier. Son pouls était petit, inégal, irrégulier, très-fréquent. L'épigastre était d'une sensibilité excessive, et il y avait aussi des douleurs très-vives dans le canal intestinal. La déglutition était déjà très-difficile : cependant on vint à bout de la faire boire copieusement; elle vomit par ce moyen, plus facilement et sans interruption jusqu'à une heure : alors les vomissements cessèrent pendant une dizaine de minutes; la malade s'appuya sur son oreiller; elle parut s'endormir; on l'entendit même ronfler. Mais bientôt une secousse d'estomac la réveilla, et les vomissements reprirent jusqu'à deux heures. Son état devint de plus en plus fâcheux.

» A deux heures un quart, nouvelle apparence de sommeil pendant huit minutes, ronflement, respiration plus lente, hoquets, vomissements pendant un quart d'heure, froid du visage, des mains et des avant-bras; cris par intervalles, agitation extrême, contorsion de tous les membres; une selle spontanée, qui était la deuxième depuis l'invasion des accidents. A trois heures, un peu de calme; elle prie les assistants de ne point parler de son malheur. La respiration devient plus lente encore, le froid augmente, nouveaux signes d'agitation, rêvasseries; le pouls est insensible.

» A quatre heures, elle ouvre les yeux et se plaint de ne pas voir la lumière; elle gémit sur son sort; les bras sont comme morts.

» A cinq heures, le visage est glacé, le nez et les lèvres sont violets, les battements du cœur presque totalement insensibles; un râle léger survient, et la mort.

» Cette jeune personne, tourmentée par le chagrin, avait déjà tenté deux fois de se détruire par le poison. Neuf mois auparavant, M. Tonnelier, appelé pour lui donner des secours, la trouva dans un état assez semblable à celui que je viens de décrire; mais les symptômes avaient un degré d'intensité beaucoup moindre, sans doute parce que la dose du poison avait été très-petite. La malade se rétablit en peu de temps, à l'aide de boissons mucilagineuses : seulement il lui resta, vers la partie inférieure droite de l'estomac, une douleur dont elle se plaignit dans la suite constamment. Quant au second empoisonnement, il fut moins grave encore que le premier.

» *Ouverture du cadavre.* — A l'extérieur, contraction des muscles de la face, roideur insurmontable des membres, couleur violette plus ou moins foncée des jambes, des cuisses, des reins et du dos : visage pâle, lèvres violettes; chaleur assez marquée du cadavre vingt-six heures après la mort.

» A l'intérieur, les poumons étaient extraordinairement gorgés de sang dans les deux tiers de leur volume, et surtout à leur partie postérieure. Les tranches qu'on en sépara présentaient un tissu compacte assez dur, d'où suintait, à la moindre pression, par une multitude de petits points, du sang, sans apparence de bulles d'air. Les parties antérieures des poumons étaient rougeâtres à leur superficie, mais, du reste, assez élastiques et rem plies d'air. Les deux ventricules du cœur contenaient du sang extrêmement noir; le ventricule aortique en renfermait un peu plus que l'autre. L'estomac était très-distendu par le liquide dont il était encore rempli; sa surface externe présentait une infinité de petits vaisseaux injectés de sang. Il en était de même du canal intestinal, tant à la surface externe qu'à la surface interne, dans quelques points de son étendue. Le foie et la rate étaient aussi très-gorgés de sang. L'estomac ayant été vidé et ouvert dans toute son étendue, offrit une surface grenue, déterminée par le volume augmenté de glandes muqueuses dont la couleur était noirâtre, tandis qu'elle-même était d'un rouge plus ou moins foncé et parsemée çà et là, principalement vers l'orifice pylorique, de plaques extrêmement noires; l'épiderme de la membrane muqueuse avait été entièrement enlevé. On voyait à l'orifice cardiaque une ligne de démarcation qui, surmontant d'une manière plus sensible que dans l'état naturel le niveau de la surface interne de l'estomac, prouvait bien cet enlèvement. Au reste, il n'y avait aucune érosion profonde. Deux jours après l'ouverture, la couleur rouge avait presque entièrement disparu, et la couleur noire s'était changée en un rouge foncé.

» On trouva dans le liquide qu'on avait retiré de l'estomac un kyste formé, selon Dupuytren, par une expansion de la membrane muqueuse de l'estomac, dans laquelle on pouvait encore voir des vestiges de vaisseaux; il avait environ 4 centimètres de long, 2 centimètres de diamètre, et les parois avaient à peu près 1 millimètre d'épaisseur. De la face intérieure de ce kyste partaient des cloisons minces, d'apparence celluleuse, et qui renfermaient dans des espaces distincts, les fragments inégaux d'une matière cristalline qui, soumise à divers essais faits successivement par Dupuytren et par Vauquelin, offrit tous les caractères de l'arsenic (acide arsénieux).

» D'après Dupuytren, le kyste remontait aux empoisonnements précédents. Ce n'est pas la première fois, dit ce chirurgien, qu'on aurait vu des corps étrangers être enveloppés par une production de nos organes qui, par ce moyen, se sont mis à l'abri de leur action; mais je ne crois pas, ajoute-t-il, qu'on ait observé ce phénomène dans l'estomac sans cesse ouvert aux matières qui le traversent et qu'il élabore, et doué également de la faculté de rejeter les corps qui l'irritent trop vivement, et de conserver ceux qui n'altèrent en rien ses propriétés et son tissu. Je ne sache pas surtout qu'on ait jamais vu un poison aussi terrible que l'arsenic s'y envelopper d'une membrane dont le tissu n'en a pas été affecté, et qui a préservé ainsi celles de l'estomac de son action destructive pendant toute la durée de son séjour dans cet organe (1). »

L'opinion de Christison, et je prendrai la liberté de dire aussi la mienne, est que la paralysie locale est le plus fréquent des effets secondaires de l'arsenic

_______________

(1) *Journal de Médecine, Chirurgie et Pharmacie*, par Corvisart, Leroux et Boyer, an X, t. IV, p. 15.

« On the whole, local palsy appears to be the most
frequent of the secondary effects of arsenic (1). »

Les auteurs ont rapporté des faits de manie consécutive à l'empoisonnement par l'arsenic. Schenckius dit qu'il a connu un jeune homme qui, frictionné avec un onguent arsenical pour se guérir de la
gale, devint fou, au point qu'on fut obligé de le lier.
Un jour que ceux qui veillaient sur lui le laissèrent
seul, il se débarrassa de ses liens, se précipita par
une fenêtre et se brisa les deux jambes. Traité de ses
fractures et de la folie, il guérit en même temps des
deux maladies. Mais Schenckius a emprunté ce fait
à Amatus Lusitanus qui, selon le témoignage de
Zacchias, n'était pas plus scrupuleux que Schenckius
lui-même sur le choix de ses observations.

Divers auteurs ont cité des observations d'hydropisie, de dyspepsie et d'autres affections, suite de
l'ingestion de l'arsenic. Hahnemann et Wibmer ont
noté la chute des cheveux, des ongles, la desquammation de la peau, comme succédant à l'abus de ce
minéral employé en thérapeutique. On devra prendre
de pareilles observations en grande considération,
tout en se souvenant néanmoins que des signes trop
généraux ne peuvent pas servir à caractériser une
maladie spéciale telle qu'un empoisonnement.

Dans le mode d'invasion, la marche et la durée
d'un empoisonnement, il est, non moins pour ainsi
dire que dans les symptômes, des anomalies qui

---

(1) Christison, on *Poisons*, p. 294, édit. de 1836; p. 315, édit.
de 1845.

peuvent faire l'objet de questions de médecine légale de la plus haute importance.

Dans le procès de mistriss Smith, procès jugé en Angleterre dans l'année 1827, il était acquis aux débats que la victime n'avait été atteinte des premiers symptômes de sa dernière maladie que huit heures après que l'accusée eût eu la seule occasion de lui administrer de l'arsenic. Huit heures entre l'ingestion du poison et les effets qu'il doit produire! Ce retard parut sans antécédents aux médecins appelés à se prononcer devant le jury, à Christison entre autres, qui aujourd'hui est revenu de cette opinion. Ils hésitèrent à déclarer que la maladie pût être la conséquence d'un empoisonnement, et cette hésitation suffit pour faire acquitter l'accusée.

Cependant, antérieurement au procès de mistriss Smith, il était acquis, par l'observation, à la médecine légale que les premiers effets d'un empoisonnement par l'arsenic peuvent ne se manifester qu'après huit heures, si ce n'est plus, de l'ingestion du poison dans l'estomac. Ne viens-je pas de rapporter l'observation de mademoiselle L....., qui s'empoisonna avec de l'acide arsénieux, *dans la matinée du 9 nivôse,* et chez laquelle le poison ne manifesta ses premiers effets qu'à sept heures du soir?

Depuis le procès de mistriss Smith, Christison a reproduit, d'après M. Page, l'observation d'un enfant de trois ans et demi, qui ayant pris 8 grains d'acide arsénieux avec du pain et du beurre, après un vomissement immédiat provoqué par l'émétique, ne présenta aucun symptôme d'empoisonne-

ment jusqu'au troisième jour qu'il commença à être
atteint de faiblesse, d'anxiété, avec accélération du
pouls et autres symptômes toxiques auxquels il succomba le cinquième jour. Il est vrai que le savant
toxicologiste a émis le doute que l'enfant fût mort
du poison; mais le doute, dans un cas si simple,
n'est-il pas une trop grande abnégation de la science?

L'absorption du poison peut être retardée ou empêchée par plusieurs causes : la plénitude de l'estomac, le sommeil, l'ivresse, la maladie, une idiosyncrasie toute spéciale. Il ne me paraît donc pas
qu'on doive renfermer dans de trop courtes limites
le moment d'explosion des effets de l'arsenic. Dans
l'observation de la femme Gérard, rapportée plus
haut, les premiers effets du poison, appliqué sur le
sein, il est vrai, ne se sont manifestés qu'au bout de
dix heures.

Dans un ordre inverse, une mort trop rapide a
paru quelquefois ne devoir pas être rapportée à un
empoisonnement par l'arsenic. En Angleterre encore,
lors du procès d'Hannah Russel et de Daniel Lévy,
procès jugé aux assises de Lewes en 1826, il résultait de l'instruction judiciaire que la victime (le
mari d'Hannah Russel) n'avait pas vécu plus de
trois heures après que le poison avait pu lui être
administré par les accusés. L'analyse chimique ici
représentait le corps de délit, l'arsenic retiré de l'estomac de la victime. Néanmoins une vive contro-
verse s'éleva sur la réalité du crime. Les défenseurs
d'Hannah Russel s'appuyaient surtout de la déclaration du docteur Stanley et d'Astley Cooper, qui dé-

saient n'avoir connaissance d'aucune observation
médicale, d'après laquelle un empoisonnement par
l'arsenic se fût terminé par la mort avant la septième
heure. Mais sir Evans, expert au procès, put rappeler un cas (celui d'un nommé Samuel Smith, jugé
aux assises de 1826) dans lequel la victime n'avait
pas vécu plus de quatre heures. Cet exemple persuada
le jury.

Aujourd'hui, les faits ne pourraient manquer à
qui soutiendrait l'opinion adoptée par sir Evans.
Wepfer a rapporté l'observation d'un enfant qui
mourut, en quatre heures, de l'ingestion d'une mix-
ture d'acide arsénieux et d'amandes (*mixtura arse-
nici et juglandium*) préparée pour tuer des rats (1).

Le docteur Male a rapporté un cas du même genre,
dans lequel la mort arriva aussi en quatre heures.

Pyl a cité un cas dans lequel le malade succomba,
avec les signes de la plus violente irritation dans
l'estomac et les intestins, au bout de la troisième
heure de l'ingestion d'une préparation arsenicale.
L'individu n'eut pas de vomissements.

Le docteur Dymock a rencontré un cas où la
mort survint au bout d'une heure et demie; et Wibmer, même, en a rapporté un autre d'après lequel
la victime ne survécut qu'une demi-heure; mais,
dit Christison au sujet de ce dernier exemple, il est
douteux que le poison fût réellement l'arsenic (2).

--------

(1) WEPFER, *Cicutæ aquaticæ Historia et noxæ*, p. 282. Basileæ,
1679.

(2) CHRISTISON, *on Poisons*, p. 305; édit. de 1845.

Sur ces questions relatives au moment d'invasion de la maladie, à sa marche et à sa durée, les physiologistes le sauront toujours, il n'est pas de règles fixes et rigoureuses à poser. Tout est subordonné, et à la quantité de poison ingérée par la victime, et aux circonstances dans lesquelles elle se trouvait au moment de l'empoisonnement, et même à ce que nous appelons les idiosyncrasies physiologiques et pathologiques, toutes conditions qui laissent la plus grande latitude aux éventualités.

Du reste, ce n'est jamais sur une circonstance isolée qu'il faut décider une question d'empoisonnement; l'expert doit prendre en considération tout à la fois, et l'histoire de la maladie, et l'examen du cadavre, et les résultats de l'analyse chimique.

Quelles que soient les voies par lesquelles l'arsenic pénètre dans l'économie, il produit les mêmes effets : des effets locaux ou de contact, des effets généraux ou d'absorption.

J'ai énuméré plus haut (page 227) les voies par lesquelles l'empoisonnement peut être produit. Ce sont : la peau, les ouvertures naturelles, les membranes muqueuses, et toute espèce de plaie. Je dois passer en revue ces modes divers d'empoisonnement, dont l'histoire n'importe pas moins à la physiologie et à la médecine légale, que l'empoisonnement ordinaire effectué par l'estomac.

*Empoisonnement par la peau.* — Les empoisonnements de cette espèce ne sont pas des cas rares et exceptionnels. Ils peuvent avoir lieu, la peau étant intacte, privée d'épiderme, entamée ou bien ouverte

*Empoisonnement par l'arsenic, la peau étant intacte.* — On a cru pendant longtemps, et à cet égard on a invoqué jusqu'au témoignage de l'expérience (Jœger, Renault), que l'arsenic appliqué sur la peau ne produisait qu'un effet local d'irritation, sans agir comme un poison. Mais sur ce point la médecine n'est que trop riche en observations propres à détromper les esprits prévenus ou incrédules.

Amatus Lusitanus a rapporté le cas d'un jeune homme qui, malgré l'avis contraire de son médecin, s'étant frotté, contre la gale, avec une pommade arsenicale, fut trouvé mort le lendemain dans son lit (1).

Wepfer a raconté un fait du même genre : Une jeune fille de douze ans, affectée de la teigne, se frictionna par erreur avec de l'arsenic mêlé à du beurre. Aussitôt elle fut prise de violentes douleurs. On lui fit, comme remède, laver la tête avec de l'eau ; mais le mal ne fit qu'augmenter ; la tête enfla ; il se manifesta des nausées, de la faiblesse, de la fièvre, du délire. Appelé trop tard, ajoute Wepfer, Engelmann ordonna en vain les alexipharmaques ; *les atomes du poison avaient passé dans le sang* ; la jeune fille mourut le sixième jour après la friction (2).

Hahnemann a reproduit, d'après Zitmann, l'observation de deux enfants de huit et de dix ans, qui

---

(1) CHRISTISON, *on Poisons*, p. 297, édit. de 1836 ; p. 320, édit. de 1845.

(2) WEPFER, *Cicutæ aquaticæ Historia et noxæ*, p. 289, 1679 — CHRISTISON, *loc. cit.*

moururent par suite de l'emploi d'une dissolution d'arsenic avec laquelle on leur lava la tête pour les guérir de la même maladie, la teigne (1).

Un écolier trouva dans la rue un morceau d'arsenic que sa mère prit pour de la poudre à cheveux, et comme l'enfant devait le lendemain prononcer à l'école un discours d'adieu, elle lui conseilla de s'en bien poudrer le matin, ce qui ne fut que trop littéralement exécuté. Au milieu de son discours, l'enfant fut saisi de douleurs aiguës à la face, qui bientôt se couvrit d'un grand nombre de pustules. La tête enfla beaucoup et fut aussi envahie de pustules. L'enfant fut tourmenté par un feu intolérable dans le cuir chevelu, et les cheveux, agglomérés par les matières sanieuses ou purulentes, ne formèrent plus qu'une croûte épaisse qui se détacha au bout de quelques semaines. Il s'ensuivit une guérison complète (2).

Schulze, médecin allemand, a raconté cinq cas du même genre, tous le résultat d'une erreur d'après laquelle on avait pris de l'arsenic pour de la poudre à cheveux. Dans un de ces cas, la mort fut la conséquence de la méprise ; dans deux autres, les accidents furent légers ; les dernières personnes eurent une inflammation violente du péricrâne. Dans le cas qui fut fatal, la mort n'arriva que le vingt-deuxième jour. A l'autopsie, on trouva le cuir chevelu gau-

(1) Hahnemann, *Uber die arsenic-Vergiftung*, p. 41. — Christison, *on Poisons*, loc. cit.

(2) *Acta Germanica*, t. XI, p. 33. — Christison, *on Poisons*, p. 303, édit. de 1836 ; p. 329, édit. de 1845.

grené et infiltré d'un sang liquide. L'estomac, en
outre, était très-enflammé. Les deux personnes qui
furent le plus vivement affectées ne furent atteintes
de l'érysipèle du péricrâne que six jours après avoir
fait emploi de la poudre toxique (1).

Sprœgel a fait mention d'un cas mortel causé
par la poudre aux mouches, appliquée de la même
manière sur la tête. Wibmer en a cité un autre non
mortel, mais dans lequel on observa une forte enflure à la tête et au visage, enflure qui fut suivie
d'érysipèle à la face, au cou et à l'abdomen, et d'une
éruption pustuleuse sur les mains (2).

Belloc a rapporté le fait suivant : « J'ai vu une
femme âgée de cinquante-six ans, d'une assez bonne
santé, mais d'une constitution délicate et très-irritable,
qui ayant eu l'imprudence de se laver le corps avec
une dissolution d'arsenic par ébullition dans l'eau
commune, pour guérir une gale dont elle était atta-
quée depuis longtemps, et qui avait résisté aux
moyens ordinaires, devint prodigieusement enflée,
et fut couverte d'un érysipèle général : elle éprouva
pendant plusieurs jours un feu qui la dévorait. Sa
gale se dissipa, à la vérité; mais cette malheureuse
femme traîna une vie languissante pendant deux ans,
au bout desquels elle mourut, ayant toujours conservé un tremblement dans tous ses membres (3). »

---

(1) *Knape und Hecker's Kritische Annalen der Staatsarzneikunde*,
t. I, p. 143-159. — CHRISTISON, *on Poisons*, p. 304, édit. de 1836,
p. 329, édit. de 1845.
(2) CHRISTISON, *loc. cit.*
(3) BELLOC, *Cours de Médecine légale*, p. 121, 1811

A ces observations je pourrais en ajouter d'autres ; mais on les retrouvera facilement, au besoin, dans les livres les plus modernes de toxicologie, et dans nos différents dictionnaires de médecine. J'ajouterai, en terminant sur ce point, qu'en frictionnant des chiens sur le ventre, et aux parties internes des cuisses, avec des pommades arsenicales, je les ai fait périr assez promptement.

*Empoisonnement par l'arsenic, la peau étant dénuée d'épiderme.* — Si de simples lotions ou frictions avec l'arsenic sur la peau non dénudée amènent l'empoisonnement, à plus forte raison, l'application à nu sur la peau privée d'épiderme est-elle propre à produire cet effet.

M. Errard a rapporté deux cas d'empoisonnement par suite de pansements de vésicatoires avec un cérat qui contenait de l'arsenic. Ce cérat avait été fait avec de la cire provenant de bougies communes. Les symptômes relatés par l'observateur furent une douleur locale, des nausées, une soif ardente, la rougeur de la langue, des épreintes abdominales, des contractions involontaires dans les muscles des membres, la faiblesse et l'irrégularité du pouls. L'un des sujets mourut en vingt-quatre heures ; l'autre échappa à une mort trop certaine, parce que l'acuité de la douleur locale lui fit, dès les premiers instants, enlever l'emplâtre de pansement (1).

On trouvera dans les *Annales d'Hygiène et de*

---

(1) *Gazette médicale* du 5 septembre 1842. — CHRISTISON, *on Poisons*, p. 320, édit. de 1845.

*Médecine légale*, t. XI, p. 461, une observation
du même genre. Les accidents de l'empoisonnement
furent produits par une pommade arsenicale appliquée sur la poitrine par l'intermédiaire d'un vésicatoire.

*Empoisonnement par l'arsenic, la peau étant
ouverte ou atteinte de plaie.* — On se rappellera ici
l'observation rapportée plus haut et relative à la
dame Gérard.

Voici un fait absolument semblable et que je me
plais à en rapprocher, parce que l'observation, recueillie dans tous ses détails par le docteur Vernois,
offre un tableau frappant des signes les plus caractéristiques de l'empoisonnement par l'arsenic :

« Mademoiselle A…, âgée de quarante ans environ, d'une santé en apparence florissante, ayant un
embonpoint notable, le système musculaire bien prononcé, se présenta à moi dans le courant d'octobre
1844. Elle avait au sein droit une tumeur grosse
comme une petite pomme, dure, bosselée, inégale,
mais mobile; non ulcérée et non adhérente au tissu
cellulaire profond. Cette tumeur, dont l'origine remontait à plusieurs années, avait pris récemment
un développement plus considérable, et elle était
devenue le siége de quelques élancements, rares
toutefois, et peu douloureux. Il n'existait point de
ganglions engorgés sous l'aisselle droite, et la santé
de mademoiselle A… n'avait jamais reçu la moindre
atteinte d'un mal jusque-là tout local.

» Après examen de la tumeur, je fus d'avis qu'il
y avait lieu d'en pratiquer l'extirpation. Telle fut

aussi l'opinion de M. Jobert de Lamballe, auquel je
présentai la malade.

» Je n'avais plus entendu parler de la demoiselle
X...., quand, le jeudi, 28 novembre 1844, à onze heures du soir, on vint, en toute hâte, me prier de me
rendre auprès d'elle.

» Voici ce qui s'était passé. Sollicitée par plusieurs personnes, mademoiselle A... s'était rendue,
le 22 novembre, à Osny, près Pontoise. Là, une
femme lui avait incisé assez profondément, et en
trois ou quatre points, la surface de la tumeur, et y
avait déposé une poudre rougeâtre. Le tout avait été
recouvert par un emplâtre de taffetas d'Angleterre,
avec recommandation de ne point déplacer l'appareil, quels que fussent les accidents qui se dévelop-
passent.

» Mademoiselle A.... arrivée à midi à Osny, en
repartit à trois heures.

» Déjà, dans la route, elle éprouva du malaise et
des envies de vomir.

» Arrivée chez elle, elle ne s'effraya pas de son
indisposition, car on l'avait prévenue qu'elle devait
avoir une fièvre intense, etc. Elle se coucha néanmoins vers dix heures, en proie à une fièvre ardente.

» Pendant la nuit du 22 au 23, vomissements
très-abondants et très-douloureux de matières ver-
dâtres; déjections nombreuses et sanguinolentes,
affaissement considérable. (Dans les notes qu'on
m'a remises sur ce début, il n'est pas question des
urines.)

» Les jours suivants, jusqu'au mercredi 27, continuation des mêmes accidents, et, de plus, froid
aux extrémités. On donne un peu de bouillon et de
limonade, qui sont en partie rejetés. On n'appelle
aucun médecin, et l'emplâtre n'est pas déplacé.

» Le 27, la fièvre augmente d'intensité. Vers le
soir, forte oppression ; dyspnée et jactation perpé-
tuelle.

» Le 28, pendant la journée, augmentation de
tous ces symptômes : prostration excessive ; douleur
vive dans le côté droit du thorax. Les conjonctives
s'injectent de sang ; la parole devient brève et tremblante ; il y a des éblouissements fréquents. Vers le
soir, souffrances générales, mais plus prononcées
dans les membres, à la gorge et dans la région épigastrique ; continuation des vomissements et des
selles ; délire vague.

» J'arrive à onze heures auprès de la malade, et
voici l'état dans lequel je la trouve :

» Décubitus dorsal, excitation générale très-
grande ; la malade ne me reconnaît pas. Vue trouble,
pupille normale, injection très-vive des deux conjonctives, avec suppuration légère au pourtour de la
paupière gauche ; face vultueuse, mouvements dés-
ordonnés des membres supérieurs ; fixée sur certains points, l'intelligence paraît entière ; la parole
toutefois est brève. Au bout de dix minutes environ,
la malade me reconnaît (au son de la voix plutôt
qu'à la vue sans doute). Langue sèche, blanchâtre,
rouge à la pointe ; épigastre douloureux à la pression,
point d'angine, point de vomissements ; soif très-

intense. L'abdomen est ballonné, mais peu ou point
douloureux. On ne sent pas que la vessie soit dis-
tendue par l'urine. (Il n'y a sous ma main ni selle,
ni urine à conserver.) La peau du tronc est chaude,
les extrémités froides. Je compte 40 respirations et
140 pulsations par minute. Le pouls est très-déve-
loppé, dur et irrégulier; l'oppression excessive. La
percussion donne en arrière, à droite, à la base de
la poitrine, une matité de plusieurs pouces de hauteur. Cette matité est produite par le refoulement
du foie. Dans les points correspondants à gauche,
râles sibilants et muqueux. Point d'expectoration,
point de souffle bronchique; en un mot, aucun
signe d'épanchement ou de pneumonie aiguë. Battements du cœur très-tumultueux, sans bruits
anormaux.

» Le sein droit est recouvert de l'emplâtre agglutinatif. Je l'enlève et je déterge les plaies avec de
l'eau tiède. (Saignée du bras de 200 grammes environ : le sang coule bien et par un jet vigoureux.)

» La malade se dit immédiatement soulagée; mais
une heure après environ, les mêmes accidents reparaissent, sans que cependant l'agitation générale
soit aussi grande. (Sinapismes aux membres inférieurs, limonade vineuse.)

» *Le 29, à neuf heures du matin* : Nuit agitée, pas
de repos; 132 pulsations, 48 respirations par minute; douleur vive dans le côté droit. Le foie est
fortement refoulé dans le côté droit du thorax, par
suite du ballonnement énorme de l'abdomen: l'auscultation ne fait percevoir que des râles humides;

signes d'un engouement hypostatique de la base des deux poumons. Pas de nouveaux vomissements; mais la douleur persiste à l'épigastre. Le pouls est devenu très-petit, très-faible; la dépression générale est très-grande. La peau tend à se refroidir généralement. Il y a eu très-peu d'urines. Point de délire, intelligence nette. (Large vésicatoire en arrière de la poitrine. Sinapismes répétés. Eau d'Enghien.)

» *Onze heures et demie :* Décubitus dorsal. Vue trouble. Les symptômes adynamiques ont encore augmenté. Des taches livides ont apparu sur le tronc et sur les membres inférieurs. La mort arriva vers sept heures du soir. L'intelligence a été conservée jusqu'au dernier moment.

» Ouverture du corps, *le 1ᵉʳ décembre, à dix heures du matin.* — Le temps est froid et neigeux. La température a été très-basse la veille. Le cadavre a séjourné dans une petite chambre sans feu. Le premier jour, on n'a remarqué qu'une pâleur extrême des tissus, avec quelques plaques marbrées sur les téguments. Dans la journée du 30, est survenu un gonflement énorme, un emphysème considérable du tissu cellulaire sous-cutané.

» *Apparence extérieure.* — Roideur cadavérique. Emphysème général. Ballonnement énorme de l'abdomen. Vergetures et marbrures sur toute la face antérieure du tronc et sur les parties latérales. Simples rougeurs du côté des membres. Phlyctènes bleuâtres, remplies de sérosité sanguinolente, sur les parois de l'abdomen et à la partie interne des

cuisses. La plaie du sein droit a deux pouces de diamètre; elle est de couleur noirâtre.

» *Examen des viscères.* — L'estomac non plus
que les intestins n'offrent, en aucun point, les
traces d'une inflammation aiguë. Il s'en échappe
une quantité considérable de gaz fétides. On recueille les matières qu'ils contiennent.

» Le foie est volumineux, gorgé de sang. Il en
est de même de la rate et des reins. La vessie contractée ne contient pas d'urine. Sa membrane muqueuse est incolore. Les poumons, refoulés en haut
et en arrière, offrent une congestion sanguine hypostatique à leur base; ils contiennent une écume
sanguinolente. La membrane muqueuse des bronches n'offre rien de spécial à noter. Les plèvres contiennent une petite quantité de sérosité sans fausses
membranes anciennes ou récentes. Le cœur est
mou. Le tissu du ventricule droit contient des ecchymoses. Les colonnes charnues ont perdu toute
élasticité. La membrane interne est d'un rouge intense et friable. Le sang n'est pas coagulé; il est
noirâtre et très-liquide.

» En résumé, on ne constate aucune lésion matérielle capable par elle-même d'avoir produit, ou
d'expliquer la mort. »

Dans ce cas, je dois le dire, l'analyse chimique
ne fit découvrir l'arsenic que dans le sein et point
du tout dans les autres organes. D'après l'analyse
que je fis moi-même de quelque grammes d'urine
recueillis par M. Vernois, et qui ne me donna pas
d'arsenic, je suis porté à penser que l'absorption

ne fut que locale. Et cependant la mort en fut la
conséquence. Preuve nouvelle que, dans l'organisme,
un trouble, en apparence local, porte atteinte à
toutes les fonctions et peut devenir mortel.

Le fait suivant est extrait de la *Bibliothèque médicale*, où il a été consigné par M. Meau :

« Un homme de quarante-cinq ans portait, depuis
un grand nombre d'années, un ulcère situé au pourtour de l'une des malléoles. Un charlatan, auquel
il eut recours, couvrit la partie ulcérée d'acide arsénieux. En peu d'instants, des douleurs très-vives
se développèrent; six heures après, le malade, ne
pouvant les supporter, s'efforça, mais vainement,
à ce qu'il paraît, d'enlever ce dangereux caustique :
les souffrances continuèrent; la douleur était brûlante. Le surlendemain, il survint des vomissements,
des coliques, une épistaxis passive; le corps se couvrit ensuite de taches rouges; le sang parut dans les
matières des vomissements et des selles, qui bientôt
devinrent noires; il y avait des défaillances conti-
nuelles. Le cinquième jour, la langue était sèche et
noire; les ecchymoses avaient pris la même teinte.
On remplaça les adoucissants, mis en usage jusqu'a-
lors, par la limonade et une décoction de quinquina
acidulée. Il survint du délire, de l'agitation; on mit
des vésicatoires aux jambes; les douleurs s'exaspé-
rèrent, et le lendemain, sixième jour de l'empoisonnement, le malade n'était plus. L'ouverture du
corps ne put être faite (1). »

----

(1) *Bibliothèque médic.*, t. LXXIV, année 1821. Orfila, *Traité
de Toxicologie*, t. I, p. 339, édit. de 1843.

D'après divers témoignages, le pape Pie III fut empoisonné par l'intermédiaire d'un emplâtre saupoudré d'arsenic, avec lequel on pansa une plaie qu'il avait au pied (1).

On connaît le fait rapporté avec tant de bonne foi par M. Roux, et qui doit être une leçon toujours présente aux chirurgiens qui font emploi des pâtes et pommades arsenicales pour la cure du cancer. *Detestantur illud plurimi medici et chirurgi dogmatici, adeo ut facilè illo pharmacopolia carere possent* (2).

*Empoisonnement par les muqueuses nasales et oculo-palpébrales.* — Il est rapporté un fait d'empoisonnement par la muqueuse nasale dans les *Éphémérides des Curieux de la Nature.* Un homme atteint d'une affection chronique de la muqueuse nasale, se lava, par méprise, avec une solution d'arsenic. Il fut atteint d'un suintement de la membrane, avec stupeur et coma. Il perdit la vue et la mémoire, et ne se rétablit pas. La mort fut précédée de convulsions (3).

Appliqué sur la muqueuse oculo-palpébrale, l'arsenic, d'après Campbell, est promptement mortel.

*Empoisonnement par les voies aériennes.* — La science a déjà recueilli un assez grand nombre d'observations relatives à ce genre d'empoisonnement.

---

(1) GMELIN, *Allgemeine Geschichte der mineralischen Gifte,* p. 106. *Nuremberg,* 1777. — GORDON, p. 327.

(2) WEPFER, *op. cit.,* p. 291.

(3) *Eph. Curios. Nat.* Dec. III, an IX et X, Obs. 220. — CHRISTISON, *on Poisons,* p. 302, édit. de 1836; p. 328, édit. de 1845.

J'ai rapporté plus haut (page 229) les faits relatifs
à Tachenius et au pape Clément VII.

Baltazar Timœus raconte que Paracelse, impatienté un jour par un de ses amis, lui mit le nez sur
un alambic dans lequel il sublimait de l'arsenic, et
que le malheureux manqua de mourir de cette mauvaise plaisanterie (1).

Le même raconte qu'un apothicaire de Colberg,
qui n'avait pas évité avec assez de soin la vapeur de
l'arsenic pendant qu'il le sublimait, fut pris, bientôt après, d'évanouissements fréquents, de serrement à l'épigastre, de difficulté à respirer, de soif,
de sécheresse à la gorge, de vives inquiétudes et
de douleurs dans les pieds. Plus tard, il eut chaque
jour d'abondantes transpirations, et fut atteint de
paraplégie. Plusieurs mois s'écoulèrent avant qu'il
pût se rétablir (2).

Wibmer a fait mention sommairement de plusieurs cas dans lesquels l'enflure de la langue, des
maux de tête, des étourdissements, des nausées, un
sentiment d'oppression et de constriction dans la
poitrine, ont été le résultat d'une aspiration de vapeurs arsenicales (3).

Le cas suivant a été rapporté par le docteur Welper, de Berlin, comme un empoisonnement dû à
l'aspiration de vapeurs arsenicales : « Un homme

---

(1) *Casus medicinales,* lib. VII, Cas. 2.—CHRISTISON, *on Poisons,*
p. 302, édit. de 1836; p. 325, édit. de 1845.
(2) *Casus medicinales,* lib. VII, Cas. 2. CHRISTISON, *loc. cit.*
(3) *Die Wirkung der Arsenicmittel und Gifte,* t. I, p. 299.—CHRISTISON, *loc. cit.*

fort et bien portant qui, le matin, s'était exposé
volontairement, et durant quelques instants, à la
vapeur d'un vase où bouillaient plusieurs onces d'orpiment dans l'eau, tomba malade dans la nuit suivante, et éprouva le lendemain une faiblesse extrême
et de la difficulté à respirer. Ces symptômes furent
très-allégés par un émétique. Mais, vers le soir, les
extrémités se refroidirent et devinrent roides, l'oppression reparut, le pouls s'embarrassa et ne resta
perceptible qu'au cou. La bouche, la gorge et la langue étaient arides et sèches; l'intelligence resta libre,
bien qu'un certain effroi et l'idée de la mort tour-
mentassent le malade. Au bout de douze heures,
l'état d'affaissement céda à des fomentations, et il
ne resta que de la dyspnée; mais ce symptôme ne
cessa plus jusqu'à la mort qui, à une très-longue
date de l'accident, parut amenée par un hydro-
thorax (1). »

J'ai mentionné ailleurs divers cas d'empoisonnement par les membranes muqueuses du vagin et du
rectum.

Dans les expériences qui me sont communes avec
M. Danger, j'ai montré que, quelles que fussent les
voies par lesquelles l'empoisonnement par l'arsenic
était produit, on trouvait le poison localisé plus
spécialement dans le foie. Je reviendrai plus loin sur
ce fait important qui n'est pas moins digne d'intérêt pour la physiologie que pour la médecine.

_______________

(1) *Journal der Praktischen Heilkunde*, t. LXXII, v. 131. — Chaus-
son, en *Poisons*, loc. cit.

Une question que j'ai déjà traitée d'une manière générale (première partie, chap. III), mais qui se représente ici comme question spéciale, est celle de savoir quelle est la valeur réelle des symptômes morbides dans un cas présumé d'empoisonnement par l'arsenic. Il est des toxicologistes qui, sous le prétexte que l'empoisonnement par les composés d'arsenic n'a pas de symptômes qui lui soient propres, refusent en quelque sorte toute valeur aux signes pathologiques. Ils n'admettent, comme preuve de l'empoisonnement, *que la représentation même du poison*. Cette opinion n'est-elle pas trop absolue ? Aujourd'hui qu'on sait que le poison peut être éliminé, qu'il peut être donné à doses si faibles qu'il ne tue pas immédiatement, et n'amène la mort qu'à la suite d'une maladie longue ou chronique, ne faut-il pas être plein de réserve dans l'énoncé d'une conclusion générale ? Si tel ou tel symptôme isolé ne peut servir à caractériser un empoisonnement, l'ensemble ou le tableau de symptômes spéciaux et divers ne peut-il pas conduire à un diagnostic sûr ? Quelle est la maladie totalement dépourvue de signes propres à la caractériser ? La médecine n'a-t-elle plus de diagnostic certain ? En chimie, un seul caractère ne suffirait pas pour se prononcer sur la nature d'un corps ; mais alors qu'on en réunit plusieurs, et quelques-uns qui sont tout à fait spéciaux, le doute est levé, et la science prononce. La médecine a ses phénomènes complexes, je veux l'avouer, mais, quand les effets se lient à la cause, quand on voit en quelque sorte le poison administré, et qu'à cette ingestion il succède, plus ou moins promptement, des phénomènes déterminés qui se montrent dans un ordre que l'observation a établis, ne peut-on pas conclure de la cause à l'effet, et même de l'effet à la cause, avec une sorte de certitude? Il est tel cas où le doute serait une abnégation de la science, et la médecine ne doit pas plus s'abjurer que ne le fait toute autre science réputée plus exacte dans l'esprit du monde.

Mais il est rare que, dans une accusation d'empoisonnement, le médecin expert ait à se prononcer seulement d'après l'examen ou l'histoire des symptômes de la maladie; d'ordinaire, pour l'aider dans le jugement qu'il doit porter, il aura, concurremment au moins, à invoquer les altérations pathologiques observées sur le cadavre. Voyons ce que sont ces altérations, et quelles révélations on peut en attendre pour la manifestation d'un crime.

## III. — *Altérations pathologiques sur le cadavre.*

Si, au lieu d'interroger l'expérience, on demandait aux auteurs qui ont écrit sur les poisons, quelles sont les altérations pathologiques que produit l'arsenic, on serait étonné du désaccord et presque de la confusion des réponses qu'on aurait à recueillir. L'arsenic est un poison froid ou hyposthénisant, a-t-on dit d'un côté, il tue sans laisser de traces sur le cadavre; l'arsenic est un irritant, un caustique et un corrosif, a-t-on dit de l'autre, il irrite, brûle et corrode tous les tissus organiques avec lesquels il est mis en contact. Que la science est ainsi bientôt faite, quand on regarde les choses à travers les voiles épais de la théorie ou des préventions! Le résultat direct de l'observation, c'est que tantôt l'arsenic corrode et détruit les tissus organiques; tantôt il tue sans laisser la moindre trace d'irritation ou d'ustion sur les cadavres. Expliquera-t-on ces différences, en saisira-t-on les causes? Rien de plus simple, selon moi.

A haute dose, l'arsenic corrode et détruit localement les tissus organiques avec lesquels il est en contact; il agit à la manière d'un acide ou d'un caustique. A faible dose, l'arsenic absorbé pénètre dans l'organisme: il porte partout, en quelque sorte, son principe délétère. Le premier effet est borné: si le désordre local n'est pas trop considérable, la nature y résiste: la guérison, du moins, est la règle, et la mort l'exception. L'effet de l'absorption, au contraire, est général; il atteint les organes profonds, les organes les plus essentiels à la vie: la mort est ici la règle, et la guérison l'exception.

A forte dose, qu'on me permette cette image, l'arsenic sillonne et déchire les tissus vivants: il agit comme un glaive, suivant la parole de Platner. A doses atomiques, il s'infiltre à travers des pores toujours ouverts, et trompe jusqu'à la sensibilité, cette sentinelle avancée et vigilante des organes, pour rappeler une expression de l'illustre Bichat.

Qu'on ne s'y méprenne donc pas : ici, sous forme de poudre grossière, les composés d'arsenic produiront des érosions, des ulcérations, des ramollissements, des rougeurs, et tous ces accessoires d'un travail pathologique auquel, faute de mieux, on est convenu de donner le nom vague et mal compris d'inflammation. Là, réduits en poudre impalpable, ou, mieux encore, déjà dissous, ces mêmes composés pénétreront plus ou moins profondément les tissus vivants sans les altérer, sans les modifier, pour nos yeux du moins, et les frapperont le plus souvent, et sans retour, de paralysie et de mort. Pour le physiologiste, il serait facile de produire à volonté tel ou tel de ces effets; mais je dois me garder ici de faire la leçon aux empoisonneurs. Heureusement que, quelle que soit la dose à laquelle on l'emploie, l'arsenic reste dans le cadavre, et n'échappe plus aujourd'hui aux recherches de la chimie.

À l'époque où les effets de l'absorption n'étaient pas suffisamment appréciés, si même ils n'étaient pas tout à fait méconnus, les toxicologistes s'efforçaient de rattacher à l'empoisonnement par l'arsenic, comme à une maladie spéciale, toutes les lésions anormales que le hasard leur offrait sur le cadavre des personnes empoisonnées.

Ainsi, on les a vus successivement donner comme caractère pathologique de cette espèce d'empoisonnement: le rétrécissement du gros intestin noté chez Soufflard, mais rapporté avec juste raison, par M. James, à une anomalie congéniale: les taches ou ecchymoses des cavités du cœur, sur lesquelles M. Orfila a tant insisté, et qui ne sont qu'un effet cadavérique méconnu par lui seul: la flaccidité du

cœur, plutôt supposée qu'aperçue réellement par
ceux qui avaient dit, à priori, que l'arsenic éteint la
contractilité de cet organe, en même temps qu'il agit
sur le système nerveux, etc., etc. Mais l'expérience
ne devait donner qu'un démenti à ces observations
insuffisantes, et trop souvent invoquées par des
hommes qui n'avaient point l'habitude des ouvertures de corps. Nulle altération ou lésion, il faut
bien le dire, n'est propre à l'arsenic qui, le plus
souvent, n'en entraîne aucune.

Cependant, les faits paraissant se prêter à cette
interprétation, on a pu penser qu'à la suite de l'empoisonnement, les fluides et le sang, pour ne plus
parler des solides, étaient très-sensiblement altérés.
Dans ces derniers temps, M. Rognetta surtout a repris cette opinion, qui déjà avait été avancée par
plusieurs physiologistes et pathologistes, Morgagni,
Ruisch, Eller, Harles, Brodie et M. Magendie. Pour
l'école italienne et pour M. Rognetta, le sang, dans
l'empoisonnement par l'arsenic, est déliquescent,
sirupeux, à peu près comme dans le choléra; et cet
état n'est pas le résultat d'une action chimique directe sur le sang, c'est un effet tout physiologique,
une conséquence de l'action hyposthénisante de l'arsenic.

Je ne nierai point l'observation elle-même : il
m'a paru que, dans quelques circonstances, le sang
des animaux morts par l'arsenic était peu coagu-
lable; mais dans combien de cas, et par suite de
causes bien dissemblables, n'observe-t-on pas le
même effet! En général, la fluidité du sang touche

de trop près aux phénomènes de la fermentation putride pour qu'on puisse y voir un caractère propre à l'empoisonnement par l'arsenic. Jusqu'ici, sauf la présence du poison, l'analyse chimique n'a pas pu saisir la différence qu'il pouvait y avoir entre un sang dit normal et le sang d'un individu mort par l'arsenic.

Selon quelques auteurs, les cadavres des sujets empoisonnés par l'arsenic ne subissent qu'une décomposition lente, si même ils ne sont pas tout à fait préservés de la fermentation putride. Christison, dans la dernière édition de sa Toxicologie (1845), est revenu sur cette opinion, pour l'embrasser et la soutenir avec une véritable conviction. Les anciens, au contraire, ainsi qu'on l'a vu, plaçaient au nombre des signes de l'empoisonnement la décomposition plus rapide du cadavre. Quelle croyance se faire entre ces deux extrèmes? Dans l'état présent de la science, je m'étonne qu'on revienne avec insistance sur des questions qui me paraissent décidées par une longue expérience. Christison cite un grand nombre de faits tendant à appuyer l'opinion qu'il professe. On pourrait lui répondre par un nombre non moins considérable de faits opposés. Mais qui ne sait, d'une part, que ce n'est pas un ou deux grains d'arsenic disséminés dans un cadavre qui peuvent le soustraire aux lois de la putréfaction; et, d'un autre côté, quel chimiste ignore que, selon la nature des terrains dans lesquels ils ont été ensevelis, les corps subissent une décomposition rapide, graduée ou lente, et même quelquefois se dessèchent

absolument sans subir le phénomène ordinaire de la
fermentation putride? Défions-nous de l'axiome mal
appliqué : *Post hoc, ergo propter hoc.*

Qui le croirait? on a dit que, soit en pourrissant,
soit en brûlant, les corps empoisonnés par l'arsenic
dégageaient une odeur d'ail. On a vu, et trop récemment encore, des experts essayer de saisir cette
odeur en brûlant des matières animales suspectes,
soit sur des charbons ardents, soit dans l'intérieur
d'un tube de verre, au moyen de la lampe à émailleur. Mais, en vérité, on ne peut plus supposer qu'il
y ait à prémunir les experts contre de pareils entraî-
nements de l'ignorance ou de la crédulité.

Il est une autre source d'erreur contre laquelle il
ne semble pas nécessaire non plus de mettre en garde
un expert digne de ce nom. On rencontre assez souvent, dans les matières animales en putréfaction,
de petits corps blancs humides, qui ont tout à fait
l'apparence de l'acide arsénieux. Ce sont des globules graisseux ou adipocireux, dont la plus simple
analyse fera reconnaître promptement la nature.

Dans la prévision de crimes dont il n'est heureusement pas d'exemple, on a cherché à apprécier, par
l'expérience, quelles seraient les altérations produites par l'arsenic, alors qu'après la mort le poison
aurait été injecté dans l'estomac ou dans les intestins, ou bien appliqué sur toute autre partie du
corps. Plusieurs circonstances conduiraient avec
certitude à la découverte de cette sorte de crime posthume; les principales seraient l'absence des symptômes caractéristiques de l'empoisonnement; l'effet

tout local qu'aurait produit l'agent toxique; l'absence du poison dans les organes où on le rencontre plus ou moins exclusivement, alors qu'il a pénétré les tissus par absorption et pendant la vie.

Pendant la vie, n'importe par quelle voie l'arsenic pénètre, il est un organe spécial où il se rassemble, le foie, qui d'ordinaire en renferme les neuf dixièmes, l'autre dixième étant inégalement réparti dans certains organes, à l'exclusion de quelques autres où on ne le rencontre pas. Mais je reviendrai sur cette question ; je ne veux que l'énoncer ici en passant, afin d'éviter les répétitions.

En me résumant tout à la fois sur les symptômes et les altérations pathologiques que produit l'arsenic, je dirai, pour les intérêts de la médecine légale, que j'ai plus spécialement en vue dans cet ouvrage :

1°. Que les symptômes morbides, alors qu'ils sont tranchés, peuvent servir à établir, sinon dans tous les cas, au moins dans quelques-uns, la certitude médicale d'un empoisonnement par l'arsenic : exemple : le cas de la dame A...., rapporté plus haut :

2°. Que les altérations pathologiques n'ont de valeur que lorsqu'elles concordent complétement avec les symptômes observés pendant la vie, c'est-à-dire que, d'une part, elles sont très-tranchées : de l'autre, au contraire, impropres par elles-mêmes à expliquer la mort. Très-tranchées, ces altérations peuvent appartenir aux effets de contact de l'arsenic ; nulles ou impropres à expliquer la mort, elles prêtent à supposer que la maladie observée peut être rapportée à l'absorption du poison. Le médecin appréciera. Dans les cas les plus ordinaires, la question sera, pour ainsi dire, résolue d'avance : dans les cas exceptionnels, elle ne pourra l'être que si les résultats de l'analyse chimique ne contredisent pas les données de l'observation médicale.

# CHAPITRE III.

### Applications physiologiques et thérapeutiques : Traitement de l'empoisonnement par l'arsenic ; contre-poisons.

La physiologie s'est de tout temps proposé cette question : Comment agit l'arsenic sur l'économie animale? Pour les anciens, on l'a vu, l'arsenic était un poison *froid*; il détruisait la chaleur vitale, en arrêtant le mouvement des fluides ou des esprits animaux, à peu près comme le froid suspend le cours des liquides.

Par cette comparaison, toutefois, qu'on ne suppose pas que les anciens ne s'étaient fait d'un poison froid d'autre idée que celle d'un agent qui, à l'instar de la glace, retire aux corps de la chaleur. Pour eux, chaleur et vie étaient synonymes ; ou plutôt ces deux effets se confondaient comme dérivant d'une même cause. La chaleur augmentée, c'était la vie en excès, c'était la fièvre ; la chaleur diminuée, la vie était atteinte dans son foyer : c'était bientôt la mort.

Un poison froid pour les anciens, c'était donc une matière impropre à entretenir, ou capable même de

suspendre les actes intérieurs d'où résultait la chaleur; la chaleur, je le répète, expression de la vie,
si ce n'était la vie même.

D'après cette signification, l'expression de poison
froid n'était pas si mal choisie; elle appelait l'attention sur l'un des effets, sur l'effet le plus saillant
peut-être que produise la matière toxique, l'extinction de la chaleur vitale.

La thérapeutique dérivait de cette idée. Tous les
corps réputés chauds, ou propres à exciter la chaleur, c'est-à-dire nos stimulants d'aujourd'hui,
étaient les remèdes à opposer à l'empoisonnement
par l'arsenic. Les anciens, sous ce rapport, allaient
plus loin que nous; ils avaient composé des alexipharmaques spéciaux, mélanges bizarres auxquels
ils prêtaient alternativement les vertus les plus opposées. On peut en juger par la thériaque qu'ils
nous ont transmise et que nous employons encore
empiriquement, comme une sorte de contre-poison
ou de remède universel.

Les théories de Galien sur le chaud, le froid, le
sec et l'humide, furent pendant quatorze siècles
toute la physiologie de la médecine (*voyez* l'Introduction, p. 131). Cependant, de loin en loin, quelques esprits audacieux avaient essayé d'y substituer
des vues nouvelles, plus en harmonie avec la physique et la chimie de leur temps. Ainsi, d'une part, on
vit les médecins physiciens ou les iatro-mécaniciens,
comme on les appela, embrasser l'idée que les principes toxiques n'étaient que des atomes plus gros-
siers de la matière, des atomes d'un diamètre capable

d'obstruer les vaisseaux et de mettre ainsi obstacle
aux actes organiques : pour ces médecins, les désob-
struants, les purgatifs étaient les seuls remèdes à
opposer à l'empoisonnement par l'arsenic. De l'autre,
on vit les médecins chimistes ou les iatro-chimistes
expliquer l'action des poisons par des levains, des
ferments, des effets d'effervescence ou de précipitation : pour ceux-là, les bézoards, les pierres serpentaires, je ne sais quels autres produits bizarres,
étaient les antidotes les plus précieux de la matière
médicale.

Mais, jalouse de ses prérogatives, la médecine finit
par répudier ces théories d'une physique anticipée,
et, comme plus sûre d'elle-même, après des essais si
impuissants, elle revint à l'antique vitalisme, aux
doctrines mieux éprouvées d'Hippocrate.

J'ai cité plus haut ces paroles de Boerrhaave :
« Les poisons agissent sur les esprits, et quand le
système mobile du cerveau est une fois affecté, tout
le corps participe bientôt à la contagion. » Quelle
est la différence entre la doctrine de Boerrhaave et
celle des anciens? Les anciens voyaient, dans les esprits, des êtres hypothétiques par lesquels le corps
était animé; Boerrhaave réduisait la même expression à représenter l'activité du cerveau ou du système
nerveux. L'inconnue, j'ose le dire, restait la même.
De nos jours, le progrès a-t-il été plus réel, lorsqu'en se payant de mots, on a dit: Les poisons agissent sur la sensibilité; ils détruisent la contractilité;
ils portent leur action sur le cœur, sur les poumons
ou sur le système nerveux?

Les esprits systématiques furent plus hardis sans doute; mais ne s'égarèrent-ils pas? Les poisons, pour la plupart du moins, sont des *irritants*, dirent ceux qui ne voyaient dans les maladies qu'irritation; il faut à leurs effets opposer la médication antiphlogistique. Les poisons n'irritent pas, mais débilitent ou hyposthénisent, dirent, avec non moins d'assurance, ceux qui, en physiologie, réduisaient tout à un excès ou à un défaut de stimulus; il faut en conjurer l'action par les toniques ou les stimulants les plus énergiques, le vin, l'alcool, etc. Dans toutes ces explications, de quel côté est la vérité? Pour la chercher, revenons à l'observation.

Les anciens avaient soupçonné le fait important de l'absorption des poisons. Leur théorie sur le refroidissement des esprits, et la pénétration du froid jusqu'au cœur, atteste qu'ils avaient implicitement reconnu, par l'observation directe sans doute, que les poisons n'ont pas un effet purement local, qu'ils attaquent ou infectent l'économie tout entière.

« Que faut-il faire? dit Socrate à l'homme qui lui a présenté la coupe de poison. — Rien autre chose, répondit le geôlier, que vous promener, après avoir bu, jusqu'à ce que vous ayez de la pesanteur dans les jambes; ensuite vous vous coucherez....

» Quand Socrate eut fait ainsi, l'homme qui lui avait donné le poison examinait ses pieds, ses jambes, et, lui ayant fortement serré le pied, il lui demanda s'il sentait. — Non, répondit Socrate; et l'homme lui serra de nouveau les jambes, montrant aux assistants que le corps se refroidissait....

» Socrate lui-même se tâta et vit que, lorsque le poison serait arrivé au cœur, il aurait quitté la vie.

» Et tout le corps se refroidit ; et Socrate, d'une voix mourante : Nous devons un coq à Esculape, dit-il (1). »

Dans les sciences, il y a loin, sans doute, d'un fait entrevu à un fait démontré ; mais, ne fût-ce que pour rabaisser notre vanité, il faut bien en convenir, l'observation seule, l'observation empirique, avait *très-anciennement* fait reconnaître ou fait comprendre que les poisons devaient être entraînés par l'absorption et pénétrer partout, jusqu'aux sources de la vie, jusqu'au cœur. La physiologie avait annoncé mille fois ce résultat que la chimie avait été impuissante à constater directement, et cela parce que physiologistes et chimistes supposaient que c'était dans le sang et dans le cœur tout d'abord, qu'il fallait chercher les matières étrangères introduites dans l'organisme. Mais ni le sang ni le cœur ne retiennent, en quantité facilement appréciable du moins, les principes toxiques entraînés par l'absorption. La circulation est un torrent trop rapide : le cœur est un organe qui, pour sa vie propre, ne reçoit qu'une trop faible proportion de sang relativement à la masse entière des organes.

Il fallait que l'expérience vînt enfin redresser la théorie. On sait, à n'en plus douter peut-être aujourd'hui, qu'ingérés dans l'estomac, les poisons ne sont point emportés directement et fatalement dans

_______________

(1) PLATONIS *Omnia*, etc., t. I, p. 264 ; édit. des Deux-Ponts. 1781.

le torrent de la circulation, soit par le système absorbant lymphatique, soit par le système veineux général. Ils sont plutôt entraînés par la circulation toute spéciale de la veine porte, dont un illustre physiologiste, Stahl, a dit avec une grande pénétration : *Vena portæ, porta malorum ; la veine porte est la porte des maux.* Ils sont tout d'abord concentrés vers certains organes, le foie, la rate, d'où ils ne passent que secondairement peut-être dans le sang, et de là sont rejetés par l'émonctoire rénal.

Pour quelques-uns même, il paraît probable, pour ne pas dire certain, qu'ils ne pénètrent pas partout, et qu'ils sont éliminés, d'une part, par l'émonctoire biliaire, qui les ramène dans le tube digestif ; de l'autre, par la perspiration pulmonaire, ou la transpiration cutanée insensible. La nature semble faire effort pour repousser, par toutes les voies qui lui sont ouvertes, une matière nuisible et contre laquelle elle combat incessamment, dirigée par cette intelligence qu'on ne peut s'empêcher d'accorder au principe conservateur ou à la puissance intérieure qui nous anime.

Avoir cherché tout d'abord les poisons dans le sang, puis, plus tard, avoir cru que, plus forte était la proportion d'organes sur lesquels on opérait, plus forte devait être la quantité de poison à recueillir, étaient donc deux vues fausses d'une physiologie étroite qui, dans l'absorption et dans la circulation, ne voyait qu'une imbibition passive, qu'une sorte d'irrigation toute physique et subordonnée aux lois de l'hydraulique pure. Répétons-le, les poisons, ainsi qu'on l'a trop écrit, ne sont pas disséminés dans les organes en raison de la quantité de sang que ces organes reçoivent : ils sont concentrés dans tel viscère et manquent plus ou moins absolument dans tel autre, où jamais on ne les saisit, au moins d'une manière sensible. Cherchez l'arsenic dans le cerveau et dans les os, vous ne l'y trouverez pas en quantité appréciable ; analysez le cœur et les reins pour y découvrir le cuivre, vous n'en extrairez ordinairement pas un atome.

On a contesté ces faits, et l'on a de la peine peut-être à les admettre ; mais que l'on consulte l'expérience, ils en sont déduits directement.

On a élévé quelques contestations sur les droits que chacun pouvait avoir à telle ou telle de ces découvertes. M. Orfila, qui a cru un instant qu'en toxicologie tout dérivait de lui, et que, par lui, cette science avait été portée à ses dernières limites. M. Orfila, dis-je, s'est attribué à lui seul la découverte de l'absorption des poisons. Prenez acte des paroles qui suivent, consignées dans la dernière édition de son *Traité de Toxicologie générale*, t. I, p. 348, 1843 :

« Jusqu'en 1839, on avait dit que ces poisons (l'arsenic, l'antimoine, le cuivre, le plomb, le mercure, etc..) *devaient* être absorbés ; mais personne n'avait prouvé leur existence dans la trame des tissus où ils avaient été portés par l'absorption. »

Qu'il me permette de le dire, M. Orfila s'est fait ici une grande illusion.

Et d'abord, puisqu'il faut rendre justice à chacun, même à ceux qui, comme physiologistes, n'ont fait que pressentir ou deviner l'absorption des médicaments et des poisons. M. Magendie, depuis longtemps, avait donné la formule générale de cette absorption ; car voici comment il s'était exprimé dans son Mémoire sur l'émétique, qui date de 1813, et que personne n'a pu oublier (1) : « Dans les cas où l'émétique cause la mort, il ne paraît pas que cela doive être attribué exclusivement à l'action directe du sel sur l'estomac ; il est présumable, au contraire, que les effets nuisibles sont produits après l'absorption du sel et son transport dans le torrent de la circulation. »

En 1821, Gmelin et Tiedmann publièrent sous ce titre : *Recherches sur la route que prennent diverses substances pour passer de l'estomac et du canal intestinal dans le sang*, un travail qu'on ne peut se prévaloir d'avoir ignoré, car il fut couronné par l'Institut, et, bientôt après, traduit en français par M. Heller. Or, dans ce remarquable travail, MM. Gmelin et Tiedmann ont démontré le passage dans le sang et dans l'urine :

1°. De diverses substances colorantes et odorantes, telles que l'indigo, la garance, la rhubarbe, le camphre, le musc, l'essence de térébinthe, la teinture d'alcana, etc. ;

2°. De plusieurs sels alcalins et métalliques, tels

---

(1) Magendie, *De l'influence de l'émétique sur l'homme et sur les animaux*, Mémoire lu à la première classe de l'Institut, le 23 août 1813.

que ceux de soude, de potasse et de baryte, ceux de
fer, de plomb et de mercure.

En 1825, Wœhler traita, avec la supériorité qu'on
lui connaît, cette belle question mise au concours
par la Faculté de Médecine de Heidelberg : « Quelles
sont les substances qui, introduites dans le corps
de l'homme ou des animaux, soit par la bouche,
soit par toute autre voie, parviennent dans la vessie,
et quelles sont les conclusions qu'on peut tirer de
là ? » Wœhler retrouva dans les urines l'iode, les
sels alcalins, ceux de nickel; les acides oxalique,
tartrique, citrique, malique, gallique, succinique,
benzoïque, et, du reste, une infinité de substances
végétales, telles que la rhubarbe, la chélidoine, la
garance, la valériane, etc. Il déduisit de ses expériences des corollaires physiologiques que l'on a reproduits depuis sous mille formes, sans nommer le
savant auteur auquel on les avait empruntés.

Et qu'on ne croie pas qu'en des temps antérieurs
la même question n'ait point préoccupé les physiologistes et les chimistes. Tout au contraire, Morgagni, Brande, Bostok, sir Everard Home, Darwin,
Rollo, Wollaston et cent autres avaient étudié ce
sujet et avaient annoncé, chacun de leur côté, des
résultats précieux et déjà pleins d'intérêt. Wilmer
avait même saisi le cuivre dans le foie; Jourda,
Buchner, Schubart, Cantu avaient retrouvé le mercure dans l'urine, si ce n'est dans le sang et dans
la salive, etc., etc.

Mais, dira-t-on, dans cette liste de substances
médicamenteuses et toxiques ne figure pas l'arsenic;

et jusqu'à M. Orfila, il restait à démontrer que l'arsenic aussi était absorbé, et qu'après l'empoisonnement, il demeurait dans les tissus organiques.

La découverte à faire ici était celle d'un procédé de recherche propre à manifester au sein des matières organiques la présence de l'arsenic. Or cette découverte appartient à Marsh, dont le nom est devenu et méritait de devenir si populaire. Cette découverte appréciée, il ne restait, pour les applications de la médecine légale, qu'à mettre en œuvre le procédé d'incinération de Rapp et l'appareil de Marsh, procédé et appareil qui semblaient se compléter l'un par l'autre. A qui appartient cette application? A M. Orfila? A lui et à d'autres qui n'ont pas pris tant de soin de s'en prévaloir; car, en vérité, il n'y a pas là de découverte scientifique, mais une simple pratique de laboratoire que M. Orfila, en raison de sa position près des tribunaux, a eu, plus qu'un autre, l'occasion d'appliquer, et d'appliquer dans des procès qui avaient attiré l'attention publique.

Aussi, pour se conserver des droits à la découverte de l'absorption de l'arsenic, M. Orfila a-t-il été forcé d'invoquer des titres rétrospectifs qu'il a fait remonter à l'année 1812. Voici en quels termes est rédigée la première conclusion de son premier Mémoire de l'année 1839 sur l'empoisonnement par l'acide arsénieux :

« Il résulte des expériences qui précèdent :

» 1°. Que l'acide arsénieux, introduit dans l'estomac, ou appliqué sur le tissu cellulaire sous-cu-

tané des chiens vivants, est absorbé, qu'il se mêle
au sang et qu'il est porté dans tous les organes de
l'économie animale, comme je l'avais établi, dès l'année 1812, en me fondant uniquement sur des considérations physiologiques. » (*Mémoires de l'Académie de Médecine*, t. VIII, p. 417.)

J'ai eu la curiosité de rechercher ce que M. Orfila
avait écrit, en 1812, sur l'absorption de l'arsenic,
et voici ce que j'ai trouvé dans la première édition
de sa *Toxicologie générale*, qui date, en effet, de
cette époque :

*Action de l'acide arsénieux sur l'économie animale.*

« Cet acide, administré à l'intérieur ou appliqué
à l'extérieur, agit avec beaucoup d'énergie et détruit
la vie dans un espace de temps ordinairement très-
court. Quelle est l'action produite par cette substance? comment la mort survient-elle? M. Brodie
a publié un travail dont le but est de résoudre ces
deux questions. Nous allons rendre compte des résultats auxquels il est parvenu (1).

» L'opinion la plus généralement reçue est que
l'acide arsénieux, mis en contact avec l'estomac,
produit une inflammation locale que l'on doit regarder
comme cause de la mort. Le physiologiste anglais rejette avec raison cette explication pour lui en substituer une autre qui nous paraît beaucoup plus fondée.
Il dit que l'acide arsénieux, administré à l'intérieur
ou appliqué à l'extérieur, commence par entrer dans

_______________

(1) *Philosophical Transactions*, année 1812 (note de M. Orfila).

le torrent de la circulation, qu'il porte son action sur le système nerveux, les organes de la circulation et le canal alimentaire, et que la mort est le résultat immédiat de la suspension des fonctions du cœur et du cerveau. Voici les expériences qui ont porté M. Brodie à admettre cette opinion... » Et M. Orfila rapporte ces expériences (1).

En 1812, M. Orfila, docteur modeste, rapportait à qui de droit les travaux qu'il mettait en œuvre. Plus tard, devenu professeur, il a pensé que ce qu'il enseignait était sa propriété, et, avec le nom de Brodie, il a oublié, dans les éditions successives de sa Toxicologie, de citer les noms de ceux auxquels il empruntait leurs travaux. Qu'en coûterait-il d'être loyal? Ma physiologie de Richerand, disait Chaussier; ma chimie d'Orfila, a dit souvent aussi l'auteur d'un Traité de chimie que je nommerais, s'il n'existait encore.

A la suite de son premier Mémoire sur l'absorption de l'arsenic, M. Orfila, dans l'année 1839, en publia successivement quatre autres, dont voici les titres :

Deuxième Mémoire (16 juillet 1839) : *Sur les moyens de s'assurer que l'arsenic obtenu des organes où il a été porté par l'absorption, ne provient pas des réactifs ni des vases employés à la recherche médico-légale de ce poison;*

----

(1) ORFILA, *Traité des Poisons, ou Toxicologie générale*, t. I, p. 138. *Paris*, Crochard, 1814. Les travaux de M. Brodie sur l'arsenic ont été publiés dans les *Transactions philosophiques* pour l'année 1812.

Troisième Mémoire (23 juillet 1839) : *Sur un nouveau procédé pour constater* FACILEMENT *dans nos organes la présence d'une préparation arsenicale qui aurait été absorbée ;*

Quatrième Mémoire ( 24 septembre 1839 ) : *De l'arsenic naturellement contenu dans le corps de l'homme* (1) ;

Cinquième Mémoire ( 29 août 1839 ) : *Sur les terrains des cimetières ; sur l'arsenic qu'ils peuvent fournir, et les conséquences médico-légales que l'on doit tirer de l'existence possible d'un composé arsenical dans ces terrains.*

Toutes les découvertes de M. Orfila en toxicologie, tout le système médico-légal *qu'il a introduit dans la science,* pour répéter ses expressions, se trouvent exposés dans cette série de Mémoires. Je reprendrai plus loin les découvertes de M. Orfila en chimie, je n'ai encore à m'occuper ici que de ses découvertes en physiologie et en thérapeutique.

Antérieurement à 1839, M. Orfila, contre l'empoisonnement par l'arsenic, s'en était tenu à la médication antiphlogistique, à la saignée : l'arsenic, pour lui, n'était-il pas classé parmi les irritants ? Plus tard, quand on eut reconnu que l'arsenic pénétrait dans le sang, qu'il était évacué par l'urine, M. Orfila se rejeta sur une médication nouvelle : aux antiphlogistiques, à la saignée, il ajouta les diurétiques.

Mais, d'une part, enlever du sang pour enlever le

---

(1) Le nouveau procédé faisait découvrir l'arsenic si FACILEMENT, qu'on le retrouvait même là où il n'existait pas.

poison est par trop antiphysiologique et antimédi-
cal : à peine si, dans le sang d'une saignée, ou, après
la mort, dans la masse tout entière du sang, on retrouve des traces sensibles d'arsenic. Et le sang se
peut-il ainsi répandre sans inconvénient, surtout
dans les maladies dont l'effet, le symptôme le plus
saillant, est la faiblesse, le froid, une hyposthénie
profonde, pour parler le langage de l'école italienne?

D'un autre côté, de quel secours peuvent être les
diurétiques? Dans l'empoisonnement aigu par l'arsenic, le plus souvent il n'y a pas d'urine, ou, si la
miction urinaire se fait encore, elle est diminuée, on
l'a vu, dans la proportion des cinq sixièmes; quand
il est arrivé au rein ou à la vessie, l'arsenic n'a-t-il
pas produit toute son action? n'a-t-il pas comme in-
fecté l'économie? Sans doute il est logique de faire
évacuer un poison; mais il est mille fois plus logique
de l'empêcher de pénétrer, et c'est, selon moi, à
prévenir une absorption trop fatale que le médecin
doit, avant tout, s'attacher.

M. Rognetta n'a point failli à la mission de montrer que, dans l'empoisonnement par l'arsenic, la
médication antiphlogistique et la médication diurétique étaient sans valeur réelle, si même la médication antiphlogistique n'était pas extrêmement funeste. Comment, en effet, dans toutes les maladies
de nature toxique, ne pas comprendre qu'il est un
autre élément à combattre que l'élément inflammatoire? Le traitement antiphlogistique peut enrayer
certains actes pathologiques; mais, porté trop loin,
ne détruit-il pas les forces, les forces d'un malade

qu'il faut ménager, en raison même de la longueur et de la nature plus pernicieuse d'une maladie?

M. Rognetta a proposé, avec l'école italienne, de substituer à la médication antiphlogistique, peut-être trop accréditée parmi nous, la médication absolument contraire, c'est-à-dire celle des stimulants; mais cette médication, il faut bien le dire, ne combat pas encore la véritable cause du mal. Elle peut être utile sans doute dans certains cas donnés; mais, employée exclusivement ou trop systématiquement, je ne l'ai point vue produire les effets qu'a trop promis la théorie. Je sais que M. Rognetta a expérimenté, et même à très-grands frais, sur les animaux; mais les résultats qu'il a obtenus n'ont pas porté la conviction dans tous les esprits comme dans le sien (1).

Quel traitement donc opposer à ce poison perfide

_______________

(1) *Voyez*, d'une part, *Nouvelle méthode de traitements de l'empoisonnement par l'arsenic*, et *Documents médico-légaux sur cet empoisonnement*, par M. Rognetta; *Paris*, Gardembar, 1840; de l'autre, *Mémoire sur le traitement de l'empoisonnement par l'acide arsénieux*, par M. Orfila, publié à part et inséré dans les *Archives générales de Médecine*, 3ᵉ série, t. XII; année 1841, numéro de septembre.

Ce dernier travail de M. Orfila montre jusqu'où le célèbre doyen a poussé la passion de la toxicologie. Lui seul sait faire des expériences, et voici comment il parle des travaux de ses confrères :

« On est vraiment étonné de la légèreté avec laquelle de pa-
» reilles recherches (il s'agit des expériences de M. Rognetta) ont
» été dirigées, et, je ne crains pas de le dire, on concentrerait ses
» forces pour mal faire, qu'on ne réussirait pas mieux.... Il est
» à désirer que la Commission de l'Académie saisisse au plus tôt la
» compagnie des faits qu'elle a observés, et qu'elle stigmatise,
» comme il convient, un mode de traitement à la fois incendiaire

dont il est si difficile de conjurer les effets trop rapides?

Rappelons deux faits principaux :

L'empoisonnement par l'arsenic est un résultat de l'absorption.

L'absorption ne peut avoir lieu que si le poison est à l'état soluble.

Quelle conséquence dérive de ces deux observations physiologiques? C'est qu'il faut, comme première indication, dans un cas d'empoisonnement, mettre obstacle, autant que faire se peut, à l'absorption de la matière toxique.

Quels moyens nous sont donnés à cet effet?

Quand le poison a été ingéré dans l'estomac, il faut, d'une part, en provoquer l'évacuation; de l'autre, essayer, dans l'estomac même, d'en neutraliser l'action en le transformant, par des agents chimiques, en composé insoluble.

D'un côté donc, on emploiera les vomitifs et la sonde de Renault et Dupuytren: de l'autre, on s'adressera aux agents chimiques capables de faire passer un composé soluble d'arsenic à l'état insoluble.

Parmi les premiers moyens, le médecin a à sa disposition toute la série des émétiques : le tartrate

---

» et absurde (le traitement tonique des Italiens), dont l'annonce
» n'était, en réalité, qu'une mystification. »

Quand il expérimente la méthode italienne, et qu'il obtient un succès, M. Orfila a coutume de dire, à propos de l'animal qui n'a pas succombé : « *Guéri malgré la médication tonique!* » A quoi bon faire ou répéter des expériences, si l'on est décidé, à l'avance, à n'en pas tenir compte

de potasse et d'antimoine, le sulfate de zinc, l'ipécacuana, l'émétine, etc.

On a conseillé l'eau chaude ou tiède; mais je la
proscrirais volontiers comme agent de dissolution
des matières arsenicales peu solubles, telles que l'a-
cide arsénieux. S'il fallait avoir recours à des liquides
pour introduire les médicaments émétiques dans
l'estomac, je donnerais la préférence à l'eau chargée
d'albumine ou de fécule qu'on peut toujours avoir
sous la main, en délayant dans l'eau, soit un blanc
d'œuf, soit de la farine.

Toutefois, les vomissements pourraient être provoqués, hâtés par des moyens mécaniques : la titil-
lation de la luette, le chatouillement de la gorge avec
le doigt ou les barbes d'une plume, la compression
même à l'aide des mains, sur la région épigastrique.

Mais, conjointement à ces moyens, il faut, sans
délai, faire prendre au patient de l'eau de chaux
coupée avec du lait, des eaux hydrosulfureuses, ou
modérément chargées d'hydrate de peroxyde de fer.

Je n'adopte ni n'approuve toutefois, quant à moi,
la pratique de ceux qui, sous le prétexte que l'hydrate de peroxyde de fer n'est pas un composé nuisible, ont proposé d'en gorger outre mesure les personnes empoisonnées. L'hydrate de peroxyde de fer,
il faut s'en souvenir, n'est point, dans le sens rigoureux du mot, un contre-poison de l'arsenic; ce n'est
qu'un corps propre à transformer l'acide arsénieux
dissous en arsénite de fer insoluble, arsénite de
fer qui est encore un poison, car il peut être dissous
de nouveau par les chlorures alcalins ou par les

37.

acides contenus dans le tube digestif. D'après les expériences de M. Bussy, il faudrait préférer la magnésie au peroxyde de fer. Le temps prononcera sur la valeur de ce nouveau moyen.

Pour envelopper la matière toxique et fermer en quelque sorte les bouches vasculaires absorbantes, il faut recourir encore aux poudres inertes de nature insoluble: la poudre de charbon, le tanin, la silice, mais sans oublier que ce ne sont pas là des contre-poisons.

Voilà pour la première série de moyens à mettre en usage dans les premiers moments d'un empoisonnement.

Est-il besoin de dire que, si le poison avait été injecté par le rectum, il faudrait, pour le faire évacuer, agir de même par les lavements purgatifs ou par les drastiques administrés par la bouche; que, si le poison avait été appliqué sur la peau, il faudrait l'enlever et déterger la partie avec soin? Ces indications se devinent, et je n'ai pas à m'y arrêter.

J'arrive aux indications que réclament les effets manifestes de l'absorption du poison. Il ne faut pas se le dissimuler: ici, commencent les difficultés comme aussi les dissidences entre les médecins.

Saignez et faites uriner, disent les uns; ne saignez pas, disent les autres; au contraire, donnez les toniques, l'alcool, le vin et l'opium: la vie ne s'entretient que par les stimulus.

J'ai voulu savoir à quoi m'en tenir sur ces deux méthodes, et les éprouver comparativement. J'avais à échapper à diverses difficultés: on jugera si j'ai su les écarter, et donner quelque valeur à mes expériences.

L'empoisonnement, pour moi, c'est l'absorption du poison, je crois l'avoir établi suffisamment. Partant de ce principe, et me voyant dans la nécessité d'expérimenter les méthodes curatives de l'empoisonnement par l'arsenic sur des chiens, c'est-à-dire sur des animaux qui vomissent très-facilement, je me suis dit que, le minimum de la dose d'acide arsénieux qui tue ces animaux (en les prenant dans des conditions de taille et de force déterminées) étant bien connu, je pouvais procéder à mes essais comparatifs, en empoisonnant les animaux par la peau. Il me sembla même qu'en agissant ainsi, j'étais dans des conditions toujours identiques, le poison introduit dans le tube digestif ayant toujours une issue pour s'échapper sans agir.

J'avais déterminé, pour la solution d'une autre question (chapitre II, page 491), quelle est la dose minimum d'acide arsénieux qui doit être entraînée par l'absorption pour tuer un chien de moyenne force et de moyenne taille. Cette dose est, comme on l'a vu, de 10 centigrammes ou 2 grains.

Assuré de ce résultat, j'ai pris deux séries de chiens, autant que possible de la même force et du même âge, et les réunissant trois par trois, je leur appliquai sous la peau de la cuisse :

Aux trois de la première série, 7 centigrammes et demi d'acide arsénieux en poudre;

Aux trois de la seconde, 10 centigrammes du même poison

Sur les trois chiens de la première série, j'ai expérimenté de la manière suivante :

L'un d'eux a été abandonné à lui-même sans traitement ;

Le second a été traité par le *brodo tonico* des Italiens ;

Et le troisième, par la méthode diurétique, dite de M. Orfila.

J'observais parallèlement les trois animaux et prenais note des observations.

A dater de la dixième à la douzième heure, les symptômes de l'absorption ont commencé à se manifester ; et, sur les trois chiens, ils ont augmenté jusqu'au troisième jour inclusivement. Dans cet intervalle, le chien n° 1 n'a pris qu'un peu d'eau ; le chien n° 2 a pris 480 grammes de *brodo tonico*, c'est-à-dire 195 grammes d'eau-de-vie et 390 grammes de bouillon ; et le chien n° 3, des quantités équivalentes du mélange diurétique adopté par M. Orfila. Pour abréger, je dois dire que j'ai suivi de point en point les instructions données par les auteurs ou propagateurs de chaque doctrine.

Le quatrième jour, les trois animaux ont paru mieux. Jusque-là ils avaient refusé toute nourriture. De ce moment ils se sont jetés tous les trois à la fois sur de la viande qu'on leur a présentée : ils ont même livré combat pour avoir chacun meilleure part. Les jours suivants, la guérison s'est confirmée ; mais, par la chute des escarres, le désordre local est devenu si considérable, qu'il a fallu sacrifier ces animaux pour ne pas attendre une réparation difficile et qui eût exigé au moins beaucoup de temps.

Il a été fait pour les chiens de la seconde série (empoisonnés avec 10 centigrammes d'acide arsénieux) comme pour les précédents :

L'un d'eux a été abandonné à lui-même sans traitement; des deux autres, le premier a été traité par la méthode stimulante des Italiens; le second par les antiphlogistiques et les diurétiques.

Tous les trois sont morts du sixième au septième jour; et, dans la marche de la maladie, on n'a rien aperçu qui dénotât un effet marqué des médications employées.

Pour mieux former mes convictions, j'ai repris, dans la saison la plus chaude de l'année, le thermomètre marquant 30 degrés centigrades, les expériences de la seconde série. A ma grande surprise, les trois chiens empoisonnés avec 10 centigrammes ou 2 grains d'acide arsénieux, comme les précédents, ont résisté tous les trois à cette dose; et, dans une quatrième série, j'ai dû reprendre la même épreuve, en élevant la dose d'acide arsénieux de 2 grains à 2 grains et demi. Cette fois, malgré la chaleur régnante, les trois animaux ont péri du second au troisième jour.

A mes yeux, ces épreuves établissent suffisamment que les médications, trop vantées dans ces derniers temps, contre l'empoisonnement par l'arsenic, n'en conjurent pas réellement la terminaison fatale (1).

---

(1) En été, durant les grandes chaleurs, les animaux ont mieux résisté à l'action de l'arsenic qu'en hiver ou au printemps, durant

Cependant, en présence d'un malade en proie aux effets d'un empoisonnement par l'arsenic, quelle conduite tenir?

Contre la fièvre typhoïde, maladie, ou plutôt empoisonnement de nature spéciale, on a vanté tour à tour les médications tonique, antiphlogistique et purgative. Quelle est celle à laquelle il faut donner la préférence? On serait bien embarrassé pour le dire, et la statistique a établi qu'on guérit plus de malades en abandonnant la nature à elle-même, c'est-à-dire en s'en tenant aux boissons simples ou délayantes, qu'en faisant empiriquement usage de médications actives. En serait-il de même dans l'empoisonnement par l'arsenic?

La pratique médicale ne peut pas se formuler

---

les jours d'une température moyenne. Je donne cette remarque pour ce qu'elle vaut; mais je n'ai pas voulu qu'elle fût perdue. Les anciens avaient-ils apprécié avec justesse les effets de l'arsenic, en l'appelant un poison froid? J'avoue que, d'après les simples données de mes expériences, je regarderais comme un point important du traitement de l'empoisonnement par l'arsenic, d'exciter artificiellement la chaleur vitale, et que j'entretiendrais près de mon malade une température constante de 30 à 35 degrés centigrades.

Il ne m'a pas été aussi difficile qu'on le supposerait, en m'armant de patience, de conduire à bonne fin les expériences comparatives que je viens de rapporter. Pour faire prendre à chaque animal, en temps voulu, les boissons qu'on devait lui administrer, je le faisais saisir par un aide, qui, le pressant entre ses jambes, d'une main lui tenait les oreilles, et de l'autre lui ouvrait la gueule, au moyen d'un bâton pointu. On fixe entre les dents, en arrière des crochets, le bâton à l'instar d'un mors, et l'opérateur verse, avec un entonnoir, le liquide dans l'arrière-gorge. L'animal est ainsi forcé d'avaler, et d'ordinaire même il s'y prête.

d'une manière absolue dans les livres. Ici, telle
constitution réclame les antiphlogistiques; telle autre les stimulants ou les antispasmodiques. Dans
tel cas, un symptôme grave prédomine, qui ne se manifeste pas dans tel autre. L'art du médecin, ce n'est
pas la formule magistrale écrite à l'avance dans un
Traité de matière médicale ou de thérapeutique;
c'est, au lit du malade, l'interprétation intelligente
des symptômes d'une maladie compliquée ou simple,
grave ou légère, curable ou incurable. Tout malade
est comme un problème à résoudre, disait Portal.

Rien de mieux déterminé pourtant qu'un empoisonnement. Si la maladie, dans ses effets, est subordonnée au sujet qui l'éprouve, elle l'est plus encore
à la cause qui la produit; et ici, la cause est connue:
c'est une matière toxique, c'est l'arsenic.

Le médecin ne l'oubliera pas, et l'expulsion de
l'arsenic au dehors, et la transformation, au sein de
l'organisme même, du corps toxique en un composé
insoluble, voilà les deux indications capitales qu'il
ne doit pas perdre de vue. Il aura recours ensuite aux
agents qui lui paraîtront les plus propres à combattre
tel ou tel symptôme prédominant, à entretenir, à
relever une réaction vitale, sans laquelle tout son
art reste frappé d'impuissance.

Si je ne me trompe, et je ne sache pas que cette
remarque ait été faite, le poison, l'arsenic absorbé,
revient surtout par l'exhalation muqueuse dans le
tube digestif. Pour prévenir une seconde absorption, il faut peut-être continuer plus longtemps
qu'on ne le fait habituellement, et peut-être jusqu'à

la fin de la maladie, l'usage des purgatifs et des neutralisants chimiques. Je recommanderai surtout, pour ces indications secondaires, la magnésie calcinée et les eaux hydrosulfureuses.

Toutefois, dans cette seconde période de la maladie, je ne proscrirai ni les antiphlogistiques, lorsque les symptômes de congestion ou d'inflammation prédomineront; ni les stimulants, lorsque l'hyposthénie l'exigera; ni les diurétiques, lorsque les évacuations par cette voie seront libres, et que, par l'analyse, on constatera dans l'urine la présence du poison. Les anciens, Celse en particulier, je l'ai dit, s'étaient déjà loués des effets de la médication diurétique. Il n'est pas, du reste, en pareil cas, une des ressources de son art que le médecin doive répudier. Dans les livres, les systèmes sont exclusifs ou aveugles : au lit du malade, le praticien doit se faire arme de tout : le succès est à ce prix.

Mais est-il réellement des substances plus efficaces que d'autres pour combattre le poison, pour en neutraliser les effets? est-il, en un mot, des contre-poisons de l'arsenic? On a tour à tour donné comme tels les sulfures alcalins, l'acide sulfhydrique ou les eaux sulfureuses, l'eau de chaux, la poudre de charbon, le sesquioxyde de fer anhydre ou le sesquioxyde de fer hydraté, la magnésie et le sang.

D'après les principes que j'ai posés, qu'on réfléchisse à l'action que produit chacune de ces substances, et l'on verra qu'aucune d'elles ne peut

neutraliser absolument les effets de l'arsenic. Les
sulfures alcalins, les eaux sulfureuses et l'eau de
chaux, le sesquioxyde de fer, peuvent décomposer
un acide ou un sel arsenical soluble et le transformer
en un composé peu soluble; mais l'insolubilité absolue, où est-elle en présence des liquides acides ou
alcalins de l'organisme?

La poudre de charbon, tant vantée par Bertrand,
n'agit que comme corps inerte ou anti-absorbant;
et si naguère l'on avait su se rendre compte de ce
mode d'action, on n'aurait pas tant disputé qu'on
l'a fait sur les avantages de cette poudre, dont l'efficacité, nulle pour les uns, était absolue pour les
autres. Enveloppé dans de la poudre de charbon ou
dans une autre poudre inerte et réfractaire, un composé arsenical pourrait, à la rigueur, être ingéré sans
danger, et c'est dans de pareilles conditions, sans
doute, que Bertrand a pu prendre jusqu'à 25 centigrammes ou 5 grains d'acide arsénieux; mais com-
battrait-on, préviendrait-on avec de la poudre de
charbon les effets d'une dissolution arsenicale? Il ne
faut que trop en douter, car alors on ne serait nullement certain de mettre obstacle à l'absorption de
la substance toxique.

On a fait beaucoup de bruit du sesquioxyde de
fer comme antidote de l'arsenic. Le fer peut, à la
vérité, précipiter l'arsenic de ses dissolutions, et donner naissance à un arsénite de fer insoluble; mais,
d'une part, cette précipitation ne s'opère pas facilement; de l'autre, en présence des matières organiques et des chlorures alcalins, l'arsénite de fer

n'est pas un corps indécomposable et sans danger. Des expériences l'ont prouvé à ceux-là même qui en avaient préconisé l'emploi comme antidote, l'arsénite de fer est encore un poison : on peut tuer des animaux par l'administration directe de ce composé.

La magnésie sera-t-elle plus efficace que le peroxyde de fer et que les sulfures alcalins? Elle aura l'avantage d'agir tout à la fois comme purgatif et comme neutralisant chimique. Avant que M. Bussy eût annoncé qu'elle précipitait à l'état insoluble l'arsenic en dissolution, j'avais pressenti les bons effets qu'on pourrait en obtenir. C'est à l'expérience à prononcer à cet égard.

Peut-être est-il des éléments autres que le soufre, le fer et la magnésie, qui pourraient former avec l'arsenic des composés insolubles absolument réfractaires aux liquides organiques: c'est une recherche à faire, et digne de tenter le zèle d'esprits patients et investigateurs. Toutefois, selon l'annonce récente de M. Apoiger (1), ce n'est pas le sang qui pourrait avoir cette vertu.

Des prétendus contre-poisons, tels que bézoards, pierres serpentaires, et autres alexipharmaques vantés par les anciens, que dire, si ce n'est qu'à l'instar du charbon, de l'albumine, ou de la silice, ils n'agissent que comme matières inertes ou enveloppantes, et qu'ils n'ont tenu leurs merveilleuses

---

(1) Voyez *Répertoire de Pharmacie*, t. II, p. 366, numéro de juin 1846, publié par M. Lartigue.

vertus que de la crédulité du vulgaire? Les temps sont passés des croyances faciles et des prestiges ou des miracles de l'alchimie.

---

# CHAPITRE IV.

Applications médico-légales : Recherches chimiques de l'arsenic avant ou après l'inhumation. — Rapports en justice. — Questions générales devant le jury : Arsenic normal ou accidentel ; arsenic d'imbibition ou introduit dans le cadavre après la mort ; arsenic, cause réelle de la mort.

---

## I. — *Recherches chimiques avant ou après l'inhumation.*

En matière d'empoisonnement juridique, deux sortes d'opérations peuvent être demandées à l'expert : les unes, simples analyses plus souvent qualitatives que quantitatives de substances réputées suspectes, sont du domaine de la chimie pure : les autres, qui doivent porter sur des matières provenant d'un corps humain, ou sur les débris d'un cadavre avant ou après l'inhumation, appartiennent plus exclusivement à la toxicologie.

Je n'ai pas à reprendre ici un cours entier d'analyse chimique; je dois prêter au lecteur des notions générales de chimie, comme déjà plus haut, en touchant à des questions de physiologie et de médecine. j'ai dû le supposer initié aux principes de ces deux sciences : je m'attache et me borne à mon sujet. qui est tout entier dans les applications pratiques de la toxicologie légale.

Deux causes, selon moi, ont retardé les progrès de cette science presque nouvelle : la première, l'ignorance où l'on était, ou du moins l'on semblait être, que les affinités chimiques fussent essentiellement modifiées, soit par la quantité, soit par la nature des matières organiques mêlées ou combinées avec les éléments, ou composés minéraux ; la seconde, l'hypothèse où l'on s'est trop souvent placé en physiologie, que l'absorption n'est qu'une imbibition physique ; et que, par conséquent, les poisons, comme les médicaments absorbés, doivent se retrouver tout d'abord dans le sang, dans le cœur, ou dans les liquides excrétés, puis enfin, et indistinctement, dans tous les organes ou systèmes de l'économie, chaque organe et chaque système étant abreuvé par le liquide de la circulation générale.

Ouvrez tous les livres écrits sur les poisons, et jusqu'aux traités publiés le plus récemment, vous y trouverez indiqué comme procédé ordinaire d'analyse, pour la recherche de l'arsenic :

De faire bouillir les liquides ou solides organiques suspects dans l'eau distillée, de filtrer, d'acidifier la liqueur obtenue avec l'acide chlorhydrique ; puis d'y faire passer un courant d'acide sulfhydrique qui, au bout d'un temps plus ou moins long, doit précipiter l'arsenic à l'état de sulfure.

Voici le manuel opératoire tel que l'ont donné les auteurs : il est nécessaire de le faire connaître : « Introduisez, disent-ils, les matières liquides

et solides (celles-ci étant préalablement divisées)
dans un matras, et, si la quantité de liquide est
insuffisante, ajoutez 250 à 500 grammes d'eau distillée; faites bouillir au bain de sable pendant
environ une heure; laissez refroidir: séparez la
graisse qui vient surnager; passez à travers un filtre
préalablement mouillé, et lorsque la filtration est
terminée, ce qui n'a lieu quelquefois qu'au bout de
six, douze, vingt-quatre et quarante-huit heures, selon la viscosité des liqueurs, versez environ 120 à
150 grammes d'eau distillée sur les matières restées
sur le filtre; réunissez les liqueurs, évaporez-les
au bain de sable à un petit volume, puis, jusqu'à
siccité, dans une capsule plus petite et au bain-
marie; délayez le résidu dans 60 à 100 grammes
d'eau distillée; faites bouillir au bain de sable pendant quelques minutes, laissez refroidir, passez à
travers un filtre humide; acidulez les liquides filtrés
avec quelques gouttes d'acide hydrochlorique, et,
s'ils se troublent, filtrez de nouveau; versez-y un
excès d'acide sulfhydrique liquide, ou mieux encore, faites passer à travers, et pendant vingt à trente
minutes, un courant de ce gaz acide. La liqueur, qui
était légèrement brune, s'éclaircit d'abord, devient
ensuite jaune-serin et se trouble, si elle contient
de l'acide arsénieux. Afin d'accélérer la formation
du sulfure d'arsenic, on fait bouillir les liqueurs,
ou mieux encore, on les abandonne à elles-mêmes
jusqu'à ce que le précipité soit bien formé, ce qui
n'a lieu le plus souvent qu'au bout de six, douze,
vingt-quatre ou quarante-huit heures et plus, ou

lorsque l'excès d'acide sulfhydrique s'est complète-
ment dégagé, le sulfure d'arsenic étant soluble dans
cet acide. On décante, on jette le précipité sur un
petit filtre humide ; on lave le résidu resté sur le filtre,
d'abord avec de l'eau distillée, puis, et après avoir
changé de récipient, avec de l'eau distillée additionnée d'ammoniaque, dans le but de dissoudre le sulfure d'arsenic, de le séparer du soufre ou des matières organiques qui se sont déposées conjointement.
On repasse plusieurs fois la liqueur ammoniacale sur
le filtre, et on l'évapore à siccité, en la versant, portions par portions, dans une petite capsule chauffée
au bain de sable, afin de rassembler le sulfure au
centre de la capsule. On délaye le résidu dans quelques gouttes de soluté de potasse pour le détacher,
et on le mêle avec du flux noir. Après avoir desséché le mélange, on l'introduit dans un tube à réduction, et on procède à cette opération avec toutes les
précautions d'usage. »

Quelque soin que l'on apporte à l'exécution de ce
procédé, il est, selon moi, insuffisant et mal choisi
pour les recherches délicates de la toxicologie légale.
Combien de fois, dans les empoisonnements, arrive-
t-il que la proportion d'arsenic à séparer des matières animales soit si faible, qu'on ne puisse l'isoler
et la saisir ni par l'eau seule, ni par la réaction consécutive de l'acide sulfhydrique ? Je sais et je dois
dire qu'après le traitement par l'eau, on a recommandé de reprendre les résidus solides par les acides
ou par l'azotate de potasse : mais multiplier ainsi, et
sans nécessité, les opérations ou manipulations,

c'est multiplier les chances de perte, et dans une expertise médico-légale, au lieu de fractionner, il faut
tendre à concentrer ses produits.

Au traitement par l'eau, on a proposé de substituer un traitement par les alcalis, ainsi formulé
dans les auteurs ( Valentin Rose, Christison, etc.) :

« Introduisez les liquides ou solides suspects (ceux-
ci préalablement divisés) dans une capsule ou un
matras ; faites-les bouillir, pendant une demi-heure,
avec suffisante quantité d'eau distillée et quelques
fragments de potasse ; passez le liquide à travers un
linge ; reprenez le résidu par l'eau ; réunissez les liqueurs, portez-les à l'ébullition, et, dans le but de
les débarrasser des matières organiques, versez-y,
goutte à goutte, de l'acide azotique, chlorhydrique
ou acétique, jusqu'à ce qu'elles deviennent transparentes et légèrement jaunâtres ; laissez refroidir ; filtrez pour séparer les graisses, et ajoutez peu à peu
du carbonate de potasse pour saturer une grande
partie de l'acide ; chauffez pour dégager l'excès d'a-
cide carbonique, et versez dans les liqueurs encore
acides de l'eau de chaux filtrée, jusqu'à ce qu'il ne
se forme plus de dépôt, dépôt dont on favorise, du
reste, la production par une ébullition de quelques
instants.

» Le précipité convenablement recueilli et desséché, puis mêlé à trois parties de charbon et à un peu
d'acide borique, est porté à la température rouge
dans un tube à réduction pour en extraire l'arsenic
à l'état de métal. »

Mais par ce procédé, non plus que par le précé-

dent, on ne se débarrasse point des matières organiques, qui sont, je le répète, un obstacle permanent
à toutes les réactions chimiques, surtout quand il
s'agit de la recherche de petites proportions d'arsenic. En vient-on à la réduction du métal ; on obtient
presque infailliblement des vapeurs empireuma-
tiques qui masquent le produit obtenu ou le font
perdre entièrement.

Le traitement par simple ébullition avec les acides
azotique ou chlorhydrique, procédé préféré par quelques auteurs, n'est ni moins insuffisant, ni moins imparfait, et les mêmes objections lui sont applicables.

En 1817, Rapp comprit mieux, sans doute, qu'on
ne l'avait fait jusqu'à lui, l'obstacle que la présence
des matières organiques apporte à l'action immédiate
et directe des réactifs chimiques. Le premier, il proposa, pour détruire ou brûler les matières, sans donner
lieu au départ de l'arsenic, un procédé qu'on n'eût
pas dû oublier, jusqu'à ce que du moins la chimie en
eût découvert un plus sûr et meilleur. Ce procédé,
qu'en le ressuscitant l'on devait trop s'approprier,
consiste, après avoir desséché les matières animales
suspectes, à les projeter par fragments dans un creuset ou un matras tenant de l'azotate de potasse ou
nitre en dissolution. A un certain degré de chaleur,
la matière animale brûle dans le nitre en fusion, et,
selon les quantités respectives de matières organiques et de nitre en combustion, on peut arriver, soit
à charbonner simplement, soit à incinérer complétement les produits mixtes dont il s'agit de retirer
l'arsenic.

Pour obtenir le résultat le plus satisfaisant, Rapp avait prescrit de brûler complétement les matières organiques, parce qu'alors il ne restait, comme résidus de la combustion, que des produits anorganiques, au sein desquels se trouvait l'arsenic à l'état d'arsénite ou d'arséniate alcalin éminemment soluble. On rentrait ainsi dans les conditions d'une analyse chimique ordinaire : dans les produits de l'incinération, on n'avait qu'à reprendre par l'eau l'arsenic soluble pour le précipiter ensuite, sous l'état de sulfure, au moyen du gaz acide sulfhydrique.

En principe, ce procédé pouvait conduire au but marqué ; mais, d'une part, il est d'une exécution délicate ; de l'autre, en raison de la nécessité où l'on est de brûler toutes les matières organiques, il donne lieu à des pertes telles que, dans les cas ordinaires de recherche de l'arsenic absorbé, il reste insuffisant pour faire retrouver le corps de délit. L'excès même de potasse employée devient un obstacle aux réactions ultérieures propres à dévoiler la présence de quantités infinitésimales d'arsenic.

M. Thénard remédia, en partie, aux inconvénients du procédé de Rapp, lorsqu'il proposa de traiter simplement d'abord les matières suspectes par l'acide azotique bouillant, puis par l'eau ; de filtrer le liquide, de le faire évaporer, et de n'incinérer par le nitrate de potasse que le résidu solide de cette évaporation. Mais malheureusement M. Thénard ne fit que toucher, en passant, aux matières de la toxicologie, et, pour ne lui emprunter que la première moitié de son procédé, M. Orfila le gâta complétement

Je ne m'arrête pas à d'autres procédés tout aussi imparfaits que ceux dont on avait fait usage avant Rapp, et qui consistaient, soit à reprendre les résidus d'évaporation d'une liqueur animale suspecte par l'alcool, puis le liquide par l'acide sulfhydrique, soit à traiter les liqueurs animales par une dissolution d'oxyde de zinc dans la potasse, ou par du sulfate de zinc auquel on ajoutait de la potasse; tous ces procédés présentaient l'inconvénient que j'ai signalé, celui de ne pas détruire complétement les matières organiques, avant d'opérer sur l'arsenic les réactions propres à en faire saisir les caractères.

De leur côté, les physiologistes, dans l'intérêt de leur science, en étaient à chercher dans le sang, dans le cœur, dans les urines ou dans la bile, les substances médicamenteuses absorbées (1), lorsqu'en 1836,

---

(1) *Voyez* spécialement : 1° les travaux intéressants de Tiedmann et Gmelin *sur la route que prennent diverses substances pour passer de l'estomac et du canal intestinal dans le sang, sur la fonction de la rate et les voies cachées de l'urine;* traduit de l'allemand par HELLER; *Paris,* 1821. 2° Les expériences de Wœhler *sur le passage de diverses matières dans l'urine; Journal complémentaire des Sciences médicales,* t. XXI, p. 38, et t. XXII, p. 134, année 1825; 3° Les expériences de Grognier, de l'École vétérinaire de Lyon, *Journal de Médecine* de Corvisart, t. XIX, p. 155; celles de Mayer, *Archive für Anatom. und Physiol.,* t. III, p. 485; t. VI, p. 37; celles de Schubart, *Archive für medinizinische Erfharung,* 1823, t. II, p. 419; celles de Krimer, *Journal complémentaire,* t. XXVIII, p. 3; celles de Cantu, *Journal de Chimie médicale,* t. II, p. 291; celles de Bennerscheidt, *Journal de Chimie médicale,* t. IV, p. 383; celles de MM. Hombron et Soulié *sur l'empoisonnement de l'acide arsénieux,* brochure in-8°, publiée à Brest, en octobre 1836.

En général, dans toutes ces expériences, il n'est question, pour la recherche des substances absorbées, que de l'analyse du sang

Marsh, mettant à profit des travaux antérieurs de
Sérullas, imagina d'appliquer aux recherches de la
toxicologie la réaction, si éminemment sensible, de
l'hydrogène dégagé au contact d'une liqueur contenant en dissolution de l'arsenic (1).

L'appareil qui porte le nom de Marsh est devenu
si populaire, il est d'un si fréquent usage dans les
applications de la toxicologie, qu'il ne sera pas hors
de propos d'en exposer sommairement la théorie
chimique et le mécanisme pratique, cet ouvrage pouvant tomber aux mains de personnes étrangères à la
toxicologie.

L'eau, comme chacun le sait, n'est pas un élément, ainsi que le croyaient les anciens; c'est un corps
composé de deux gaz : l'oxygène et l'hydrogène.
Lorsque, dans des conditions déterminées, on soumet l'eau à l'action d'une pile de Volta, on en sépare immédiatement les deux éléments ou principes,
dont l'un, l'oxygène, se rend au pôle négatif; l'autre,

---

du cœur, des urines, de la bile, du lait et autres produits d'excrétion, tels que la salive et la sueur. Wibmer cependant, ainsi que
je le dirai aux articles du Cuivre et du Plomb, retrouva ces métaux dans le foie; mais il les retrouva aussi dans la moelle et dans
les muscles, où je ne les ai, quant à moi, jamais saisis en quantité appréciable.

(1) En 1821, Sérullas, s'occupant de recherches sur le potassium,
remarqua qu'en décomposant par l'eau les alliages de ce métal
avec l'antimoine, il se produisait parfois un dégagement d'hydrogène arsénié. S'étant servi, pour ses essais, de tartrate antimonié de potasse (émétique), l'habile chimiste découvrit que les
divers antimoines du commerce n'étaient pas toujours purs : de là
une suite de recherches qui n'ont pas été sans importance pour la
pharmacie (voyez Recueil de Mém. de Méd. et de Chir. milit., t. X,
p. 302, et l'article de cet ouvrage, où il sera traité de l'antimoine).

l'hydrogène, se rend au pôle positif. Il en est de même lorsqu'au lieu de la pile on fait agir sur l'eau un courant d'électricité développé au contact de deux corps qui réagissent chimiquement l'un sur l'autre.

Réunissez dans un vase de l'eau, du zinc et de l'acide sulfurique : à l'instant même s'opérera une action chimique dont le résultat sera la décomposition de l'eau, l'oxygène se fixant sur le zinc pour se combiner avec l'acide sulfurique et former du sulfate de zinc; l'hydrogène, au contraire, étant mis en liberté et s'échappant au dehors par un effet de sa légèreté spécifique. Supposez, dans l'eau, un corps susceptible de se combiner avec l'hydrogène, ou pour lequel cet élément ait une très-grande affinité (l'arsenic est dans ce cas); le courant de gaz l'entraînera, et l'entraînera, pour ainsi dire, jusqu'au dernier atôme, et si faible qu'en soit la quantité dans le mélange.

Tel est le principe sur lequel est fondé l'appareil de Marsh, dont il me reste maintenant, à l'aide d'une figure, à expliquer le mécanisme fonctionnel (*voyez fig. 5*).

AB est un tube de verre recourbé en siphon, de 2 à 2 centimètres et demi de diamètre intérieur : la branche la plus longue A est ouverte, la branche la plus courte B reçoit, au moyen d'un bouchon *b*, un tube en métal *t* terminé par une ouverture circulaire très-étroite *o* et muni d'un robinet *r*. Une lame de zinc *z*, fixée au bouchon, est suspendue dans la petite branche, à quelques centimètres au-dessus de la courbure. L'appareil est maintenu dans sa position verticale à l'aide d'un support *f*.

Pour mettre en activité l'appareil, le robinet étant fermé, on introduit par la branche la plus longue l'eau et l'acide sulfurique qui, aussitôt qu'ils arrivent en contact avec la lame de zinc, donnent lieu à un dégagement de gaz hydrogène qui s'accumule dans la petite branche, en refoulant le liquide dans la grande. Le zinc hors du liquide, le gaz cesse de se dégager et on lui donne issue à volonté par le robinet *r*.

L'hydrogène pur n'exhale qu'une faible odeur à peine caractéristique. Allumé, il brûle sans coloration de la flamme, et, pour produit de combustion, ne donne, au contact d'un corps froid ou dans un tube, que de l'eau, résultat de la combinaison de l'hydrogène avec l'oxygène de l'air atmosphérique.

Chargé d'une matière étrangère, au contraire, et l'odeur qu'exhale le gaz, et la couleur de la flamme, et le dépôt qu'il peut former au contact d'un corps froid, ou en brûlant, à l'air libre, dans un tube, sont autant de caractères propres à signaler l'élément nouveau avec lequel le gaz est combiné.

L'idée de Marsh, en construisant son appareil tel que le montre la *fig.* 5, avait été de recueillir le gaz sans perte, pour l'essayer ensuite. Voici quels devaient être les caractères du gaz hydrogène chargé d'arsenic, ou gaz hydrogène arsénié :

1°. Il devait exhaler une odeur fétide, *sui generis;*

2°. Allumé, il devait offrir une flamme colorée en bleu ou lilas;

3°. Au contact d'un corps froid, il devait produire une tache brune ou fauve, miroitante ou d'aspect métallique;

4°. Décomposé par la chaleur dans un tube, il devait y laisser en dépôt un anneau brillant d'arsenic métallique;

5°. Brûlé au contact de l'air, il devait donner de l'acide arsénieux blanc cristallisé en octaèdres, etc.

Dès les premiers essais, la netteté de ces réactions si simples et si faciles à obtenir dut satisfaire les toxicologistes. Et l'appareil rendait sensibles des proportions pour ainsi dire infinitésimales d'arsenic! Il décelait, sous forme de taches brillantes, ce métal dans une liqueur titrée au millionième, c'est-à-dire dans une liqueur qui pour un gramme d'eau ne contenait que la millionième partie d'un gramme d'arsenic. Quel réactif plus précieux! On ne put appliquer l'appareil assez vite, mais tel quel, aux recherches de la toxicologie légale.

Cependant, à l'avance, MM. Berzelius, Liebig, et Marsh lui-même, avaient dit aux hommes trop pressés : Méfiez-vous de réactions obtenues sur des quantités infinitésimales; l'arsenic n'est pas le seul métal qui puisse s'unir à l'hydrogène et brûler avec lui en produisant des taches brillantes sur une soucoupe en porcelaine : le zinc, l'antimoine, le tellure, le sélénium, le mercure, le fer, sont dans le même cas. Au lieu de recueillir l'arsenic sous forme de taches, il faut, à l'aide de la chaleur, décomposer le gaz hydrogène arsénié, à son passage dans un tube, et concentrer le métal sous forme d'anneau, en donnant à l'appareil la disposition que l'on voit *fig.* 6.

A est le flacon pour la production du gaz; on y a mis, à l'avance, le zinc et l'eau; *t* est un tube de

sûreté par lequel on verse l'acide sulfurique; B
le tube de dégagement du gaz qui, chauffé dans
l'espace *ff*, où il est revêtu de clinquant, fournit, en
se décomposant, l'anneau d'arsenic métallique au
point M.

Mais on n'entendit ni Marsh, ni Liebig, ni Berzelius, et les médecins toxicologistes ne furent saisis
que d'une émulation, j'allais dire d'un vertige, celui
de mettre la main à l'appareil anglais pour le modifier, ou le simplifier chacun à sa manière.

M. Orfila se jeta, le premier entre tous, dans cette
voie de soi-disant perfectionnements; il réduisit l'appareil primitif de Marsh à un simple flacon, sans
tube de sûreté, et tel que le montre la *fig.* 7.

A est le flacon qui reçoit l'eau, le zinc, l'acide
sulfurique et le liquide d'essai : on recueille des taches sur une soucoupe en porcelaine à l'extrémité
du tube de dégagement B; et chaque fois qu'on veut
activer le dégagement du gaz, il faut ouvrir le flacon
pour y verser de l'acide sulfurique.

L'appareil ne pouvait pas être mieux disposé, non
pour recueillir, mais pour perdre l'arsenic qu'il s'agit
de séparer du liquide suspect. Il exposait, en outre,
l'opérateur à autant d'explosions qu'on ouvrait de
fois l'appareil, ou qu'on rallumait le gaz. « De toutes
les modifications faites à l'appareil de Marsh, dit
M. Gaultier de Claubry, la moins heureuse, sans
contredit, quoiqu'elle ait été employée, et même
préconisée, consistait dans l'emploi d'un appareil
que l'on ne pouvait faire fonctionner sans être obligé
d'arrêter la recherche à laquelle on se livrait pour

introduire une nouvelle quantité des matières réagissantes (1). »

Tel que l'avait proposé son auteur, tel que l'avait modifié M. Orfila, l'appareil de Marsh pourtant n'eût point été la source d'erreurs graves en toxicologie, si l'on n'avait eu à l'employer que pour extraire ou séparer l'arsenic de dissolutions pures ou ne contenant que des matières minérales. Mais à des mains inhabiles ou inexpérimentées, que devient un instrument délicat? On ne s'inquiéta point de projeter dans l'appareil les liquides les plus complexes, le sang, la bile, l'urine des animaux empoisonnés. Moins que jamais on se préoccupa du soin de détruire préalablement les matières animales, de les brûler avec des acides ou avec des alcalis. On avait modifié et simplifié l'appareil de Marsh; on modifia, on simplifia les procédés connus de carbonisation ou de combustion des matières animales. Le procédé de Rapp, auquel pourtant on avait eu recours d'abord, parut un procédé défectueux, imparfait; on le remplaça par celui qui prit le nom de M. Orfila, et qui consistait à traiter les matières animales suspectes par l'acide azotique seul (procédé de M. Thénard modifié) : « Le procédé dont je vais entretenir l'Académie, dit M. Orfila, en parlant de ce nouveau procédé (*Mémoires de l'Académie royale de Médecine*, t. VIII. p. 448), est plus sen-

---

(1) *Manuel complet de Médecine légale*, par BRIAND et CHAUDÉ, contenant un Traité élémentaire de chimie légale, par GAULTIER DE CLAUBRY, p. 684, 1846.

sible, plus simple et plus expéditif que celui que j'ai déjà fait connaître dans mon premier Mémoire sur l'empoisonnement (le procédé de Rapp, modifié en ce sens que M. Orfila mêlait au nitre, avant de la brûler, la matière animale desséchée : tandis que Rapp projetait par fragments cette matière desséchée dans le nitre en fusion). Il ne s'agit, en effet, après avoir traité les décoctions aqueuses des viscères par l'acide sulfhydrique, que de carboniser ces décoctions desséchées, ainsi que les viscères, par l'acide nitrique pur, concentré, marquant 41 degrés à l'aréomètre de Baumé ; de soumettre le charbon à l'eau bouillante, et d'introduire le liquide filtré dans l'appareil de Marsh....

» A l'aide de mon procédé par le nitrate de potasse, répète le même auteur (*Mémoires de l'Académie royale de Médecine*, t. VIII, p. 461), j'obtiens un liquide incolore comme l'eau, ne donnant jamais *la plus légère trace de mousse ;* mais, comme je perds de l'arsenic pendant que le nitre brûle avec flamme la matière organique, je renonce à ce procédé. »

Ces paroles sont-elles assez explicites ? M. Orfila préfère le procédé qui lui donne de la mousse, mais qui ne perd pas d'arsenic ; c'est-à-dire, on le verra, un procédé qui fournit de l'arsenic partout et toujours, jusque dans les os et les chairs de l'homme, jusque dans le bouillon de bœuf qu'on sert sur nos tables.

M. Orfila avait fini par rejeter le procédé primitif de Rapp. M. Devergie eut le mérite d'y revenir par un détour, et en proposant, sous son nom, un procédé qui consiste à dissoudre d'abord les matières animales dans la potasse, à ajouter ensuite au mélange du nitrate de chaux ; à dessécher le produit et à le brûler ainsi, en élevant la température de la capsule. Le résidu est repris par l'acide chlorhydrique, qui sert, plus tard, à faire marcher l'appareil de Marsh.

Voici, du reste, le manuel de l'opération tel que l'a donné M. Devergie :

« Desséchez modérément la matière animale à examiner, notez-en le poids, introduisez-la dans une capsule de porcelaine, ajoutez-y un peu d'eau, portez à l'ébullition, et mettez quelques fragments de potasse à l'alcool ajoutée successivement et dans la proportion seulement nécessaire pour opérer la dissolution de la matière animale. Cette opération terminée, prenez un poids de nitrate de chaux égal à celui de la matière animale ; prenez aussi le quart de ce poids de chaux vive, mettez l'un et l'autre dans la dissolution potassique de matière animale, et ajoutez-y un peu d'eau pour que le mélange soit parfaitement homogène : dans cette opération, la chaux du nitrate de chaux est mise à nu par la potasse employée ; aussi la matière s'épaissit-elle et devient-elle très-calcaire. Lorsqu'elle sera en consistance très-pâteuse et parfaitement homogène, faites-la sécher en l'agitant et en la détachant successivement, et autant que possible, des parois du vase, de manière à ce que les portions desséchées représentent autant de petits grumeaux. Lorsque le tout est à

l'état de poudre grossière, on élève la température de
la capsule. Bientôt le mélange commence à brunir :
on l'abandonne à lui-même, et, par une combustion
très-lente et successive, la masse prend un aspect
charbonneux. Dans quelques circonstances, une combustion s'opère avec plus ou moins d'activité et même
avec flamme ; alors, au lieu d'un résidu charbonneux, on a une matière blanche et calcaire, mêlée
çà et là de charbon. On obtient une combustion
lente et très-favorable en prenant un charbon en
pleine ignition, le plaçant au-dessus de l'un des
points de la circonférence de la capsule et dans son
intérieur, de manière à faire prendre feu à la portion de matière chauffée : la combustion se communique bientôt de proche en proche, et spontanément,
en sorte qu'elle donne lieu à un excellent produit :
on verse alors sur le résidu calcaire, et goutte à
goutte, de l'acide chlorhydrique, jusqu'à ce qu'il n'y
ait plus effervescence. Cette opération doit être terminée à l'aide d'une douce chaleur, afin que l'on
n'ajoute pas un trop grand excès d'acide ; il faut aussi
étendre le mélange d'un peu d'eau, afin de mieux
constater l'effervescence. Quand la dissolution des
matières calcaires est complète, on a une liqueur
noircie par le charbon, que l'on filtre et qui fournit
un liquide limpide, le plus souvent incolore, quelquefois légèrement ambré : c'est cette liqueur qu'on
introduit dans l'appareil de Marsh, en s'assurant
qu'elle n'est pas trop acide, ce que l'on reconnaît en en mettant une portion dans cet appareil.
L'effervescence est-elle peu considérable, on y verse

la totalité de la liqueur ; est-elle, au contraire, très-grande, on peut continuer à l'employer telle qu'elle est, en ayant soin de ne la verser dans l'appareil que portion par portion, de manière à entretenir un jet de gaz suffisant ; ou bien saturer préalablement l'excès d'acide par des fragments de potasse à l'alcool. Supposons que toute la liqueur ait été introduite dans l'appareil de Marsh, on versera de l'acide chlorhydrique pour opérer le dégagement du gaz, et la combustion de ce dernier fournira immédiatement de l'arsenic.

» Ici, il est très-rare que de la mousse vienne s'opposer à l'extraction de l'arsenic ; lorsqu'il s'en forme, elle est blanche, légère, et s'affaisse très-facilement. Nous n'avons jamais été obligé de nous servir des moyens que nous ferons connaître pour se mettre à l'abri de cet inconvénient. » (*Médecine légale*, t. III, p. 422.)

Après avoir signalé quelques-uns des inconvénients du procédé de M. Orfila, M. Devergie développe, en ces termes, les avantages du sien :

« Le procédé qui m'est personnel me paraît avoir des avantages marqués sur celui de M. Orfila. Il est d'une sensibilité beaucoup plus grande et d'une exécution plus facile, moins longue et moins sujette à des accidents. Il fournit des liqueurs très-limpides pour l'appareil de Marsh ; il donne immédiatement l'arsenic dans cet appareil ; enfin, on n'emploie pas l'acide sulfurique pour son exécution (1). »

---

(1) Devergie, *Médecine légale*, t. III, p. 425.

Mais M. Orfila réplique à son tour :

« M. Devergie vient de faire connaître un nouveau procédé qu'il préfère à celui-ci, parce que, dit-il, il est *plus sensible, plus facile à exécuter, moins long et moins sujet à des accidents ; qu'il fournit des liqueurs très-limpides, qu'il donne immédiatement l'arsenic, qu'on n'emploie pas d'acide sulfurique, et qu'il est rare qu'il se produise de la mousse dans l'appareil de Marsh ; tandis que mon procédé a l'inconvénient de donner souvent des mousses rebelles.* S'il en était ainsi, nous renoncerions immédiatement à la carbonisation par l'acide azotique, pour adopter cette nouvelle manière d'opérer. Mais nous verrons bientôt qu'il n'en est rien. Après avoir dissous la matière organique suspecte dans l'eau additionnée de potasse à l'alcool, M. Devergie ajoute *du nitrate de chaux* et de la chaux vive, et fait dessécher le mélange : il se forme du *nitrate de potasse* qui brûle la matière animale ; le résidu de cette combustion est traité par l'acide *chlorhydrique*, et la liqueur, étendue d'eau, est introduite dans l'appareil de Marsh. On voit, au premier abord, que ce procédé ne diffère guère de celui que j'ai décrit dans mon premier Mémoire (le procédé de Rapp) que par la substitution de l'acide chlorhydrique à l'acide sulfurique : dans l'un et l'autre cas, la matière animale est brûlée par le nitrate de potasse. Je ferai observer : 1° que ce procédé, loin d'être *plus sensible* que le mien, donne, au contraire, moins d'arsenic, comme chacun pourra s'en assurer en traitant comparativement deux onces de gélatine sèche contenant 2 milligrammes d'acide arsénieux : 2° qu'il n'est pas plus *facile à exécuter ni moins long :* en effet, il exige un plus grand nombre d'opérations, et, pour le moins, autant de temps que le procédé de la carbonisation : 3° que l'on n'a à redouter *aucun accident* lorsqu'on carbonise les matières organiques par les quantités d'acide azotique indiquées dans mon Mémoire : 4° qu'il ne fournit pas de liqueurs *plus limpides* que celles que j'obtiens, si la carbonisation a été bien faite : qu'à la vérité, ces liqueurs sont plus colorées, et souvent d'un rouge foncé ou noirâtre par mon procédé, mais qu'il n'y a là aucun inconvénient : 5° qu'il ne donne pas *toujours* immédiatement l'arsenic dans l'appareil de Marsh, car il faut attendre longtemps toutes les fois que la matière animale n'a pas été complétement brûlée : avec mon procédé, on n'attend jamais au delà de cinq *à six* minutes : qu'au reste, l'apparition du gaz un peu plus tôt ou un peu plus tard est un fait assez indifférent ; 6° qu'il n'y a pas le moindre avantage à substituer l'acide chlorhydrique à l'acide sulfurique, et qu'il peut même y avoir des inconvénients à le faire, parce que, par mon procédé, l'on n'emploie guère que 20 ou 25 grammes d'acide sulfurique pour faire marcher l'appareil, et *qu'il est parfaitement* avéré que, si cet acide a été purifié, il ne fournira *jamais* d'arsenic : tandis que, dans le procédé de M. Devergie, l'on est obligé de faire usage de doses énormes d'acide chlorhydrique ; les cendres provenant de 2 onces de gélatine ont exigé près de 7 onces d'acide pour être saturées ; or l'acide chlorhydrique

contient de l'arsenic toutes les fois qu'il a été préparé avec de l'acide sulfurique ou *avec du sel commun* contenant de l'arsenic, et l'on conçoit que, pour
peu que cet acide ait été incomplétement privé de
l'arsenic qu'il renferme, quand il a été purifié à
l'aide de la distillation, on ne puisse plus compter
sur l'exactitude des résultats obtenus; *7° qu'il n'est
pas aussi rare qu'il se produise de la mousse* que
le dit M. Devergie; car je n'ai essayé son procédé
que deux fois, et j'en ai constamment obtenu; qu'il
est encore moins exact de dire que dans mon procédé il y a souvent des mousses rebelles; ces mousses
ne se produiraient que dans le cas où l'opération serait mal faite, où la matière animale ne serait pas
assez bien brûlée, faute d'avoir employé une suffisante quantité d'acide nitrique : or c'est ce qui arri-
verait aussi dans le procédé de M. Devergie, si l'on
n'avait pas fait usage de la proportion de *nitrate* nécessaire pour brûler la matière organique. Quand,
au contraire, on opère bien, la quantité de mousse
qui se développe *peut être instantanément arrêtée*
par une couche d'huile d'olive de 2 ou 3 lignes d'é-
paisseur. D'ailleurs, il vaut infiniment mieux avoir
un peu de mousse *et ne pas perdre d'arsenic,* que
de n'en avoir pas, à la condition de perdre une quantité notable de ce métal. »

Les critiques de M. Orfila ne sont pas toutes fondées, et il faut reconnaître que, calqué sur le procédé de Rapp, le procédé de M. Devergie a du
moins pour effet, lorsqu'il est conduit à bonne fin,
de brûler complétement les matières animales. Mais

cette combustion complète, et à une haute température, lorsqu'il s'agit de recueillir un corps aussi
volatil que l'arsenic, a ses difficultés et ses dangers.
Est-elle trop rapide ; une explosion a lieu, et les
produits de l'opération sont compromis ou perdus.
Est-elle heureusement dirigée ; la déflagration du
nitrate de potasse entraîne inévitablement des pertes
du poison, et c'est là, je l'ai dit, l'inconvénient du
procédé de Rapp, dans lequel rentrent tous les procédés de combustion à l'aide du nitre ou de l'acide
nitrique.

« La carbonisation par l'acide nitrique, dit le
Rapport de l'Académie des Sciences, a l'inconvénient d'exiger l'emploi d'une grande quantité d'acide ; elle en présente un autre beaucoup plus grave,
c'est qu'il est souvent impossible, même en apportant les plus grands soins dans la surveillance de
l'opération, d'éviter à la fin de l'évaporation une déflagration très-vive qui peut volatiliser la plus grande
partie de l'arsenic.... Les procédés de carbonisation
des matières animales par l'acide nitrique ou par le
nitrate de potasse, peuvent réussir d'une manière
complète ; mais il arrive cependant quelquefois qu'on
n'est pas maître d'empêcher une déflagration très-
vive à la fin de l'expérience : cette déflagration peut
donner lieu à une perte notable d'arsenic (1). »

Une faute commune à plusieurs toxicologistes,
mais surtout à MM. Orfila et Devergie, fut de croire

---

(1) *Comptes rendus de l'Académie des Sciences*, t. XII, p. 1082
et 1108.

à l'infaillibilité de l'appareil de Marsh considéré *comme moyen de produire des taches*, cet appareil ne pouvant avoir de valeur que *comme moyen de concentrer l'arsenic*, pour en constater ensuite chimiquement tous les caractères. Voici, en effet, ce qu'a écrit M. Regnault au nom de la Commission de l'Académie des Sciences, dont il était le rapporteur : « Aux yeux de la Commission, l'appareil de Marsh, *considéré comme moyen de produire des taches*, est donc sans valeur; considéré, au contraire, comme moyen de concentrer l'arsenic, pour en constater ensuite les caractères par les procédés chimiques connus, c'est un appareil très-important, très-sûr, qu'elle devait recommander et qu'elle recommande, en effet, avec toute confiance aux chimistes pour les occasions les plus délicates (1). »

En réponse aux objections qui lui étaient venues de toutes parts, M. Orfila avait fixé de la manière suivante les caractères des taches qui, pour lui, étaient arsenicales :

« 1°. Les taches *arsenicales* sont d'un brun fauve, miroitantes et excessivement brillantes; quand l'arsenic est abondant, elles sont noirâtres; tandis qu'elles sont d'un jaune serin, si la proportion d'arsenic est très-faible, et surtout si ce métal est altéré par une matière organique.

» 2°. Il suffit d'une demi-minute à une minute pour volatiliser et faire disparaître complétement une tache *arsenicale*, quelque épaisse qu'elle soit.

---

(1) *Comptes rendus de l'Académie des Sciences*, t. XIII, p. 57.

39.

si on la soumet à l'action de la flamme produite
par la combustion du gaz *hydrogène simple*, de
celui qui se dégage, par exemple, de la lampe
philosophique.

» 3°. Les taches d'arsenic se dissolvent aisément
dans deux ou trois gouttes d'acide azotique concentré; en chauffant à la lampe à alcool la petite capsule, on dégage l'acide excédant, et l'on obtient un
résidu *blanc*, ou d'un blanc légèrement jaunâtre
(composé d'acide arsénique et d'acide arsénieux).

» 4°. En versant *une goutte* d'azotate d'argent
neutre et dissous dans la capsule refroidie, l'acide
arsenical fournit un précipité *rouge-brique* d'arséniate d'argent, mêlé quelquefois de points *jaunes*
d'arsénite d'argent.

» 5°. Si, après le traitement par le nitrate d'argent, on peut encore disposer de quelques taches,
on fera dissoudre celles-ci dans quelques gouttes
d'acide nitrique pur, incolore et étendu d'eau; la
dissolution, évaporée jusqu'à siccité, fournira un
résidu blanc que l'on dissoudra dans l'eau bouillante.
En soumettant le *solutum* à l'action du gaz acide
sulfhydrique et d'une ou deux gouttes d'acide chlorhydrique, on ne tardera pas à obtenir, avec les taches arsenicales, du sulfure jaune d'arsenic, surtout
si l'on élève la température de la liqueur jusqu'à
l'ébullition.

» Il se présente maintenant une question importante. Faut-il absolument constater les cinq caractères que nous venons d'assigner aux taches arsenicales pour *affirmer* que telle est leur nature? Voa

*certes*. Les taches qui réunissent les *trois* premiers caractères, et *l'un* des deux autres doivent être *déclarées arsenicales*; à plus forte raison, affirmera-t-on qu'elles sont formées par de l'arsenic si elles réunissent les cinq caractères. On peut même, *à la rigueur*, si l'on a une grande habitude de ces sortes de recherches, prononcer que des taches sont arsenicales en réunissant *seulement les trois premiers caractères*, surtout si ces taches ont été obtenues à la suite de la carbonisation du canal digestif, du foie, de la rate, des reins, des poumons ou du cœur soumis à l'action de l'acide nitrique séparément ou ensemble; car il n'existe aucune substance qui puisse fournir des taches offrant ces trois caractères, quand, après avoir été mélangée avec ces tissus, elle a subi l'action carbonisante de l'acide azotique concentré. » (*Mémoires de l'Académie royale de Médecine*, t. VIII, p. 405 et suiv., année 1840.)

M. Devergie avait accepté ces données, car il avait dit de son côté (*Méd. lég.*, t. III, p. 442) :

« Les taches arsenicales peuvent offrir trois couleurs ou nuances différentes; elles peuvent être d'un brun chocolat, d'un brun ardoisé avec reflet chocolat, ou jaunes....

» *Taches arsenicales de couleur chocolat ou brunes.* — Elles sont brillantes, toujours à reflet de couleur chocolat, et irisées; elles s'enlèvent par le plus léger frottement avec le doigt. Elles deviennent de moins en moins foncées par le contact avec l'air. Elles se volatilisent sous l'influence d'une température peu élevée, répandent une odeur alliacée, et

laissent parfaitement brillante et nette la surface de
la porcelaine sur laquelle elles reposaient. Elles se
dissolvent très-vite et complétement par l'acide nitrique pur, à moins que, très-épaisses, elles ne se
détachent sous la forme de très-petites écailles, qui
restent pendant quelques instants à la surface de
l'acide pour se dissoudre ensuite. Le résidu de la dissolution, évaporé à siccité dans une petite capsule
de porcelaine, et à une très-douce chaleur, est blanc
ou d'un blanc légèrement jaunâtre. Ce résidu, touché avec la dissolution de nitrate d'argent neutre, se
colore en rose rouge, parce qu'il se forme de l'arséniate d'argent.

» Les taches jaunes arsenicales sont beaucoup plus
difficiles à reconnaître. Elles sont, en général, plus
adhérentes à la surface de la porcelaine. Elles s'en détachent souvent très-difficilement; quelquefois elles
ne sont pas volatiles; elles peuvent se dissoudre à
chaud par l'acide nitrique, et alors le résidu de la
dissolution évaporée se comporte avec le nitrate d'argent comme les taches brunes; mais souvent elles
résistent à l'action de l'acide nitrique, et alors il est
impossible d'obtenir la réaction du nitrate d'argent,
qui est le caractère le plus essentiel de l'arsenic. »

De cette trop grande facilité apportée dans les recherches de la toxicologie légale, facilité tant recher-
chée par les maîtres eux-mêmes, que résulta-t-il?
Personne ne l'ignore, après le bruit qu'a fait une
découverte trop haut proclamée, c'est qu'on trouva
de l'arsenic dans le corps humain à l'état normal;
c'est qu'on trouva cet arsenic normal dans les os de

bœuf, de mouton, de cheval, d'âne, et jusque dans le
bouillon qu'on sert sur nos tables. « Je déclare, loin
de me rétracter, dit M. Orfila, que le bouillon de
bœuf fait avec une suffisante quantité de viande peut
contenir de l'arsenic, et fournira des taches semblables à celles que j'ai décrites, expériences vingtième,
vingt et unième et vingt-deuxième, et qui provenaient des muscles de l'homme (1). »

Un moment, c'en eût été fait de la toxicologie si
cette découverte n'en eût immédiatement amené une
seconde; savoir : que s'il existait de l'arsenic dans
le corps humain à l'état normal, cet arsenic ne s'y
trouvait jamais qu'à l'état insoluble, et presque exclusivement relégué dans les os.

En de telles conditions, M. Orfila le proclama,
il n'était qu'une précaution à prendre pour ne pas
confondre l'arsenic provenant d'un crime avec l'arsenic soi-disant naturel : c'était de traiter les matières suspectes par l'eau seule, puis par l'acide sulfhydrique, procédé peut-être encore préconisé et suivi
dans les chaires et dans le laboratoire de la Faculté
de Médecine de Paris. Mais je viens de rappeler
que M. Orfila avait aussi trouvé de l'arsenic dans le
bouillon de bœuf. Comment expliquer cette contradiction? Jusqu'ici je l'ignore, à moins de prendre au

_______________

(1) *Mémoires de l'Académie royale de Médecine*, t. VIII, p. 483
et 468. « Les os du commerce que j'ai constamment employés dans
mes expériences, dit M. Orfila (et il compte dans son Mémoire jusqu'à vingt-neuf épreuves répétées successivement) consistaient en
un mélange d'os de bœuf, de mouton, de cheval et d'âne ».

sérieux cette explication donnée verbalement par
M. Orfila : « Ne fallait-il pas répondre aux avocats? »

Quoi qu'il en soit, et c'est ici le point important
et que je veux établir, on en revint, pour la recherche de l'arsenic, au procédé ancien que j'ai décrit,
à l'ébullition simple des matières suspectes dans
l'eau, et à l'essai de ce bouillon, aiguisé d'acide
chlorhydrique, par l'acide sulfhydrique. C'était un
progrès à reculons, car le traitement par l'eau doit
être restreint aux cas où l'on opère sur les matières
contenant une assez forte proportion d'arsenic, ou
bien à ceux pour lesquels il y a intérêt et possibilité
de s'assurer à quel état a été administré le poison,
cas pour ainsi dire exceptionnels en matière d'empoisonnement juridique.

Plein de confiance dans ses découvertes, M. Orfila
venait de promulguer ce qu'il appelait son nouveau
système de médecine légale. Il faisait appel à tous
ses confrères pour le vérifier et le répandre. Moins
que personne, j'aurais douté de la valeur des travaux
de M. Orfila, dont l'autorité était si accréditée devant les tribunaux. Mais partant de cette idée, que
si l'arsenic s'assimile ou se mêle aux matériaux de
l'économie animale, c'est que ses effets toxiques sont
neutralisés dans une combinaison spéciale, je me dé-
cidai, dans l'intérêt de la thérapeutique, à rechercher quel était l'élément qui jouait ainsi le rôle de
contre-poison relativement à un agent si délétère. Je
fis part de mes vues à M. Danger, et tous deux nous
unîmes nos efforts pour arriver à la solution du
problème que nous nous étions proposé.

Je ne dirai pas par quelles phases diverses nous passâmes dans nos expériences. Trop longtemps, nous aussi, d'après les taches obtenues en carbonisant des os ou des chairs d'hommes et d'animaux, nous crûmes à l'existence de l'arsenic normal. Mais enfin nous parvînmes à nous désabuser, et même à saisir la cause de notre erreur et de l'erreur commune: c'est qu'en général, et trop souvent, dans l'acte de la carbonisation des matières animales par les acides, il se forme un produit sublimable, susceptible de donner, avec l'appareil de Marsh, des taches presque en tous points identiques, et physiquement et chimiquement, aux taches d'arsenic.

Ce produit, d'après l'analyse et la synthèse que nous en fîmes, est en grande partie composé de sulfite et de phosphite d'ammoniaque, unis à une matière organique ou charbonneuse. La matière organique fournit le charbon qui, étalé en lames minces sur la porcelaine, présente l'aspect brillant et miroitant de l'arsenic métallique; les sulfites et phosphites alcalins donnent le soufre et le phosphore dont, comme on le sait, les réactions ont tant d'analogie avec celles de l'arsenic.

Ce fait avait trop d'importance pour ne pas être livré à la publicité; nous n'hésitâmes pas à le porter jusque devant l'Académie des Sciences.

Nous fîmes mieux peut-être : les procédés employés en médecine légale, pour la destruction des matières organiques, nous avaient paru imparfaits ou insuffisants; nous proposâmes un procédé de carbonisation que, depuis, nous avons fini par appliquer à la recherche de tous les poisons métalliques. De même, le mode d'emploi que l'on faisait de l'appareil de Marsh nous avait paru vicieux : nous proposâmes d'ajouter à cet appareil une annexe propre à concentrer l'arsenic, et à le recueillir absolument dégagé de toute matière organique ou autre, propre à en masquer les caractères ou les réactions chimiques.

Le nouveau procédé de carbonisation que j'ai maintenant à décrire, consiste à brûler les matières organiques, quelles qu'elles soient, par l'acide sulfurique, à reprendre le charbon obtenu par l'acide chloroazotique, puis par l'eau, pour essayer ensuite le liquide d'après la méthode de Marsh.

Voici le manuel opératoire. Si les matières sont liquides, on les fait évaporer, et on traite le résidu par le tiers de son poids d'acide sulfurique à 66 degrés. Une bonne manière d'apprécier la quantité des matières à carboniser, c'est de tarer à l'avance la capsule dans laquelle on doit procéder à l'évaporation, et de la peser ensuite avec le résidu solide obtenu. Le tiers en poids de l'excédant de la tare indique la quantité d'acide sulfurique à employer.

Si les matières sont solides, il faut les couper en petits morceaux, et y ajouter également le tiers en poids d'acide sulfurique.

En commençant, il faut conduire l'opération à très-petit feu, afin d'éviter les moindres projections. Quand la matière a été liquéfiée par l'acide, on peut sans crainte activer l'évaporation : mais alors, et surtout au moment du boursouflement par les gaz dégagés, il faut agiter le produit avec une baguette de verre, afin que la combustion ou la carbonisation s'opère avec régularité. Dans toute opération importante et délicate, il n'est pas sans utilité de chauffer la capsule latéralement et sur ses bords, pour ne laisser incomplétement brûlée aucune partie de la matière. Il faut prendre le même soin à l'égard de la matière charbonnée qui adhère à la baguette de verre.

Quand les dernières vapeurs se sont exhalées et que le charbon est sec et friable, on le laisse refroidir, puis on le pulvérise, avec le plus grand soin, au moyen d'un pilon de verre ou d'agate. Cette opération mécanique peut se pratiquer dans la capsule même ou dans un mortier de porcelaine. En agissant avec précaution, on peut, pour éviter des transvasements, et par conséquent des pertes, broyer le charbon dans la capsule même. Dans ce cas, on enveloppe la capsule d'un linge blanc replié en plusieurs doubles, et l'on porphyrise en s'appuyant sur les genoux.

Le charbon parfaitement écrasé et réduit en poudre fine, on l'humecte d'acide chloroazotique (trois parties d'acide azotique pour une partie d'acide chlorhydrique); on fait évaporer de nouveau jusqu'à sec; on reprend par l'eau, à chaud, et l'on filtre, en ayant le soin de laver jusqu'à trois fois le charbon, à chaud, sauf à concentrer ensuite le liquide par évaporation lente.

Pour obtenir de bons produits de carbonisation, il importe de calculer avec assez de rigueur le poids

d'acide sulfurique à employer. On se base sur l'état
gras ou plus ou moins consistant des matières. En général, le tiers en poids d'acide sulfurique suffit; mais
pour le sang et le cerveau, il faut élever cette quantité
jusqu'à la moitié. Il faut l'abaisser, au contraire, et
la réduire à un quart, à un cinquième, et même à un
sixième, pour les poumons et pour le tube digestif.
En cas de doute, on se guidera par un essai préliminaire sur 30 grammes. Si, au lieu d'être limpide,
transparent, presque incolore, le liquide était gras,
louche ou foncé en couleur; s'il donnait surtout de la
mousse dans l'appareil de Marsh, il faudrait le faire
évaporer à sec, et recommencer la carbonisation sur
le résidu. Mais cette double opération n'est, pour
ainsi dire, pas à redouter pour qui se conformera
aux préceptes précédents, ou aura quelque habitude de ces sortes de manipulations.

Incolore et parfaitement limpide, la liqueur pourrait, à la rigueur, être soumise immédiatement aux
réactions chimiques ordinaires, à l'action de l'acide
sulfhydrique par exemple; mais il est préférable
et toujours plus sûr de la traiter par la méthode de
Marsh, dans un appareil propre à concentrer les
produits de la combustion du gaz suspect.

Pour la production du gaz hydrogène, nous em-
pruntons, M. Danger et moi, le flacon ordinaire
des laboratoires: seulement le tube de dégagement
A (*fig.* 8) est en verre dur, droit, effilé en pointe,
et ouvert à ses deux extrémités. Il est percé latéralement en *p*, pour prévenir l'entraînement jusqu'à la
flamme de gouttelettes liquides. Le tube de sûreté

B (*fig.* 9), effilé inférieurement, et légèrement évasé à son extrémité supérieure, pour recevoir un petit entonnoir, est percé, au point *v*, d'une ouverture propre à empêcher l'entraînement mécanique de l'air dans le flacon lorsqu'on y introduit les liquides.

Notre appareil à combustion, ou annexe de l'appareil de Marsh, consiste :

1°. En un condensateur cylindrique C (*fig.* 10) de 0^m,03 de diamètre sur 0^m,25 de longueur, qui porte vers son extrémité inférieure, en *t*, une tubulure légèrement oblique, et se termine en *o* par un cône dont la pointe reste ouverte ;

2°. En un tube à combustion D (*fig.* 11), de 0^m,01 de diamètre, recourbé à son milieu en angle droit, et pouvant s'adapter à la tubulure du condensateur à l'aide d'un bouchon ;

3°. En un réfrigérant E (*fig.* 12), dont l'extrémité inférieure s'engage dans la partie conique du condensateur et en ferme l'ouverture. Le tout est soutenu par un support. L'appareil monté est représenté, avec le réfrigérant soulevé, *fig.* 13.

Si le liquide d'essai contient de l'arsenic, une portion de cet élément toxique se déposera, à l'état d'acide arsénieux concret et solide, dans le tube à combustion D ; l'autre, entraînée par la vapeur d'eau, passera, sous l'état liquide, dans le condensateur.

Pour les réactions consécutives, on fractionnera en trois portions le liquide recueilli dans le condensateur.

Dans la première portion, qui sera chauffée et

acidulée légèrement, on fera passer un courant d'acide sulfhydrique;

Dans la seconde, on versera une à deux gouttes de sulfate de cuivre ammoniacal;

Quant à la troisième, elle sera évaporée et le résidu blanc (acide arsénieux) transformé, par une à deux gouttes d'acide chloroazotique, en acide arsénique blanc, déliquescent à l'air, lequel, refroidi et touché par l'azotate d'argent neutre, passera à l'état d'arséniate d'argent *rouge-brique*, soluble dans l'ammoniaque.

D'un autre côté, pour recueillir l'acide arsénieux solide, on versera dans le tube à combustion trois à quatre gouttes d'acide chloroazotique, et en saisissant le tube à l'aide d'une petite pince en bois dont un modèle est représenté *fig*. 14, on fera évaporer le liquide au-dessus des charbons incandescents, et l'on reprendra le résidu ou l'acide arsénique par l'eau, que l'on fera chauffer graduellement jusqu'à une température voisine de l'ébullition.

On versera cette dissolution dans une petite capsule en porcelaine, on lavera de nouveau le tube avec 1 gramme d'eau distillée, et l'on réunira toutes ces eaux de lavage. Pour s'assurer que le tube ne contient plus rien, on le desséchera et l'on reprendra de nouveau les matières, s'il en reste, soit par l'eau, soit encore, au besoin, par l'acide chloroazotique.

Au liquide on ajoutera du flux noir très-divisé dans la proportion de 1 à 2 milligrammes pour 100 grammes de matières traitées, on évaporera, et le résidu desséché sera introduit dans un petit tube de forme conique, dont on voit un modèle de grandeur naturelle *fig.* 15.

Au moyen du chalumeau, on portera la matière au rouge-cerise, et l'arsenic métallique viendra, sous forme d'anneau, se condenser à quelque distance du point soumis à l'action de la flamme.

Si l'expert pensait éprouver quelque difficulté à réduire, comme il vient d'être dit, l'acide arsénieux concentré en trop faible quantité dans le tube à combustion, il pourrait, après l'avoir transformé en acide arsénique, l'introduire dans un petit appareil de Marsh, muni d'un tube condenseur et qu'il chaufferait dans un point, selon les prescriptions données par MM. Liebig et Berzelius, ou par la Commission de l'Académie des Sciences.

Les recherches sur l'arsenic qui me sont communes avec M. Danger furent communiquées à l'Académie des Sciences du 28 décembre 1840 au 13 février 1841. Le 14 juin suivant, une Commission composée de MM. Thénard, Dumas, Boussingault et Regnault, fit, au sujet de ces recherches et de divers autres travaux présentés sur l'emploi de l'appareil de Marsh, un Rapport dans lequel elle ratifia, d'une part, l'opinion, qu'il n'existe point d'arsenic à l'état normal dans le corps humain ; et, de l'autre, recommanda, pour les expertises de médecine légale, le procédé de carbonisation par l'acide sulfurique.

Quant à l'appareil que nous avions proposé pour remplacer celui de Marsh, *tout en reconnaissant qu'elle avait vu exécuter, avec cet appareil, des expériences dont les résultats avaient été très-nets,* la Commission, comme appareil plus simple et plus facile à improviser sans doute, donna la préférence à la disposition adoptée par MM. Berzelius et Liebig, disposition modifiée par MM. Kœppelin et Kampmann, et qu'elle modifia à son tour en quelques points, comme le montre la *fig.* 16.

A est le flacon dans lequel on introduit l'eau, le zinc et l'acide sulfurique pour le dégagement de l'hydrogène; *a* est le tube de sûreté par lequel on introduit le liquide suspect; *b* le tube de dégagement du gaz sur le trajet duquel est placé, en *t*, un tube de plus grand diamètre *tt* contenant de l'amiante (MM. Kœppelin et Kampmann avaient proposé le chlorure de calcium comme moyen propre à dessécher le gaz); F un foyer de charbons pour la décomposition de l'hydrogène arsénié (MM. Kœppelin et Kampmann ne faisaient usage que d'une lampe à alcool enveloppée d'un étrier en cuivre pour concentrer la flamme); *l* une petite lame en cuivre qui fait l'office d'écran, et, sous ce rapport, remplace l'étrier de MM. Kœppelin et Kampmann.

L'arsenic concentré, sous forme d'anneau, au point M, il faut en constater tous les caractères physiques et chimiques. Ainsi, dit le Rapport déjà cité de la Commission de l'Académie des Sciences, on vérifiera :

« 1°. Sa volatilité;

» 2°. Son changement en une poudre blanche volatile, l'acide arsénieux, quand on chauffera le tube ouvert aux deux bouts dans une position inclinée;

» 3°. En chauffant un peu d'acide nitrique ou

d'eau régale dans le tube, on fera passer l'arsenic à l'état d'acide arsénique très-soluble dans l'eau : la liqueur évaporée à sec avec précaution, dans une petite capsule de porcelaine, donnera un précipité rouge-brique, quand on versera dans la capsule quelques gouttes d'une dissolution bien neutre de nitrate d'argent;

» 4°. Après toutes ces épreuves, on peut isoler de nouveau l'arsenic à l'état de métal. Pour cela, il suffit d'ajouter une petite quantité de flux noir dans la capsule où l'on a fait la précipitation par le nitrate d'argent, de dessécher la matière et de l'introduire dans un petit tube, dont une des extrémités *b* est effilée, et dont on ferme l'autre extrémité *a* à la lampe, après l'introduction de la matière (*voyez fig.* 15). On fait tomber la matière dans la partie évasée, et l'on porte celle-ci à une bonne chaleur rouge; l'arsenic passe à l'état métallique et vient former, dans la partie très-étroite du tube, un anneau qui présente tous les caractères physiques de l'arsenic, même quand il n'existe que des quantités très-petites de cette substance. »

Depuis la publication du Rapport de la Commission de l'Académie des Sciences, Rapport qui a été adressé à M. le garde des Sceaux, comme une sorte de code que ne doivent pas moins consulter les magistrats que les experts, il a été publié, relativement à l'étude médico-légale de l'arsenic, divers travaux que je dois signaler.

Pour extraire l'arsenic des matières animales, M. Reinch a proposé de traiter ces matières liquides

ou solides, par l'acide chlorhydrique étendu d'eau,
et d'immerger dans le liquide convenablement filtré
des lames de cuivre parfaitement décapées. L'arsenic,
s'il en existe dans la liqueur, se dépose sur les lames
de cuivre, et les recouvre d'une couche grisâtre de
couleur métallique. L'ébullition favorise ce dépôt :
mais, au contact de l'air, les lames de cuivre ne tar-
dent pas à brunir et à noircir, ce qui implique qu'il
est, dans l'opération, un tour de main assez délicat
pour la conduire à bonne fin.

Pour séparer l'arsenic d'avec le cuivre, on lave
les lames, on les sèche, on les traite, au besoin, par
l'éther pour enlever les matières grasses, et enfin on
les introduit dans un tube que l'on chauffe, soit au
contact de l'air pour avoir de l'acide arsénieux, soit
en y faisant passer un courant d'hydrogène qui forme
du gaz arsénié qu'on peut recueillir en le décomposant, ou en concentrant les produits de la combustion. On pourrait, par la réduction immédiate, obtenir également l'arsenic métallique.

Je n'ai pas besoin de dire qu'il peut y avoir des
inconvénients, dans une expertise médico-légale, à
se servir du cuivre pour la recherche de l'arsenic : le
lecteur l'a deviné. Mais le procédé de M. Reinch
(M. Chevallier, et d'autres toxicologistes, en ont fait
l'épreuve) est un procédé moins sûr et infiniment
moins sensible que le procédé de carbonisation par
l'acide sulfurique.

M. Jacquelain a repris et cherché à régulariser
l'emploi du chlore, comme agent de destruction
des matières organiques. Ce chimiste propose de

ramener les matières solides à l'état liquide, en les broyant avec du sable fin purifié, et en les délayant dans l'eau, et de traiter toute la masse liquide par un courant de chlore entretenu pendant un temps suffisant pour la décolorer complétement. Ce résultat obtenu, et après un contact prolongé, il filtre, chauffe le liquide pour chasser l'excès de chlore, puis le soumet à l'appareil de Marsh, en décomposant le gaz par la chaleur et le recueillant en même temps dans une dissolution de chlorure d'or.

Dépossédé des procédés qu'il appelait siens, M. Orfila a vanté celui de M. Jacquelain, et l'a recommandé aux experts, en proscrivant celui qu'a adopté la Commission de l'Académie des Sciences (1). Mais les éloges de M. Orfila valent ses proscriptions. Tout récemment, le procédé de M. Jacquelain, employé dans une expertise par trois professeurs de la Faculté de Strasbourg, n'a pas fait découvrir d'arsenic là où ces experts l'ont facilement découvert eux-mêmes à l'aide de la carbonisation par l'acide sulfurique. (*Voyez* affaire Goeckler, p. 701 et 726.)

Le chlore ne décompose que trop imparfaitement les matières animales pour que le liquide, qui résulte de ce simple lavage ou blanchiment, puisse être traité avec avantage dans l'appareil de Marsh. Il y

---

(1) « Or, comme la méthode d'incinération que j'ai proposée ne présente aucun de ces inconvénients, qu'elle fournit facilement l'arsenic métallique parfaitement pur et autant qu'il est possible d'en obtenir, il n'y a pas à balancer; le procédé de MM. Flandin et Danger doit être proscrit. » ORFILA, *Traité de Toxicologie*, t. 1, p. 407, édition dernière ou de 1843.

donne de la mousse, et c'est là un signe qui annonce que la matière animale est mal détruite, et qu'on n'en a point isolé suffisamment le minéral que l'on cherche.

Je ne m'arrête pas à rappeler que, dégagé dans une dissolution arsenicale, le chlore peut entraîner et volatiliser l'arsenic à l'état de chlorure.

M. Orfila, en recommandant de réduire par la distillation le liquide chloré à un cinquième de son volume, de le traiter par l'alcool, et d'y faire passer ensuite un courant d'acide sulfhydrique, pour obtenir du sulfure d'arsenic, n'a pas plus réussi à simplifier ce procédé qu'à le perfectionner. Le précipité d'arsenic, en effet, n'est pas alors complétement dépouillé de matières organiques. Décidément, M. Orfila est malheureux dans la tâche qu'il se donne de perfectionner les œuvres d'autrui. Il ne peut mieux faire que d'y renoncer.

De nouvelles propositions ont été faites en ce qui touche à l'emploi de l'appareil de Marsh. M. Chevallier, dans la pensée de se soustraire à la moindre perte d'arsenic, a proposé de réunir notre appareil à celui de l'Institut. (*Voyez fig.* 17.)

Mais que l'expert sache se servir de l'un des deux appareils, et l'autre sera complétement inutile. Un excès de précaution pourtant ne nuit jamais.

M. Blondlot, qui a cru avantageux de ne pas porter la carbonisation par l'acide sulfurique jusqu'au dernier terme, et qui, de la sorte, introduit nécessairement dans l'appareil de Marsh un liquide donnant de la mousse, M. Blondlot s'est vu obligé, par

une disposition du reste fort simple, de se rendre
maître de cette mousse, en arrêtant à volonté le
dégagement du gaz hydrogène. Il lui a suffi, à cet
effet, à peu près comme l'avait fait Marsh primi-
tivement, de fixer le zinc autour d'un tube terminé
en disque, tube qui, maintenu dans le bouchon de
l'appareil, peut être soulevé ou enfoncé à volonté
dans le flacon, à une profondeur déterminée. Toutefois, je doute que jamais un expert, sûr de ses procédés, ait besoin de recourir à ce subterfuge d'une
pratique timorée ou trop curieuse d'innovations.

M. Boutigny, à qui l'on doit des recherches intéressantes sur le phénomène connu sous le nom d'*état
sphéroïdal* des corps, a eu l'idée d'emprunter à ce
phénomène physique un moyen nouveau d'obtenir,
sur une proportion infinitésimale d'arsenic, une série de réactions propres à faire reconnaître ce corps
Que l'on suppose une tache recueillie avec l'appareil
de Marsh, et dont il s'agit d'apprécier la nature.
M. Boutigny l'attaque avec quelques gouttes d'eau
distillée, aiguisée par une goutte d'acide azotique.
A chaud, si ce n'est à froid, la tache d'arsenic est
dissoute, et dès lors on peut étendre le liquide d'eau
Sur une lampe à alcool dite éolipyle, M. Boutigny
fait chauffer une capsule en platine; et, le métal
rouge, il projette dans la capsule la dissolution suspecte. Le liquide se globulise, une évaporation se
fait, et la masse liquide se réduit à un moindre volume, celui d'une simple goutte. En ce moment, on
touche la goutte sphéroïdale avec une baguette de
verre trempée dans l'acide sulfhydrique, et pour peu

qu'elle recèle d'arsenic, immédiatement elle vire au jaune-serin, c'est-à-dire qu'elle prend la couleur du sulfure d'arsenic. Avec un tube humecté d'eau ammoniacale on fait disparaître cette couleur, qu'on reproduit de nouveau avec l'acide chlorhydrique, et ainsi de suite, à diverses reprises, si l'on veut. Au terme de ces essais, M. Boutigny projette sur son liquide un peu de carbonate de potasse, et il évapore à sec; il reprend enfin ce résidu dans un tube à réduction, et, en chauffant au chalumeau, il obtient de nouveau une tache ou un petit anneau d'arsenic métallique.

M. Boutigny a eu l'obligeance de me rendre témoin, dans mon laboratoire, de cette expérience délicate. Mais sur une seule tache d'arsenic, déclarera-t-on, dans un cas de médecine légale, qu'un homme est mort empoisonné? Non. La jolie expérience de M. Boutigny est intéressante; mais elle doit être réservée exclusivement pour les recherches de physiologie. A des jurés, dans une cause criminelle, il faut présenter de l'arsenic pondérable, ou que du moins l'on puisse toucher des yeux. « La Commission a entendu, dit le Rapport de M. Regnault, déjà cité, que l'expert pût remettre entre les mains de la justice, comme pièce de conviction, l'arsenic avec tous ses caractères. » (*Comptes rendus de l'Académie des Sciences*, t. XIII. p. 57.)

Une autre épreuve délicate proposée par M. Devergie est plus essentiellement pratique. Quand l'anneau suspect obtenu dans le tube de l'appareil dit *de l'Institut* est très-faible, M. Devergie a proposé

de l'essayer dans le tube même, en appliquant ce
tube muni d'un bouchon :

1°. Au-dessus d'un flacon de chlore qui doit dissoudre rapidement l'arsenic;

2°. Au-dessus d'un flacon d'acide sulfhydrique,
qui doit transformer le chlorure incolore en sulfure
jaune-serin, soluble, sans coloration de la liqueur,
dans l'eau ammoniacale.

Rien de plus simple que d'opérer ensuite les réactions consécutives et propres à l'arsenic. On recueille
la matière dans une petite capsule, en ayant soin de
bien laver le tube avec de l'eau ammoniacale; on évapore au bain de sable, et, au fond de la capsule, doit
rester une auréole jaune de sulfure d'arsenic. Ce sulfure doit être repris successivement par l'eau régale,
qui le transforme en acide arsénique, et cet acide
arsénique blanc, déliquescent, être essayé ou traité
par l'azotate d'argent et le flux noir, pour avoir toutes
les réactions caractéristiques du poison dont on veut
démontrer l'existence. Dans ces épreuves, s'en tenir
à la réaction du chlore et à celle de l'acide sulfhydrique, serait une faute grave; car la simple décolo-
ration d'une tache suspecte par le chlore, et la production d'un dépôt jaune sous l'influence de l'acide
sulfhydrique, seraient aussi bien applicables au
soufre qu'à l'arsenic.

En me résumant dans un intérêt pratique, quelles
que soient les matières solides ou liquides dans lesquelles on ait à rechercher l'arsenic, que ce soit du
vin, du cidre, de la bière, du thé, du café, du bouillon,
des matières extraites du corps humain, des organes

frais ou putréfiés, il faut, par un seul et même procédé, après évaporation des liquides, détruire ou carboniser les matières solides par leur tiers en poids d'acide sulfurique; attaquer le charbon avec l'acide chloroazotique, pour être sûr de transformer tout composé arsenical insoluble en acide arsénique soluble; reprendre par l'eau; filtrer, et essayer le liquide d'après la méthode de Marsh, en se servant soit de l'appareil que nous avons proposé, M. Danger et moi, soit de celui qu'a indiqué la Commission de l'Académie des Sciences.

Je n'ai pas à me prononcer sur la valeur relative de l'une et l'autre méthode de concentrer l'arsenic, toutes deux sont bonnes et doivent conduire le chimiste au but. Cependant il n'est pas à oublier peut-être que l'arsenic, recueilli dans le tube dit *de l'Institut*, n'est pas absolument ou totalement privé de matières organiques ou charbonneuses. Pour peu que la carbonisation ait laissé à désirer, la chaleur des charbons incandescents ne suffit pas à décomposer le gaz, à brûler toutes les matières qu'il entraîne et dépose avec l'arsenic dans le tube condenseur. En conséquence, quand le dépôt est faible, les réactions d'épreuves peuvent manquer de rigueur, et le résultat des expertises laisser de l'incertitude.

La combustion, dans l'annexe que nous avons proposée, M. Danger et moi, garantit contre toutes les chances d'une carbonisation imparfaite. Au contact de l'air et dans la flamme du gaz, en effet, toute matière organique ou charbonneuse est nécessairement brûlée et transformée en acide carbonique; il ne peut rester dans le tube condé, ou être entraîné par l'eau de combustion, que de l'acide arsénieux pur, ou complétement dépouillé de matières animales. Les épreuves ultérieures sur le produit liquide, comme sur le produit solide, sont d'une pratique toujours simple, et elles doivent donner les résultats les plus nets et les plus sûrs. A n'en pas douter, les réactions alors sont celles de l'arsenic pur, de l'arsenic que j'appellerai chimique.

A l'article de l'ANTIMOINE, on verra que, dans les cas possibles de complication, notre appareil sépare, avec une extrème précision, les plus faibles quantités du poison d'avec les plus faibles proportions du médicament. Par tout autre moyen, cette séparation délicate n'est ni aussi nette ni aussi facile; il me semble que je puis dire ici que telle a été l'opinion d'habiles chimistes devant lesquels ont été répétées ces épreuves. M. Pelouze m'autorise à citer son témoignage.

Sur quelles matières, sur quels organes doivent porter les opérations de l'expert? Ainsi que l'ont fait naguère les physiologistes, faut-il prendre le cœur ou le sang par exemple, attendu que si le poison a été entraîné par l'absorption, c'est dans le sang et dans le cœur qu'on peut espérer plus sûrement le rencontrer? L'expérience a dit non.

Ainsi que l'ont fait, pendant un temps, les toxicologistes, faut-il prendre indifféremment les viscères et la chair musculaire, ou le tout ensemble? L'expérience a dit non encore: et loin, comme on l'a cru, d'avoir à gagner en augmentant la quantité de matières sur lesquelles on doit agir. il faut. nos expériences. à M. Danger et à moi, l'ont démontré, choisir certains viscères. et n'opérer que sur d'assez petites quantités à la fois, afin d'obtenir de bonnes carbonisations. Qu'on se le rappelle, malgré d'imprudentes dénégations, dans les expertises médico-légales. n'allait-on pas jusqu'à opérer sur le quart ou la moitié d'un cadavre pour n'en retirer que quelques taches. taches d'arsenic criminel. taches d'arsenic normal. taches de crasse; car on avait fait toutes ces distinctions, que la vraie chimie a dû bientôt effacer de son vocabulaire.

Il est à peine besoin de le dire aujourd'hui, les épreuves de l'expert doivent porter d'abord sur le tube digestif. puis sur le foie, la rate, les reins, les poumons. Les poumons ne contiennent qu'une plus faible proportion d'arsenic que les organes abdominaux: le cœur en contient moins encore: les muscles moins que le cœur: et je n'en ai pas trouvé, quant à moi, d'une manière appréciable, dans le cerveau et la moelle de l'épine, non plus que dans les os. Cependant. je le sais. il est un cas d'expertise judiciaire dans lequel un célèbre toxicologiste a découvert le corps de délit. l'arsenic. dans les os d'un squelette. Mais à l'aide de quel procédé? la Commission de l'Académie des Sciences l'a dit implicitement. à l'aide d'un procédé qui ne l'aurait pas fait découvrir, alors même qu'il y eût existé (*voyez* le Rapport de MM. Thénard. Dumas. Boussingault et Regnault. *Comptes rendus de l'Académie des*

*Sciences*, t. XII, p. 1095, et plus loin, p. 734 de
ce volume (1).

Quelle que soit la voie par laquelle l'empoisonnement ait été produit, c'est toujours dans le foie
qu'existe la plus forte proportion d'arsenic. C'est
donc là qu'il faut, de préférence, chercher la preuve
du crime. Le fait relatif à l'empoisonnement de la
femme Gérard, que j'ai rapporté plus haut (*voyez*
p. 509), a confirmé ce résultat digne d'intérêt,
que j'avais annoncé à l'avance, d'après des expériences faites sur les animaux.

Sur quelle quantité de matières l'expert doit-il
opérer? Dans les affaires judiciaires auxquelles j'ai
eu part, j'ai presque toujours vu les experts, mes
collègues, demander qu'on prît la plus forte propor-

---

(1) Voici le fait auquel je viens de faire allusion, tel que
l'a rapporté la *Gazette des Tribunaux* des lundi 6 et mardi
7 avril 1840 :

« Près de dix années s'étaient écoulées, et le coupable se croyait
à jamais à l'abri des investigations vengeresses de la justice, lorsque, sur des renseignements authentiques, précis, circonstanciés,
fournis par la police de Paris, l'instruction, jadis paralysée, a
repris son cours. Raymond Berton, arrêté au mois de décembre de
l'année dernière, vient de paraître devant la cour d'assises de
l'Isère.

» Après une instruction qui, entre autres circonstances à la
charge de l'accusé, présentait celle-ci, que les ossements du malheureux Wette, ayant été exhumés, soumis à l'analyse des gens de
l'art dans le département de l'Isère, et ensuite envoyés à Paris à
M. Orfila, se sont trouvés contenir encore des parties arsenicales,
que le célèbre expérimentateur en a extraites, une condamnation à
la peine capitale fut prononcée contre Raymond Berton, et le greffier Bertrand, entendu comme témoin, fut mis en état d'arrestation
au débat même. Il doit comparaître à la prochaine session des
assises. Le pourvoi de Raymond Berton vient d'être rejeté. »

tion possible de matières, 1000 grammes plutôt que
500, 500 plutôt que 250. Il y a un grand inconvénient pour les magistrats, et il n'y a certainement aucun avantage pour les experts, à suivre ces errements.
Les exceptions réservées, dans les cas d'empoisonnement par l'arsenic, on obtiendra un résultat aussi
certain d'une analyse faite sur 250 grammes de foie
que d'une analyse faite sur une quantité double ou
triple. On conduit mieux une opération faite sur de
petites quantités; on en obtient de meilleurs résultats. Contre diverses éventualités, ne faut-il pas
laisser à la justice un recours; à la défense un
contrôle?

Si j'en avais la mission, je dirais volontiers à l'expert de se faire un précepte de n'employer jamais
que la moitié des matières qu'un magistrat remet
entre ses mains, et je préviendrais également le magistrat de se réserver aussi la possibilité de faire contrôler une première expertise par une seconde. Dans
le foie seul d'un homme mort par l'arsenic, et, à plus
forte raison, dans son cadavre entier, il y a des matières pour quatre, si ce n'est six et huit expertises.

La Commission de l'Académie des Sciences a fait
une obligation, à l'expert, d'une contre-épreuve à
blanc de ses analyses, en lui recommandant d'employer *tous les mêmes réactifs et en mêmes quantités
que dans l'opération véritable.*

On ne devra jamais manquer de donner cette
garantie à la justice, et il faut d'abord se la donner
à soi-même.

L'exemple ne devant pas être séparé du précepte, et servant à le mieux fixer dans l'esprit, je vais reproduire ici divers Rapports faits en justice sur des cas d'empoisonnement par l'arsenic. Je rapprocherai les cas les plus complexes et les plus difficiles. Je ne suis pas de ceux qui supposent qu'il peut y avoir des inconvénients à publier des actes rédigés pour les tribunaux. Un procès jugé, les questions scientifiques restent dans le domaine de la science, et j'appelle volontiers, quant à moi, un examen contradictoire sur des Rapports auxquels j'ai concouru, persuadé que la vraie et saine critique ne peut servir que les intérêts de la justice ou de la science, et jamais, ainsi que l'a dit M. Orfila pour se justifier de ne pas publier ses Rapports, la cause des empoisonneurs.

## II. — *Rapports en justice sur des cas d'empoisonnement par l'arsenic.*

AFFAIRE LACOSTE, *jugée aux assises d'Auch* (juillet 1844).

« Nous, Théophile-Jules Pelouze, membre de l'Institut, professeur de chimie, etc.; Alphonse Devergie, docteur en médecine, agrégé de la Faculté de Médecine de Paris, médecin de l'hôpital Saint-Louis, et Charles Flandin, docteur en médecine; sur l'appel de M. Salmon, juge d'instruction du tribunal civil de la Seine, nous sommes rendus, le 26 février 1844, en son cabinet, où il nous a été donné communication d'une ordonnance, en vertu de laquelle nous *étions désignés pour procéder à l'analyse chimique tant des matières extraites du cadavre de Henri Lacoste, décédé à Riguepeu, le 22 mai dernier, et présumé empoisonné, que de la terre recueillie au-dessus et au-dessous de la bière dudit Lacoste.*

» Après avoir accepté la mission qui nous était confiée, et avoir prêté serment de la remplir en notre honneur et conscience, il a été arrêté que le lendemain, 27 février, à quatre heures de relevée, M. le juge d'instruction nous remettrait, dans le laboratoire de chimie du Collége de France, les matières sur lesquelles nous devions opérer.

» Le 27 février, aux heure et lieu précités, cette remise nous a été faite par M. le juge d'instruction Salmon, assisté de M. de Charencey, substitut du procureur du roi du tribunal de la Seine, et de M. Borne, greffier. Une caisse en bois, enveloppée d'une toile, ficelée, et scellée du cachet de M. le procureur du roi d'Auch, a été ouverte devant nous, et il en a été retiré quatre bocaux en verre noir, également scellés du sceau de la justice, et portant les suscriptions suivantes :

» Bocal n° 1 : Quart des organes abdominaux, et portion des parois abdominales :

» Bocal n° 2 : Muscles de la cuisse ;

» Bocal n° 3 : Terre du cimetière au-dessus de la bière :

» Bocal n° 4 : Terre du cimetière au-dessous de la bière.

» Les scellés qui fermaient ces bocaux ayant été rompus, il a été constaté que les vases contenaient les matières désignées, ce dont il a été dressé procès-verbal ; après quoi, nous avons placé nous-mêmes sous clef, et sous scellés, dans une pièce attenant au laboratoire de chimie, les matières confiées à notre responsabilité.

» Durant le temps qu'a demandé notre expertise, aucun étranger n'est entré dans cette pièce, et dans l'intervalle de nos vacations, la porte a toujours été fermée à clef, et close par une application de scellés.

» Il a été procédé aux opérations dans l'ordre suivant :

### OPÉRATIONS PRÉLIMINAIRES.

» *Essai des réactifs.* — Trois flacons, neufs et lavés, ont été remplis : le premier, d'acide sulfurique ; le second, d'acide azotique ; le troisième, d'acide chlorhydrique, préparés et purifiés avec le plus grand soin.

» Sur chacun de ces flacons, l'on a prélevé :

250 grammes d'acide sulfurique,

30 grammes d'acide azotique,

30 grammes d'acide chlorhydrique,

que l'on a traités isolément par le bicarbonate de potasse cristallisé, de manière à ne les saturer qu'incomplétement.

» Les dissolutions, encore acides, ont été étendues d'eau distillée, chauffées alternativement et mises à refroidir jusqu'à trois fois, pour opérer la cristallisation et séparation des sels, décantées, évaporées, et enfin essayées (l'azotate ayant été transformé en sulfate) dans trois appareils de Marsh disposés d'après les indications données par l'Académie des Sciences.

» Le dégagement d'hydrogène a été entretenu pendant une heure.

» Dans cet intervalle de temps, aucune trace de matière solide ne s'étant déposée dans les tubes à condensation, et, après retrait du charbon, le gaz allumé n'ayant produit aucune coloration de la flamme, non plus qu'aucune tache sur une soucoupe en porcelaine, il a été rigoureusement établi que non-seulement les acides sulfurique, azotique et chlorhydrique, mais encore que l'eau distillée et le zinc, dont on avait à faire usage ultérieurement, étaient entièrement dépourvus d'arsenic.

» En conséquence, les trois flacons d'acide sulfurique, azotique et chlorhydrique, l'eau distillée et le zinc, ainsi essayés, ont été placés dans la pièce ci-dessus désignée, et mis sous les scellés pour être employés à toutes les analyses ultérieures.

ANALYSES CHIMIQUES.

» *Analyse du foie.* — Les organes qui nous ont été transmis étaient, en partie, convertis en cet état que l'on a désigné sous le nom de *gras de cadavre;* mais ils n'avaient point subi une altération telle, qu'on ne pût en reconnaître aisément la nature, et même la structure anatomique.

» La quantité de foie dont nous pouvions disposer pour nos recherches pesait 155 grammes (environ

5 onces). Nous l'avons partagée en deux moitiés égales, et avons carbonisé chacune d'elles isolément par 30 grammes d'acide sulfurique, d'après le procédé de MM. Danger et Flandin, procédé choisi de préférence, parce qu'il a reçu la sanction de l'Institut. Les deux opérations ont été pratiquées dans des capsules neuves de porcelaine dure de Sèvres, de 135 millimètres (5 pouces) de diamètre.

» Conduite à petit feu et avec lenteur, la carbonisation s'est opérée facilement et sans aucune projection. La quantité d'acide sulfurique s'est trouvée plus que suffisante pour obtenir un charbon sec et friable, qui s'est pulvérisé sans adhérer au pilon d'agate employé pour le broyer.

» Réduit en poudre, le charbon d'une première opération a été humecté avec 15 grammes d'acide chloroazotique (trois parties d'acide azotique pour une partie d'acide chlorhydrique), desséché de nouveau au feu, puis repris par l'eau. Ce liquide, chauffé à l'ébullition, a été filtré sur du papier Berzelius, et le charbon lavé à diverses reprises, jusqu'à ce qu'on le supposât complétement dépouillé des corps solubles qu'il pouvait contenir.

» La liqueur, en s'échappant du filtre, était limpide et incolore ; on l'a concentrée par l'évaporation jusqu'à réduction à 50 centimètres cubes.

» Un appareil de Marsh a été préparé d'après les indications données par l'Institut, et tenu en activité durant trois quarts d'heure. Au bout de ce temps, aucune trace d'anneau ou de vapeur quelconque n'apparaissant au delà de la partie chauffée du tube à condensation, on a introduit dans le flacon à hydrogène le liquide suspect. Presque aussitôt a commencé à se déposer, à 27 millimètres environ (1 pouce) de la partie rouge du tube condenseur, une auréole vaporeuse qui n'a pas tardé à devenir un anneau considérable, miroitant et d'un aspect métallique.

» Le dépôt s'accumulant très-rapidement, pour en rompre la continuité, on a enlevé un des charbons qui en était le plus rapproché, et immédiatement on a vu un second anneau se former en arrière du précédent, à 2 millimètres ou une ligne de distance. En quelques instants, ce nouvel anneau est devenu aussi volumineux et d'un reflet aussi brillant que le premier (*voir* le tube n° 1).

» La quantité de métal déposée dans le tube à condensation nous paraissant suffire, et au delà, pour qu'on ne puisse en méconnaître la nature, on a retiré le charbon qui enveloppait la partie moyenne du tube.

» Aussitôt le gaz a présenté l'odeur fétide et caractéristique de l'hydrogène arsénié: enflammé, il a offert la couleur propre à l'arsenic qui brûle.

» Des taches ont été recueillies en interceptant la flamme avec une soucoupe en porcelaine: ces taches étaient de couleur fauve foncé, miroitantes et métalliques: elles se volatilisaient à la flamme du chalumeau, en donnant une odeur prononcée d'arsenic: touchées par une dissolution très-étendue de chlorite de soude, elles disparaissaient instantanément: exposées au-dessus de la vapeur d'un flacon de chlore, elles étaient dissoutes, et, au contact du gaz acide sulfhydrique, reparaissaient soudain à l'état de sulfure jaune miroitant. La double réaction du chlore gazeux et de l'acide sulfhydrique sur les taches a été indiquée par l'un de nous (M. Devergie).

» A l'ensemble de ces divers caractères, il était impossible déjà de ne pas reconnaître l'arsenic.

» Inscrit sous le n° 1, le tube de verre dans lequel se trouve le dépôt d'arsenic métallique est remis, comme pièce de conviction, à M. le juge d'instruction. Telle est la quantité d'arsenic qu'il renferme, qu'il pourra servir pour renouveler devant la justice toute la série des réactions propres à caractériser ce corps, et à le faire distinguer chimiquement d'avec tout autre.

» Sous le n° 2, est une des soucoupes dans laquelle ont été conservées quelques taches.

» Assurés par ce résultat, que le foie contenait une substance toxique, et que cette substance était l'arsenic, le charbon sulfurique de la seconde moitié des 155 grammes de foie a été repris, comme l'avait été le précédent, par l'acide chloroazotique et par l'eau, et le liquide traité cette fois dans l'appareil de MM. Danger et Flandin.

» L'appareil qui, du reste, était neuf, a été préalablement essayé, et le tube à combustion pesé exactement.

» Le liquide suspect introduit dans le flacon d'où se dégageait l'hydrogène, la flamme n'a pas tardé à devenir arsenicale, et bientôt aussi un dépôt blanc d'acide arsénieux s'est formé dans l'intérieur et particulièrement à la paroi supérieure du tube condé-

En même temps, l'eau de combustion s'est écoulée, goutte à goutte, du condenseur, par la petite ouverture ménagée à l'extrémité pour la recevoir : elle était complétement incolore et d'une transparence parfaite.

» Au fur et à mesure de l'écoulement, le liquide a été soumis à diverses réactions.

» Une première portion a précipité en *jaune-serin* (sulfure d'arsenic) par l'acide sulfhydrique. Le précipité s'est dissous dans l'ammoniaque sans la colorer ; il a été ramené à l'état solide par l'addition de l'acide chlorhydrique, puis a été réduit en métal au moyen du flux noir (tube n° 3).

» Une seconde portion a précipité en *vert* (arsénite de cuivre ou vert de Scheele) par le sulfate de cuivre ammoniacal. Le précipité s'est dissous dans l'ammoniaque.

» Évaporé dans une petite capsule en porcelaine, le reste du liquide a laissé un *résidu blanc sec* (acide arsénieux). Humecté par trois gouttes d'acide azotique et une goutte d'acide chlorhydrique, acides qu'on a ensuite fait évaporer, ce résidu a paru *déliquescent* à l'air (acide arsénique). Repris par l'eau, il s'y est dissous et a précipité en *rouge-brique* par le nitrate d'argent neutre (arséniate d'argent). Ce précipité s'est dissous dans l'ammoniaque.

» Le dépôt blanc d'acide arsénieux, recueilli dans le tube à combustion, a été pesé avec soin : son poids dépassait 2 milligrammes.

» On l'a divisé en deux parties à peu près égales, dont l'une a servi à reconnaître, de nouveau, les propriétés que nous venons de signaler dans la liqueur de condensation, et dont l'autre a été réservée pour produire des taches, en l'introduisant dans un appareil de Marsh.

» On a constaté :

» 1°. Que ce produit était volatil ;

» 2°. Qu'il était soluble dans l'eau et dans l'acide chlorhydrique ;

» 3°. Qu'il était précipité par l'acide sulfhydrique en une poudre jaune, soluble sans résidu et sans coloration dans l'ammoniaque, d'où l'acide chlorhydrique la séparait de nouveau sous la forme de flocons jaunes ;

» 4°. Qu'il précipitait en rouge-brique par le nitrate d'argent neutre, lorsque après l'avoir traité par l'acide azotique mêlé d'un peu d'acide chlorhydrique, on avait évaporé à sec la liqueur, et dissous le résidu dans l'eau.

» Après avoir reconnu successivement, et de la manière la plus nette, les caractères dont nous venons de donner l'indication et dont l'ensemble ne pouvait désormais laisser de doute, dans notre esprit, sur la présence de l'arsenic dans la partie du foie renvoyée à notre examen, nous avons soumis à l'appareil de Marsh la seconde partie de l'acide arsénieux mise en réserve, certains que nous devions avoir des taches arsenicales complétement dépouillées de tout vestige de substance animale.

» L'appareil avait été préalablement essayé, et l'acide arsénieux transformé par l'acide chloroazotique en acide arsénique.

» Immédiatement l'odeur du gaz arsenical s'est manifestée ; le gaz allumé, la flamme a pris la coloration propre à l'arsenic qui brûle ; des taches brillantes et métalliques ont été recueillies sur plusieurs soucoupes en porcelaine.

» Soumises à diverses réactions, ces nouvelles taches ont présenté tous les caractères de l'arsenic le plus pur. Brûlées au chalumeau, elles ont donné, en se volatilisant, l'odeur de l'arsenic ; touchées par le chlore, elles ont été dissoutes instantanément sans laisser de résidu : le chlorure ainsi formé a donné, par le gaz acide sulfhydrique, une couleur jaune de sulfure d'arsenic.

» Nous remettons à M. le juge d'instruction deux soucoupes contenant le reste des taches sur lesquelles nous avons opéré les réactions précitées. Ces soucoupes portent les n<sup>os</sup> 4 et 4 *bis*.

» *Analyse des intestins.*—La portion du tube digestif qui se trouvait parmi les matières renvoyées à notre examen pesait 245 grammes (environ 8 onces). Elle se composait d'une très-petite portion d'intestins grêles, et d'une quantité beaucoup plus considérable de mésentère.

» On a prélevé sur la masse, pour une première opération, 100 grammes qu'on a carbonisés dans une capsule de porcelaine neuve de Sèvres, avec 33 grammes d'acide sulfurique.

» La carbonisation s'est faite avec régularité et rapidité ; le charbon était sec et friable. On l'a réduit en poudre, puis traité par l'acide chloroazotique et par l'eau, d'après la méthode déjà suivie.

» Introduit dans un appareil de Marsh (procédé de l'Institut), tenu en activité depuis trois quarts d'heure, sans qu'il se fût produit de dépôt dans le tube, le liquide a donné, au bout de quelques minutes, un anneau miroitant peu intense, il est vrai, mais auquel on a reconnu les propriétés de l'arsenic.

» 1°. Cet anneau était déplacé dans le tube par l'approche de la flamme d'une lampe à alcool;

» 2°. Au contact de l'air chaud, il a été transformé, dans le tube même, en une poudre blanche volatile (acide arsénieux);

» 3°. Après le refroidissement du tube, l'acide volatil a été dissous instantanément par le gaz dégagé d'un flacon de chlore;

» 4°. Le contact du gaz acide sulfhydrique a transformé le chlorure en sulfure jaune d'arsenic volatil;

» 5°. Le sulfure jaune, repris avec du flux noir, dans le tube effilé à la lampe, a été ramené à l'état d'arsenic métallique (tube n° 5).

» Répétée sur les 145 grammes d'intestins restant, la même opération a donné des résultats identiques, mais mieux tranchés encore, l'anneau métallique étant plus considérable, en raison de la plus grande quantité de matières brûlées.

» *Analyse de la chair musculaire.* — On a carbonisé en deux fois, par l'acide sulfurique, 250 grammes des muscles de la cuisse. Au terme de l'opération, qui a été conduite absolument comme l'avaient été les opérations précédentes, on a obtenu, dans le tube à condensation (appareil de l'Institut), un anneau métallique très-apparent, très-caractéristique.

» Cet anneau, déplacé dans le tube, à l'aide de la flamme d'une lampe à alcool, a passé, au contact de l'air chaud, à l'état d'acide arsénieux qui, dissous par l'eau, a été transformé, par le gaz acide sulfhydrique, en sulfure jaune d'arsenic. Ce sulfure jaune a été décoloré et rendu soluble par l'ammoniaque.

» *Analyse des terres du cimetière.* — Pour nous conformer à l'ordonnance de M. le juge d'instruction, nous avons procédé à l'analyse des terres recueillies soit au-dessus, soit au-dessous de la bière de Henri Lacoste.

» Il a été pris, dans chacun des deux bocaux qui nous avaient été remis, 1 kilogramme de matière que l'on a traité isolément dans une grande capsule en porcelaine dure de Sèvres, par 20 grammes d'acide azotique, et 210 grammes d'acide sulfurique légèrement étendu d'eau.

» L'effervescence produite par la décomposition des sels calcaires étant apaisée, et la masse restant fortement acide, on l'a fait chauffer à petit feu, pendant un quart d'heure; après quoi, on l'a étendue d'eau, portée et maintenue à l'ébullition pendant une heure, en ayant soin de remplacer de temps en temps l'eau évaporée.

» Après la filtration, les liqueurs étaient limpides, d'un jaune rougeâtre. Elles ont été rapprochées par concentration.

» Un appareil de Marsh (procédé de l'Institut) a été mis en activité et essayé. Le tube à condensation restant pur de toute tache, on a introduit, par fractions, l'un des liquides dans le flacon à hydrogène, et l'on a entretenu le dégagement du gaz durant une heure.

» Aucun dépôt ne s'est formé dans le tube à condensation ; le charbon retiré, le gaz n'a exhalé aucune odeur d'arsenic ; l'hydrogène enflammé, la flamme n'a pris aucune coloration, et elle n'a donné aucune tache.

» Traité dans le même appareil, et pendant un temps égal, le second liquide n'a pas donné non plus la moindre trace d'arsenic.

» Il nous a paru démontré par cette double analyse, que la terre du cimetière, prise soit au-dessus, soit au-dessous de la bière de Henri Lacoste, ne recélait aucune trace d'un composé arsenical.

» Bien qu'il ne nous restât aucun doute sur les résultats de nos analyses, nous avons jugé convenable de mettre en regard de l'expérience capitale de notre expertise, une opération faite absolument dans les mêmes conditions.

» A cet effet, il a été pris $77^{gr},5$ du foie d'un cadavre humain que l'on a carbonisés avec 3o grammes d'acide sulfurique. Le charbon réduit en poudre a été humecté par 15 grammes d'acide chloroazotique, desséché au feu, puis repris par l'eau, qu'on a portée à l'ébullition, lavé à diverses reprises, et le liquide, convenablement concentré, a été introduit dans un appareil de Marsh (procédé de l'Institut).

» L'appareil a été maintenu en activité pendant une heure, sans qu'il se déposât la plus légère trace d'arsenic dans le tube à condensation. Le charbon retiré, le gaz n'exhalait que l'odeur d'hydrogène ; enflammé, il n'a pris aucune couleur, ni donné aucune tache sur la porcelaine.

### CONCLUSIONS.

» Les analyses dont nous venons de rendre compte se prêtant un mutuel contrôle, nous en conclurons :

» 1°. Que la partie du foie de Henri Lacoste, sur laquelle nous avons opéré, contenait une quantité très-notable d'arsenic : si nous avions à évaluer cette quantité en poids, nous ne craindrions pas de la porter à plus de 5 milligrammes ;

» 2°. Que les portions d'intestins et de chair musculaire soumises à notre examen en contenaient également des traces appréciables, quoiqu'en proportions moindres que le foie, ce qui s'accorde, du reste, avec ce que l'on sait d'un empoisonnement par l'arsenic ;

» 3°. Qu'il n'existait aucune apparence de cet élément toxique dans les terres recueillies soit au-dessus, soit au-dessous de la bière dudit Lacoste.

» Nous joignons à ce Rapport, comme pièces de conviction :

» Sous le n° 1, un tube de verre dans lequel se voit un dépôt d'arsenic extrait du foie ;

» Sous le n° 2, une soucoupe de taches d'arsenic provenant de la même source ;

» Sous le n° 3, un petit tube de verre contenant un anneau d'arsenic également retiré du foie, mais réduit à l'état métallique, après avoir subi diverses réactions successives ;

» Sous les n^{os} 4 et 4 *bis*, deux soucoupes de taches d'arsenic recueillies dans les mêmes conditions que le petit anneau précédent ;

» Sous le n° 5, un petit tube renfermant un anneau d'arsenic provenant des intestins, mais ramené à l'état de métal pour la seconde fois, après une série de réactions intermédiaires.

» Nous croyons devoir annexer à ces pièces un échantillon, ou les restes mêmes des divers réactifs employés dans nos recherches.

» En voici l'énumération :

» Un flacon contenant de l'acide sulfurique ;

» Un flacon contenant de l'acide azotique ;

» Un flacon contenant de l'acide chlorhydrique ;

» Un flacon contenant de l'eau distillée ;

» Un flacon contenant du zinc ;

» Quelques feuilles de papier Berzélius.

» Nous remettons également à M. le juge d'instruction les quatre bocaux en verre noir renfermant les restes des matières sur lesquelles nous avons opéré.

» Fait à Paris, dans le laboratoire de chimie du Collége de France, le 26 mars 1844.

» *Signé :* PELOUZE, DEVERGIE, CH. FLANDIN.

» Les soussignés réclament, pour le temps employé à ladite expertise, et pour chacun d'eux, la somme de 255 francs, montant de trente-six vacations de jour et de dix vacations de nuit.

» En outre, les dépenses faites par l'un d'eux, pour frais de laboratoire, s'élèvent à 60 francs.

*Signé :* PELOUZE, DEVERGIE, CH. FLANDIN. »

PARRICIDE PAR EMPOISONNEMENT.

*Affaire Guyonnet, jugée aux assises de la Charente-Inférieure (avril 1845).*

## Triple expertise.

« Nous, Théophile-Jules Pelouze, membre de l'Institut, professeur de chimie ; Toussaint-Prosper Danger, chimiste, et Charles Flandin, docteur en médecine, commis par M. le juge d'instruction du tribunal civil de la Rochelle, en date du 12 avril 1844, à l'effet de procéder à l'analyse chimique des restes de Jean Guyonnet et autres matières :

» Après avoir reçu des mains de M. Poux-Franklin, juge d'instruction près le tribunal civil de la Seine, les objets à nous adressés, et avoir constaté, en sa présence, l'intégrité du sceau sous lequel ils étaient placés, les avons fait transporter dans le laboratoire de l'un de nous (M. Flandin) où il a été procédé, dans l'ordre suivant, aux recherches qui nous étaient confiées.

### OPÉRATIONS PRÉLIMINAIRES.

» *Essai des réactifs. (Voir* le Rapport précédent.)

» Comme nouvelle épreuve, et pour opérer sur les réactifs dans les conditions mêmes où l'on devait se trouver en procédant à l'analyse des matières suspectes, il a été pris 100 grammes du foie d'un animal, que l'on a carbonisés par 30 grammes d'acide sulfurique. Le charbon, réduit en poudre, a été humecté par l'acide chloroazotique, desséché au feu, repris par l'eau, qu'on a portée à l'ébullition, et lavé à diverses reprises.

» Le liquide, convenablement concentré, a été introduit dans un appareil de Marsh (procédé de l'Institut). Il n'a donné aucune trace d'arsenic.

» La pureté des réactifs relativement à l'arsenic ainsi rigoureusement établie, les acides sulfurique, azotique, chlorhydrique, l'eau distillée et le zinc, ont été mis sous clef pour servir ultérieurement à toutes nos analyses.

### ANALYSES CHIMIQUES.

» *Analyse de la terre contenue dans le bocal n° 8, portant pour suscription : Bocal en verre contenant de la terre dans laquelle l'inculpé déclare avoir enfoui de l'arsenic.* — Versée dans une large capsule en porcelaine, cette terre, examinée avec soin, n'a présenté aucune trace de matière blanche pulvérulente ressemblant à de l'acide arsénieux.

» Pour un premier essai, il en a été pris 100 grammes que l'on a traités par l'eau distillée portée à l'ébullition, et renouvelée au fur et à mesure de l'évaporation. Après un lavage suffisant, le liquide a été filtré, rapproché par concentration, puis introduit dans un appareil de Marsh (procédé de l'Institut). Aucun dépôt d'arsenic ne s'est formé dans le tube; le gaz allumé n'a donné aucune tache.

» Pour un second essai, on a pris 500 grammes de la même terre, bien mélangée, que l'on a traités à froid par un excès d'acide azotique, puis par quelques gouttes d'acide chlorhydrique. On a étendu le mélange d'eau distillée, porté à l'ébullition en renouvelant l'eau au fur et à mesure de l'évaporation, décanté, puis filtré le liquide qui était coloré en jaune rougeâtre par des composés ferriques.

» Les sels ayant été transformés en sulfates par l'acide sulfurique, le liquide surnageant a été décanté, évaporé à siccité, et le résidu repris par l'eau acidulée d'acide sulfurique.

» Cette liqueur acide, introduite dans un appareil de Marsh (procédé de l'Institut), n'a fourni aucune trace d'arsenic.

» *Analyse du liquide contenu dans le vase n° 4, étiqueté : Bouteille contenant 80 grammes environ d'un liquide trouvé dans les intestins de Guyonnet.* —La commission rogatoire nous prescrivant de réserver, autant que possible, une portion des matières employées dans nos recherches, nous n'avons opéré que sur la moitié environ du liquide contenu dans la bouteille, c'est-à-dire sur 50 grammes.

» Après addition de quelques gouttes d'acide sulfurique, nous avons fait évaporer le liquide et carbonisé le résidu solide par 10 grammes d'acide sulfurique. Le charbon, reconnu sec et friable, a été humecté d'acide chloroazotique, desséché de nouveau, puis lavé à diverses fois par l'eau.

» La liqueur, tout à fait incolore, a été introduite dans un appareil de Marsh, monté d'après les indications données par l'Institut, et préalablement essayé.

» Après quelques instants, il s'est déposé dans le tube à condensation, à 27 millimètres environ de la partie chauffée (1 pouce), un anneau miroitant et d'aspect métallique. Pour rendre cet anneau plus visible, on l'a fait passer dans une partie du tube effilée à la lampe et d'un diamètre plus étroit. On a pu ainsi constater la volatilité du métal.

» Nous transmettons aux magistrats cette première pièce de conviction, sous le n° 1.

» *Analyse du foie.* — La portion de foie qui nous a été adressée était dans un état de putréfaction encore peu avancée.

» Pour une première analyse, nous en avons pris 100 grammes, qui ont été carbonisés avec 30 grammes d'acide sulfurique, dans une capsule neuve de porcelaine dure de Sèvres, de 17 centimètres de diamètre (6 pouces).

» La carbonisation a été conduite à petit feu et avec lenteur; le charbon obtenu était parfaitement sec et friable. Il a été réduit en poudre, humecté par une quantité suffisante d'acide chlorazotique, desséché de nouveau, puis repris et lavé à différentes fois par l'eau portée à l'ébullition.

» La liqueur filtrée a été rapprochée par concentration, puis introduite dans un appareil de Marsh, disposé comme le précédent, et aussi préalablement essayé.

» Presque aussitôt on a vu se former dans le tube condenseur, à 27 millimètres environ de la partie chauffée, un anneau miroitant et d'aspect métallique, qui, avec le temps, est devenu considérable (*voir le tube n° 2*).

» Au bout de vingt-cinq minutes, la quantité de

métal ainsi condensé, suffisant, et au delà, pour qu'on ne puisse en méconnaître la nature, on a retiré le charbon qui enveloppait la partie moyenne du tube, enflammé le gaz, et recueilli, au contact de la flamme, des taches dans plusieurs capsules de porcelaine.

» Ces taches, ainsi qu'on peut le voir par un échantillon (capsule n° 3) que nous adressons aux magistrats, étaient de couleur fauve, miroitantes et métalliques. Elles se volatilisaient à la flamme du chalumeau, et disparaissaient instantanément au contact d'une dissolution étendue de chlorite de soude.

» Pour fournir à la justice d'autres pièces de conviction (la quantité de foie réservée étant plus que suffisante pour une et même plusieurs contre-expertises), il a été pris de nouveau 100 grammes de foie que l'on a traités comme dans l'opération précédente, si ce n'est qu'au lieu d'isoler et de concentrer l'arsenic à l'état métallique, au moyen de l'appareil dit *de l'Institut*, on a brûlé l'hydrogène arsénié dans l'appareil imaginé par deux d'entre nous (MM. Danger et Flandin).

» L'appareil avait été préalablement essayé, et le tube à combustion pesé exactement.

» Le liquide suspect introduit dans le flacon et la combustion du gaz parfaitement régularisée, une auréole blanche, qui n'a pas tardé à s'épaissir et à s'étendre, s'est déposée dans la branche ascendante du tube coudé, au niveau même de la flamme. L'eau de combustion s'est écoulée, goutte à goutte, du condenseur par la petite ouverture ménagée pour lui laisser passage.

» Au terme de l'opération, le tube à combustion a
été desséché, puis pesé de nouveau. L'augmentation
de poids produite par le dépôt d'acide arsénieux était
très-rigoureusement appréciable : elle était de 1 milligramme 6 dixièmes (1 milligramme et demi, *fort*).

» On a opéré diverses réactions soit avec l'eau de
combustion, soit avec l'acide arsénieux solide.

» 1°. La dissolution a précipité en jaune-serin
(*sulfure d'arsenic*) par l'acide sulfhydrique (*voir* le
tube n° 4).

» 2°. Elle a précipité en vert (*arsénite de cuivre,
vert de Scheele*) par une dissolution de sulfate de
cuivre ammoniacal (*voir* le tube n° 5).

» 3°. Évaporée dans une petite capsule en porcelaine, elle a laissé un résidu blanc sec (*acide arsénieux*) ; humecté par l'acide chloroazotique, acide
qu'on a ensuite fait évaporer, ce résidu est devenu
déliquescent à l'air (*acide arsénique*) ; repris par
l'eau, il s'y est dissous complétement, et la dissolution a précipité en rouge-brique par l'azotate d'argent neutre (*arséniate d'argent*) (*voir* le tube n° 6).

» 4°. Une partie du dépôt blanc d'acide arsénieux
solide a été transformée en arsenic métallique au
moyen du flux noir (*voir* le tube n° 7).

» 5°. Une autre partie a été brûlée sur un charbon
ardent pour constater l'odeur propre à l'arsenic.
Cette odeur caractésistique a été constatée, à plusieurs reprises, par chacun de nous.

» Nous remettons aux magistrats, comme pièces
de conviction, l'arsenic sous les différents états dans
lesquels il a été obtenu.

« *Analyse des terres du cimetière de* [illegible] [illegible] [illegible] et renfermant [illegible] [illegible] [illegible] pour 0,[illegible] [illegible] [illegible] [illegible] dont quatre [illegible] de N[illegible] [illegible] [illegible] [illegible] [illegible] [illegible] [illegible] autres corpuscules [illegible] [illegible] [illegible] dessous de la litière de deux [illegible] [illegible]

« Il a été pris dans [illegible] [illegible] des terres qui entourent/maticnt ces déhroillions de [illegible] [illegible] grossement de [illegible] [illegible] qu'on a [illegible] [illegible] [illegible] rendu légèrement alcalin par le potasse de [illegible] [illegible] et fait bouillir pendant [illegible] deux heures. On a filtré le liquide, lavé à plusieurs reprises le résidu, réuni les eaux de lavage aux eaux mères, passé à [illegible] [illegible] [illegible] matières solubles par l'acide sulfurique [illegible] [illegible] par l'eau.

« La portion insoluble des terres a été [illegible] par l'acide azotique à froid, jusqu'à cessation de l'effervescence produite par la [illegible] [illegible] des [illegible] [illegible] calcaires, après quoi l'on a [illegible] [illegible] à l'ébullition. La matière est [illegible] [illegible] [illegible] plusieurs grammes d'acide chlorhydrique, puis de [illegible] [illegible] l'on a chauffé de nouveau, en renouvelant de temps en temps le liquide d'évaporation.

« L'action de l'acide était épuisée, on a repris par l'eau distillée, et filtré. Au liquide [illegible] on ajoute une quantité d'acide sulfurique [illegible] suffisante pour [illegible] mer tous les azotates en [illegible] [illegible] chauffé jusqu'à siccité, et calciné [illegible] [illegible] [illegible] [illegible] d'acide sulfurique.

« Les terres [illegible] [illegible] [illegible] [illegible] troduites dans un appareil de Marsh (procédé de l'Institut): elles n'ont pas fourni d'arsenic.

CONCLUSIONS.

» Des opérations, dans le détail desquelles nous venons d'entrer, nous tirerons les conséquences suivantes :

» 1°. La portion de foie du cadavre de J. Guyonnet, renvoyée à notre examen par M. le juge d'instruction de la Rochelle, contenait une quantité très-notable d'arsenic; cette quantité peut être évaluée à 2 milligrammes au moins pour 100 grammes, ce qui, *au minimum*, porterait à 40 milligrammes la quantité totale de substance toxique contenue dans cet organe, à supposer que le foie pesât 2 kilogrammes, poids moyen d'un foie d'homme adulte.

» 2°. Le liquide, recueilli dans les intestins dudit Guyonnet, renfermait un corps métallique, que nous considérons comme de l'arsenic, quoique nous ayons jugé inutile, à raison des résultats obtenus par l'analyse du foie, de le soumettre aux réactions propres à le caractériser.

» 3°. Il n'existait aucune trace d'un composé arsenical dans les trois échantillons de terre soumis à nos analyses, échantillons qui se rapportaient, le premier *à de la terre dans laquelle l'inculpé déclare avoir enfoui de l'arsenic* ; les deux autres *à de la terre du cimetière de Terrines, prise au-dessus et au-dessous du cercueil de Jean Guyonnet.*

» Fait à Paris, le 11 mai 1844.

» Signé : Pelouze, O. Henry, Lassaigne.

» Nous joignons à ce Rapport, comme pièces de conviction :

» Sous le n° 1. un tube contenant un anneau d'arsenic métallique. retiré du liquide trouvé dans les intestins de Jean Guyonnet;

» Sous le n° 2. un tube renfermant un large anneau d'arsenic métallique extrait du foie:

» Sous le n° 3. une capsule remplie de taches arsenicales provenant de la même source;

» Sous le n° 4. un tube renfermant du sulfure jaune d'arsenic, précipité d'une dissolution d'acide arsénieux provenant du même organe ;

» Sous le n° 5. un tube renfermant de l'arsénite de cuivre (vert de Scheele) obtenu avec la même dissolution d'acide arsénieux:

» Sous le n° 6, un tube renfermant de l'arséniate d'argent rouge-brique. résultant de réactions successives produites sur le même acide arsénieux;

» Sous le n° 7, un tube renfermant un petit anneau d'arsenic métallique, réduit également du même acide arsénieux.

» Nous croyons devoir annexer à ces pièces un échantillon des divers réactifs employés dans nos recherches.

» En voici l'énumération :

» Un flacon contenant de l'acide sulfurique.

» Un flacon contenant de l'acide azotique;

» Un flacon contenant de l'acide chlorhydrique;

» Un flacon contenant de l'eau distillée;

» Un flacon contenant du zinc ;

» Quelques feuilles de papier à filtre.

» Nous remettons également à M. le juge d'instruction le reste des matières sur lesquelles nous avons opéré. Plusieurs des vases qui nous ont été adressés n'ont pas même été ouverts, ainsi qu'on pourra le constater.

» Les résultats que nous avons obtenus nous ont mis à même de satisfaire au vœu émis par M. le juge d'instruction, de réserver une grande quantité des matières pour les besoins d'une contre-expertise, si elle était ordonnée plus tard.  »

Dans cette affaire, une première expertise n'avait conduit trois chimistes de la Rochelle, MM. Hubert, Vial et Berthaud, qu'à des résultats négatifs ou douteux. Le jury demanda une nouvelle expertise, comme contrôle des deux précédentes. Voici le Rapport auquel cette expertise donna lieu. M. le président avait adjoint aux chimistes présents, M. Saucon, pharmacien à Saintes.

« En vertu d'une ordonnance de M. le président des assises de la Charente-Inférieure, rendue en séance, le 29 avril 1845, nous, soussignés, chargés de répéter sur le foie de Guyonnet l'analyse faite à Paris, après avoir prêté serment de remplir notre mission en honneur et conscience, avons fait transporter dans le laboratoire de M. Saucon la caisse renfermant les restes dudit Guyonnet, et les réactifs employés dans l'expertise de Paris.

» Ouverture faite de cette caisse, il a été procédé
aux opérations ainsi qu'il suit :

## OPÉRATIONS PRÉLIMINAIRES.

» *Essai de l'appareil de Marsh.* — Un appareil de
Marsh (annexe de MM. Danger et Flandin) a été
préparé et tenu en activité durant une demi-heure.
Dans cet intervalle de temps, aucun dépôt d'une
matière quelconque ne s'est formé dans le tube dit
de combustion; l'eau écoulée du condensateur, tra-
versée par un courant d'acide sulfhydrique, après
addition préalable d'une goutte d'acide chlorhydrique, n'a donné aucun précipité de sulfure métallique.

» *Expérience à blanc sur la chair d'un animal.*
— Il a été pris 100 grammes du cœur d'un mouton,
que l'on a carbonisés par une quantité d'acide sulfurique suffisante pour obtenir un charbon sec et
friable. Cette quantité d'acide a été de 42 grammes.
Le charbon pulvérisé a été humecté d'acide chloroazotique, desséché de nouveau, repris et lavé à plusieurs fois par l'eau. Le liquide concentré était clair,
limpide et à peine coloré. On l'a introduit dans
l'appareil que l'on venait d'essayer, et l'on a entretenu la combustion pendant une demi-heure. Au
bout de ce temps, il ne s'est formé aucun dépôt dans
le tube de combustion, l'eau du condensateur, recueillie, n'a donné, par l'acide sulfhydrique, après
addition d'une goutte d'acide chlorhydrique, aucun
précipité de sulfure métallique.

ANALYSES CHIMIQUES.

» *Analyse du foie de Guyonnet.* — Il a été pris 100 grammes du foie de Guyonnet, que l'on a carbonisés avec 33 grammes d'acide sulfurique. Le charbon, pulvérisé, a été humecté d'acide chloroazotique, repris et lavé à plusieurs fois par l'eau. Le liquide concentré était clair, limpide, semblable au précédent. Introduit dans le même appareil, et la combustion soutenue pendant une demi-heure, il s'est déposé dans le tube à combustion une matière blanche volatile (*acide arsénieux*). La quantité n'en a point été évaluée, faute de balance de précision. MM. Danger et Flandin ont déclaré que cette quantité était approximativement égale à celle qu'on avait obtenue dans l'expertise faite à Paris.

» Le liquide recueilli dans le condensateur, additionné d'une goutte d'acide chlorhydrique, traité par un courant d'acide sulfhydrique, a donné un précipité jaune-serin (*sulfure d'arsenic*), qui s'est dissous dans l'ammoniaque sans la colorer, et que l'on a fait renaître par une addition de quelques gouttes d'acide chlorhydrique.

» Nous présentons ce produit sous le n° 1.

» La matière blanche, volatile, déposée dans le tube à combustion, traitée par l'acide azotique, s'est transformée en un résidu blanc, très-soluble dans l'eau (*acide arsénique*). Cet acide arsénique, touché avec de l'azotate d'argent neutre, a donné un précipité rouge-brique (*arséniate d'argent*).

» Dans la pensée de contrôler une expérience qui

ne leur avait point réussi. MM. les experts de la Rochelle ayant demandé qu'on réduisît l'arsenic de cet arséniate d'argent, au moyen du flux noir, ce qui ne se pratique point habituellement, bien que le Rapport de l'Académie des Sciences indique cette réaction, il a été accédé à leur demande, avec réserve d'opérer la réduction sur l'acide arsénieux ou arsénique, si l'essai manquait avec une aussi faible quantité d'arséniate d'argent. La réduction, en effet, n'a point été obtenue.

» Nous présentons, sous le n° 2, la portion d'arséniate d'argent qui n'a point été traitée par le flux noir.

» L'acide arsénieux avait été employé tout entier aux réactions précédentes. Pour obtenir l'arsenic à l'état métallique, nous avons traité de nouveau 100 grammes du foie de Guyonnet, en répétant l'opération déjà décrite. L'acide arsénieux, recueilli dans l'appareil de MM. Danger et Flandin, a été transformé en acide arsénique; puis l'acide arsénique réduit, au moyen du flux noir, en arsenic métallique.

» Nous présentons aux magistrats cette pièce de conviction, sous le n° 3.

» L'eau recueillie dans le condensateur a été introduite dans un petit appareil de Marsh, préalablement essayé. Nous en avons obtenu, sur un vase de porcelaine, des taches brillantes d'arsenic métallique. Nous les présentons également sous le n° 4.

### CONCLUSIONS.

» Des opérations auxquelles nous nous sommes livrés, nous concluons que conformément à l'analyse faite à Paris, le foie de J. Guyonnet contient une proportion notable d'arsenic.

» *Signé :* HUBERT, VIAL, BERTHAUD, SAUCON, DANGER, CH. FLANDIN.

---

AFFAIRE CHABOT, *jugée aux assises de la Vendée* (avril 1845.

Présence de l'arsenic dans les terres de cimetière.

« Nous, Théophile-Jules Pelouze, membre de l'Institut, professeur de chimie; Toussaint-Prosper Danger, chimiste, et Charles Flandin, docteur en médecine, commis, par une ordonnance de M. Félix Boncenne, juge d'instruction de l'arrondissement de Fontenay-Vendée, en date du 19 mai 1844, à l'effet de procéder, par l'analyse chimique, à la recherche de substances toxiques dans les restes de Louis Roturier et de Martinie Chabot, décédés, Louis Roturier le 3 novembre 1839, Martinie Chabot au mois de novembre 1843 :

» Après avoir prêté serment entre les mains de M. Poux-Franklin, juge d'instruction au tribunal civil de la Seine, de remplir notre mission en honneur et conscience, et avoir constaté, en présence de ce magistrat, l'intégrité des scellés apposés sur la caisse qui nous était adressée, avons fait transporter ladite caisse dans le laboratoire de l'un de nous (M. Flandin), où elle a été ouverte avec les précautions requises.

» Cette caisse, en bois blanc, neuve, portait pour suscription, sur une double bande en toile fixée par le cachet de M. le procureur du roi, *Pièces de con*

viction dans l'affaire criminelle instruite au tribunal de Fontenay-Vendée, contre la femme Chabot, inculpée d'empoisonnement, ne varietur. Le
procureur du roi, GAILLARD; le greffier du tribunal,
DESLANDES.

« Elle contenait :

« 1°. Une boîte en chêne neuf, fermant à vis, et
enveloppée par une bande de toile sur laquelle était
écrit, comme ci-dessus : *Pièces de conviction, etc.;
restes recueillis dans la bière de Roturier;*

« 2°. Une autre boîte en chêne, plus petite, fermée comme la précédente, et entourée également
d'une bande en toile sur laquelle on lisait : *Pièces
de conviction, etc.; cadavre de Martinie Chabot;*

« 3°. Une boîte en bois blanc, fermée par des
vis, et recouverte d'une bande en toile, avec la suscription : *Pièces à conviction, etc.; 17$^{kil}$,50 de
terre prise au l'endroit même où était inhumé Roturier, à 40 centimètres de profondeur en partant
du sol;*

« 4°. Une boîte en tous points semblable à la
précédente, ayant cette suscription : *Pièces de conviction, etc.; 17 kilogrammes de terre prise immédiatement au-dessus de la bière de Martinie
Chabot, à 40 centimètres de profondeur en partant
du sol;*

« 5°. Enfin, un bocal en verre mince, cacheté et

chargés de l'exhumation des cadavres de Louis Roturier et de Martinie Chabot, et la copie du *Constat
des lieux* par M. le juge d'instruction, assisté de son
greffier. Signé des noms de MM. Hippolyte Potier,
docteur en médecine à Fontenay, Brandt, professeur
de mathématiques et de physique, Nouhaud, pharmacien dans la même ville; le Rapport des experts
présente un compte rendu très-circonstancié des opérations faites pour extraire les deux cadavres de
la terre. Les experts ont procédé avec une prudence
qui, en pareil cas, devrait toujours être imitée. Ils
ont circonscrit le socle des tombes par quatre lignes
parallèles, de chaque côté desquelles ils ont creusé
une large tranchée qui les a fait parvenir, sans aucun
éboulement des terres, jusqu'au fond des fosses, au-
dessous même des bières renfermant les restes qu'ils
avaient à recueillir. De la sorte, ils ont pu enlever
successivement et à part :

» 1°. Les terres supérieures aux deux cercueils;

» 2°. Ces cercueils eux-mêmes ou leurs débris,
avec les restes des cadavres;

» 3°. La terre inférieure à l'une des bières, laquelle était ouverte et réduite en débris.

» Examen et classement fait des matières sur lesquelles nous avions à opérer, il a été procédé aux
analyses dans l'ordre suivant :

OPÉRATIONS PRÉLIMINAIRES. — ESSAI DES RÉACTIFS.

» *Acides sulfurique, azotique et chlorhydrique.*
(Voir page 660.)

» *Potasse.* — On a dissous dans l'acide sulfu

rique étendu d'eau. 3o grammes de potasse à l'alcool,
et la liqueur, encore acide, a été introduite dans un
appareil de Marsh (procédé de l'Institut). Le dégagement de gaz hydrogène ayant été entretenu pendant une heure, on n'a obtenu aucun dépôt, aucune
tache d'arsenic dans le tube à condensation.

» *Azotate de soude.* — On a transformé, au
moyen de l'acide sulfurique, 3o grammes d'azotate de
soude en sulfate de cette base, repris à chaud le sel
par l'eau, mis à refroidir la dissolution pour opérer la
cristallisation, et traité le liquide dans l'appareil de
Marsh déjà indiqué. Le dégagement du gaz entretenu
pendant trois quarts d'heure, aucune tache d'apparence suspecte ne s'est déposée dans le tube à condensation. On n'avait point changé ce tube, non plus
que le zinc, durant toutes les opérations d'essai qui
viennent d'être relatées.

» Les réactifs qu'on avait à employer ultérieurement, c'est-à-dire les acides sulfurique, azotique,
chlorhydrique, la potasse, l'azotate de soude, l'eau
distillée, le zinc et le papier à filtre, étant ainsi reconnus purs de tout mélange d'arsenic, on les a mis
sous clef, ainsi que les matières sur lesquelles on avait
à opérer, et cette clef a été laissée entre les mains
de l'un de nous.

## ANALYSES CHIMIQUES.

i. — *Expertise relative à l'empoisonnement présumé de
Louis Roturier.*

» *Analyse des terres prises au-dessus de la fosse
de Roturier.* —Il a été pesé, dans une capsule neuve

de porcelaine dure de Sèvres, 250 grammes de cette terre préalablement renversée sur un linge et bien mélangée. On y a ajouté 500 grammes d'eau distillée et 12$^{gr}$,5 de potasse à l'alcool. On a porté à l'ébullition, réduit presque à sec, repris de nouveau par l'eau, chauffé encore jusqu'à l'ébullition, et enfin filtré après divers lavages successifs. On a obtenu de la sorte un liquide noir, que l'on a évaporé jusqu'à sec. Le résidu a été humecté par parties égales en poids d'acide sulfurique, auquel, après liquéfaction sur le feu, on a ajouté 33 pour 100 d'azotate de soude pour faciliter la carbonisation. Celle-ci opérée, on a repris le charbon par l'eau à plusieurs fois, concentré, puis introduit le liquide dans un appareil de Marsh (procédé de l'Institut) préalablement essayé. Le dégagement du gaz parfaitement réglé, il n'a pas tardé à se déposer, dans le tube à condensation, un anneau d'aspect métallique, qu'on a transformé dans le tube même, au contact de l'air et en chauffant, en acide arsénieux volatil, lequel ensuite a été ramené de nouveau à l'état de métal au moyen de charbon. L'anneau métallique ainsi obtenu est présenté comme pièce de conviction aux magistrats, dans le tube n° 1.

» Reprise jusqu'à trois fois, sur des quantités égales, en suivant des procédés différents, l'analyse de ces mêmes terres a donné constamment des résultats à peu près semblables. Nous transmettons aux magistrats, dans les tubes n$^{os}$ 2, 3 et 4, divers échantillons des réactions, toutes caractéristiques, que nous avons ainsi obtenues.

« Le tube n° 2 renferme de l'arséniate d'argent rouge-brique ;

» Le tube n° 3, de l'arsénite de cuivre ou vert de Scheele ;

» Le tube n° 4, du sulfure jaune d'arsenic, précipité de dissolutions d'acides arsénique ou arsénieux, recueillies au moyen de l'appareil à combustion de MM. Danger et Flandin.

» *Analyse du corps de Louis Roturier.* — Il ne restait du corps de Louis Roturier que le squelette. Les os, disjoints, étaient noircis par des matières grasses desséchées, auxquelles, en divers points, se mêlaient des fragments de terre.

» Pour une première opération, nous avons râclé, avec la plus grande précaution, les côtes, les vertèbres et les os iliaques, mais seulement dans les points où n'adhéraient *visiblement* à ces os aucunes parcelles de terre. Nous avons pu recueillir ainsi 25 grammes de matière noire, que nous avons traités par 20 grammes d'acide sulfurique. Le charbon, suffisamment sec, a été repris par quelques gouttes d'acide chloroazotique, desséché de nouveau, puis lavé à plusieurs fois par l'eau. Après avoir été filtré et concentré, le liquide a été introduit dans un appareil de Marsh (procédé de l'Institut), préalablement essayé. Au bout d'un certain temps, il s'est déposé, dans le tube à condensation, un petit anneau métallique, que l'on a reconnu être de l'arsenic, mais qui, dans la série des opérations auxquelles on l'a soumis, s'est réduit [illegible]

nous n'avons pas jugé convenable de le joindre ici
aux pièces de conviction.

» Pour une seconde opération, on a recueilli, sur
les débris des planches de la bière de Louis Roturier,
dans les points où ces débris paraissaient le plus im-
prégnés de matières grasses, sans mélange *apparent*
de terre, 50 grammes de râclures que l'on a traités au feu par 40 grammes d'acide sulfurique. La
carbonisation a été conduite comme il vient d'être
dit pour la matière détachée des os, et le liquide en
résultant a été traité de même dans un appareil de
Marsh (procédé de l'Institut), préalablement essayé.
L'anneau métallique recueilli a été faible encore;
mais pourtant on a pu lui faire subir successivement
diverses réactions, et en retirer un petit anneau d'arsenic, que nous transmettons aux magistrats, dans
le tube n° 5.

» *Analyse des terres prises au-dessous de la bière
de Louis Roturier.* — On a traité, par le procédé
déjà décrit, 250 grammes de la terre recueillie au-
dessous de la bière de L. Roturier. Cette terre était
très-grasse et très-humide. On en a extrait de
l'arsenic (*voir le tube n° 6*), mais sans pouvoir
apprécier de différence sensible entre la proportion de métal contenue dans cette terre, et la proportion extraite de la terre recueillie au-dessus de
la bière.

II. — *Expertise relative à l'empoisonnement présumé
de Martinie Chabot.*

» *Analyse des terres recueillies à l'endroit où*

*avait été inhumé le corps de Martinie Chabot.* — En reprenant de nouveau l'analyse des terres du cimetière, nous avons eu le soin d'opérer sur des quantités égales de matière, et de suivre, en les répétant successivement, nos premiers et divers procédés. Nos épreuves ont également été répétées plusieurs fois.

» Chacune de nos analyses nous a donné des résultats se rapprochant des résultats mentionnés plus haut. Nous présentons aux magistrats, dans le tube nº 7 et dans la capsule nº 7 *bis*, l'arsenic extrait, dans une de nos opérations, de 250 grammes de la terre recueillie au-dessus de la bière de Martinie Chabot.

» D'après la multiplicité de nos expériences et la similitude approximative des résultats que nous en avons obtenus, il nous paraît probable que l'arsenic contenu dans la terre du cimetière de Saint-Michel-en-l'Herm fait partie constituante du sol. Cette circonstance s'est déjà présentée, et elle se rencontrera sans doute encore. A l'insistance que nous avons mise à répéter nos épreuves, le tribunal jugera combien à nous-mêmes le fait nous paraît grave et de nature à éveiller la sollicitude de l'autorité supérieure.

» *Analyse du cadavre de Martinie Chabot.* — Les restes du cadavre de Martinie Chabot étaient réduits en putrilage, mais encore enveloppés, du moins en partie, dans une toile qui, sans doute, était le linceul de l'enfant. Au milieu des autres débris, il nous a été facile de reconnaître les débris du foie

et des intestins. C'est sur ces parties que nous avons
opéré.

» Il en a été pris 100 grammes que nous avons
carbonisés, selon la méthode déjà indiquée, par
33 grammes d'acide sulfurique. L'évaporation de
l'acide opérée, le charbon a été pulvérisé, puis repris
par l'acide chlorazotique, chauffé, desséché de nouveau, et enfin lavé à plusieurs reprises par l'eau. Le liquide concentré, introduit dans un appareil de Marsh
(procédé de l'Institut), a donné un petit anneau métallique, sur lequel nous avons opéré diverses réactions propres à nous faire reconnaître l'arsenic, et
que nous transmettons aux magistrats, sous le n° 8.

» Aux termes de la commission rogatoire, nous
n'avions peut-être qu'à nous occuper de la recherche
de l'arsenic dans les restes de Louis Roturier et dans
ceux de Martinie Chabot. Néanmoins, après les
résultats que nous avions obtenus, nous avons cru
devoir poursuivre nos investigations en portant plus
spécialement notre attention sur les métaux toxiques,
dont nous n'avions saisi aucune trace dans les terres,
le plomb, le cuivre, l'étain, etc.

» En conséquence, nous avons procédé à de nouvelles analyses, soit sur les restes de Louis Roturier, soit sur le cadavre de Martinie Chabot. Ces
analyses n'ayant amené que des résultats négatifs,
nous croyons inutile de donner ici le détail des procédés opératoires que nous avons suivis.

### CONCLUSIONS.

» Les recherches auxquelles nous nous sommes

livrés constituant des expertises distinctes, nous présenterons isolément les conclusions qui se rapportent à chacune d'elles.

*Expertise relative à l'empoisonnement présumé de Louis Roturier, exhumé après quatre ans et demi de sépulture.*

« 1°. Les terres prises soit au-dessus, soit au-dessous de la bière de Louis Roturier contenaient de l'arsenic.

« 2°. Ce métal s'est également rencontré en proportions très-faibles dans les matières constituant les restes du corps dudit Roturier, ces matières ayant été recueillies soit autour des os du squelette, soit à la partie interne de la bière, en râclant les débris de planches sur lesquelles avait reposé le cadavre.

« 3°. Il n'existait pas d'autres substances métalliques toxiques dans ces mêmes matières, non plus que dans les terres recueillies au-dessus de la fosse.

*Expertise relative à l'empoisonnement présumé de Martine Chabot.*

« 1°. Les terres recueillies à l'endroit même où avait été inhumé le corps de Martine Chabot renfermaient de l'arsenic.

« 2°. Il a été trouvé des traces de ce métal dans les organes de l'enfant, mais les proportions en étaient si faibles, relativement à ce qu'on observe d'ordinaire dans les cas d'empoisonnement, que nous ne voudrions rien conclure sur l'origine du poison, la terre environnant la bière s'étant trouvée arsenicale.

» 3°. Il n'existait aucune autre substance minérale toxique, soit dans les restes de Martinie Chabot. soit dans les terres prises au-dessus de son cercueil.

» D'une manière générale et en prenant l'ensemble de nos opérations, il nous est impossible de donner une affirmation quelconque sur l'origine de l'arsenic trouvé dans les restes de Louis Roturier et dans ceux de Martinie Chabot, attendu l'état de désorganisation et de décomposition profonde qu'avaient subi les deux cadavres au sein d'une terre renfermant de l'arsenic.

» Fait à Paris, le 4 juillet 1844.

» *Signé :* PELOUZE, T.-S. DANGER, CH. FLANDIN.

» Nous remettons à M. le juge d'instruction le reste des matières sur lesquelles nous avons opéré. Nous y joignons les diverses pièces de conviction qui sont mentionnées dans le présent Rapport, et un échantillon de tous les réactifs employés.

» Les soussignés réclament. etc. (1). »

---

DOUBLE ACCUSATION D'EMPOISONNEMENT.

*Affaire Morin, jugée aux assises des Deux-Sèvres* (novembre 1845).

Présence de l'arsenic dans les terres de cimetière.

« Nous, Théophile-Jules Pelouze, membre de l'Institut, etc.; Charles-Prosper Ollivier (d'Angers),

---

(1) Accusée non-seulement de ces deux crimes, mais de deux autres tentatives d'empoisonnement, la femme Chabot confessa qu'elle avait empoisonné son mari, mais non son enfant.

membre de l'Académie de Médecine, etc., et Charles Flandin, docteur en médecine, commis par une ordonnance de M. Dubarle, juge d'instruction du tribunal civil de la Seine, en date du 20 avril 1844, pour procéder à l'analyse chimique des restes du sieur Coulongeau, décédé en septembre 1840;

» Après avoir accepté la mission qui nous était confiée, et avoir prêté serment de la remplir en notre honneur et conscience, avons reçu des mains de M. le juge d'instruction, une caisse en bois, fermée à clef, ficelée, et scellée du sceau de M. le procureur du roi de Parthenay, sur laquelle était écrit : *Tribunal civil de Parthenay. Affaire Morin. Empoisonnement. Pièces à conviction, etc.*

» Transportée dans le laboratoire de l'un de nous (M. Flandin), cette caisse n'a été ouverte qu'après vérification nouvelle de l'intégrité du sceau qui y était apposé. Conformément aux termes de la commission rogatoire, elle contenait les pièces ci-après :

» N° 1. *Vase renfermant de la terre de la fosse éboulée dans la bière et recueillie aux pieds du cadavre de Pierre Coulongeau;*

» N° 2. *Vase contenant les vertèbres dorsales, lombaires, le sacrum, tout le cambouis et la terre éboulée dans cette région du cadavre;*

» N°s 3 et 3 *bis. Vases renfermant les os iliaques, le cambouis et toutes les autres parties, os et terre, qui avoisinent la région du tronc;*

» N° 4. *Vase contenant de la terre recueillie au fond de la fosse sous la planche du cercueil, dans la région du tronc;*

» N° 5. *Vase contenant de la terre recueillie dans la partie sud du cimetière, à droite de l'entrée, à 35 centimètres de profondeur;*

» N° 6. *Sac enveloppant la planche du fond du cercueil où reposait le tronc, disposée en quatre fragments.*

» Commencées immédiatement, les recherches qui nous étaient confiées ont été suivies, jour par jour, dans l'ordre suivant :

### OPÉRATIONS PRÉLIMINAIRES.

» *Essai des réactifs.* (*Voir* les Rapports précédents.)

### ANALYSES CHIMIQUES.

» Les matières qui nous ont été transmises comme restes ou débris du cadavre de Coulongeau n'étaient qu'un mélange de terre végétale et de terreau animal, avec les os disjoints d'un squelette humain.

» *Vase n° 2, contenant les vertèbres dorsales, lombaires, le sacrum, le cambouis et la terre éboulée dans cette région du cadavre.* Il a été pris 500 grammes du terreau contenu dans le vase n° 2, que l'on a traités à froid d'abord, puis à chaud ensuite, par l'eau distillée aiguisée de potasse (10 grammes). L'ébullition a été entretenue durant cinq heures en renouvelant l'eau d'évaporation, puis la matière encore humide a été reprise de nouveau par l'eau portée jusqu'à l'ébullition. Le liquide a été décanté et filtré, la partie solide lavée à plusieurs fois, et les eaux de lavage réunies au premier liquide

» La terre recueillie sur le filtre paraissait à peu près dépourvue de matières grasses animales ; le liquide était dense et noir.

» Recueilli dans une capsule neuve de porcelaine dure de Sèvres, le liquide a été évaporé à sec, et le résidu carbonisé par l'acide sulfurique. Le charbon, étant sec et friable, a été repris par l'eau, lavé à plusieurs fois, et le liquide traité, par moitié égales, dans l'appareil de l'Institut et dans l'appareil de MM. Danger et Flandin.

» Avec l'appareil de l'Institut, on a obtenu un anneau métallique sur lequel on a opéré diverses réactions propres à faire soupçonner, sinon à démontrer la présence de l'arsenic dans les matières analysées.

» Avec l'appareil de MM. Danger et Flandin, on a obtenu dans le tube rondé un dépôt mince, mais très-appréciable, de matière blanche qui, dissoute et réunie à l'eau de combustion, a produit, par l'acide sulfhydrique, un précipité *jaune-serin* que l'on peut regarder comme du *sulfure d'arsenic*. Cette pièce de conviction est transmise à la justice, sous le n° 1.

» La partie lessivée du terreau a été traitée par l'acide azotique auquel il a été ajouté, au bout d'un certain temps, une petite proportion d'acide chlorhydrique. Après une ébullition suffisamment prolongée, on a repris par l'eau, filtré, évaporé le liquide à sec, et traité par l'acide sulfurique pour achever la carbonisation et décomposer les azotates.

» Le résidu terreux sec ayant été broyé, on l'a épuisé par l'eau, puis on a soumis le liquide à l'ac-

tion d'un appareil de Marsh (procédé de l'Institut)
Le dépôt formé dans le tube condenseur était trop
faible pour qu'il fût possible d'en apprécier rigoureusement la nature.

» *Planche du fond du cercueil.* —Cette planche
était divisée en quatre fragments, ainsi que le mentionne la commission rogatoire. Il nous a été facile
d'en reconnaître la partie supérieure, celle sur laquelle avait reposé le corps de Coulongeau : elle
était imprégnée de matières grasses et plus humide
que la surface inférieure: quelques restes de planches latérales de la bière faisaient saillie au-dessus
de ses bords.

» Au moyen d'un couteau d'acier, on a enlevé,
sur plusieurs points de cette planche, les matières
grasses mêlées de terre qui y adhéraient. On en a
carbonisé 100 grammes avec une quantité d'acide
sulfurique suffisante pour obtenir un charbon sec
et friable. On a repris le charbon par l'acide chloroazotique et par l'eau, puis introduit le liquide dans
un appareil de Marsh disposé d'après les indications
données par l'Académie des Sciences, et préalablement essayé.

» Après quelques instants, on a vu se déposer
dans le tube à condensation, à 30 millimètres environ de la partie chauffée, un anneau miroitant et
d'aspect métallique, qui a été conservé pour être
transmis aux magistrats (*voir* le tube n° 2).

» *Vases* n°ˢ 3 et 3 *bis*, contenant *les os iliaques,
le cambouis, et toutes les autres parties, os et
terre, qui avoisinent la région du tronc.* Il a été

pris dans ces deux vases 400 grammes de terreau, en choisissant, autant que possible, les parties les plus imprégnées de matières animales; car il était absolument impossible d'isoler complétement ces matières de la terre végétale avec laquelle elles étaient intimement unies et mêlées. On les a humectées d'acide azotique et d'une petite proportion d'acide chlorhydrique, et l'on a fait bouillir. Après réduction suffisante, on a repris par l'eau, chauffé, puis filtré.

» Le liquide a été évaporé à sec, et le résidu repris par l'acide sulfurique, employé en quantité suffisante pour carboniser la matière organique et dégager complétement les vapeurs chloronitreuses.

» La matière solide, bien desséchée et pulvérisée, a été reprise plusieurs fois par l'eau, et, après concentration, le liquide traité en partie dans l'appareil de MM. Danger et Flandin, en partie dans l'appareil de l'Institut.

» Dans le premier cas, le tube à combustion a été pesé avant et après l'expérience. Le dépôt d'acide arsénieux solide qui s'y est condensé excédait en poids 3 milligrammes. Diverses réactions ont été opérées, soit avec ce dépôt, soit avec l'eau de combustion recueillie dans le condensateur.

» On a obtenu ainsi :

» 1°. Avec l'acide sulfhydrique, un sulfure d'arsenic *jaune-serin* ( *voir* le tube n° 3 );

» 2°. Avec le sulfate de cuivre ammoniacal, un arsénite de cuivre ou *vert de Scheele* ( *voir* le tube, n° 4 );

» 3°. Avec l'azotate d'argent neutre, après transformation de l'acide arsénieux en acide arsénique, un arséniate d'argent *rouge-brique* (*voir* le tube n° 5);

» 4°. Au moyen d'un petit appareil de Marsh, des taches d'arsenic brillantes et miroitantes, volatiles à l'extrémité du jet de flamme, et solubles dans le chlorite de soude (*voir* les soucoupes n°ˢ 6 et 7).

» Dans le second cas, c'est-à-dire lorsqu'on a traité le liquide dans l'appareil dit *de l'Institut*, on a obtenu successivement un anneau métallique et des taches. Ces taches ont été recueillies dans l'une des capsules ci-dessus mentionnées; l'anneau métallique, déplacé dans le tube à l'aide de la chaleur, a été transformé, au contact de l'air, en acide arsénieux, puis, au moyen de l'acide chloroazotique, en acide arsénique, et enfin réduit à l'état de métal par le flux noir (*voir* le tube n° 8).

» Il était indispensable de contrôler les opérations précédentes par l'examen de la terre du cimetière dans laquelle avait été inhumé Coulongeau. Un double échantillon de cette terre nous avait été adressé par M. le juge d'instruction de Parthenay. Il a été pris dans le vase n° 5, et qui contenait *la terre recueillie dans la partie sud dudit cimetière, à droite de l'entrée, à 35 centimètres de profondeur*, 400 grammes de matière que l'on a traités absolument comme le terreau retiré des vases n°ˢ 3 et 3 *bis*, et qui renfermaient les restes du cadavre de Coulongeau. Au terme de l'expérience, qui a été calquée en tous points sur celle à laquelle elle devait servir de contre-épreuve, on a obtenu de l'arsenic en quan-

tité égale à celle qu'on avait trouvée dans l'opération d'expertise. Nous croyons devoir transmettre
aux magistrats les produits mêmes de cette analyse
comparative.

» En voici l'énumération :

» Sous le n° 9, un long tube renfermant un anneau d'arsenic métallique obtenu directement avec
l'appareil de l'Institut ;

» Sous le n° 10, un petit tube renfermant du sulfure jaune d'arsenic ;

» Sous le n° 11, un tube renfermant de l'arséniate d'argent rouge-brique ;

» Sous le n° 12, un petit tube renfermant un anneau d'arsenic ramené à l'état de métal, après avoir
subi diverses réactions successives.

» Frappés du résultat que nous venions de constater, il nous a paru utile d'en vérifier l'exactitude
par une nouvelle analyse, et de rechercher également
ment si l'arsenic contenu dans la terre du cimetière s'y trouvait à l'état soluble ou insoluble. En
conséquence, il a été procédé à deux opérations nouvelles.

» Pour la première, il a été pris 150 grammes de
ladite terre du cimetière que l'on a traités par l'acide
chloroazotique et divers lavages. Le liquide filtré a
été évaporé, et le résidu repris par l'acide sulfurique, puis par l'eau. La liqueur suspecte, introduite dans un appareil de Marsh (procédé de l'Institut), n'a pas tardé à donner un anneau métallique
que l'on a transformé en acide arsénique, puis en
sulfure jaune, au contact de l'acide sulfhydrique.

» Dans la seconde opération, on a traité par l'eau distillée 250 grammes de la même terre. Après une ébullition prolongée, on a filtré, évaporé le liquide à sec, puis repris le résidu charbonneux par l'acide sulfurique et par l'eau. Le liquide, introduit dans un appareil de Marsh (procédé de l'Institut), n'a fourni aucune trace d'arsenic, ce qui implique que l'arsenic contenu dans la terre du cimetière s'y trouvait à l'état insoluble.

### CONCLUSIONS.

» Il résulte de nos expériences :

» 1°. Que la terre prise à 35 centimètres de profondeur dans le cimetière où a été inhumé le cadavre de Coulongeau, contenait de l'arsenic :

» 2°. Que les matières qui nous ont été adressées comme renfermant les restes du cadavre dudit Coulongeau, matières qu'il était absolument impossible de séparer de la terre à laquelle elles étaient mêlées, en contenaient aussi, mais non en proportions plus fortes que la terre seule du cimetière ;

» 3°. Que les matières grasses mêlées de terre, enlevées sur la planche du fond du cercueil, en recélaient également des traces sensibles.

» Or, d'une part, comme il était absolument impossible de séparer les débris du cadavre de la terre à laquelle ils étaient mêlés ; de l'autre, comme la terre du cimetière, recueillie à 35 centimètres de profondeur, était arsenicale, nous ne pouvons pas dire que les restes du cadavre de Coulongeau continssent de l'arsenic, indépendamment de celui qui existait dans le terrain du cimetière.

« Fait à Paris, le 24 mai 1844.

« *Signé* : Pelouze, Ollivier d'Angers , Ch. Flandin.

« Nous remettons à M. le juge d'instruction le reste des matières sur lesquelles nous avons opéré.

« Nous joignons au présent Rapport les divers produits obtenus dans nos expériences, ainsi qu'un échantillon de tous les réactifs que nous avons employés.

« Les soussignés réclament, etc. »

*Supplément au Rapport du 24 mai 1844, dans l'affaire Morin.*

« D'après la nouvelle commission rogatoire qui nous a été adressée, en date du 17 juin 1844, par M. le juge d'instruction de Parthenay, et transmise par son collègue près le tribunal civil de la Seine, M. Dubarle, on suppose probable ou du moins possible, soit dans le cimetière, lors de l'exhumation de Coulongeau, soit par nous dans notre laboratoire, une interversion dans les numéros d'ordre des vases 4 et 5, dont le premier portait pour suscription : *Vase contenant de la terre recueillie au fond de la fosse, sous la planche du cercueil, dans la région du tronc ; et le second : Vase contenant de la terre recueillie dans la partie sud du cimetière, à droite de l'entrée, à 35 centimètres de profondeur.*

« On fonde cette supposition sur les résultats mêmes des analyses chimiques qui ont donné pour la terre contenue dans l'un de ces vases, le n° 5, une quantité d'arsenic approximativement égale à celle qu'on a retirée de la terre ou du terreau constituant les restes mêmes de Coulongeau.

» En conséquence, en nous adressant un nouvel échantillon de la terre du cimetière prise à 35 centimètres de profondeur, dans un lieu où, de mémoire d'homme, il n'a été fait aucune inhumation, et à l'endroit même où avait été recueillie la première terre végétale, lors de l'exhumation de Coulongeau, M. le juge d'instruction nous demande si cette terre contient de l'arsenic, et en quelle quantité elle en renferme. Il nous sollicite même de reprendre nos premières expériences, et de nous assurer, d'une part, s'il y a identité entre les terres, qu'après rectification, il suppose venir du même lieu : de l'autre, si ces terres renferment réellement de l'arsenic, et si elles en contiennent plus ou moins que la terre même au sein de laquelle se sont décomposés les restes de Coulongeau.

» Nous avons pensé répondre à la mission que nous donnait M. le juge d'instruction, en procédant tout d'abord à l'analyse de la terre végétale, nouvel échantillon, qui nous a été transmise dans le vase n° 3, étiqueté : *Vase contenant de la terre végétale recueillie au sud du cimetière, à droite de l'entrée, exactement au même lieu et dans le même trou où a été recueillie la terre pour expériences comparatives, lors de l'exhumation de Pierre Coulongeau, à la profondeur de 35 à 40 centimètres.*

» Il a été pris, à trois fois différentes, 400 grammes

de cette terre bien mélangée, que l'on a traités absolument comme il avait été fait antérieurement, et en se servant des réactifs transmis par M. le juge d'instruction. Chaque analyse a donné un résultat identique, c'est-à-dire que, chaque fois, on a trouvé de l'arsenic dans la terre végétale du cimetière.

» En quelle quantité? Il est fort difficile de se prononcer sur ce point d'une manière absolue, les proportions d'arsenic étant dans l'ordre des quantités qu'on ne peut apprécier sûrement par la balance. Toutefois, dans chacune de nos trois épreuves, la quantité d'arsenic, extraite de 400 grammes de terre, ne s'éloigne pas assez de la quantité du même élément toxique (3 milligrammes), extraite de 400 grammes de terreau renfermant les restes de Coulongeau, pour que nous soyons autorisés à dire que la différence puisse être prise en sérieuse considération.

» Nous transmettons aux magistrats, sous les n$^{os}$ 1, 2 et 3, les divers produits, tous caractéristiques, que nous avons obtenus dans chacune de nos opérations.

» Le tube n$^o$ 1 renferme un petit anneau d'arsenic métallique réduit d'un premier dépôt obtenu dans le tube à condensation dit *de l'Institut*. On a fait passer ce dépôt, de l'état de sulfure ou de métal sous lequel on l'avait obtenu d'abord, à l'état d'acide arsénieux volatil, et celui-ci a été réduit, à la lampe, en arsenic métallique au moyen du charbon.

» Le tube n$^o$ 2 renferme du sulfure d'arsenic *jaune-serin*, précipité d'une dissolution d'acide arsénieux obtenu au moyen de l'appareil à combustion de MM. Danger et Flandin. On s'est assuré que ce sulfure était soluble, sans coloration, dans l'ammoniaque, et que le précipité, ainsi dissous, se reformait par l'addition de quelques gouttes d'acide chlorhydrique.

» Le tube n° 3 renferme un précipité *rouge-brique* d'arséniate d'argent, dernier terme de diverses réactions qu'on a fait subir à l'acide arsénieux recueilli dans l'appareil à combustion indiqué plus haut.

» Ces résultats confirmant et justifiant en quelque sorte ceux qui ont été obtenus antérieurement, nous avons cru devoir les communiquer d'abord à M. le juge d'instruction de Parthenay, persuadés qu'ils satisfont à l'esprit, si ce n'est à la lettre même de sa dernière commission rogatoire. Toutefois nous ne ferons pas suivre la présente pièce par l'envoi de la caisse qui nous a été adressée, attendant l'avis que voudra bien nous exprimer M. le juge d'instruction pour poursuivre ou clore définitivement l'expertise qui nous a été confiée.

» Fait à Paris, le 14 août 1844.

» *Signé :* PELOUZE, OLLIVIER (d'Angers), CH. FLANDIN.

» Nous, Théophile-Jules Pelouze, membre de l'Institut, etc.; Charles-Prosper Ollivier (d'Angers), membre de l'Académie de Médecine, etc., et Charles Flandin, docteur en médecine, délégués par une commission rogatoire de M. le juge d'instruction de Parthenay, transmise par son collègue près le tribunal civil de la Seine, M. Dubarle, pour

rechercher, par l'analyse chimique, si la mort d
Jacques-Claude Morin, décédé le 5 juin 1843, doit
être rapportée à l'effet de substances toxiques :

» Après avoir prêté serment de remplir en honneur et conscience la mission qui nous était confiée,
avons reçu des mains de M. Dubarle, une caisse renfermant les restes dudit Jacques-Claude Morin, et
autres objets relatifs à l'accusation portée contre le
sieur Morin et la femme Berneau.

» Transportée dans le laboratoire de l'un de nous
(M. Flandin), cette caisse n'a été ouverte qu'après
nous être assurés de l'intégrité du sceau qui la fer-
mait. Conformément aux termes de la commission
rogatoire, elle contenait, entre autres, les objets
suivants :

» 1°. Un vase coté n° 1, étiqueté : *Vase contenant de la terre recueillie dans la fosse de Jacques-
Claude Morin, à 40 centimètres environ de profondeur, avant de découvrir le cercueil;*

» 2°. Un autre vase coté n° 2, étiqueté : *Vase
contenant de la terre recueillie immédiatement sous
la planche inférieure du cercueil de Jacques-Claude
Morin dans toute sa longueur;*

» 3°. Un cercueil contenant les restes d'un jeune
enfant, réduit à l'état de momie plutôt que putréfié
et parfaitement conservé, du moins quant à ses parties extérieures. Ce cercueil était intact, bien clos
et ne renfermait aucune parcelle appréciable de
terre.

» Il a été procédé aux analyses chimiques avec
les mêmes réactifs qui nous avaient servi pour le

restes de Coulongeau, et les différents échantillons
de terre du cimetière de Clavé.

» Pour une première opération, il a été pris, dans
la région du foie du cadavre de Jacques-Claude
Morin, 35 grammes de matières (équivalant assurément à plus de 800 grammes, vu l'état de dessiccation des chairs) que l'on a traités par 18 grammes
d'acide sulfurique. La carbonisation achevée, le résidu a été humecté d'acide chloroazotique, desséché
de nouveau et repris par l'eau.

» Le liquide filtré était blanc et limpide.

» Il a été introduit dans un appareil de Marsh,
disposé d'après les indications données par l'Institut,
et préalablement essayé. La combustion du gaz
entretenue pendant plus d'une demi-heure, aucun dépôt d'arsenic ne s'est montré dans le tube
condenseur.

» Comme contre-épreuve de cette opération négative, il a été pris de nouveau dans les régions du
ventre et de la poitrine, et en râclant la planche inférieure du cercueil, 90 grammes de matières, c'est-
à-dire tout ce que le cadavre pouvait donner du résidu des viscères intérieurs, que l'on a traités d'abord
par 500 grammes d'eau aiguisée de potasse à l'alcool (15 grammes), pour répéter les diverses opérations suivies en faisant l'analyse des terres du cimetière.

» Après réduction du liquide, la matière, amenée
à l'état de pâte humide, a été reprise par l'eau portée à l'ébullition, et le liquide alcalin séparé de la
matière solide au moyen du filtre

» De couleur très-foncée, noire, ce liquide a été évaporé au feu, et le résidu carbonisé par l'acide sulfurique, puis lavé par l'eau.

» Sans être complétement décoloré, le nouveau liquide était transparent et limpide.

» Il a été divisé en deux moitiés égales dont la première a été introduite dans un appareil de Marsh (procédé de l'Institut); la seconde soumise à un courant de gaz acide sulfhydrique.

» Pour l'une et l'autre épreuve, le résultat a été négatif : d'une part, on n'a obtenu aucun dépôt d'arsenic dans le tube condenseur de l'appareil de l'Institut; de l'autre, on n'a vu, même après plusieurs jours, aucun précipité de sulfure métallique dans le liquide traversé par le courant de gaz acide sulfhydrique.

» À la suite de ces opérations, la matière solide et noire, recueillie sur le filtre, a été divisée en deux parties : l'une destinée à rechercher encore l'arsenic; l'autre réservée, au besoin, pour des investigations relatives aux autres poisons métalliques.

» Pour la recherche de l'arsenic, on a traité immédiatement la matière noire solide par l'acide azotique, puis par l'acide sulfurique, et lavé le charbon par l'eau.

» Le liquide filtré était parfaitement limpide: il n'a rien donné avec l'appareil de Marsh (procédé de l'Institut)

» La portion réservée de la matière noire solide a été portée à la température rouge dans une capsule de porcelaine dure de Sèvres : le résidu pulvérisé, puis traité, partie par l'acide sulfurique, partie par l'acide chlorhydrique et par l'eau.

» Filtré et traité successivement et à part par le gaz acide sulfhydrique, ni l'un ni l'autre liquide n'a donné de traces de sulfures métalliques.

» D'où nous avons tiré la conclusion, que le cadavre, qui nous a été adressé comme étant celui de Jacques-Claude Morin, ne contenait aucune substance minérale toxique telle que arsenic, cuivre, plomb, étain, etc.

» D'après ces résultats, constamment négatifs, il nous a paru superflu d'analyser les terres recueillies soit au-dessus, soit au-dessous du cercueil, et qui avaient été jointes à l'envoi du cadavre.

» Fait à Paris, le 14 août 1844.

» *Signé :* Pelouze, Ollivier (d'Angers), Ch. Flandin.

---

Affaire Ferrant *jugée aux assises de la Drôme* (1845).

Présence de l'arsenic dans les terres de cimetière.

« Nous soussignés, Théophile-Jules Pelouze, membre de l'Institut, professeur de chimie; Alphonse Devergie, agrégé de la Faculté de Médecine de Paris, médecin de l'hôpital Saint-Louis, et Charles Flandin, docteur en médecine, désignés par M. Dubarle, juge d'instruction, pour procéder à l'analyse de matières provenant du corps du sieur Ferrant :

» Après avoir prêté serment de remplir cette mission en honneur et conscience, avons reçu des mains de M. le juge d'instruction une boîte scellée renfermant lesdites matières, et, à titre de renseignements, divers écrits ou rapports, savoir:

» 1°. La commission rogatoire de M. le juge d'instruction de Valence;

» 2°. Un premier Rapport de deux experts chimistes, MM. Daruty et Luisson-Bonnet, en date du 18 novembre 1844;

» 3°. Un second Rapport des mêmes experts, en date du 18 janvier 1845;

» 4°. Un procès-verbal d'exhumation par M. le docteur Fecarie, en date du 23 janvier 1845.

» Transportée dans le laboratoire de l'un de nous (M. Flandin), la caisse ci-dessus désignée, dont le sceau était intact, a été ouverte, et il en a été retiré un bocal en verre noir, également fermé par le sceau de M. le juge d'instruction de Valence. De la capacité de deux à trois litres, ce bocal renfermait une matière grasse assez homogène, mêlée de quelques débris de terre et de petits cailloux.

» Il a été procédé dans l'ordre suivant aux opérations qui nous étaient demandées:

### OPÉRATIONS PRÉLIMINAIRES.

» *Essai des réactifs.* (*Voir* les Rapports précédents.)

### ANALYSES CHIMIQUES.

» Ainsi qu'il a été dit, les matières sur lesquelles nous avions à opérer formaient une masse saponifiée, putride, dans laquelle se voyaient quelques débris de terre végétale et de petits cailloux roulés. Sur cette masse, à peu près homogène dans toutes ses parties, il a été pris, pour une première opération, 500 grammes que l'on a mis à bouillir dans une capsule neuve de porcelaine de Sèvres, avec un litre et demi d'eau distillée et 50 grammes de potasse. L'ébullition à petit feu a été prolongée jusqu'à l'évaporation à peu près entière du liquide : après quoi, on a repris de nouveau le résidu alcalin par l'eau, porté à l'ébullition pendant quelques instants, décanté, puis filtré le liquide. De la sorte, il a été fait deux parts des produits de l'opération : la première A, liquide ; la seconde B, solide.

» La portion A a été évaporée à sec, et le résidu, du poids de 70 grammes, a été carbonisé par 30 grammes d'acide sulfurique. Le charbon, bien desséché, a été repris par l'eau, et le liquide filtré a été introduit dans un appareil de Marsh, disposé d'après les indications de l'Institut et préalablement essayé. Un dépôt brun n'a pas tardé à se former dans le tube condenseur, à 30 millimètres environ de la partie enveloppée de charbon. Sans démonter l'appareil, nous l'avons réservé pour la seconde partie de l'essai à faire sur le solide A.

» Cette matière solide, du poids de 550 grammes, a été carbonisée par 180 grammes d'acide sulfurique. Le charbon, desséché et broyé, a été lavé à plusieurs fois par l'eau, le liquide filtré, condensé par évaporation, puis introduit dans l'appareil indiqué. Le dépôt, d'aspect métallique, a augmenté presque immédiatement, et, à la fin de l'opération, il était suffisamment caractérisé. Pour ne conserver aucun doute sur sa nature, nous l'avons soumis aux épreuves suivantes :

» 1°. Chauffé dans l'appareil même par le rapprochement des charbons, il s'est déplacé, en se condensant en un anneau plus étroit et plus brillant ;

» 2°. L'action de la chaleur continuée, en laissant pénétrer l'air dans le tube, l'auréole métallique a été transformée en une matière blanche, d'aspect cristallin, qui a conservé des propriétés volatiles ;

» 3°. Le produit solide blanc s'est dissous dans la vapeur dégagée d'un flacon de chlore liquide ;

» 4°. Au contact du gaz acide sulfhydrique, il a pris une couleur jaune-serin ;

» 5°. Il a été dissous instantanément et à froid par l'eau légèrement ammoniacale ;

» 6°. Le liquide, recueilli dans une capsule de porcelaine, puis évaporé, a laissé de nouveau sur le fond de la capsule un résidu jaune-serin ;

» 7°. Traité à chaud par quelques gouttes d'acide chloroazotique, ce résidu a passé à l'état de liquide incolore qui, par évaporation, est redevenu un résidu blanc déliquescent à l'air ;

» 8°. Repris à froid par l'eau, ce résidu, par l'addition de quelques gouttes d'azotate d'argent neutre, a donné un précipité rouge-brique d'arséniate d'argent que l'ammoniaque a dissous.

» Une partie de ce précipité a été conservée dans un tube, que nous transmettons aux magistrats, sous le n° 1.

» Pour contrôler cette première analyse, nous

avons cru devoir la répéter sur une plus forte proportion des restes de Ferrant. Nous avons repris dans le vase 1 kilogramme de matières que nous avons traité directement, mais en fractionnant l'opération pour en faciliter l'exécution, par 333 grammes d'acide sulfurique. La combustion opérée, et le charbon obtenu étant sec et friable, on l'a pulvérisé et traité par l'acide chloroazotique (trois parties d'acide azotique pour une partie d'acide chlorhydrique). On a laissé à froid, pendant toute une nuit, l'acide en contact avec le charbon. Le lendemain, on a desséché à une douce chaleur, repris et lavé à différentes fois le charbon par l'eau. Ce liquide, pour plus de sécurité et pour décomposer les azotates, a été évaporé presque à sec, et ses dernières parties additionnées d'acide sulfurique. L'évaporation achevée, on a repris par l'eau et filtré. Le liquide était coloré, mais d'une limpidité parfaite. On l'a introduit dans un appareil de Marsh, surmonté de l'annexe de MM. Danger et Flandin, appareil et annexe préalablement essayés. Par suite de la combustion du gaz, un dépôt d'acide arsénieux s'est formé dans le tube coudé, et l'eau de combustion, soumise à divers essais, a donné successivement un sulfure d'arsenic jaune-serin, de l'acide arsénique blanc déliquescent et de l'arséniate d'argent rouge-brique. Pour obtenir un anneau de métal, on a introduit les dernières parties de l'eau de combustion dans un petit appareil de Marsh disposé d'après les indications de l'Institut et préalablement essayé. Immédiatement, l'on a vu se for mer dans le tube condenseur un anneau brillant d'arsenic pur, que nous transmettons aux magistrats, sous le n° 2. Quelques taches ont été recueillies sur une capsule en porcelaine : nous en adressons également un échantillon aux magistrats, sous le n° 3.

» Les Rapports qui nous ont été transmis à titre de renseignements, faisant mention de plomb trouvé dans les organes de Ferrant par MM. les experts de Valence, il nous a paru nécessaire de répéter leurs opérations telles qu'elles ont été décrites.

» En conséquence, nous avons pris de nouveau 500 grammes de matières, que nous avons *traités à chaud par l'acide azotique étendu d'eau*. Après une ébullition suffisante, on a filtré. Le liquide était coloré en jaune ; il a été réduit, par évaporation, à la moitié de son volume.

» En cet état, ainsi que l'avaient fait MM. les experts, il a été traité par les sulfhydrates de potasse et de soude, lesquels y font naître des précipités noirs (dus à la présence des composés de fer).

» Le chromate de potasse a coloré la liqueur en jaune, mais sans déterminer de dépôt ;

» L'iodure de potassium a donné lieu à un précipité jaune ; mais ce précipité exhalait une odeur d'iode, et il s'est coloré en bleu par l'amidon ; ce n'était donc que de l'iode mis à nu, et non un iodure de plomb ;

» Le sulfate de soude et les autres sulfates solubles n'ont pas donné de précipités caractéristiques ;

» Le sous-carbonate de soude a déterminé un précipité jaune ; mais ce précipité, en partie soluble dans l'eau, était produit par un mélange de carbonate de chaux et d'hydrate de peroxyde de fer;

» La teinture de noix de galle n'a pas donné un précipité blanc, la présence du fer dans la liqueur a dû déterminer la formation d'un gallate de fer (encre);

» Le cyanure jaune de potassium et de fer a produit un énorme précipité bleu (bleu de Prusse);

» L'ammoniaque a donné lieu à un précipité jaune-rougeâtre d'hydrate de peroxyde de fer;

» Toutes ces réactions et d'autres encore nous ont montré que le liquide sur lequel nous opérions était un mélange de matières organiques, de chaux et d'oxyde de fer.

» Nous n'avons pas dû nous en tenir à ces épreuves pour décider s'il existait du plomb dans les restes de Ferrant. La liqueur sur laquelle nous avions opéré les réactions précédentes a été neutralisée par la potasse, évaporée, et le résidu chauffé au rouge. De couleur rougeâtre, indice de la présence de composés ferriques, la matière a été traitée par l'acide chlorhydrique additionné d'une très-petite proportion d'acide azotique, desséchée de nouveau et reprise par l'eau. Dans le liquide, on a fait passer un courant d'acide sulfhydrique, qui a donné lieu à un précipité foncé. Ce précipité a été lavé, décanté, puis dissous par quelques gouttes d'acide chlorhydrique avec addition d'une goutte d'acide azotique. Il en est résulté un résidu blanc-verdâtre, qui, traité par l'ammoniaque, a pris une teinte bleue.

» L'ammoniaque évaporée, la coloration du résidu a paru d'une teinte blanche mêlée de brun. On

a dissous de nouveau le tout par l'acide chlorhydrique, évaporé l'excès d'acide et repris par l'eau.
Dans le liquide, on a introduit une lame de fer bien
décapée, qui n'a pas tardé à rougir, c'est-à-dire à se
couvrir d'une couche de cuivre métallique. On s'est
assuré que telle était la nature du dépôt en l'humec-
tant avec du chlorhydrate d'ammoniaque et plongeant
la lame de fer dans la flamme d'une lampe à alcool :
cette flamme a pris immédiatement la teinte verte,
indice de la combustion des composés de cuivre.

» La liqueur dépouillée de cuivre a été traitée
par les divers réactifs propres à déceler le plomb,
et l'on n'y a découvert aucune trace de ce métal.

» La présence de quelques fragments de terre dans
les matières soumises à notre examen nous a paru
nécessiter, comme contrôle de nos premières opérations, l'analyse de la terre du cimetière où avait
été enseveli le corps de Ferrant.

» Par l'intermédiaire de M. Dubarle, nous avons
fait demander à M. le juge d'instruction de Valence
trois échantillons de cette terre, qui devaient être
recueillis, le premier au-dessus, le second au-dessous
de la bière de Ferrant, le troisième dans un point
du cimetière où il n'avait jamais été fait d'inhumation. Cet envoi n'a pas tardé à nous être adressé
sous le couvert de M. le procureur du roi, dans une
caisse scellée du cachet de M. le juge d'instruction
de Valence. Audit envoi était joint le procès-verbal
des opérations faites dans le cimetière. La caisse
renfermait trois bocaux bien fermés et scellés du cachet de M. le juge d'instruction.

» Sur l'un d'eux était écrit : n° 1, terre recueillie au-dessus de la bière de Ferrant;

» Sur un autre : n° 2, terre recueillie au-dessous de la bière de Ferrant;

» Sur le troisième : n° 3, terre prise en un point du cimetière où il n'y a jamais eu d'inhumation.

» Du bocal n° 1, il a été extrait 1 kilogramme de terre que l'on a mis à macérer, pendant une nuit, dans un litre d'eau aiguisée de 50 grammes de potasse. Le lendemain, on a chauffé, fait évaporer le liquide, repris par l'eau portée à l'ébullition, et filtré après divers lavages successifs. Le liquide a été évaporé à sec, et le résidu carbonisé par l'acide sulfurique, puis repris par l'eau.

» La partie solide a été traitée par l'acide chloro-azotique, desséchée, reprise par l'eau à 100 degrés, et le liquide filtré. Pour opérer la décomposition des azotates, ce liquide a été évaporé, et le résidu traité par l'acide sulfurique jusqu'à dissipation complète des vapeurs nitreuses, puis lavé, et le liquide, après filtration, réuni au liquide du traitement par les alcalis. Après concentration, cette liqueur a été introduite dans un appareil de Marsh, disposé d'après les indications de l'Institut et préalablement essayé. Au bout d'une heure, le passage du gaz à travers le tube condenseur y avait laissé un dépôt léger, à peine sensible, qui, traité comme il a été dit plus haut, à propos de l'opération faite sur les restes de Ferrant, a cependant donné des indices certains de la présence de l'arsenic, mais en quantité si minime.

que nous n'avons pu recueillir les produits comme pièces de conviction.

» Répétée sur 1 kilogramme de la terre prise au-dessous de la bière, la même opération a donné un résultat semblable.

» Il en a été de même d'une troisième épreuve, faite avec l'appareil de MM. Danger et Flandin, sur la terre du cimetière, provenant d'un point où il n'avait jamais été fait d'inhumation.

» En raison de la similitude de ces trois résultats, nous avons cru devoir faire un nouvel essai de nos réactifs, en particulier de notre potasse. Les uns et les autres ont été trouvés absolument dépourvus d'arsenic.

CONCLUSIONS.

» Il résulte pour nous de toutes ces opérations :

» 1°. Qu'il existait une quantité notable d'arsenic et des traces minimes de cuivre dans les matières qui nous ont été adressées comme étant les restes de Ferrant, et qu'il ne s'y trouvait pas de plomb;

» 2°. Que les terres recueillies soit au-dessus, soit au-dessous de la bière de Ferrant, de même que celles qui provenaient d'un point du cimetière où il n'avait point été fait d'inhumation, contenaient des traces infiniment petites d'arsenic.

» Quant à la question de savoir si l'arsenic ayant été ingéré successivement et à divers intervalles, peut ne pas laisser de traces de son existence, nous répondrons que dans l'espèce, d'après les faits relatés dans la note annexée à la commission rogatoire de M. le juge d'instruction de Valence, il nous paraîtrait exceptionnel que de l'arsenic ingéré n'eût pas laissé de trace de son existence dans les organes.

» Fait à Paris, le 15 avril 1845.

» *Signé :* Pelouze, Devergie, Ch. Flandin.

» Nous remettons à M. le juge d'instruction le reste des matières sur lesquelles nous avons opéré, les pièces à conviction dont il est fait mention dans le présent Rapport, et un échantillon de tous les réactifs qui nous ont servi dans nos analyses.

» Les soussignés réclament, etc. »

---

Affaire Goeckler, *jugée aux assises du Bas-Rhin* (juin 1846).

## Triple expertise.

Premier Rapport de MM. A. Cailliot, G. Tourdes et Oppermann.

« En vertu d'une ordonnance de M. le juge d'instruction de l'arrondissement de Strasbourg, en date du 11 novembre 1845, et après avoir prêté serment entre ses mains :

» Nous, soussignés, A. Cailliot, professeur de chimie et de toxicologie; G. Tourdes, professeur de médecine légale à la Faculté de Strasbourg; Oppermann, professeur à l'École de pharmacie, avons procédé du 11 au 30 novembre, à l'analyse chimique :

» 1°. Des matières contenues dans le tube digestif du sieur Goeckler :

» 2°. De l'estomac, des intestins, du foie, de la rate, des reins et du cœur, extraits du corps du même individu, et trouvés soit dans la fosse d'aisances de sa maison, soit sur une pièce de terre où avaient été répandues les matières retirées de cette fosse ;

» 3°. D'une matière rouge contenue dans une petite fiole saisie au domicile du sieur Goeckler ;

» A l'effet de déterminer :

» 1°. Si les matières contenues dans ce tube digestif et si ces différents viscères renferment de l'arsenic ou toute autre substance vénéneuse ;

» 2°. Quelle est la matière contenue dans la petite fiole.

» MM. les médecins chargés de l'autopsie nous ont remis quatre bocaux cachetés et scellés, renfermant : le premier, les matières du tube digestif ; le second, l'estomac et les intestins ; le troisième, le foie et la rate ; le quatrième, les reins, le pancréas et le cœur. La fiole était fermée avec un bouchon de liége.

» Nous avons procédé aux opérations suivantes dans le laboratoire de la Faculté de Médecine.

I. — *Examen des réactifs.*

» Nous avons d'abord vérifié la pureté des réactifs dont nous devions nous servir dans le cours de nos opérations.

» *L'acide sulfurique* a été distillé ; étendu d'eau, il ne précipitait point par l'hydrogène sulfuré ; il a été essayé dans un appareil de Marsh, avec le zinc ;

nous n'avons obtenu aucune tache, aucun dépôt métallique par l'application du feu sur un point du tube de dégagement, aucune trace d'arsenic ou d'antimoine, en faisant passer pendant plusieurs heures le courant de gaz à travers une solution de nitrate d'argent.

» *L'acide nitrique* étendu et porté à l'ébullition pour chasser l'acide nitreux, ne fournit, par l'hydrogène sulfuré, aucun indice de substance métallique; évaporé à une douce chaleur, il ne laisse aucun résidu.

» *Le nitrate de potasse* a été purifié par cristallisation; sa solution dans l'eau, acidulée par l'acide sulfurique, ne précipite point par l'hydrogène sulfuré; décomposé par l'acide sulfurique, évaporé à une douce chaleur pour chasser l'acide nitrique, il fournit un bisulfate qui ne présente à l'appareil de Marsh aucune trace d'arsenic.

» *L'acide chlorhydrique* est incolore: il ne se trouble point par l'hydrogène sulfuré et ne laisse aucun résidu par l'évaporation.

» *Le carbonate de soude* a été purifié par plusieurs cristallisations; saturé par l'acide sulfurique, il ne se trouble point par l'hydrogène sulfuré et ne donne aucun indice d'arsenic à l'appareil de Marsh

» *L'alcool* a été rectifié; il était incolore et ne laissait aucun résidu par l'évaporation. L'eau distillée était parfaitement pure. Le papier des filtres a été lavé par l'acide chlorhydrique; il ne changeait pas de couleur par l'action de l'hydrogène sulfuré

### II. — *Examen des matières contenues dans le tube digestif.*

» Ces matières consistent en un liquide trouble, jaune-verdâtre, mêlé de grumeaux de même couleur, qui s'accumulent au fond du vase ; elles ont une réaction fortement alcaline due à l'ammoniaque : un papier de tournesol rougi, suspendu dans le vase, revient promptement au bleu : une baguette imprégnée d'acide chlorhydrique, placée au-dessus des matières, répand des vapeurs blanches.

» L'examen physique du liquide et des grumeaux ne fait reconnaître aucune substance suspecte. On remarque au fond du vase quelques grains de sable qui, lavés et desséchés, se comportent au chalumeau comme les matières siliceuses.

» Ces matières ont été divisées en deux parties : la première a été réservée ; la seconde a été employée aux expériences suivantes.

» *Recherches des poisons inorganiques.* — Une portion du liquide et du dépôt a été soumise pendant plusieurs heures à l'action d'un courant de chlore ; la liqueur s'est décolorée assez rapidement : il s'est formé un dépôt blanc de matières organiques ; on a chauffé jusqu'à expulsion totale du chlore, puis la liqueur a été filtrée. Le dépôt resté sur le filtre a été lavé à plusieurs reprises avec de l'eau aiguisée d'acide chlorhydrique. Le liquide filtré, réuni aux eaux de lavage, a été concentré à une douce chaleur, filtré de nouveau et divisé en deux portions A et B.

» A. La première portion n'a présenté aucun trouble par l'hydrogène sulfuré, même après plusieurs heures de contact; l'addition d'ammoniaque y a déterminé une coloration d'un vert noirâtre, et, au bout de quelques heures de séjour en vase clos, il s'est formé un dépôt floconneux noirâtre. Ce dépôt, lavé à plusieurs reprises avec de l'eau chargée d'hydrogène sulfuré, se dissout immédiatement dans l'acide chlorhydrique et dans l'acide sulfureux. La solution, neutralisée par l'ammoniaque, précipite en blanc-bleuâtre par le prussiate de potasse. Une partie de ce liquide A, évaporée à siccité et calcinée dans une capsule, fournit une cendre dans laquelle nous constatons les sels alcalins et terreux que l'on rencontre dans toutes les matières organiques.

» La portion B du liquide, traitée par le chlore, a été introduite dans un appareil de Marsh préalablement essayé : elle n'a fourni aucune tache après des essais multipliés ; l'application de la chaleur sur un point du tube de dégagement n'a déterminé la formation d'aucun dépôt métallique; le courant de gaz hydrogène a été en même temps dirigé à travers une solution de nitrate d'argent acidulé contenu dans un tube à boule; le dégagement a été continué pendant quatre heures environ ; il s'est formé un précipité noirâtre. Nous avons examiné à part la solution argentique et le précipité.

» La solution argentique a été traitée par l'acide chlorhydrique filtré, évaporée, reprise par l'eau chargée d'acide sulfureux et évaporée de nouveau.

jusqu'à expulsion de l'acide sulfureux. Le liquide ainsi obtenu ne s'est nullement troublé par l'hydrogène sulfuré, même après plusieurs heures de contact.

» Le précipité noirâtre a été desséché et introduit dans un petit tube dont la pointe effilée plongeait dans un récipient contenant de l'eau distillée. On a fait passer dans l'appareil un courant de chlore sec, en chauffant en même temps le dépôt noir avec une lampe à esprit-de-vin. L'eau du récipient soumise à l'ébullition pour chasser l'excès de chlore n'a donné, par l'hydrogène sulfuré, aucun indice de la présence de l'arsenic. On a fait passer sur la même matière et dans le même appareil, en chauffant avec une lampe à esprit-de-vin, un courant de gaz chlorhydrique sec; l'eau du récipient n'a présenté, par l'hydrogène sulfuré, aucune trace d'antimoine.

» Une autre portion des matières contenues dans le tube digestif a été soumise à une seconde méthode d'analyse; elle a été traitée par l'acide nitrique, évaporée, filtrée pour séparer les matières grasses, neutralisée par le sous-carbonate de soude, mêlée à du nitrate potassique, desséchée, projetée, par petites portions, dans un creuset contenant du nitre en fusion. Le résidu salin, repris par l'eau, a été traité par l'acide sulfurique étendu, et évaporé de manière à chasser les acides nitreux et nitrique; le résidu, repris par l'eau dans laquelle il se dissout complétement, a été divisé en deux parties A et B.

» La portion A, traitée par l'acide sulfureux, évaporée à siccité, reprise par l'eau, n'a fourni aucun précipité par l'hydrogène sulfuré, après plusieurs heures de contact. La liqueur a présenté quelques traces de fer et de sels calcaires.

» La portion B, introduite dans un appareil de Marsh, et traitée d'après la méthode indiquée plus haut, n'a fourni aucune tache, aucun dépôt métallique dans le tube chauffé, aucune trace d'arsenic ou d'antimoine dans la solution de nitrate argentique.

» Il résulte de toutes les recherches qui précèdent, que les matières contenues dans le tube digestif ne présentent aucune trace d'arsenic ou de tout autre poison inorganique.

» *Recherche des poisons organiques.* — Une partie des matières, traitée par l'acide sulfurique, ne dégage aucune odeur d'acide cyanhydrique.

» Une autre portion a été traitée par de l'alcool aiguisé d'acide chlorhydrique, soumise à l'ébullition et filtrée : la liqueur, concentrée au bain-marie jusqu'à expulsion de la majeure partie de l'alcool, a été étendue d'eau, filtrée de nouveau pour séparer les matières grasses et neutralisée par l'ammoniaque. Ce réactif a déterminé la formation d'un dépôt floconneux blanchâtre qui a été recueilli sur un filtre et lavé avec de l'alcool bouillant. Ce dépôt ne renferme que des sels calcaires. L'alcool qui avait servi à ce lavage, et le liquide neutralisé par l'ammoniaque ont été réunis et évaporés au bain-marie jusqu'à consistance d'extrait. Ce résidu présente l'odeur et la saveur de l'extrait de bouillon, avec un goût salé et piquant, dû à des sels alcalins et ammoniacaux, sans aucune trace d'âcreté ou d'amertume. Cette constatation a été faite à plusieurs reprises et de manière à ne laisser aucun doute.

» Ces opérations démontrent que les matières contenues dans le tube digestif ne renferment point de poison organique.

### III. — *Examen de l'estomac et du duodénum.*

» La membrane muqueuse de l'estomac est rouge et ramollie dans sa portion cardiaque. Le duodénum a une teinte brunâtre. Ces organes ne présentent aucune trace de perforation ni d'ulcération.

» Une moitié de ces organes a été réservée, l'autre a été consacrée aux expériences suivantes :

» *Traitement par le chlore.* — Le tissu a été coupé et haché en petits morceaux, délayé dans l'eau, et soumis pendant plusieurs heures à un courant de chlore. Le produit de l'opération, chauffé jusqu'à expulsion du chlore, a été filtré ; les matières organiques restées sur le filtre ont été lavées avec de l'eau aiguisée d'acide chlorhydrique ; le liquide filtré, réuni aux eaux de lavage, a été concentré et filtré de nouveau ; il ne précipite point par l'hydrogène sulfuré ; placé dans un appareil de Marsh préalablement essayé, il ne fournit aucune tache, et, après plusieurs heures, aucun dépôt métallique dans le tube de dégagement, aucune trace d'arsenic et d'antimoine dans la solution de nitrate d'argent.

» *Traitement par le nitre.* — Une autre portion de l'estomac a été traitée par l'acide nitrique, filtrée pour séparer les matières grasses, neutralisée par le sous-carbonate de soude, mêlée à du nitre, évaporée à siccité, et projetée, par petites portions, dans un creuset contenant du nitre en fusion. Le résidu salin, dissous dans l'eau, a été traité par l'acide sulfurique, et évaporé de manière à chasser les acides nitreux et nitrique. Le résidu, repris par l'eau dans laquelle il se dissout complétement, fournit une solution qui ne précipite point par l'hydrogène sulfuré, après avoir été traitée par l'acide sulfureux. et qui, placée dans l'appareil de Marsh, ne donne aucune tache, aucun dépôt métallique dans le tube chauffé, aucune trace d'arsenic ou d'antimoine dans la solution de nitrate d'argent.

### IV. — *Examen des intestins.*

» Leur membrane muqueuse est brunâtre. assez ramollie, ne présentant ni perforation ni ulcération. On observe un très-léger développement de follicules isolés et agminés à la fin des intestins grêles.

» Une partie des intestins grêles et des gros intestins a été soumise aux deux séries d'opérations indiquées pour l'estomac, au traitement par le chlore et au traitement par le nitre.

» Nous n'avons obtenu aucun précipité par l'hydrogène sulfuré, aucun indice d'arsenic ou d'antimoine par l'appareil de Marsh.

### V. — *Examen du foie.*

» Une partie de cet organe a été soumise aux deux séries d'expériences indiquées plus haut, au

traitement par le chlore et au traitement par le nitre,
les résultats, comme dans les cas précédents, ont
été entièrement négatifs.

### XI. — Examen de la rate.

» Une partie de cet organe a été soumise aux deux
séries d'expériences indiquées plus haut, au traitement par le chlore et au traitement par le nitre,
les résultats, comme dans les cas précédents, ont
été entièrement négatifs.

### XII. — Examen des reins.

» Un de ces organes a été soumis aux deux séries
d'expériences indiquées plus haut, au traitement
par le chlore et à celui par le nitre; les résultats,
comme dans les cas précédents, ont été entièrement négatifs.

### XIII. — Examen du cœur.

» Sa membrane interne n'offre aucune trace d'inflammation.

» Une partie de cet organe a été soumise aux
deux séries d'opérations indiquées plus haut; les
résultats, comme dans les cas précédents, ont été
entièrement négatifs.

### XIV. — Examen du résidu rougeâtre contenu dans la fiole.

» Ce résidu, retiré, pesait 16 grammes d'une
substance graisseuse et d'une teinte jaunâtre, d'une
odeur fétide, une matière rouge et pulvérulente
adhère au fond du vase.

» Le contenu de la fiole a été traité par un mélange d'alcool et d'éther, dans lequel il s'est dissous incomplétement. Cette solution est à peu près incolore; elle fournit, par l'évaporation, un résidu graisseux, sans saveur particulière, ne se colorant point par l'hydrogène sulfuré et par le sulfure ammonique.

» La matière rouge, insoluble dans l'éther alcoolique, est traitée par l'acide nitrique, dans la vue de détruire un reste de substance organique. Elle devient immédiatement blanche; une petite quantité de soufre nage à la surface de la liqueur et disparaît par l'addition d'acide chlorhydrique. La liqueur précipite abondamment les sels barytiques. Évaporée, elle fournit un résidu blanc pulvérulent qui présente tous les caractères d'un oxyde d'antimoine. Ce dépôt donne au chalumeau une fumée blanche inodore; il se dissout en totalité dans l'eau régale: la solution, évaporée pour chasser le chlore, fournit, par l'hydrogène sulfuré, un précipité rougeâtre soluble dans le sulfure ammonique, dans l'ammoniaque et dans l'acide chlorhydrique. La solution chlorhydrique laisse sur l'étain un dépôt noir métallique.

» Nous annexons au Rapport une partie du précipité rouge produit par l'hydrogène sulfuré.

» Il résulte de ce qui précède que la matière rouge contenue dans la fiole est un composé de soufre et d'antimoine mêlé à des matières organiques altérées par la putréfaction.

### CONCLUSIONS.

» Nous concluons de tous les faits qui précèdent :

» 1°. Que les matières contenues dans le tube digestif de Goeckler, le tissu de l'estomac, des intestins, du foie, de la rate, des reins et du cœur, ne présentent aucune trace d'arsenic ou de toute autre substance vénéneuse ;

» 2°. Que la matière renfermée dans la fiole est un composé de soufre et d'antimoine.

» Fait à Strasbourg, le 30 novembre 1845.

» *Signé :* A. Cailliot, G. Tourdes, Oppermann.

» Nous annexons au présent Rapport sept vases renfermant :

» N⁰ˢ 1 et 1 *bis*, le restant des matières du tube digestif, divisé en deux portions ;

» N⁰ˢ 2 et 2 *bis*, le reste des intestins et de l'estomac, divisé en deux portions ;

» N⁰ˢ 3 et 3 *bis*, le reste du foie, de la rate, des reins, du cœur, divisé en deux portions ;

» N° 4, un tube renfermant le sulfure d'antimoine extrait des matières de la fiole. »

Deuxième Rapport, de MM. Devergie, Chevallier et Ch. Flandin.

« Nous soussignés, Alphonse Devergie, professeur agrégé de la Faculté de Médecine, médecin de l'hôpital Saint-Louis, etc.; Jean-Baptiste Chevallier, professeur à l'École de pharmacie, membre de l'Académie de Médecine, etc., et Charles Flandin, docteur en médecine, membre du Conseil de salubrité. sur l'invitation de M. Lacaille, juge d'instruction près le tribunal de première instance de la Seine, nous sommes rendus à son cabinet, où il nous a été donné connaissance d'une ordonnance de M. Kern, juge d'instruction du tribunal de Strasbourg, en vertu de laquelle nous étions délégués pour procéder à l'analyse chimique des restes du sieur Goeckler. présumé mort des suites d'un empoisonnement.

» Après avoir accepté la mission qui nous était confiée et avoir prêté serment de la remplir en honneur et conscience, il nous a été remis par M. le juge d'instruction Lacaille et par M. le greffier en chef du tribunal:

» 1°. Une caisse scellée et adressée à M. le procureur du roi de la Seine par M. le juge d'instruction de l'arrondissement de Strasbourg :

» 2°. Diverses pièces ou rapports relatifs à l'affaire Goeckler.

» Transportée dans le laboratoire de l'un de nous ( M. Flandin). la caisse, après nouvelle constatation de l'intégrité du sceau. a été ouverte, et l'on en a retiré successivement huit vases. tous scellés du sceau de M. le juge d'instruction de Strasbourg et portant les suscriptions suivantes. répétées dans la commission rogatoire:

» Vase en verre n° 1 : Portion des matières contenues dans le tube digestif:

» Vase en verre n° 2 : Portion des intestins;

» Vase en verre n° 3 : Portion du foie. rate. rein et cœur:

» Vase en terre n° 1 : Moelle épinière et portion du cerveau;

» Vase en terre n° 2 : Poumons et trachée-artère;

» Vase en terre n° 3 : Portion du fémur et de l'humérus, avec la peau et la chair musculaire et une portion des muscles du dos;

» Vase en terre n° 4 : Terre adhérente à la bière

» Le huitième et dernier vase était un flacon renfermant un échantillon de l'alcool employé pour conserver les matières.

» Immédiatement, tous ces vases ont été enfermés dans une pièce attenant au laboratoire, et la clef de cette pièce a été laissée à la responsabilité de l'un de nous.

» Lecture faite des Rapports qui nous avaient été transmis, il nous a paru que tout d'abord nous devions, sur les restes de Goeckler, nous livrer à la recherche de l'arsenic

» En conséquence et en vue de cette recherche, un essai préalable a été fait de tous les réactifs à employer dans nos analyses

## OPÉRATIONS PRÉLIMINAIRES

» *Essai des réactifs.* — Il a été pris trois flacons vides et bien lavés, que l'on a remplis : le premier, d'acide sulfurique ... le ... d'acide azotique ; le ... d'acide chlorhydrique ... préalablement distillés et purifiés avec le plus grand soin

» Dans un quatrième ... on a mis à part du

zinc en disques, et, dans un grand flacon, dix litres d'eau distillée.

» Sur les flacons contenant les acides, on a prélevé :

150 grammes d'acide sulfurique,
100 grammes d'acide azotique,
50 grammes d'acide chlorhydrique,

que l'on a séparément étendus d'eau distillée, et transformés successivement en sels acides de potasse, au moyen du bicarbonate cristallisé de cette base.

» Les dissolutions acides ont été séparées par décantation, les sels solides repris jusqu'à trois fois à chaud par l'eau distillée, et, après refroidissement, les liquides de lavage réunis aux eaux mères.

» Après concentration et décomposition nécessaires, les trois dissolutions ont été introduites successivement dans un appareil de Marsh, préparé selon les indications données par l'Institut, et le dégagement du gaz a été entretenu pendant une demi-heure pour chaque essai.

» Au terme de l'opération, aucun dépôt de nature suspecte ne s'était formé dans le tube condenseur; on n'avait recueilli au jet de la flamme aucune tache sur la porcelaine; la flamme n'avait pris aucune coloration, et, les charbons retirés et le gaz éteint, on n'avait saisi par l'aspiration, à l'extrémité du tube, aucune odeur autre que celle de l'hydrogène pur.

» D'après ces essais, tous les réactifs dont nous avions à faire usage devant être regardés comme dépourvus d'arsenic, ils ont été mis sous clef, et l'on a procédé aux opérations chimiques dans l'ordre suivant :

### ANALYSES CHIMIQUES.

» *Alcool d'échantillon.* — L'alcool d'échantillon, dont la quantité pouvait être évaluée à un quart de litre, a été évaporé en contact avec un gramme de bicarbonate de potasse cristallisé, déjà anciennement éprouvé et reconnu pur.

» Après réduction à sec, on a repris par l'eau, fait chauffer et filtré. Le liquide était limpide, alcalin. On l'a acidifié avec l'acide sulfurique, qui a chassé l'acide carbonique du carbonate de potasse, puis introduit dans un appareil de Marsh monté d'après les indications données par l'Institut. Aucun dépôt ne s'est formé dans le tube à condensation.

» L'échantillon d'alcool était donc complétement dépourvu d'arsenic.

» *Analyse du foie.* — Sur la portion de foie qui nous avait été adressée, il a été pris 250 grammes, que l'on a divisés en petits fragmens, puis carbonisés dans une capsule neuve de porcelaine de Sèvres, avec 83 grammes d'acide sulfurique.

» Conduite lentement d'abord, pour éviter toute projection, l'opération a fourni un charbon sec et friable, qui a été pulvérisé avec soin dans la capsule même, avec un pilon en porcelaine. Ce charbon a été humecté d'eau distillée, arrosé d'acide chloroazotique, desséché de nouveau à l'aide de la chaleur, et enfin repris, à plusieurs fois, par l'eau distillée portée à l'ébullition.

» Le liquide filtré était limpide, d'une transparence parfaite et presque incolore. Concentré sur le feu jusqu'à réduction de 60 centimètres cubes, il a été introduit dans un appareil de Marsh (procédé de l'Institut) préalablement essayé en fonctionnant à blanc depuis plus de vingt minutes.

» A peine le liquide suspect avait été versé dans le flacon de dégagement, qu'une auréole, en partie jaune, en partie rougeâtre, en partie brillante et d'aspect métallique, commença à se former dans le tube condenseur, à 27 millimètres environ de la partie chauffée. Au bout d'un quart d'heure, cette auréole était devenue un anneau dense, long de plus de 30 millimètres, dont la partie antérieure offrait l'aspect miroitant de l'arsenic métallique ; la partie moyenne, l'aspect du sulfure rouge de ce métal, ou réalgar ; et la partie la plus rapprochée des charbons, la coloration de son sulfure jaune, ou orpiment. Après une demi-heure, le dépôt n'augmentant plus, on a retiré le feu et coupé, à la lime, la portion de tube qui renfermait l'anneau suspect, pour le peser dans une balance de précision.

» La tare faite, on a repris et dissous le dépôt suspect avec quelques gouttes d'acide chloroazotique, chauffé au bain-marie et versé le liquide dans une petite capsule en porcelaine.

» Après évaporation au bain de sable, on a obtenu sur le fond de la capsule une série d'auréoles blanches, déliquescentes à l'air (*acide arsénique*).

» On a repris ce dépôt par l'eau, qui l'a dissous

immédiatement à froid, puis on a divisé le liquide
en plusieurs portions inégales.

» La première et la plus forte a été introduite
dans un petit appareil de Marsh (procédé de l'Institut) préalablement essayé ou fonctionnant à blanc
depuis plus de quinze minutes.

» Aussitôt il s'est formé dans le tube condenseur
un anneau d'arsenic métallique bien miroitant, qui
n'a pas moins de 20 millimètres de longueur, et que
nous remettons à M. le juge d'instruction comme
pièce à conviction, sous le n° 1.

» La seconde portion a été employée à recueillir
les *taches d'arsenic*, dont nous transmettons un
échantillon dans une capsule de porcelaine, sous
le n° 2; mais nous devons dire ici que, par suite de
l'interposition d'une goutte d'eau dans le tube de
dégagement, le gaz s'est parfois comme éteint, qu'il
a été impossible d'en soutenir la combustion, et
qu'ainsi la portion destinée à recueillir des taches a
été presque entièrement perdue.

» La troisième portion a servi à obtenir avec l'a-
zotate neutre d'argent, *l'arséniate d'argent rouge-
brique*, que nous joignons également aux pièces de
conviction, sous le n° 3.

» De cette série d'épreuves, il résulte que la portion de foie sur laquelle nous avons opéré contenait de l'arsenic; la perte comparée avec du tube vide
et desséché nous a démontré que cette quantité
était appréciable en poids; car la différence dans
les deux pesées, la balance nous a accusé 2 milligrammes.

» *Analyse des matières contenues dans l'intestin.* — En raison de l'alcool dont ces matières avaient été imprégnées dans le but de les préserver de la putréfaction, nous n'avons pu savoir rigoureusement quelle en était la quantité. Toutefois, après évaporation du liquide, il nous a paru que cette quantité ne pouvait être évaluée à plus de 1 ou 2 grammes.

» Ce résidu a été repris par l'eau bouillante, le liquide filtré, puis soumis à un courant d'acide sulfhydrique. Il s'est formé un précipité abondant, mais dont la couleur n'a rien offert de bien caractéristique.

» Ce précipité a été repris, pour être carbonisé par quelques gouttes d'acide sulfurique, avec le résidu des matières animales que l'eau n'avait point dissoutes ; le charbon a été humecté avec moins de dix gouttes d'acide chloroazotique, desséché de nouveau, puis repris par l'eau, et le liquide introduit dans un appareil de Marsh (procédé de l'Institut) préalablement essayé.

» Au terme de l'opération, on a obtenu un petit anneau jaune miroitant, qui, exposé, dans le tube même, au-dessus d'un flacon de chlore liquide, s'est décoloré rapidement ; au-dessus d'un flacon d'acide sulfhydrique liquide, a repris soudainement sa coloration jaune, qu'une eau légèrement chargée d'ammoniaque a fait disparaître, alors que, par ce lavage, on a fait tomber toute la matière suspecte du tube dans une petite capsule en porcelaine.

» L'ammoniaque évaporée au bain de sable et

avec précaution, il s'est formé au fond de la capsule
une auréole jaune de sulfure d'arsenic (procédé de
M. Devergie).

» Ce sulfure, traité par l'acide chloroazotique, a
donné, après évaporation de l'acide, une auréole
blanche qui, touchée avec l'azotate neutre d'argent,
a pris la coloration rouge-brique bien caractérisée
de l'arséniate de cette base.

» D'après ces réactions, les matières contenues
dans l'intestin ont donné, mais en très-faible proportion, le même corps toxique que le foie, c'est-
à-dire de l'arsenic.

» *Analyse des intestins.* — Après l'évaporation
préalable de l'alcool faite à part, la portion d'intestins renvoyée à notre examen pesait 300 grammes.

» Elle a été carbonisée avec 75 grammes d'acide
sulfurique, selon la méthode déjà suivie. Le charbon, sec et bien friable, a été pulvérisé dans la capsule même, humecté d'eau, puis arrosé d'acide
chloroazotique, desséché de nouveau et enfin repris, à plusieurs fois, par l'eau distillée bouillante.

» Le liquide séparé par le filtre était transparent,
limpide, presque incolore. Il a été introduit dans
un appareil de Marsh (procédé de l'Institut) préalablement essayé, et, au bout de quelques instants, a
amené dans le tube condenseur, à 27 millimètres environ du foyer de chaleur, un petit dépôt de couleur
jaune rappelant à l'aspect le sulfure d'arsenic.

» Sur ce dépôt on a obtenu les réactions suivantes :

» 1°. Il a été dissous et décoloré par le chlore ;

» 2°. Il a été ramené à sa couleur première par l'acide sulfhydrique (ces deux réactions ont été opérées dans le tube même, par la méthode indiquée précédemment) ;

» 3°. Le précipité jaune a été dissous par l'eau ammoniacale sans coloration de la liqueur ;

» 4°. L'eau ammoniacale évaporée à feu doux, sur un bain de sable, la coloration jaune a reparu, ainsi que le montre la capsule de porcelaine inscrite sous le n° 4 ;

» 5°. Un second lavage du tube avec l'eau ammoniacale nous a permis de reproduire la même réaction, de reprendre le sulfure jaune d'arsenic par l'acide chloroazotique, et, sur le résidu blanc de l'évaporation, d'obtenir avec l'azotate neutre d'argent la coloration rouge-brique de l'arséniate de cette base.

» En conclusion, la portion d'intestins renvoyée à notre examen contenait aussi de l'arsenic.

» *Analyse des poumons.* — Les poumons nous avaient été envoyés intégralement. Nous en avons extrait un seul du vase qui les contenait, et, après en avoir déterminé le poids qui s'élevait à 475 grammes, nous l'avons traité selon la méthode indiquée, avec 120 grammes d'acide sulfurique. Le charbon, sec et friable, a été broyé avec soin, puis repris simplement, mais à diverses fois, par l'eau distillée bouillante.

» Le liquide filtré a été concentré, puis introduit dans un appareil de Marsh (procédé de l'Institut) préalablement essayé.

» Il a donné dans le tube condenseur un dépôt

mince, mais très-appréciable, et semblable, pour
l'aspect, au sulfure d'arsenic.

« Le charbon humide ayant été repris par l'acide
chloroazotique, desséché, puis lavé, le nouveau
liquide, convenablement concentré, a amené dans
le même tube condenseur un second anneau qui,
ajouté au précédent, l'a rendu plus apparent.

« Ce double anneau, traité comme il a été dit
ci-dessus, a pu subir les transformations suivantes :

« 1° Au contact du chlore, il s'est dissous et décoloré ;

« 2°. Par l'acide sulfhydrique, il a repris sa
teinte jaune et est devenu un précipité solide ;

« 3°. Lavé avec de l'eau légèrement ammoniacale,
le précipité s'est dissous sans coloration de la liqueur ;

« 4°. Une partie du liquide, après évaporation,
a fourni un résidu jaune, conservé, sous le n° 5,
parmi les pièces à conviction ;

« 5°. Une autre portion a fourni par évaporation le même résidu jaune qui, repris et dissous
par l'acide chloroazotique, a formé, après évaporation de l'acide, un dépôt blanc déliquescent à l'air ;

« 6°. Enfin, ce dépôt blanc a donné un précipité
rouge-brique d'arséniate d'argent lorsqu'on l'a touché avec l'azotate neutre de cette base.

« Ces réactions ne nous ont laissé aucun doute
sur la présence de l'arsenic dans les poumons envoyés à notre examen.

« Des terres prises au contact de la bière du sieur
Goeckler nous avaient été adressées par M. le
juge d'instruction. Pour répondre à la commission

rogatoire , nous en avons analysé un kilogramme
d'après le procédé suivant :

» Les terres, préalablement tamisées, ont été ar-
rosées d'eau alcaline ( 25 grammes de potasse à l'alcool dissous dans un litre environ d'eau distillée), et
abandonnées à cette macération pendant 40 heures.

» Au bout de ce temps , on a fait bouillir , desséché, puis repris le mélange par divers lavages à
l'eau distillée portée à 100 degrés. On a filtré, évaporé le liquide alcalin à sec, et traité le résidu noir
par l'acide sulfurique, de manière à obtenir, après
évaporation, un charbon qui, lavé par l'eau, donnât
un liquide acide.

» Ce liquide blanc, transparent, introduit dans
un appareil de Marsh monté comme les précédents
et précédemment essayé, a fourni un anneau d'arsenic miroitant que nous avons cru devoir joindre
aux pièces, sous le n° 6.

» Après ce traitement par la potasse, on a repris
les terres humides par l'acide azotique auquel, après
un certain temps d'évaporation sur le feu, on a
ajouté quelques grammes d'acide chlorhydrique,
desséché de nouveau jusqu'à consistance de bouillie
épaisse, repris enfin par l'eau et filtré.

» Le liquide évaporé a laissé un résidu blanc qui
a été traité par l'acide sulfurique, en quantité suffisante pour décomposer les azotates ou chlorhydrates,
et donner par l'eau un liquide acide qui, cette fois,
au lieu d'être introduit dans un appareil de Marsh,
a été traité directement par l'acide sulfhydrique.

» Ce liquide a donné encore de l'arsenic.

46.

» D'où il suit que les terres renvoyées à notre examen contenaient de l'arsenic.

» *Contre-épreuve à blanc.* — Une dernière opération a été faite à blanc dans les conditions mêmes de celle qui avait été exécutée sur le foie.

» On s'est procuré 250 grammes de foie de bœuf qu'on a divisés en fragments, puis carbonisés avec 83 grammes d'acide sulfurique.

» Le charbon, sec et friable, a été pulvérisé, humecté d'eau, arrosé d'acide chloroazotique, desséché de nouveau, puis repris à diverses fois par l'eau.

» Le liquide filtré, concentré par évaporation, a été introduit dans un appareil de Marsh disposé comme les précédents, et le dégagement de gaz entretenu pendant trois quarts d'heure.

» Au bout de ce temps, il ne s'était pas formé de dépôt arsenical dans le tube condenseur.

CONCLUSIONS.

» De l'ensemble de nos opérations nous concluons :

» 1°. Que la portion de foie du sieur Goeckler, renvoyée à notre examen, renfermait une proportion d'arsenic notable, et que nous avons pu apprécier à la balance ;

» 2°. Que les matières indiquées sous ce titre : *Matières contenues dans les intestins dudit Goeckler,* en renfermaient également, mais en proportion excessivement faible ;

» 3°. Qu'il existait de l'arsenic dans la portion d'intestins sur laquelle ont porté nos analyses ;

» 4°. Qu'il en était de même encore à l'égard des poumons ;

» 5°. Enfin, que les terres prises près du cercueil dudit Goeckler en recélaient des quantités qu'il eût été facile d'apprécier par la balance.

» Fait à Paris, le 14 février 1846.

» *Signé :* DEVERGIE, CHEVALLIER, CH. FLANDIN.

» Nous renvoyons à M. le juge d'instruction de Strasbourg, par l'intermédiaire de son collègue près le tribunal de première instance de la Seine :

» 1°. Les matières non employées dans nos opérations ;

» 2°. Un échantillon de tous les réactifs qui ont servi à nos analyses, savoir :

» Un flacon contenant de l'acide sulfurique ;

» Un flacon contenant de l'acide chloroazotique ;

» Un flacon contenant de l'eau distillée ;

» Un paquet contenant du zinc ;

» 3°. Dans une caisse séparée et qui ne devra pas être placée dans la première, les pièces à conviction ici rappelées :

» N° 1. Un tube contenant de l'arsenic métallique provenant du foie du sieur Goeckler ;

» N° 2. Une capsule de taches d'arsenic provenant du même foie ;

» N° 3. Un tube renfermant de l'arséniate d'argent provenant encore du même foie ;

» N° 4. Une capsule contenant du sulfure d'arsenic provenant des intestins ;

» N° 5. Une capsule renfermant du sulfure d'arsenic provenant des poumons ;

» N° 6. Un tube contenant de l'arsenic provenant des terres. »

Troisième Rapport de MM. A. Cailliot, G. Toardes, Oppermann, Devergie, Chevallier, Ch. Flandin.

« Le 26 juin 1846, en vertu d'une ordonnance de M. le président de la cour d'assises du Bas-Rhin, nous nous sommes réunis au laboratoire de la Faculté de Médecine de Strasbourg, à l'effet de procéder à une contre-expertise tendant à vérifier les résultats de l'analyse chimique obtenus à Paris par MM. Chevallier, Devergie et Flandin, sur les organes retirés du corps du sieur Goeckler.

» Serment préalablement prêté, nous avons exécuté toutes les opérations qu'on avait faites à Paris.

» Deux de ces opérations ont été pratiquées par MM. les experts de Paris; les trois autres par MM. les experts de Strasbourg. Toutefois, dans les unes comme dans les autres, le même procédé a été suivi, savoir : le traitement par l'acide sulfurique, l'emploi de l'appareil de Marsh, ainsi qu'il avait été fait dans l'expertise de MM. Chevallier, Devergie et Flandin.

» 1°. *Foie de veau.* — La première opération, faite sur 250 grammes de foie de veau, a donné un résultat négatif.

» 2°. *Foie du sieur Goeckler.* — La seconde ayant trait au foie du sieur Goeckler, et dont on avait pris aussi 250 grammes, a fourni un anneau jaune-rougeâtre de sulfure d'arsenic, ce dont on s'est assuré en soumettant cet anneau à toutes les réactions propres à en déterminer la nature, telles que sa disparition par le chlore et sa reproduction par l'acide sulfhydrique; la dissolution du sulfure reproduite par l'eau faiblement ammoniacale; l'évaporation de cette solution et la réapparition du sulfure jaune d'arsenic. Ultérieurement, le traitement de ce sulfure jaune par l'acide chloroazotique a donné, après évaporation de l'acide, des zones blanches d'acide arsénique qui, dissous par l'eau distillée et traité par l'azotate d'argent neutre, nous a fourni un précipité rouge-brique d'arséniate d'argent.

» La plus grande partie restant de la liqueur arsénique qui avait donné la réaction de l'azotate d'argent, a été introduite dans un appareil de Marsh. Elle a donné un anneau d'arsenic métallique, que nous remettons comme pièce à conviction.

» 3°. *Matières contenues dans les intestins.* — La troisième opération a porté sur le reste des matières (du poids de 1 gramme environ) contenues dans les intestins du sieur Goeckler. Exécutée comme il a été dit ci-dessus, cette opération a donné pour résultat un faible anneau de sulfure d'arsenic.

» 4°. *Intestins.* — La quatrième épreuve avait trait aux parois des intestins : 280 grammes ont fourni un double anneau dans un tube que nous déposons comme pièce à conviction.

» L'un de ces anneaux est un mélange de sulfure rouge et de sulfure jaune d'arsenic; l'autre anneau est de l'arsenic métallique, avec la couleur gris d'acier.

» 5°. *Poumons.* — La cinquième opération a

été faite sur la portion de poumons qui avait été conservée, et qui pesait 485 grammes. Elle a donné un anneau de sulfure jaune d'arsenic.

» De ces opérations, il résulte la confirmation pleine et entière des expériences faites à Paris, et constatant la présence de l'arsenic dans les organes du sieur Goeckler.

» *Signé :* CH. FLANDIN, A. CHEVALLIER, OPPERMANN, A. CAILLIOT, DEVERGIE, G. TOURDES (1). »

III. — *Questions générales devant le jury : arsenic normal ou accidentel ; arsenic d'imbibition ou introduit dans le cadavre après la mort ; arsenic cause réelle de la mort.*

De l'arsenic a été trouvé dans les organes ou dans les restes d'un corps : la question qui s'élève est de savoir de quelle source provient ce poison. N'est-ce pas de l'arsenic normal ou accidentel ? n'est-ce pas de l'arsenic introduit ou arrivé par imbibition dans le cadavre depuis la mort ? la mort a-t-elle été réellement l'effet du poison absorbé ? Je vais traiter successivement chacune de ces questions.

*Arsenic normal.* — Pour répondre à la première, je n'ai qu'à reprendre, dans ses diverses péripéties, l'histoire de la découverte de l'arsenic normal. La

(1) J'ai reproduit un certain nombre de Rapports judiciaires, parce que, dans chacun d'eux, se trouvent traitées des questions spéciales, et que ces exemples pratiques montrent mieux que tous les préceptes la marche à suivre dans les expertises toxico-légales

voici fidèlement ; on a coutume de la demander à
l'expert en séance de cour d'assises :

« En 1837, peu de temps après l'introduction en
France de l'appareil de Marsh, un chimiste distingué, M. Couerbe, eut l'idée, fondée sans doute sur
des expériences comme sur des données théoriques,
qu'il existait de l'arsenic dans le corps de l'homme,
spécialement dans les os. Les phosphates et les arséniates de chaux sont isomorphes, s'était dit théo-
riquement M. Couerbe; partout, dans la nature minérale, où l'on trouve des phosphates, on rencontre
en petites proportions des arséniates : n'en serait-il
pas dans la nature animée comme dans la nature
inerte ? Et l'expérience semblait avoir parlé comme
la théorie.

» Livré à ces spéculations, M. Couerbe fit part
de ses doutes, sinon déjà d'une découverte certaine,
à plusieurs physiologistes et chimistes, à MM. Bérard, Barruel, Fontan, Orfila et d'autres.

» En 1838, le 30 octobre, M. Orfila déposa à l'A-
cadémie de Médecine un paquet cacheté, qu'on a su
plus tard contenir ce qui suit :

« M. Couerbe nous a communiqué, à MM. Ollivier (d'Angers), Lesueur et moi, les résultats de
recherches qu'il a faites sur l'arsenic, et qui semblent établir que pendant la *putréfaction* des cadavres
humains, il se développe une certaine quantité de
ce métal, que l'on peut extraire facilement par des
moyens chimiques. M. Couerbe, n'ayant pas l'habitude des expériences toxicologiques, et n'étant
pas d'ailleurs convenablement placé pour continuer

ces expériences, m'a prié de me joindre à lui, pour vérifier un fait qui, par son importance, me paraît devoir fixer toute l'attention des savants. Dès le mois de juillet dernier, M. Couerbe avait fait la même communication à MM. Barruel, Bérard et Fontan. Comment l'arsenic se développe-t-il *pendant la putréfaction?* les matières animales le prendraient-elles à la terre? proviendrait-il des arséniates qui accompagnent souvent les phosphates, et qui se réduiraient par suite de l'action des matières organiques? serait-il enfin le résultat d'une transformation? Telles sont les questions qu'il s'agira d'aborder (1). »

En 1839, le 15 janvier, M. Orfila avait renouvelé son dépôt, dans les termes suivants :

« Après avoir fait bouillir pendant six heures un cadavre humain coupé par morceaux avec de l'eau distillée et de la potasse à l'alcool, je me suis assuré que le *décoctum* ne contenait aucune préparation arsenicale.

» La chair musculaire ainsi épuisée par l'eau, traitée avec les os par l'eau régale bouillante pendant une heure et demie, a fourni un *solutum* dans lequel *il y a de l'arsenic,* sous un état qu'il m'est impossible d'indiquer encore. Ce métal se trouve-t-il dans les chairs ou dans les os? Je présume que c'est dans ces derniers (2). »

Le 24 septembre 1839, M. Orfila lut à l'Acadé-

---

(1) *Mémoires de l'Académie royale de Médecine,* t. VIII, p. 464.
(2) *Mémoires de l'Académie royale de Médecine,* t. VIII, p. 466.

mie de Médecine un Mémoire de 24 pages in-4°, imprimé dans le Recueil de l'honorable compagnie (t. VIII, p. 464 et suiv.), dans lequel il concluait définitivement, et d'une manière absolue, à l'existence normale de l'arsenic dans le corps de l'homme, spécialement dans les os. Les os des animaux, tels que ceux du bœuf, du mouton, du cheval et de l'âne, n'en étaient pas plus exempts que ceux de l'homme. M. Orfila avait fini même par découvrir le fatal poison jusque dans le bouillon de bœuf, celui-là même qu'on sert sur nos tables (*voyez Mémoires de l'Académie royale de Médecine*, t. VIII, p. 483).

On s'étonne presque aujourd'hui qu'un tel résultat n'ait point inspiré des doutes; mais il était annoncé par M. Orfila, comment n'y pas croire? M. Devergie, quant à lui, le ratifia par ses propres expériences; de même, du reste, que M. Orfila ratifia l'exactitude des recherches de M. Devergie, relatives au cuivre et au plomb *constitutionnels*. Passez-moi l'arsenic normal, je vous passerai le cuivre et le plomb constitutionnels.

M. Orfila, dans son long Mémoire sur l'arsenic naturel ou normal, avait à peine prononcé le nom de M. Couerbe; celui-ci réclama avec vivacité, près de l'Académie des Sciences, son droit de priorité à la découverte que s'était attribuée M. Orfila. Une polémique s'engagea, et M. Orfila, pour bien fixer les droits de chacun, finit par écrire et faire écrire cette phrase remarquable à plus d'un titre :

« Il est reconnu aujourd'hui par (*mes*) *ses expé-*

riences qu'il existe naturellement dans le corps de l'homme une infiniment petite quantité d'arsenic. On sait, en effet, que si M. Couerbe a annoncé le premier qu'il lui *semblait qu'il se développe de l'arsenic pendant la putréfaction*, il n'a jamais rien publié, avant M. Orfila, qui pût faire croire à l'existence de l'arsenic *dans les corps non putréfiés* (1). »

Des années s'écoulèrent, et, loin de rencontrer des contradicteurs, M. Orfila ne compta que des adhérents zélés, adhérents qui allèrent plus loin que le maître; car ils finirent par trouver de l'arsenic jusque dans le sang (Mémoire sur la présence de l'arsenic dans le sang, etc., *Revue scientifique du docteur Quesneville*, novembre 1840, p. 220).

Cependant, en décembre 1841, M. Danger et moi portâmes devant l'Académie des Sciences un travail d'où nous tirions la double conclusion :

« 1°. Qu'il n'existe point d'arsenic dans le corps humain à l'état normal;

» 2°. Que dans l'acte de la carbonisation des matières animales, il se forme généralement un produit sublimable, soluble dans l'eau, composé en grande partie de sulfite et de phosphite d'ammoniaque unis à une matière animale, produit susceptible de fournir, avec l'appareil de Marsh, des taches présentant, jusqu'à un certain point, les caractères

(1) *Réponse aux écrits de M. Raspail sur l'affaire de Tulle*, par MM. Orfila, Bussy et Ollivier (d'Angers). Décembre 1840, brochure in-8°, p. 13.

physiques, et donnant la plupart des réactions chimiques de l'arsenic (1). »

Le 14 juin de l'année suivante, une Commission composée de MM. Thénard, Dumas, Boussingault et Regnault fit, devant l'Académie, un Rapport fort développé, dans lequel elle concluait également qu'il n'existait point d'arsenic normal dans le corps humain. Dans l'intérêt de la question, il faut relever ici un passage de ce Rapport, que M. Orfila ne comprit point, ou feignit de ne pas comprendre :

« Les expériences dont nous avons à vous parler ont été faites devant vos commissaires par M. Orfila, dans le but de démontrer la présence de l'arsenic dans les os de l'homme à l'état normal.

» *Quatorzième expérience.*—Des os humains ont été calcinés sur une grille au-dessus du charbon, jusqu'à ce qu'ils aient pris une teinte grise : ils ont ensuite été pulvérisés et mis à digérer pendant trois jours avec de l'acide sulfurique concentré. On a étendu d'eau et séparé le sulfate de chaux par filtration. La liqueur, introduite dans l'appareil de Marsh, n'a pas donné la moindre apparence de taches arsenicales.

» *Quinzième expérience.*—Des os plus fortement calcinés, puis traités de la même manière, n'ont donné aucune tache dans l'appareil de Marsh.

» *Seizième expérience.* — Une nouvelle quantité d'os a été carbonisée dans une cornue de terre, qui a été poussée, à la fin de l'opération, jusqu'au rouge :

---

(1) *De l'Arsenic*, etc., par MM. Danger et Flandin. 1841, p. 33.

elle n'a pas donné non plus de taches arsenicales, après un traitement semblable à celui des deux expériences précédentes.

» Le résultat négatif obtenu dans trois expériences par M. Orfila lui-même ne nous permettait cependant pas de conclure à l'absence de l'arsenic dans les os de l'homme. On sait, en effet, que les acides arsénieux et arsénique sont facilement décomposés à la chaleur rouge par le charbon, même lorsque ces acides sont en combinaison avec une base forte, comme la chaux : *il était, par conséquent, très-peu probable que l'arsenic, s'il existait réellement dans les os, ne se fût pas dégagé pendant la carbonisation. Mais ces expériences étaient très-importantes à nos yeux, parce qu'elles étaient faites exactement par le même procédé que celles d'après lesquelles on avait conclu à la présence de l'arsenic dans les os* (1). »

---

(1) *Comptes rendus de l'Académie des Sciences*, t. XII, p. 1095.

Pour qui aurait besoin qu'on lui expliquât le langage scientifique d'une Commission académique, ces paroles du Rapport équivalent à celles-ci : Par le procédé dont M. Orfila se servait pour rechercher l'arsenic dans les os, on n'aurait pas pu le découvrir, quand même il y aurait existé : car, par la calcination à feu nu au contact d'une matière charbonnée (la gélatine des os), on opère le départ ou la volatilisation de l'arsenic, à quelque base qu'il soit uni, fait ignoré de M. Orfila, qui supposait que l'arséniate de chaux était un composé fixe, même en présence du charbon et à la température rouge. Le *très-peu probable* de MM. les commissaires était pour eux la certitude ; ils avaient répété les expériences de M. Orfila en ajoutant de l'arséniate de chaux aux os, et, en opérant comme le faisait M. le doyen, ils avaient perdu complétement leur métal. Les expériences de M. Orfila, répétées devant la Commission, prouvaient donc ceci : c'est que l'arsenic que ce toxicologiste avait

Achevons. Sur la question de l'arsenic normal, le schisme même de M. Orfila ne devait ou ne pouvait pas durer.

Un mois après la publication du Rapport de l'Académie des Sciences, la même question se trouvait portée devant l'Académie de Médecine. Là, que fit M. Orfila? Il évoqua un troisième paquet cacheté, déposé par lui en octobre 1840, et dans lequel il disait: « Depuis un mois, je ne trouve plus d'arsenic dans les os : à quoi cela tient-il ? je le cherche (1). »

En rapprochant les dates, M. Orfila trouva le moyen de soutenir qu'il avait répudié l'arsenic normal avant nous, et surtout avant la Commission de l'Académie des Sciences. Ces nouveaux titres de priorité souriaient alors davantage à M. Orfila que ceux qu'il avait voulu conquérir sur M. Couerbe. De ce moment, en effet, M. Orfila déclara que la découverte de l'arsenic normal appartenait tout entière à M. Couerbe.

Mais qu'importe ceci, et qu'importe encore que, postérieurement à son troisième paquet cacheté, au mois de décembre 1840, la veille du jour où la cour de cassation allait prononcer sur le pourvoi de madame Lafarge, M. Orfila ait écrit dans la *Gazette des*

---

cru naguère retirer des os n'était pas de l'arsenic ; car, les os en eussent-ils contenu, il n'eût pas pu le recueillir par un procédé absolument défectueux. *« Ces expériences étaient très-importantes à nos veux, parce qu'elles étaient faites exactement par le même procédé que celles d'après lesquelles on avait conclu à la présence de l'arsenic dans les os, » Intelligite et erudimini.*

(1) On n'a pas encore publié cette troisième édition des paquets cachetés de M. le doyen

*Tribunaux*, « que l'arsenic trouvé dans les restes de Lafarge, il l'avait démontré, n'était pas celui qui, en petite quantité, fait naturellement partie de nos organes: » paroles que lui rappela bien cruellement un de ses honorables confrères de l'Académie? la conclusion de ces tristes débats d'amour-propre n'est-elle pas pour tout le monde aujourd'hui, *qu'il n'existe pas d'arsenic à l'état normal dans le corps humain*, pas plus dans les os que dans les chairs, pas plus dans les chairs que dans les viscères intérieurs? Or, c'est là l'essentiel, et dans l'intérêt de la science, et dans celui de la justice criminelle.

*Arsenic accidentel.* — Mais, dira-t-on, et c'est la défense qui s'emparera de cette objection, s'il n'existe pas d'arsenic à l'état normal dans le corps de l'homme, il peut, dans telles circonstances qu'on ne saurait ni prévoir ni apprécier, s'y en rencontrer *accidentellement*.

Après avoir renoncé aux poisons dits *normaux* ou *naturellement contenus dans le corps de l'homme*, on s'est beaucoup rejeté sur les poisons dits *accidentels*. Nous retrouverons plus loin le cuivre et le plomb faisant *naturellement* ou *accidentellement* partie de nos organes : voici, sur l'arsenic prétendu accidentel, des expériences que je livre à l'appréciation impartiale des esprits non prévenus sur ces questions déjà trop débattues.

M. Danger et moi avons fait prendre à des chiens des doses graduellement croissantes d'acide arsénieux en poudre, mêlé à leurs aliments. En commençant par des milligrammes, nous sommes arri-

vés, dans un intervalle de neuf mois, à leur faire
prendre jusqu'à la dose énorme de 1 gramme d'acide
arsénieux par vingt-quatre heures, sans altérer en
rien leur appétit et leur santé. Durant ce temps, nous
avons, à différentes reprises, analysé leurs urines,
sans y rencontrer de traces appréciables d'arsenic.

Nous avons fait plus. Trois jours après la dernière
dose d'acide arsénieux donnée aux animaux, nous
les avons sacrifiés, puis avons analysé successivement leurs organes. Le résultat de ces analyses a été
communiqué à l'Académie des Sciences. Nous n'a-
vons trouvé d'arsenic ni dans les viscères, ni dans
les chairs, ni dans les os d'aucun des animaux soumis à ce périlleux régime. Nous avons conclu de ces
expériences ( avons-nous été trop hardis dans ces
conclusions ? ) qu'il ne peut pas plus exister d'arsenic *accidentel* que d'arsenic *normal* dans nos organes. D'une part, avons-nous dit, l'arsenic ne se
normalise pas; de l'autre, il n'en peut pénétrer par
l'absorption des quantités appréciables dans nos organes, sans que cette absorption ne se manifeste par
des symptômes morbides. Qu'on se rappelle ce que
j'ai dit plus haut sur la proportion des doses médicales d'arsenic, qui, d'après les expériences de
Fowler, produisent sur l'homme des *effets physiologiques :* cette proportion est excessivement faible.

Dans l'affaire de Tulle, on se demanda si Lafarge,
qui était maître de forges, n'avait pas pu s'empoisonner, absorber de l'arsenic, au milieu des ateliers
où se faisait la fonte des minerais de fer, minerais
qui si souvent ( M. Walchner vient de dire toujours)

contiennent des composés arséniés. Mais il y avait
un mois que Lafarge n'avait visité ses forges lorsqu'il tomba malade. Ce seul rapprochement devait
faire tomber l'objection. Ce n'est pas un mois après
qu'on aurait absorbé de l'arsenic, que les effets de
l'absorption se déclareraient; ces effets seraient
prompts, rapides. On a vu, par les observations
que j'ai rapportées et discutées, que le plus long
terme de l'explosion des symptômes d'un empoisonnement aigu par l'arsenic était de dix à douze heures.

D'un autre côté, combien de temps faut-il pour
que de l'arsenic qui a été absorbé, et qui ne tue pas,
puisse être éliminé ou expulsé de l'organisme? Je ne
veux pas fixer ce terme avec trop de rigueur; mais
il résulte aussi des expériences qui nous sont propres, à M. Danger et à moi, et de diverses observations recueillies sur l'homme, que dans le cours de
la première à la seconde semaine, cette élimination
est complétement effectuée. Toutefois, on le devine,
tout, ici, est subordonné à des conditions d'idiosyncrasie qu'il n'est pas toujours facile d'apprécier. Pour
les chiens jeunes et vigoureux qui résistent à un empoisonnement, l'élimination est complète du sixième
au dixième jour; il faut reculer ce terme pour les
moutons, qui, d'après nos expériences, mettent trente
jours et plus à se débarrasser de tout le poison
qu'ils ont ingéré. On ne s'étonnera pas de ces différences, si l'on sait, d'une part, que le tube digestif
du chien n'a que 4 mètres environ de longueur,
tandis que celui du mouton excède 20 mètres; de
l'autre, que la digestion et la nutrition sont très-

rapides pour les carnivores, tandis qu'elles s'effec-
tuent beaucoup plus lentement chez les herbivores.
Un mouton de haute taille, auquel j'avais fait prendre
32 grammes ou une once d'acide arsénieux en deux
jours, a donné de l'arsenic dans ses fécès jusqu'au
dix-neuvième jour, et dans ses urines jusqu'au
trente-troisième. Le trente-septième jour, le mouton
a été tué, et, après qu'on se fut assuré que ses organes, que son foie spécialement ne contenait pas le
moindre atome de poison, il fut dépecé et consommé
sans risques par diverses personnes qui en firent leur
nourriture habituelle pendant dix jours.

Lors du procès Lacoste, la question de l'élimination du poison ayant fait l'objet d'un débat, tous
les médecins présents tombèrent d'accord que, chez
l'homme, l'élimination de l'arsenic devait être complète vers le quatorzième jour. En allant jusqu'à
ce terme, je crois être assuré qu'on étend les éventualités jusqu'aux limites mêmes de l'exception. Des
recherches très-multipliées et très-précises ont été
faites sur l'incubation de la peste. En moyenne, on
a trouvé de cinq à huit jours ; il n'est qu'un très-
petit nombre de cas où cette période a pu être reculée
jusqu'au onzième jour, ou au delà. N'est-ce pas le cas
de répéter l'axiome : L'exception fait la règle?

*Arsenic d'imbibition ou introduit dans le cadavre
après la mort.* — Les défenseurs, il ne faut pas leur
en faire un reproche, et ils usent de leur droit, les
défenseurs, dis-je, ne s'épargnent quelquefois aucune supposition pour expliquer, dans les restes
du cadavre, la présence de petites quantités d'arsenic

trouvées par des experts. Cet arsenic, disent-ils, cet arsenic, qu'on ne présente qu'en atomes, peut avoir été introduit dans le cadavre après la mort, et cela par mille causes diverses : par une main intéressée à faire croire au crime; par un contact suspect, sans parler ici d'une transmission par le sol, si le cadavre a été inhumé avant qu'on ait procédé aux analyses chimiques.

Par quelque voie que l'empoisonnement ait été opéré, j'ai montré que l'arsenic se localise dans certains organes, à l'exclusion de certains autres, qu'on le trouve plus spécialement dans le foie, puis, en proportions de moins en moins fortes, dans la rate, les poumons et les reins. Dans un empoisonnement posthume (qu'on me passe l'expression), cette inégale répartition du poison se rencontrera-t-elle jamais? Supposez la simulation d'un empoisonnement par l'introduction de l'arsenic dans le tube digestif, ou appliqué sur telle ou telle partie d'un cadavre : dans le premier cas, le poison ne se rencontrera vraisemblablement que dans le tube digestif; dans le second, on ne le saisira que sur le point même où il aura été déposé ou introduit : et pour qu'on eût pu le faire pénétrer dans le foie, il aurait fallu déchirer, perforer cet organe. Admettez une imbibition : elle se sera faite de proche en proche, et n'aura point imité les effets de l'absorption proprement dite ou de l'absorption vitale. Très-vraisemblablement en outre, dans un crime posthume, une main aveugle et criminelle aura injecté ou déposé l'arsenic en forte propor-

tion, et alors où seront les lésions locales ou de
contact, où seront les symptômes si caractéristiques
de l'empoisonnement par une matière minérale ?
Tout manquera, pour ainsi dire, sans qu'il soit
besoin de rappeler que, les premières, les investigations de la justice, auront pu faire remonter à
l'origine d'un forfait si odieux et si difficile à accomplir, qu'il n'y en a pas d'exemple dans les annales
judiciaires. Le fait de ce genre qu'on avait cru avoir
à emprunter aux tribunaux de Copenhague s'est
trouvé apocryphe, quand on est remonté jusqu'aux
sources officielles.

L'arsenic trouvé dans un cadavre peut-il provenir
d'un simple contact de matières empoisonnées, du
contact, par exemple, d'une terre de cimetière qui
contient ce poison à l'état de composé soluble ou
insoluble ? J'ai traité ailleurs cette question ( p. 428 );
mais, ici encore, de quel secours ne sera pas à la
justice et à l'expert le fait de la localisation ou de
l'inégale répartition de l'arsenic dans les parties
diverses d'un cadavre ? Dans l'empoisonnement par
le tube digestif, la peau ne contient pas ou ne contient qu'infiniment peu d'arsenic. Elle serait la
première et la plus fortement infectée, dans le cas
d'une imbibition dont le point de départ serait soit
dans les terres d'un cimetière, soit dans les eaux
au sein desquelles se serait décomposé le cadavre.
En pareil cas, le poison serait arrivé de proche en
proche, de l'extérieur à l'intérieur; dans un cas
d'empoisonnement véritable, la source du corps
toxique est plutôt à l'intérieur, d'où elle irradie

inégalement vers l'extérieur. Et les symptômes, et
les lésions pathologiques ne concourront-elles pas,
encore ici, à éclaircir une question controversée !

Les avocats seront mieux inspirés, scientifiquement parlant, lorsque, rapportant l'empoisonnement
à des causes accidentelles, ils parviendront à établir
que la présence du poison dans le cadavre se rattache,
soit à une absorption accidentelle par les voies respi-
ratoires (bougies arsenicales, ateliers de mines, etc.),
soit à l'usage fait, dans les derniers temps de la
vie, d'aliments ou de médicaments contenant ou
pouvant contenir de petites quantités d'arsenic
(moutons traités par l'arsenic, préparations arsenicales employées surtout dans le traitement de quelques maladies de la peau, etc). C'est à ce dernier
moyen de défense, on s'en souvient, qu'eut recours
l'avocat de madame Lacoste, dans le procès d'Auch.
Ce moyen sauva les deux accusés.

Je ne puis trop en prévenir, ce sont là des questions de fait plutôt que des questions de science.
Dans un pareil débat, que les magistrats s'en ré-
fèrent aux témoins et n'interrogent pas les experts.
Je le disais devant la cour d'assises d'Auch, et j'a-
joutais, en termes significatifs, que ces moyens de
défense étaient de toutes les causes d'empoisonnement; que, comme hypothèses, ils seraient toujours le dernier refuge des accusés, ou de leurs défenseurs. Avis donc aux magistrats, et qu'on ne
demande à la science que ce qui est de son domaine.

*Arsenic cause réelle de la mort.* — La question
dernière à traiter et à décider par l'expert devant la

justice, est de savoir si, dans une espèce donnée,
la mort a été l'effet d'un empoisonnement.

Trois ordres de faits sont à prendre en considération pour résoudre ce problème:

1°. L'histoire ou les symptômes de la maladie;

2°. Les altérations pathologiques relatées, par
suite de l'examen ou de l'ouverture du corps;

3°. Les résultats obtenus par l'analyse chimique.

En interrogeant, en entendant le médecin ou les
personnes qui ont assisté le patient dans sa dernière
maladie, l'expert, d'après le mode d'invasion, la
marche, la durée des symptômes, appréciera à quelle
affection ils se rapportent; s'ils sont, ou non, les
effets d'un empoisonnement par l'arsenic; il portera,
en un mot, un diagnostic médical.

En second lieu, si l'ouverture du corps a été
faite, il faut en rapprocher les résultats bien observés des effets ou symptômes de la maladie, et montrer: d'une part, ou que les altérations pathologiques
coïncident avec celles qui sont produites par l'arsenic; ou que, nulles, elles laissent à penser que la
mort a été l'effet d'une absorption toxique, sans
complication de lésions matérielles, ce qui, ainsi
que je l'ai dit, est peut-être le cas le plus fréquent
dans l'empoisonnement par l'arsenic.

En troisième lieu enfin, l'analyse chimique ayant
fait découvrir le poison, et cela dans les conditions
qui sont celles de l'empoisonnement ordinaire, il
n'est qu'un rapprochement logique à faire: montrer
le rapport de l'effet à la cause, la coïncidence qui
existe entre le poison retrouvé dans le cadavre et

les effets physiologiques et pathologiques observés,
et de cette double et saine appréciation, tirer des
conclusions sûres : savoir que, dans telles circonstances déterminées, la mort ne peut être que l'effet
d'un empoisonnement par l'arsenic.

Mais dans la bouche de l'expert ou du médecin,
qu'on ne s'y trompe pas, le mot empoisonnement
n'implique que l'idée de maladie, d'une maladie qui
peut avoir été l'effet d'un accident ou d'un suicide.
A cette déclaration toute scientifique ne se rattache
et ne doit se rattacher jamais l'idée de crime. Cette
idée, si elle est jointe à la cause, c'est au juré, au
juré seul, qu'il appartient de le déclarer; car c'est à
lui, et ce n'est qu'à lui, ou aux magistrats, que la
loi a commis ce douloureux et redoutable devoir.

# TABLE DES MATIÈRES.

## TOME PREMIER.

# DEUXIÈME PARTIE.

FIN DE LA TABLE DES MATIÈRES.

# ERRATA.

Page 166, ligne 3, *au lieu de* voyez le livre *De l'Arsenic*, *lisez:*
voyez l'article *De l'Arsenic*.

Page 201, ligne dernière de la note, *au lieu de* p. 177 ; *lisez:* p. VII.

Page 178, ligne 9, *au lieu de* giftmel ; *lisez:* giftmehl.

Page 596, ligne 11 de la note, *au lieu de* medinizinische Erfha
rung; *lisez:* medicinische Erfahrung.

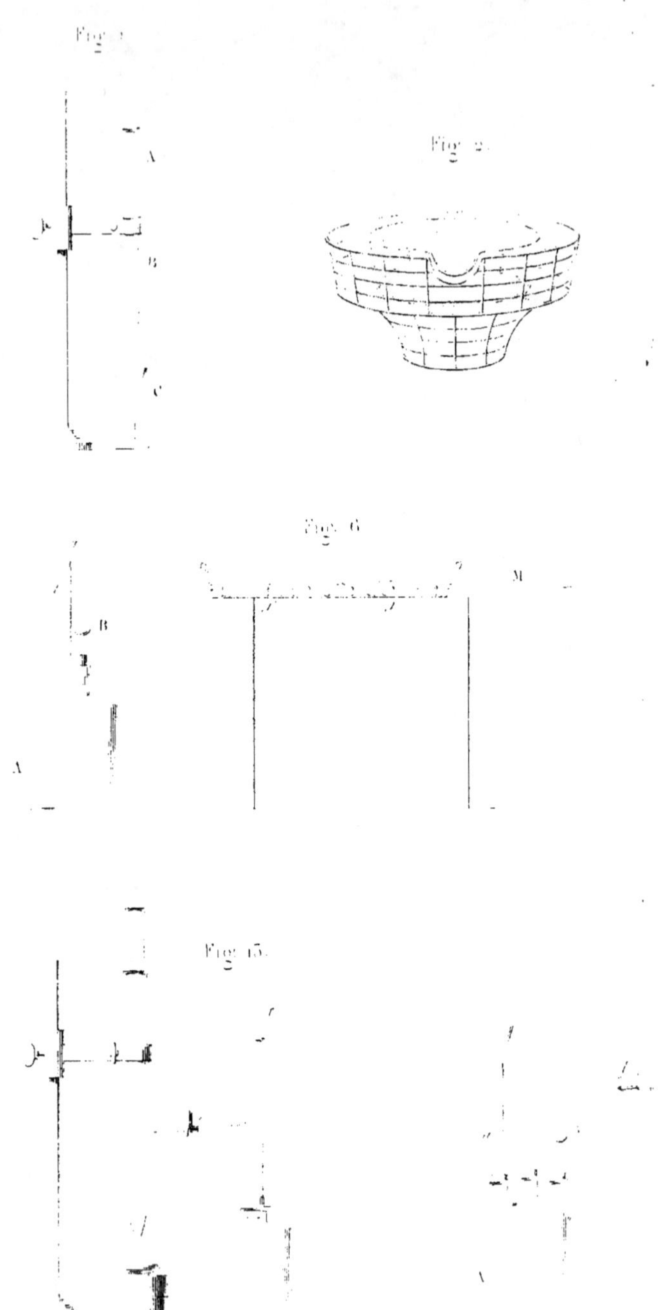


Fig. 1.
Fig. 2.
Fig. 6.
Fig. 15.
A
B
C
M